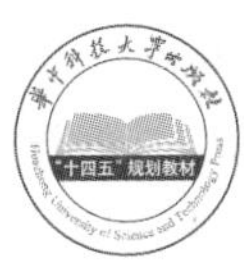

高等职业学校“十四五”规划口腔医学、口腔医学技术专业
实用技能型特色教材

供口腔医学、口腔医学技术专业使用

口腔修复学

KOUQIANG XIUFUXUE

主　编　易建国　孙雪梅

副主编　马严俊　翟晓棠　潘福勤　李　红

编　委（以姓氏笔画为序）

马严俊　青海卫生职业技术学院
孙雪梅　肇庆医学高等专科学校
李　红　山东医学高等专科学校
李　琰　山西医科大学汾阳学院
李　斌　湖南医药学院
杨学龙　曲靖医学高等专科学校
张　潇　南阳医学高等专科学校
易建国　湖南医药学院
赵志华　唐山职业技术学院
胡　洁　永州职业技术学院
徐　晗　九江学院
翟晓棠　深圳职业技术学院
潘福勤　沧州医学高等专科学校

華中科技大學出版社
http://www.hustp.com
中国·武汉

内容简介

本书是高等职业学校"十四五"规划口腔医学、口腔医学技术专业实用技能型特色教材。

本书共分为十三章，重点介绍了临床接诊、牙体缺损修复、牙列缺损的固定桥修复、牙列缺损的可摘局部义齿修复、牙列缺失的全口义齿修复、牙列缺损/缺失的覆盖义齿修复、牙列缺损/缺失的固定-可摘义齿联合修复、种植义齿修复、计算机辅助设计和制作义齿、牙周病的修复治疗、颞下颌关节紊乱病的修复治疗等内容。

本书可供口腔医学、口腔医学技术等专业使用。

图书在版编目(CIP)数据

口腔修复学/易建国，孙雪梅主编. —武汉：华中科技大学出版社，2022.1
ISBN 978-7-5680-7176-5

Ⅰ. ①口… Ⅱ. ①易… ②孙… Ⅲ. ①口腔科学-矫形外科学-医学院校-教材 Ⅳ. ①R783

中国版本图书馆 CIP 数据核字(2021)第 187922 号

口腔修复学 易建国 孙雪梅 主编
Kouqiang Xiufuxue

策划编辑：蔡秀芳
责任编辑：毛晶晶
封面设计：原色设计
责任校对：刘 竣
责任监印：周治超
出版发行：华中科技大学出版社(中国·武汉) 电话：(027)81321913
武汉市东湖新技术开发区华工科技园 邮编：430223
录 排：华中科技大学惠友文印中心
印 刷：武汉市洪林印务有限公司
开 本：889mm×1194mm 1/16
印 张：16 插页：2
字 数：443 千字
版 次：2022 年 1 月第 1 版第 1 次印刷
定 价：52.80 元

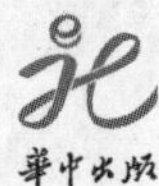

高等职业学校“十四五”规划口腔医学、口腔医学技术专业实用技能型特色教材

编委会

网络增值服务使用说明

欢迎使用华中科技大学出版社医学资源网yixue.hustp.com

1.教师使用流程

（1）登录网址：http://yixue.hustp.com （注册时请选择教师用户）

注册 → 登录 → 完善个人信息 → 等待审核

（2）审核通过后，您可以在网站使用以下功能：

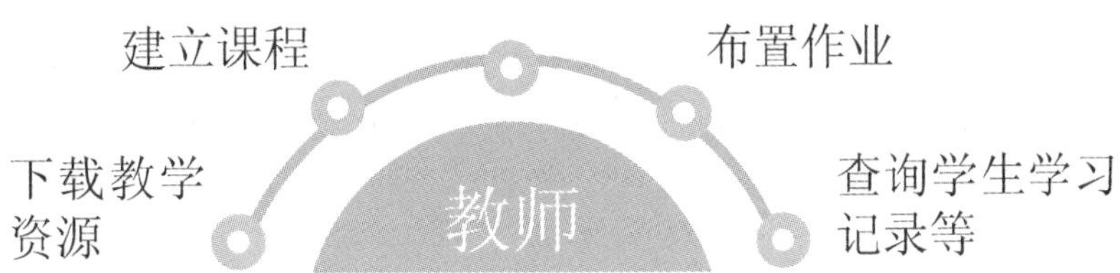

2.学员使用流程

建议学员在PC端完成注册、登录、完善个人信息的操作。

（1） PC端学员操作步骤

①登录网址：http://yixue.hustp.com （注册时请选择普通用户）

注册 → 登录 → 完善个人信息

② 查看课程资源

如有学习码，请在个人中心-学习码验证中先验证，再进行操作。

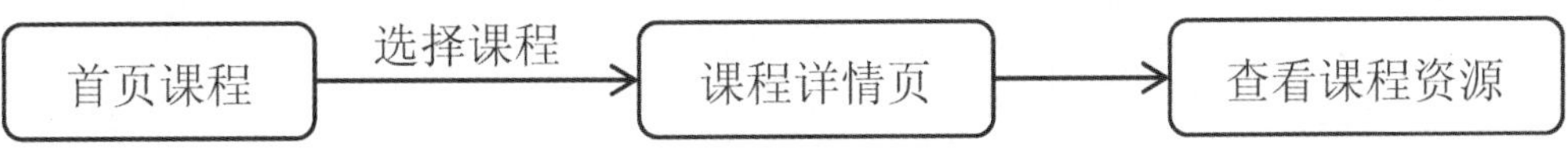

（2） 手机端扫码操作步骤

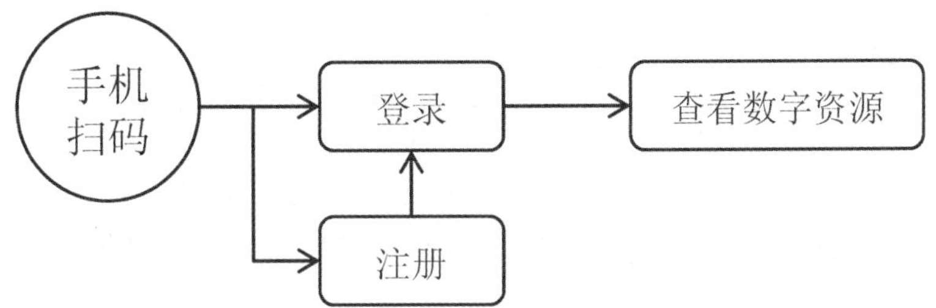

总序

Introduction

长期以来，口腔医学、口腔医学技术专业职业教育基本是本科教育的压缩版，以学科系统化课程模式为主，强调知识的完整性和系统性，各门课程虽各有关联但又都自成体系。职业教育在学制短的情况下，很难达到培养目标的要求，学生往往需要毕业后再教育才能胜任岗位。

在国家大力发展职业教育的新形势下，高职教育的指导思想不断成熟，培养目标逐渐明确。

为了在“十四五”期间进一步贯彻落实《国务院关于加快发展现代职业教育的决定》和《教育部关于深化职业教育教学改革全面提高人才培养质量的若干意见》等系列配套文件精神，服务“健康中国”对高素质口腔人才培养的需求，进一步强化高职口腔医学、口腔医学技术专业学生的职业技能培养，我们有必要进行教材建设，使专业教学符合当前高职教育发展的需要，以实现“以服务为宗旨，以就业为导向，以能力为本位”的课程改革目标。

经我社调研后，在教育部高职高专相关医学类专业教学指导委员会专家和部分高职高专示范院校领导的指导下，我们组织了全国近40所高职高专医药院校的近200位老师编写了这套高等职业学校“十四五”规划口腔医学、口腔医学技术专业实用技能型特色教材。

本套教材积极贯彻教育部《教育信息化“十三五”规划》要求，推进“互联网＋”行动，全面实施教育信息化2.0行动计划，打造具有时代特色的“立体化教材”。此外，本套教材充分反映了各院校的教学改革成果和研究成果，教材编写体系和内容均有所创新，在编写过程中重点突出以下特点：

(1) 紧跟医学教育改革的发展趋势和“十四五”教材建设工作，具有鲜明的高等卫生职业教育特色。

(2) 以基础知识点作为主体内容，适度增加新进展、新方向，并与劳动部门颁发的职业资格证书或技能鉴定标准和国家口腔执业医师资格考试有效衔接，使知识点、创新点、执业点三点结合。

(3) 突出体现“校企合作”“医教协同”的人才培养体系，以及教育教学改革的最新成果。

(4) 增设技能教材，实验实训内容及相关栏目，适当增加实践教学学时数，增加学生综合运用所学知识的能力和动手能力。

(5) 以纸质教材为载体和服务入口，综合利用数字化技术，打造纸质教材与数字服务相融合的新型立体化教材。

本套教材得到了专家和领导的大力支持与高度关注，我们衷心希望这套教材能在相关课程的教学中发挥积极作用，并得到读者的青睐。我们也相信这套教材在使用过程中，通过教学实践的检验和实际问题的解决，能不断得到改进、完善和提高。

高等职业学校"十四五"规划口腔医学、口腔医学技术专业实用技能型特色教材编写委员会

Preface 前言

《口腔修复学》是高等职业学校“十四五”规划口腔医学、口腔医学技术专业实用技能型特色教材，是在教育部高职高专相关医学类专业教学指导委员会指导下编写的。

“口腔修复学”是口腔医学的重要组成部分，也是口腔临床核心课程之一。本书在编写过程中根据口腔医学、口腔医学技术专业教学计划和教学大纲要求，紧扣专业人才培养目标，从社会发展对高素质的高、中级技术专门人才的需要出发，注重对学生创新能力和实践能力的培养。本书内容注重与职业岗位、职业能力及国家医师资格考试的有机衔接，坚持体现基本理论、基本知识、基本技能，以及思想性、科学性、先进性、启发性、实用性。

本书共分为十三章，重点介绍了临床接诊、牙体缺损修复、牙列缺损的固定桥修复、牙列缺损的可摘局部义齿修复、牙列缺失的全口义齿修复、牙列缺损/缺失的覆盖义齿修复、牙列缺损/缺失的固定-可摘义齿联合修复、种植义齿修复、计算机辅助设计和制作义齿、牙周病的修复治疗、颞下颌关节紊乱病的修复治疗等。为了兼顾口腔医学专业和口腔医学技术专业两个专业的特点，也为了医技协同合作，有些内容医技并重。

我国经济的快速发展，科技的进步，推动着口腔修复学的迅速发展。本书在编写中注重引入临床实践中已成熟的知识体系和技术，整合或淘汰已过时的内容，为学生掌握新时期口腔修复学基本理论、基本知识、基本技能创造良好条件。

本书在编写过程中，得到各参编单位的大力支持，特此致谢。

由于编者水平有限和客观上存在的困难，本书难免有疏漏和错误之处，恳请各位读者批评指正，不胜感激。

易建国　孙雪梅

目　录

MULU

第一章 绪 论

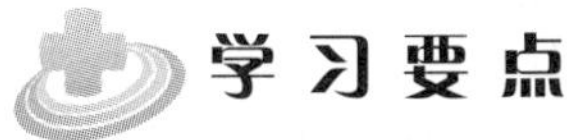

1. 口腔修复学的定义、临床内容、基本技术及治疗过程。
2. 口腔修复学的现状与发展趋势。
3. 口腔修复学的特点与学习方法。

第一节 口腔修复学的概况

一、口腔修复学的定义

口腔修复学(prosthodontics)是研究应用符合人体生理的方法,采用人工装置修复口腔及颌面部各种缺损并恢复其相应生理功能,预防或治疗口颌系统疾病的一门临床学科。它既是口腔医学(stomatology)的一个重要组成部分,也是口腔临床核心课程之一。临床上用于修复口腔及颌面部各种缺损、由人工材料制作的各种装置(如义齿、义耳、义颌等)被统称为修复体。

二、口腔修复学的任务

口腔修复学的任务是以口腔、颌面部各种缺损及相关口颌系统疾病的病因、机制、症状、诊断、预防和治疗为出发点,采用人工材料制作各种修复体(即"人工器官"),来修复、重建口腔、颌面部各类缺损,预防或治疗口颌系统疾病,从而恢复口腔、颌面部的正常形态和生理功能,促进患者的身心健康。

三、口腔修复学的基础理论与临床内容

口腔修复学是以口腔基础医学、口腔临床医学、材料学、工艺学、生物力学、工程技术学以及美学等为基础的应用学科。口腔修复工作者只有牢固地掌握相关基础学科知识,并具备熟练的修复体制作技能,才能对各类畸形与缺损做出正确的诊断,并科学合理地设计、正确地制作各种修复体,为患者提供优质的医疗服务与合格的修复产品。

口腔修复学的临床内容包括以下几个方面:牙体缺损或畸形的修复治疗;牙列缺损的修复治疗;牙列缺失的修复治疗;颌面部缺损的修复治疗;牙周疾病、颞下颌关节疾病及殆异常等的预防和修复治疗。牙体缺损、牙列缺损以及牙列缺失的修复治疗是目前口腔修复学的主要临床内容。

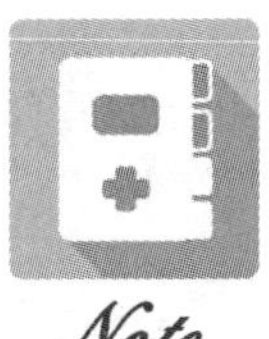

四、口腔修复学的基本技术与基本治疗过程

口腔修复学的基本技术如下：牙体预备技术、印模与模型技术、牙体雕刻技术、支架弯制技术、排牙技术、熔模制作技术、包埋与铸造技术、瓷修复技术、焊接技术、研磨抛光技术、计算机辅助设计(CAD)/计算机辅助制造(CAM)技术、3D打印技术等。

口腔修复学的基本治疗过程如下：详细收集患者的病史，仔细检查患者口颌系统的情况，做出初步诊断；制取口腔、颌面部组织形态的模型，根据模型并结合检查结果，做出诊断和修复体设计；用人工材料制作修复体，在口腔内试戴、调整，恢复口腔、颌面部组织因缺损、畸形而丧失的形态与功能，定期复查、维护修复体。

(易建国)

第二节　口腔修复学的发展与展望

一、口腔修复学的发展简史

人类的祖先很早就开始重视牙病的防治，并积累了修复缺失牙及保持咀嚼功能的经验。在世界各地的古代墓穴中挖掘出的人类颌骨上，有采用竹子、木材，甚至兽骨、象牙等材料雕刻成的义齿，并用金丝将义齿结扎在自然牙上；也有的用去除牙根的自然牙以金丝结扎在缺损区的邻牙上，来恢复缺失牙。法国巴黎卢浮宫博物馆中存放有公元前400—公元前300年腓尼基人的下颌骨标本，在这个标本上，人们可以看到一副将两个去除牙根的自然中切牙用金丝结扎于两侧两个邻牙上的装置。这是目前有据可查的、最早的固定桥修复体的实物资料，这也说明2000多年前，我们的祖先已经开始尝试对牙列缺损进行修复。

我国是一个历史悠久的文明古国，对人类文明的进步做出了许多贡献。我国口腔医学对促进人类的口腔健康也有卓越贡献。砷剂用于牙髓治疗(公元2—3世纪)、银汞合金充填龋齿(公元659年)、牙刷的使用(公元950年)、牙再植被誉为我国在牙医学方面的四大贡献。在口腔修复方面，我国古代也有着令人瞩目的成就。据陆游及楼钥的诗文记载，我国宋代已经有以补牙、镶牙为生的从业人员了。马可·波罗(1254—1324年)在关于我国西南部地区的游记中记载：这个地区的男人和女人，都有用金箔包牙的习俗，并且依照牙齿的形状包镶得十分巧妙，还能保持牙齿间的一致性。Kerr与Rogers(1877年)在介绍中国牙医学时，描述我国古人用象牙、兽骨雕刻成牙齿，用铜丝或肠线结扎在真牙上修复缺失牙，这种方法比欧洲早了几个世纪。这些说明我国镶牙技术在当时已达到相当高的水平。

在近代，我国牙医学发展没有跟上世界牙医学发展的脚步，明显地落后了，表现为起步较晚，发展缓慢。直到19世纪末，近代牙医学才传入我国。1917年，华西协合大学设立牙科系，才开始教授现代牙医学。1935年，由中国人自己创办的第一所牙医专科学校在南京建立，标志着我国现代牙医学的进一步发展。新中国成立后，我国口腔修复工作者开展了大量卓有成效的工作，我国的口腔修复事业得到了很大的发展。特别是近20年来，通过全体口腔修复工作者的不懈努力，我国口腔修复事业在基础理论、临床技术、修复材料、修复体制作工艺、修复体生物力学研究和器材设备等方面发展迅速，与国际先进水平的差距进一步缩小。

二、口腔修复学的发展与现状

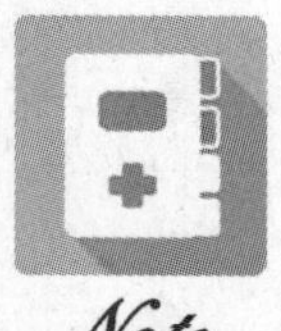

Note

近年来，口腔修复学的科学研究取得了可喜的成效，机械力学、生物力学、理论力学、分子

生物学手段，以及组织工程技术、信息技术、虚拟成像技术、计算机辅助设计与快速成形技术、3D 重建、计算机比色和测量技术、材料合成技术、精细印模技术、激光技术、3D 打印技术、纳米技术等许多新技术被应用于修复体设计、加工、力学分析。

随着社会的进步和医学观念的转变，人们对口腔修复治疗的要求越来越高，口腔修复学的发展日益加快，具体表现如下：①无痛治疗、无交叉感染、无近远期碍害、无缺牙期的新型口腔医疗理念逐步形成并被广大修复医生与患者接受。②各种临床规范化操作水平不断提高，如精细印模技术的推广等。③在口腔各类修复体中，固定修复体的比例迅速增加，金属烤瓷修复已成为固定修复的主要形式。各种新型覆盖义齿，全口义齿，铸钛技术制作的各类义齿，复杂铸造支架式可摘局部义齿已逐渐应用于临床。贵金属烤瓷修复体也越来越受到患者和修复医生的青睐。④全瓷冠、种植义齿、精密附着体义齿、固定冠桥式咬合重建、套筒冠、磁性附着体等新的修复方式迅速得到普及应用。⑤种植材料的进步与种植技术的改进，从根本上改变了修复方式与观念，种植义齿已广泛应用于口腔修复领域，成为牙列缺损、牙列缺失的一种重要修复方式。⑥利用新型修复材料和各类固位附着装置修复颌面部缺损，重建咬合，检查与治疗颞下颌关节疾病，以及智能化设计制作与仿真修复等均进入国际先进行列。⑦粘接技术的快速发展，将美容修复水平明显提高。⑧CAD/CAM 技术、3D 打印技术、计算机比色和测量技术、病案资料管理技术的临床应用与研究，日益得到行业的重视。⑨精密铸造、激光焊接等新技术的应用，以及集约化的修复体制作模式，使修复体的制作质量有了显著提高。

同时，口腔修复学的教学改革与研究也有新的进展，职业实践技能与职业素养的培养得到重视，与之相适应的人才培养模式、课程体系和教育教学方法更加科学合理。

三、口腔修复学的发展趋势

传统的生物医学模式已转变为生物-心理-社会医学模式，这种变化赋予了口腔修复学新的内涵。现代的口腔修复体与传统意义上的义齿有着质的区别，不能简单地将之看成是一个机械物件或工艺品，而应该是一个既能用来终止病变发展，恢复或改善患者缺损部位的形态和功能，又能满足患者生理和心理需要的治疗装置，使之成为患者身体内能长期无害地、和谐地为患者的身心健康服务的一个“人工器官”。因此，21 世纪口腔修复学发展的总趋势是口腔修复学与生物科学、材料学、美学等多学科及高科技的有机结合，具体可归纳为以下几点：①牙体缺损修复的嵌体化趋势；②牙列缺损修复的固定化趋势；③牙列缺失修复的种植化趋势；④残根、残冠的保存化趋势；⑤修复材料的仿生化趋势；⑥修复体制作的高科技化趋势。放眼更长远的未来，会有更新的科技来彻底革新我们现有的口腔修复理论与技术。

21 世纪科技的巨大进步，包括信息技术、生命科技、新材料和先进制造技术等诸领域的飞速发展，不仅极大地改变了人们的社会生活，也将极大地促进口腔修复技术的发展。然而，在我国这样一个口腔修复学起步较晚、基础相对较弱的发展中国家，在不断学习、研究应用新技术、新修复方式的同时，可摘局部义齿、全口义齿等一些常规的修复方式在一个相当长的时期内仍然是我们口腔修复的主要手段。因此，作为口腔医学生，必须努力学习和掌握好这些基本知识和技能。

（易建国）

第三节　口腔修复学的特点

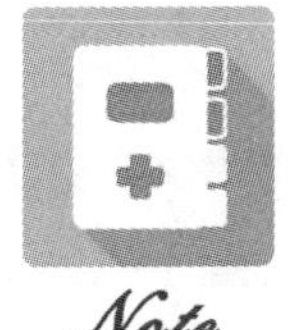

口腔修复学与其他学科一样，都具有普遍性与特殊性。学好口腔修复学的关键是掌握其

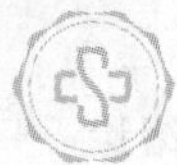

特殊性。口腔修复学的定义与性质决定了它是科学、技术与艺术的完美结合，它具有以下三大特点。

(1) 知识基础要求广。口腔修复学将生物科学与工程技术融为一体，它不但与医学学科有密切关系，与材料学、力学、美学等学科也紧密相关。

(2) 实践性强。口腔修复学作为临床核心课程，对学生动手能力的培养有着更高的要求。由于口腔修复治疗的各个过程都要依靠医生与技师的手工操作完成，因此，在学习过程中应认真、反复地进行实践。这既是口腔修复学的特点，也是其难点。

(3) 美学素养要求高。口腔修复学是科学与艺术的结合，这要求修复医生既要有丰富的口腔医学知识和娴熟的临床技能，还要具备较高的美学素养，才能更好地服务于患者。

因此，要学好口腔修复学，应加强人文知识的积累，掌握并有机融合基础知识、医学知识和专业知识，将科学思维与技能训练、理论知识与临床实践并重，理论联系实际。同时要与时俱进，不断吸收新理论、新技术及相关学科的最新成果并将其应用于临床实践。作为口腔修复工作者，不能仅凭个人的技巧、经验工作，还应该具备敏锐的观察能力、综合分析能力与解决问题的能力，不断提高专业素质，以适应现代社会的要求。口腔修复工作者在吸收知识的同时，还要不断探索新材料、新工艺，勇于创新，应具有高度的责任心、良好的职业道德、过硬的技术以及精益求精的工作态度，具有良好的沟通能力和默契的团队协作精神，为促进我国口腔修复学发展，为人们提供更优质的医疗服务贡献自己的力量。

小　结

口腔修复学是研究应用符合人体生理的方法修复口腔及颌面部各种缺损的一门临床学科。它既是口腔医学的一个重要组成部分，也是口腔临床核心课程之一。其主要任务是研究口腔、颌面部各种缺损及口颌系统疾病的病因、机制、症状、诊断、预防和治疗方法，并采用人工材料制作各种修复体，即“人工器官”，以修复、重建口腔、颌面部各类缺损，预防和治疗口颌系统疾病，从而恢复口颌系统的正常形态和生理功能，促进患者的身心健康。其中，牙体、牙列缺损以及牙列缺失的修复治疗是目前口腔修复学的主要临床内容。

口腔常用的修复体包括固定桥、可摘局部义齿、全口义齿、覆盖义齿、附着体义齿、圆锥形套筒冠、种植义齿等。

目标检测

1. 口腔修复学的定义是什么？其主要临床内容有哪些？
2. 口腔修复学发展的总体趋势有哪些？

（易建国）

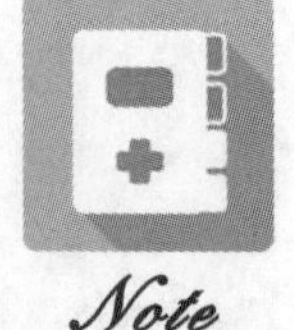

Note

第二章　临床接诊

学习要点

本章 PPT

1. 初诊准备、检查顺序以及初诊时的医患沟通。
2. 口腔修复专科的病史采集、口腔检查、病历书写。
3. 口腔修复前准备。
4. 口腔修复治疗前医患之间的沟通、医技之间的沟通。

临床接诊是医生与患者沟通交流后，根据患者的主诉来收集病史和安排相应的临床检查，以明确病因，制订并逐步完善诊疗计划的过程。根据就诊程序、任务和内容可分为初诊、复诊和复查三个阶段。临床接诊医生不仅需要具备丰富的专业知识，还应有良好的职业素养和道德修养。

第一节　初　　诊

初诊(first visit)是临床接诊工作的开始，是患者首次向接诊医生主诉病症及要求，并接受系统检查和商定治疗计划的过程。现代医学模式强调医患关系的重要性，初诊接待不仅仅是为了收集整理患者信息以便进行诊断和设计治疗方案，同时也是建立良好医患关系的开始。

一、初诊的目标和内容

初诊是患者就诊治疗的开始。初诊时医生通过与患者进行沟通而获得患者的相关病史信息，根据患者病情制订全面、合理并符合科学原则的治疗方案，为治疗方案的实施奠定基础。初诊内容如下。

(1) 简要询问病史，获得患者主诉。

(2) 详细询问患者现病史及既往史等相关病史。

(3) 对患者进行系统的口腔专科检查、必要的全身检查和辅助检查。

(4) 通过病史采集和临床检查做出初步诊断或诊断。

(5) 根据患者的局部和全身情况制订合理的诊疗方案或给出转诊建议，提供必要的卫生指导和帮助。

(6) 根据患者的口腔情况向患者提供治疗方案和备选方案，并详细解释各方案的预期疗效与费用等。在治疗前需明确医患间的责任和义务，在必要的情况下与患者签订知情同意书等医疗文件，避免医疗纠纷的发生。例如，在烤瓷冠修复后，患者可能出现基牙过敏性疼痛而导致修复治疗失败；在制取印模过程中，如果患者余留牙松动度过大，而印模与余留牙结合紧

Note

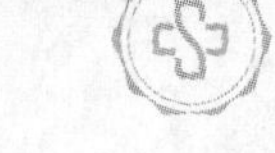

密，则可能导致松动牙随着印模一起取出。

二、初诊准备和检查顺序

（一）初诊准备

1. 医生及患者的思想准备 接受检查或治疗时，患者可能有恐惧、忧虑等消极心理。而患者精神状况的变化可引起生理功能的变化，对有全身性疾病的患者的影响尤其明显。因此医生除了要根据患者病情制订治疗方案外，还应当对患者的生理状况、心理状况、社会能力等进行观察，开展个性化的诊疗服务，保证诊疗顺利进行。此外，医护人员还应当告知患者，在操作过程中如有不适需向医护人员示意，以便及时停止操作。

2. 器械准备 初诊检查、治疗器械应提前准备好，放在治疗台上。将盘中器械摆好位置，辅助检查用药、试剂、咬合纸、棉卷、牙线、蜡片、刮匙、洁治器等物品应放在方便拿取的位置。椅旁助手或护士应先做好准备工作。牙体预备时需要准备涡轮机、手机、涡轮机头、各种车针等切割器材。取印模时需要准备托盘、橡皮碗、调拌刀等。对需要麻醉的患者，应为其准备麻醉用药。需要注意的是，口腔诊疗结束后，所有器械应进行严格的消毒和灭菌，防止医源性交叉感染。

3. 患者和医生的体位 患者坐上治疗椅之前应将水、电、气源接通，医生和助手的椅位应调整到合适的高度。调整治疗椅角度，以达到最佳的口腔视野。由于受到光线的影响，有些部位不易观察到，应注意调节椅位或使用口镜协助检查。待右侧扶手落下后，助手或护士扶患者入座，铺好胸巾，事先告诉患者，后方有头靠垫，并同时调整至患者舒适位置。若采取平卧位，应事先告知患者，然后再调治疗椅背靠角度，避免惊吓到患者或因椅位调整而引起患者不适。

4. 灯光准备 在患者及医生准备就绪后，打开投射光，先让光束照在患者的胸部，然后再移动光束到患者口腔位置。室内照明灯的光线宜柔和，术野照明灯的光线宜集中，不得投照患者眼睛及非手术区，尽量使用不影响比色的标准光源或冷光源。

5. 特殊准备 口腔科门诊是发生医院感染的重要场所之一，乙型肝炎、梅毒、艾滋病等经血传播的疾病均可通过消毒不严的口腔诊疗器械传播。因此，对于患有此类传染病的患者，应积极准备单独的特殊诊疗室，使用一次性治疗巾、防护套等，医护人员应戴防护面罩，穿隔离衣。治疗完毕后，应严格按照灭菌要求及时进行灭菌或销毁上述用品。

（二）检查顺序

1. 系统检查 医生在患者步入诊室时就应该观察患者神色、面容、动作等。初步观察患者有无全身系统性疾病，避免只注重口腔的局部检查，在询问患者既往史时，应侧重了解与口腔疾病有关的全身系统性疾病，避免检查和诊断过于片面。

2. 局部检查 口腔局部检查应遵循一定的顺序，避免遗漏，一般先整体后局部，先口外再口内，先上后下，先左后右，先一般再特殊。循序进行望、问、探、扣、触、听、测的检查。

3. 心理学评价 对有或怀疑有心理障碍或者神经精神疾病的患者，尽量在患者家属的陪同下，请神经内科等相关专家会诊与治疗后再进行修复操作。

（三）初诊时的医患沟通

医患沟通（doctor-patient communication）是指在医疗卫生和保健工作中，医患双方围绕伤病、诊疗、健康及相关因素等主题，以医方为主导，利用各种信息进行全方位交流的过程。医患沟通可帮助医生科学地治疗患者，使医患双方形成共识并建立信任合作关系，达到维护人类健康、促进医学发展和社会进步的目的。

口腔疾病的治疗有其专业上的特殊性，它主要依靠医生的检查和诊断、技术操作来完成。在整个治疗过程中，患者能体会治疗效果，能及时地向医生反馈。这就更需要医患之间有良好

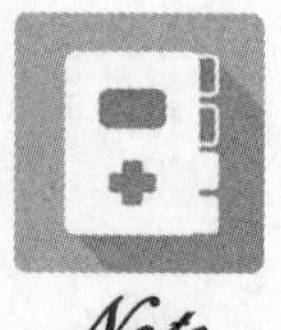

Note

的沟通。因此,在修复接诊的过程中,医生需要耐心倾听患者诉求,了解患者就诊的主要目的和要求,并运用专业知识,通俗易懂地为患者进行解答。修复治疗的成功不仅仅取决于医生好的专业技术水平,医患之间的良好沟通也非常重要。在临床上可以通过以下几个方面加强与患者的交流。

对患者人格的高度尊重:医生应用口头语言及身体语言(面部表情、眼神及体态姿势等)表达对患者的欢迎,以及对患者选择本医生的感谢。

建立医患之间的信任感:耐心倾听患者的诉求,运用称赞以及鼓励性的语言帮助患者树立信心,恰当、幽默的表达可以有效消除患者就诊时常有的紧张感等。

在患者心中建立医生的职业权威:医生专业技术上的自信、语言上的自信可以让患者接受并认可。

对患者知情权与诊疗权的理解与尊重:医生鼓励患者提问并参与决策;在诊疗过程中可能出现的并发症要尽可能事先对患者说明并做专业的解答。

在医疗工作中,医护人员需要不断地提高自身素质,掌握沟通的艺术,努力为患者营造一个舒适、安静、安全的环境。在加强医患沟通方面,可以运用以下语言沟通技巧。

1. 医患语言沟通应注意通俗易懂 医生在与患者沟通交流时,应根据患者和患者家属文化水平、经济状况、受教育程度、理解能力、生活知识等选择通俗易懂、适宜的语言词句。

2. 提问时调动患者积极性 在与患者沟通时,可采取中立式提问、封闭式提问和开放式提问。中立式提问时答案只有一个且容易回答,不会给患者带来心理负担,如询问患者的姓名。封闭式提问时只限于回答“是”和“不是”。开放式提问时答案不受限制。在提问时,问题的回答应目标明确,围绕问题的中心。

3. 合理利用微笑语言艺术 能缓解患者就诊时的不适感,增加亲切感。

4. 善用安慰性语言,多用幽默和称赞性语言 恰当的语言交流,能增强患者战胜疾病的信心。

5. 注意语速、语调 在门诊或病房与患者交谈时用适中语速,在接诊急诊患者或处理危重患者时要用快语速,在与患者谈及不幸时应放慢语速。

6. 模糊语言的运用 在实际诊疗过程中,医护人员根据需要,在回答一些答案不确定而又无重要影响的问题时,可以主动运用模糊语言。例如,患者询问烤瓷牙会不会坏,医生回答时就应用模糊语言。

(易建国)

第二节 病史采集

病史采集(history taking)是医生通过对患者的系统性询问,了解患者就诊的主要原因和要求,获取患者系统病史和口腔专科病史资料的临床过程,是临床接诊的首要环节和诊断疾病、实施治疗的前提。采集的病史应该具有真实性、系统性和完整性。

一、主诉

主诉是患者就诊的主要原因以及要求解决的主要问题,记录主诉时字数应精简,包括患病部位、主要症状、发病时间。

主诉能够初步反映病情轻重与缓急,能为某系统性疾病提供诊断线索。主诉应尽可能用

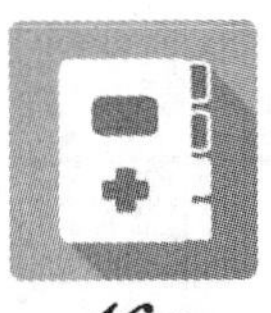

患者自己描述的症状，不用诊断用语。主要内容一般是患者感觉的不适，如红、肿、热、痛等；也可以是功能障碍，如进食或发音障碍等；还可以是美学方面的问题，如缺牙、牙体变色等。了解患者的主诉，医生才能有针对性地制订修复治疗方案，以便更好地满足患者的治疗要求。

二、系统病史

在采集患者病史时，既要侧重了解口腔局部疾病，也要注重询问患者全身健康情况、营养情况等。由于患者的神经精神疾病直接影响修复治疗效果，因此也应该注意询问。口腔修复治疗时需要了解的系统性疾病史，一般包括以下内容。

1. 与制订修复治疗计划有关的系统性疾病史　如心脑血管疾病者不能耐受拔牙，需选择过渡性义齿修复；在烤瓷冠修复时，若患者对某种合金过敏，则不宜使用该合金。此外，在修复治疗时，还应该注意患者是否有放射治疗史、是否使用肾上腺皮质激素进行治疗等。原则上为避免医疗事故的发生，医生应当将相关的系统性疾病史记录在病历上。

2. 系统性疾病对口腔治疗的影响　骨质疏松可能引起患者剩余牙槽嵴的吸收，导致义齿的支持、固位能力下降。干燥综合征患者的唾液分泌减少，口腔清洁能力下降，易导致基牙发生龋坏，影响固位修复。糖尿病患者的牙周组织容易被破坏，基牙的支持能力下降，易导致修复治疗不能达到预期效果。

3. 传染性疾病史　艾滋病、病毒性肝炎等经血液传播的传染病等能通过口腔破损黏膜进行传播。口腔科器械消毒不合格，不仅会危害患者的健康，还会威胁到医生的健康。因此，在诊治患者时应做到规范操作，严格遵守消毒灭菌管理制度，落实可操作的监督机制，保证医疗安全。

4. 心理障碍和神经精神疾病　患者的心理障碍和神经精神疾病主要引起合作问题，影响全口义齿以及可摘局部义齿的修复效果，因治疗上的刺激有可能诱发疾病，所以应在与专科医生会诊后共同商定治疗方案。

通常来说，在采集病史时，一方面要侧重口腔专科病史的询问，另一方面也要注意全身系统性疾病的问诊，并按照一定的顺序进行，避免遗漏。心脑血管疾病、感染性疾病等需做到常规问诊，甚至可以采用问卷调查的方式，避免医患之间直接询问的尴尬，使治疗能顺利进行。

三、口腔专科病史

口腔专科病史一般包括开始发病的时间、病因、病情发展过程以及曾接受过的检查和治疗。采集的口腔专科病史应该细致全面，这也是进一步检查和治疗不可缺少的参考，具体可包括以下内容。

1. 牙体牙髓病史　系统、完善的根管治疗是牙体缺损修复、局部可摘义齿修复的重要条件。因此，对于根管治疗史不清楚者，可通过检查和X线片予以确认。

2. 牙周病史　健康的牙周系统是修复治疗的重要基础，对修复治疗的远期效果有重要影响。因此，应注意检查患者是否有牙周病，是否有牙周治疗史，何时何地做过何种治疗，治疗效果如何。

3. 修复治疗史　是否曾做过牙体或牙列缺损、牙列缺失的修复，采用何种修复方法，以及现有修复体使用时间和使用情况，是否存在设计缺陷等。这些有利于合理确定下一步的治疗方案，有利于推断预后并总结经验，避免类似的错误发生。

4. 正畸治疗史　临床上，正畸治疗可能导致患者的牙根吸收，有时正畸治疗后正中𬌗的咬合情况并不好，因此，在遇到类似患者时，要注意询问是否有正畸治疗史，并掌握合理的修复时间。

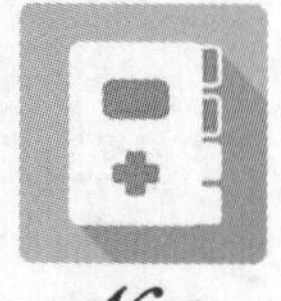

Note

5. 口腔外科治疗史　对于有正𬌗外科治疗史、植骨治疗史的患者，应询问具体治疗情况，将修复治疗和外科治疗全面、综合地予以考虑。

6. 放射影像资料 既往相关的影像资料对于了解患者的牙周健康状况、牙体牙髓治疗情况等具有重要的参考价值，结合患者当前的X线片资料，前后对比，了解患者病情。

7. 颞下颌关节疾病史 颞下颌关节紊乱综合征会影响修复体的设计和咬合的调整，影响最终修复效果，若考虑不全，可能会导致颞下颌关节紊乱综合征的进一步加重。问诊时需注意相关疾病的询问，了解发病与治疗情况。

（易建国）

第三节 口腔检查

临床检查(clinical examination)在疾病诊疗中发挥着重要的作用。科学、规范、合理的临床检查是实施治疗措施的前提，检查结果正确与否直接影响疾病的诊疗。因此，应当高度重视。检查时应遵循一定的方法和顺序，在检查过程中应做到认真细致、方法正确、结果客观等。本节结合口腔修复的特点，重点介绍口腔修复检查的一般方法和要求。

一、口腔一般检查

临床上口腔一般检查的方法包括视诊、触诊、听诊、探诊等，通过这些手段可以有效了解患者疾病情况，帮助诊疗。

（一）口腔外部检查

1. 颌面部检查 通过视诊仔细观察患者颌面部的外形和其他特征。

(1) 面部表情、皮肤颜色、营养状态。

(2) 颌面部左、右侧外形的对称性。

(3) 颌面各部分之间比例关系是否协调，有无颌面部畸形，面下1/3的高度是否协调，有无增高或减低现象。

(4) 唇的凸度，口唇外形，笑线的高低，上、下前牙位置与口唇的关系。

(5) 侧面轮廓是直面型、凸面型还是凹面型，颅、面、颌、牙各部分的前后位置和大小比例是否正常，有无颌骨前突或后缩等异常情况。

2. 颞下颌关节区检查 让患者做开闭口运动、侧方运动、前伸运动等，进行视诊、触诊和听诊，检查以下内容。

(1) 面型和关节活动度检查：颞下颌关节与颌骨(特别是下颌骨)的关系密切，而下颌骨参与面型构成，检查时应注意面部是否对称，比例是否协调。颞下颌关节活动度的检查：用手指触摸颞下颌关节区，嘱患者做开闭口运动，检查双侧髁突运动度的大小及对称性，注意患者有无疼痛反应，疼痛的部位、性质和触发区等。

(2) 颞下颌关节弹响的检查：嘱患者做开闭口运动，检查有无弹响和杂音，注意弹响和杂音的时间、性质、次数、响度，并注意出现在哪一阶段，是否伴有疼痛等。

(3) 外耳道前壁检查：用手指触诊外耳道前壁，嘱患者做开闭口、正中咬合运动，检查上、下颌牙列咬合时双侧髁突对外耳道前壁的冲击强度是否一致。

(4) 开口度和开口型：开口度是指患者大张口时，上、下中切牙切缘之间的距离。正常人的开口度为3.7～4.5 cm，相当于被检查者食指、中指、无名指三指并拢时指末节的宽度。临

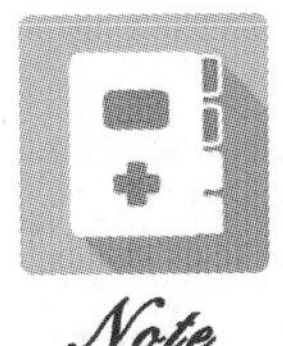

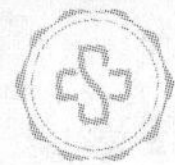

床上张口受限可分为4类。

①轻度张口受限:上、下中切牙切缘间距仅可置入两横指,2.0～2.5 cm。

②中度张口受限:上、下中切牙切缘间距仅可置入一横指,1.0～2.0 cm。

③重度张口受限:上、下中切牙切缘间距置入不到一横指,1.0 cm以内。

④完全张口受限:牙关紧闭,完全不能张口。

开口型是指下颌自闭口到张大的整个过程中,下颌运动的轨迹。正常的开口型下颌朝向下后方,左右无偏斜,正面观垂直向下呈"↓"形。若发现张口受限或开口型异常,可进一步用下颌运动轨迹描记仪检查。

(5) 下颌侧方运动:下颌侧方运动时,双侧运动范围基本相同,其最大范围直径正常情况下约为12 mm。

(6) 下颌前伸运动检查:正常生理状况下,患者做下颌前伸运动时,下切牙能超过下切牙的前方,呈直线向前运动。

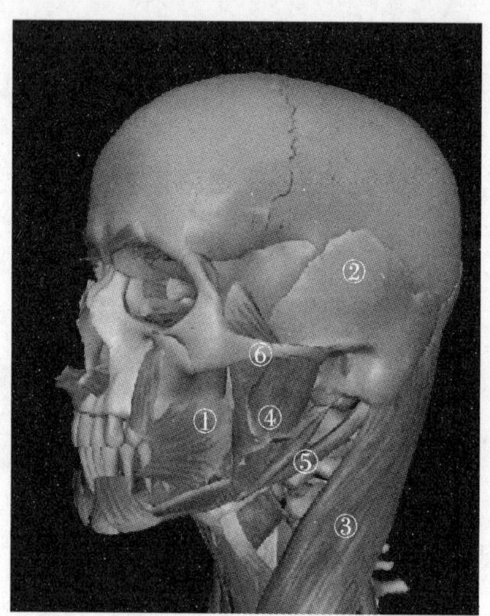

图2-1　颌面、颈部肌群的触诊检查

注:①咬肌;②颞肌;③胸锁乳突肌;④翼内肌;⑤二腹肌后腹;⑥翼外肌。

3. 咀嚼肌检查　最常用的检查方法是扪触颞肌、咬肌,判断肌肉功能情况。通过触诊检查有无压痛和压痛点位置,检查双侧肌肉收缩强度以及两侧是否对称、协调,并判断有无因𬌗干扰而引起的咀嚼肌功能紊乱,必要时对翼内肌及颈部诸肌等做进一步检查(图2-1)。

(二) 口腔内部检查

1. 口腔内一般情况　口腔卫生状况的好坏直接影响修复治疗效果,检查时应注意患者牙石、牙菌斑附着情况,牙龈有无出血等;有无修复体存在,修复体质量和功能如何;唇、颊、舌、口底、前庭沟、软硬腭等软硬组织是否正常。

2. 牙周检查　在修复治疗过程中,需要良好的牙周组织支持,牙周检查能反映牙菌斑的积聚情况和牙周破坏的程度,这对修复时基牙的选择和判断修复治疗的效果及预后都有十分重要的参考价值。检查时应注意牙龈有无红肿充血、增生或者萎缩现象。探诊检查有无牙周病,牙周袋的深度、有无溢脓症状,检查根分叉受累情况及牙的松动度等。必要时,利用口腔影像学检查辅助诊断。临床上常用的牙松动度检测和记录的方法有以下两种。

(1) 以牙松动幅度计算:

①Ⅰ度松动:松动幅度不超过1 mm。

②Ⅱ度松动:松动幅度为1～2 mm。

③Ⅲ度松动:松动幅度大于2 mm。

(2) 以牙松动方向计算:

①Ⅰ度松动:仅有唇(颊)舌向松动。

②Ⅱ度松动:唇(颊)舌向及近远中向均有松动。

③Ⅲ度松动:唇(颊)舌向及近远中向松动,并伴有垂直向松动。

修复治疗前应对牙周病进行有效的治疗和控制,以提高修复治疗效果。

3. 牙列检查　详细的牙列检查资料有助于治疗计划的制订,通常可以采用图表法进行牙列检查和记录(表2-1),这可以保证口腔专科检查的完整性和提高医生工作效率。完整的牙列检查应包括以下内容。

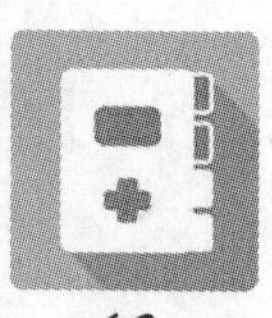

Note

表 2-1 口腔检查表

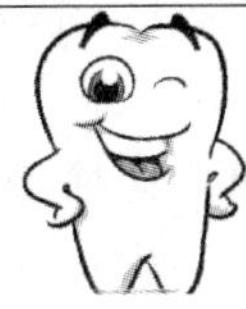

口腔检查表

姓名：　　　　性别：　　　　出生年月：　　　　日期：

1. 检查结果

松动度								
叩痛								
触诊								
牙石								
缺失								

上颌

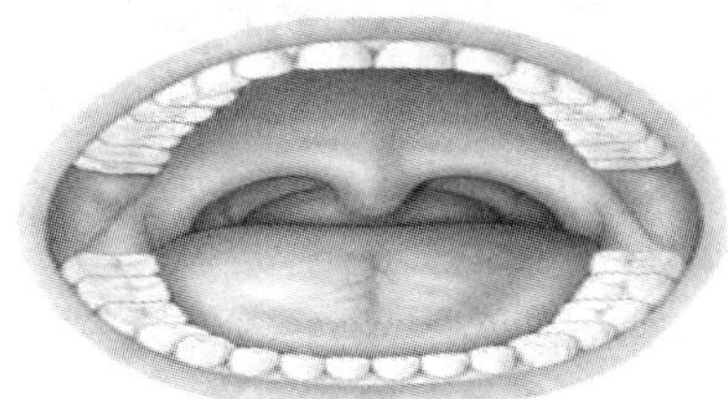

松动度								
叩痛								
触诊								
牙石								
缺失								

下颌

2. 口腔其他情况视诊所见：用√表示，或文字记录

1）口腔颌面部情况　　未见异常　　异常表现：

2）口腔软组织情况　　未见异常　　异常表现：

3）义齿修复　　无　　有：

4）阻生牙　　无　　有：

5）其他情况（如龋齿、充填等）

医生签名：

（1）牙体牙髓疾病：余留牙的颜色、有无龋坏，充填治疗情况，有无继发龋，是否有根管治疗，根管充填（根充）是否到位，牙体有无叩痛，周围有无瘘管等。

（2）牙体缺损：有无楔状缺损、牙折、隐裂、牙本质过敏、不均匀磨耗等。

（3）口内充填体和修复体情况：检查口内现有充填体和修复体的质量和功能。

（4）牙列情况：牙列的大小、形状，有无错𬌗畸形（如拥挤、扭转等），缺牙间隙（简称缺隙）、基牙有无移位、倾斜、伸长等情况。

4. 关系检查

（1）正中𬌗颌位的检查：上、下颌牙列是否有广泛均匀的𬌗接触关系；上、下颌牙列中线是否一致，与面部中线和唇系带的位置；正中𬌗位时前牙覆𬌗覆盖的关系；上、下颌第一磨牙是否是中性𬌗；检查左、右侧𬌗平面是否均匀。

（2）息止颌位的检查：比较息止颌位与正中𬌗位时，下颌牙列中线有无变化；息止颌间隙

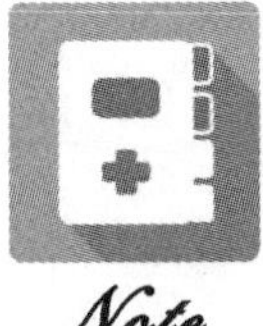

的大小是否正常。

(3) 𬌗干扰检查:检查下颌在正中𬌗、前伸以及侧方运动时,有无牙尖的早接触、𬌗干扰及𬌗创伤。

5. 修复区检查 检查缺损或者缺失的部位、数目和类型,是牙体缺损还是牙列缺失,是上颌牙还是下颌牙,是前牙还是后牙,是间隔缺失还是游离端缺失。检查缺牙区近远中间隙的距离、颌间距离,有无对颌牙伸长、邻牙倾斜。检查缺牙部位剩余牙槽嵴的情况,牙槽嵴是否有吸收、吸收程度如何。检查有无妨碍修复治疗的异常骨隆突、倒凹等。若近期有拔牙,应检查拔牙部位伤口愈合情况,有无残根等。一般在拔牙后 3 个月左右伤口完全愈合,骨改建趋于完成,牙槽嵴处于相对稳定的状态。此时修复有利于义齿的稳固和贴合。临床上,为缩短患者的无牙期,可在拔牙 1 周后,采用过渡性义齿修复,但是在牙槽嵴吸收稳定后,必须进行义齿重衬或重做义齿。

一般来说,少量牙槽嵴缺损的牙缺失,可选择固定义齿修复,亦可选择可摘局部义齿修复;对于有较大牙槽嵴缺损的牙缺失修复,一般选择可摘式义齿进行修复,可以利用基托恢复缺损的外形;对更大范围的牙槽嵴缺损甚至颌骨缺损,则需要按照颌骨缺损的修复原则处理。

6. 口腔黏膜及软组织检查

(1) 检查上、下颌牙弓及牙槽嵴的大小、形态和位置,牙槽嵴是否有吸收。

(2) 依次检查唇、颊、牙龈黏膜及唇系带的情况,观察颜色、质地,是否有瘘管、溃疡、瘢痕、角化等。

(3) 舌的检查:观察舌部黏膜、舌体大小、舌运动功能情况。

(4) 唾液分泌量和黏稠程度的检查,有无干燥综合征的相关临床表现。

7. 原有修复体的检查 对固定义齿应检查原有冠或固位体有无松动,边缘密合度,桥体与牙槽嵴顶的密合情况以及基牙情况等;对可摘局部义齿应注意检查支托是否折断,义齿下沉情况以及有无压迫周围软组织等情况。正确评价口内现有修复体质量和功能,为制作新修复体提供参考。

8. 全身健康情况 对年老体弱、全身健康状况差,特别是有严重心脑血管疾病的患者,检查时动作要轻巧,尽量缩短其就诊时间。

二、辅助检查

(一) X 线检查

X 线检查技术在颌面部应用广泛,可用于了解牙和颌骨的正常解剖形态,对于病理损害的检查也有重要作用,能够为临床诊疗提供重要的参考信息。临床上口腔常用的 X 线检查技术主要有以下几种。

1. X 线平片 目前口腔临床应用最为普遍的检查方法,可分为根尖片、𬌗翼片、𬌗片。适用于检查余留牙体、牙周及根尖周病变,用于了解基牙根数目、形态及长度,有无根吸收或根折,牙髓腔的状态,根管治疗情况等;了解牙槽嵴吸收破坏、根分叉病变情况等;了解阻生牙、多生牙、额外牙、先天性牙缺失情况等;此外,还能够用于检查龋病的进展,特别是牙邻面、颈部等临床检查不易发现的位置。

2. 全口牙位曲面体层片 可以全面显示双侧下颌骨、上颌窦、颞下颌关节、牙体及牙周情况,对于确定牙槽骨内残根、牙槽骨吸收情况、有无第三磨牙埋伏阻生很有帮助。其缺点是将图像放大较多,变形较严重。

3. 颞下颌关节位片 主要用于检查髁突、关节面外形以及关节面与髁突位置关系。

4. 头颅侧位定位片 可用于分析颅、面、颌、牙的形态、位置以及相互间的变化关系。

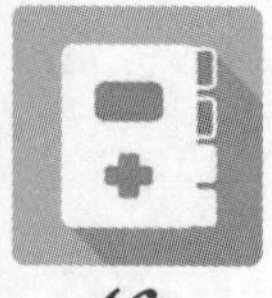
Note

5. 颞下颌关节断层摄影、CT 扫描 能为关节提供更详细和准确的影像信息。

6. 口腔专用锥形束 CT(CBCT) 又名数字容积体层片(digital volumetric tomography)，是 20 世纪 90 年代末发展起来的一项新技术。由于它能三维(轴位、冠状位和矢状位)显示正常组织和病变组织结构，避免了二维图像上影像重叠等，一经推出便在临床中得到广泛应用。该技术具有分辨率高、有效放射剂量低、口腔定位准确等优点，目前广泛应用在口腔颌面外科、正畸、修复、种植等领域。

(二) 制取模型检查

模型检查可以弥补口腔内一般检查的不足，有利于仔细观察牙的位置、形态、凸度，牙体组织磨损或磨耗情况、咬合关系以及组织倒凹等，必要时可将上、下颌模型上𬌗架进行分析研究，以便制订治疗方案和设计修复体。

(三) 咀嚼功能检查

牙列缺损或缺失后，会不同程度地影响口腔咀嚼功能。例如，单侧后牙缺失未得到及时修复治疗，会造成偏侧咀嚼习惯，长期下来双侧咀嚼肌收缩力不平衡可引起面部外形不对称，下颌正中𬌗位偏位。而修复前的一些功能检查可以帮助医生了解受影响的程度，并能进一步明确牙缺失与口颌系统功能紊乱的关系，有利于医生更好地掌握患者口腔现有情况，正确制订修复治疗计划。口腔修复临床较常用的功能检查方法如下。

1. 𬌗力检测 𬌗力(occlusal force)的大小体现了口颌系统的功能状况，以及牙体、牙周、咀嚼肌等组织的健康状况，可以作为牙周治疗和口腔修复治疗等效果的评价指标。𬌗力检测一般指人为地把某些弹性传感器放在上、下𬌗牙列间测量静止咬合力。测量方法有传感器测量法、光咬合法、传声系统法、肌电分析法等。光咬合法的原理是将具有光弹性的透明高分子材料制成厚度为 0.025～1.000 mm 的光咬合片，在咬合力的作用下，受力区产生永久变形，在光咬合仪上可观察到变形区域的双折射现象，并根据双折射条纹值对牙咬合接触的应力、应变状态进行定性和半定量分析，其结果可反映咬合接触面的大小、状态、数量及分布情况，用于判断是否有早接触、𬌗创伤等。

(1) 咀嚼效能的检测：咀嚼效能指的是在一定时间内将一定量食物嚼碎的程度。咀嚼效能可以客观反映咀嚼能力的大小，它是检测口腔修复效果的重要方法之一。在修复治疗前后，做咀嚼效能的检测，可了解咀嚼功能具体情况，评价修复治疗的效果。目前临床上常用的方法如下：用五香豆作试料的筛分法；用硬化明胶作试料的比色法；采用三磷酸腺苷颗粒剂的吸光度法；也有采用花生作试料，用光栅分光光度计进行测定的方法，该法可对咀嚼后的花生混悬液进行测定，可直接读出吸光度值，方法简便，效果良好。

(2) 下颌运动轨迹检查：下颌运动与咀嚼系统的健康状况密切相关，临床上需要根据下颌运动的个体特征设计制作修复体。记录下颌运动轨迹可以了解𬌗、咀嚼肌和颞下颌关节之间的功能关系。在修复治疗时，为了使修复体与患者的口颌系统形成一个协调的功能整体，在设计和制作修复体时必须考虑到颞下颌关节运动的规律。例如，重度深覆𬌗患者已经习惯于铰链开闭式的咀嚼方式，下颌运动中缺乏侧方运动，对这类患者进行修复治疗时应采用解剖式牙尖，利于提高穿刺切割效率，减少基牙负荷。而一些咀嚼运动以研磨为主的患者，侧方运动频繁且范围广，对这类患者设计修复体时人工牙的牙尖斜度应较小，避免在咀嚼运动过程中产生过大的侧向力而损伤牙及其支持组织。

目前，临床上常用 Mandibular Kinesiograph(MKG)和 Sirognathograph(SGG)两种仪器精确观察下颌中切牙切缘点的运动轨迹。具体操作如下：在下颌中切牙唇侧安放一磁片作为信号源；在口外和磁片相对应处安放磁敏传感器，下颌运动时接收磁场信号，并将其转化为电信号，在示波屏上显示出来。上述两种仪器能精确地记录下颌运动的三维动态情况。例如，记

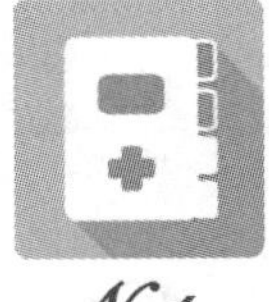

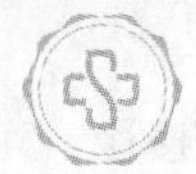

录下颌的边缘运动、开闭口、前伸运动、侧向运动、运动速度等。可用于分析息止颌位和正中𬌗位的关系，检测牙间隙的大小，检测咀嚼运动型。还可分析正中𬌗位是否稳定，有无滑移，有无偏位等。但 MKG 所获得的图像有畸变，须做校正。将 SGG 与微机连接，并通过相应软件程序对畸变轨迹做校正，然后用计算机计算，可对下颌运动进行定量研究。

（四）肌电图检查

肌电图（electromyogram，EMG）是指用一种适当的肌电传感器将肌肉动作电位导入肌电图仪，经过电信号放大并显示于示波器上，形成的一种波形。肌电图的应用为口腔医学的研究和发展开辟了一条新路。国内外学者对咀嚼肌的生理功能、颞下颌关节紊乱综合征以及错颌畸形和义齿修复前后效果做了大量肌电图研究，为客观诊断和评价疗效提供了一定依据。

肌电记录装置一般由引导电极、前置放大镜、带通滤波器、示波器等组成。常用的电极分为表面电极和针电极两种。表面电极放在皮肤表面，多用于颞肌、咬肌、胸锁乳突肌等，针电极多用于深部肌肉（如翼外肌等）。在临床和科研工作中，将肌电图和下颌运动轨迹同步记录，可以更全面地反映口颌系统功能情况。

（易建国）

第四节　诊断和治疗计划

一、诊断和预后

诊断（diagnosis）是医生根据采集的详细病史、专科检查以及辅助检查等加以综合分析获得临床信息，再根据相关专业知识对患者病情做出判断的过程。其是治疗、判断预后、预防的前提。

预后（prognosis）是指对某种疾病可能病程和结局的预测。它包括判断疾病的特定后果，如康复，某种症状、体征，以及并发症等异常情况的出现或消失及死亡。同一种疾病的不同患者，由于年龄、体质、合并的疾病、接受治疗的早晚等诸多因素不同，即使接受了同样的治疗，预后也可能有很大的差别。例如，年幼患者牙周病的预后一般较年老患者差，这是因为前者免疫系统尚未发育完善。局部因素包括该患者的饮食习惯、生活习惯（如抽烟等）、牙的受力情况等。此外，患者的经济状况、时间等非临床因素也可以对预后产生一定影响。因此，治疗中应充分考虑综合因素。

二、治疗计划

治疗计划（treatment planning）是指经过详细的病史采集、口腔专科检查等明确诊断并评估预后之后，制订的满足患者需求的、全面的修复治疗计划。治疗计划主要包括修复前的准备工作、修复治疗需要的相关检查、修复体类型的选择、修复治疗后的预后评估。

口腔修复治疗目标具有很强的主观性，一些患者甚至要求治疗后达到特定的容貌效果，由于患者缺乏专业知识，他们对口腔修复的要求往往比较模糊，虽然有时可能使用专业词汇，但实际含义可能与正确概念有差别，口腔医生需要通过与患者充分交流，确保正确解读。因此，确定治疗计划时应充分了解患者就诊的目的和要求，同时让患者了解自身的口腔情况、修复条件、可能采取的修复方式、所需时间、花费等。由于口腔修复的一些操作具有不可逆性，因此在

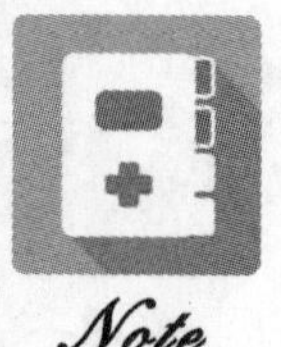

Note

做相应操作前必须征得患者的同意，必要时签署知情同意书。

随着生活水平的不断提高，患者对口腔修复体的质量和修复改善容貌的效果越来越重视，经常会提出个性化的特定要求。同时，与之相匹配的口腔修复材料和技术得到了迅猛的发展。这也使得口腔修复成为一种“目标明确”的治疗技术，也使治疗计划的制订过程具有显著的“逆向设计”特性，即制订治疗计划时，首先从恢复外观、功能的需求确认是否必须进行修复，然后根据患者的主观愿望和客观条件选择修复技术。在制订治疗计划的过程中，医生应了解不同材料与修复方法的优缺点，综合患者的实际情况，从而做出合理的选择。

知识链接

患者参与修复治疗的重要性

随着社会的发展，患者越来越重视自身在治疗决策中的权利和地位，患者在医疗决策中发挥其主动性，对改善医患关系、促进医患和谐、提高医疗服务满意度非常重要。修复体的舒适度、功能使用情况最终还是由患者来评价。在修复治疗过程中，如果患者的要求未得到满足，无论修复体从专业角度看设计得多完美，对患者而言也都是失败的。因此，在治疗时，既要遵从科学、合理的修复治疗原则，又要尽量满足患者的要求，向患者提供满意、可靠、经济的治疗方案。

任何一种修复方法都有其相应的适应证和禁忌证，合理修复方式的选择是修复治疗成功的重要前提。目前固定义齿修复和可摘局部义齿修复是修复治疗中非常重要的两种方法，临床上用固定义齿修复牙列缺损，无论是在恢复功能方面还是在保持口腔组织健康方面均优于可摘局部义齿，因此，只要条件允许，应首选固定义齿修复。但是在某些情况下，往往应先考虑选择可摘局部义齿修复。例如，牙列远中游离端缺失，缺失数目多、缺牙间隙跨度长，前牙区伴有严重的颌骨缺损，固定义齿修复不能恢复理想的外观和丰满度等。

总而言之，修复治疗计划的制订与实施需要在医生和患者的共同努力下来实现。医生需要用专业知识和临床经验做出诊断和预后评估，判断修复治疗是否为解决患者问题的最佳途径，并根据患者主观愿望和现实的客观条件进一步明确修复体类型，确定采用的材料和工艺，最终制订出满足患者生理和心理需求的修复治疗方案。

（易建国）

第五节　修复前准备和处理

一、修复前医患之间的沟通

随着社会的发展，医患之间的沟通变得越来越重要。患者在修复治疗前，了解整个医疗过程，在医生的帮助下做好充分的心理准备是必要的。

1. 了解口腔解剖条件　口腔解剖条件是患者就诊时的口腔状况，它是临床有限修复的基础，只能在此基础上进行修复改进。应让患者了解自己的缺牙数目、缺牙部位、缺牙间隙大小、牙槽窝愈合情况、余留牙的健康状况、牙周黏膜组织健康情况、修复治疗的难易程度，以及可能

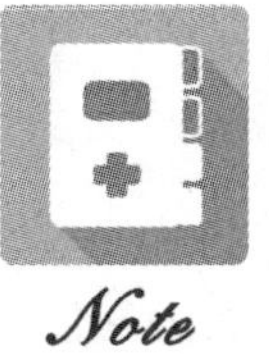

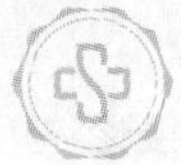

采取的修复方法。

2. 了解修复过程 使患者了解修复治疗所需时间和次数、治疗方法、治疗效果和预后等。同时患者应知道为了达到理想的修复效果并保证长期成功率所需要的家庭配合及做到按时复诊。

3. 明确修复费用 修复治疗不同于其他治疗，应让患者了解不同的治疗方案及其相应的治疗费用。在符合修复原则的前提下，要根据患者的个体情况进行必要的医患沟通，确定合理的治疗方案。

4. 预测治疗效果 采取固定修复治疗时，需要磨除一定的牙体组织，原则上讲这是一种不可逆的破坏性治疗行为，治疗前应让患者了解自己所做的修复治疗可能带来的损伤以及损伤的程度，并通过照片、实物或其他患者的修复情况，预测修复治疗的客观效果。应避免过高或过低的期望值。同时要让患者了解修复体的使用寿命和使用过程中的注意事项。

二、修复治疗前口腔的一般处理

医生应该在经过全面检查、诊断、确定修复治疗方案之后，按照拟定的方案，对口腔组织的病理状况或影响修复效果的情况进行适当的处理，以确保治疗的顺利进行。

（一）处理急性症状

对于由牙折、急性牙髓炎、慢性牙髓炎急性发作、牙槽脓肿、急性冠周炎、龈炎，以及颞下颌关节紊乱综合征引起的不适，应及时处理，解决急性症状。

（二）保证良好的口腔卫生

良好的口腔卫生是修复治疗顺利完成的重要前提。牙石、牙菌斑的堆积会影响牙龈和牙周组织的健康，一方面，将影响印模的准确性，另一方面，牙周病的进一步发展会导致基牙稳定性下降。因此，修复治疗前应对牙石和牙菌斑彻底洁治清除，保持良好的口腔卫生。

（三）治疗和控制龋病及牙周病

1. 龋病治疗 在口腔检查过程中，若发现龋齿，无论是否作为基牙都应治疗。常规充填治疗可获得满意疗效者可选作义齿的基牙。深龋若累及牙髓应行完善的根管治疗；对拟作固定义齿基牙的牙髓状况疑有病变时，应做预防性的根管治疗，避免修复完成后又不得不将修复体拆除重做，造成不必要的损失。对口腔内有一定长度且稳固的残根、残冠应尽量保留，并进行牙体牙髓治疗，经检查判断不能保留者，及时拔除再综合考虑下一步治疗。

2. 牙周病治疗 牙周病发展到晚期时，常造成牙齿病理性移位或松动，甚至需要拔牙，从而影响咀嚼、发音和美观，影响修复治疗。因此，有牙周病者应及时治疗，系统的牙周支持治疗是保证修复治疗取得良好效果所不可缺少的条件。此外，可以应用咬合板固定经过系统牙周支持治疗的牙齿，恢复牙周健康，增强咬合功能。

（四）拆除不良修复体

对设计不科学、制作粗糙、质量不好、危害健康的修复体，或已经失去功能、对口腔周围组织造成损伤而又无法修改的修复体，应及时予以拆除。

三、余留牙的保留与拔除

（一）松动牙

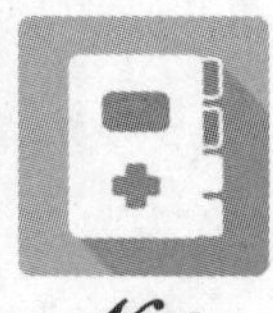

对于口腔内的松动牙，应当根据具体情况来处理。常规来说，对牙槽骨吸收 2/3 以上、牙松动度达Ⅲ度者应予以拔除；如果牙槽骨吸收达 1/2，牙松动度在Ⅱ度左右，则可尽量保留，但需要做必要的治疗。某些松动牙是由不良修复体或殆创伤所致，病因去除后，可逐渐恢复稳定。

（二）残根

关于残根(residual root)的拔除或保留的问题，应根据治疗效果与修复的关系，并结合根周组织的健康情况综合考虑。残根破坏较大，根周组织病变较广泛，治疗效果不佳者应予以拔除；残根稳定，根周组织无明显病变或病变范围较小，完善根管治疗可使残根长期留存，同时对义齿的支持和固位有帮助者，则予以保留。

（三）根分叉病变牙

健康成人牙槽骨嵴顶端位于釉牙骨质交界根尖方向 1.5 mm 左右。根分叉受累的程度根据临床指标可分为四类。

第一类：牙周支持结构在垂直方向有不超过 3 mm 的少量丧失。在根分叉处做水平横向探诊可测得 1 mm 深度。X 线片上无明显的骨吸收。

第二类：牙周支持结构垂直方向丧失超过 3 mm，根分叉水平方向可探入 1 mm 以上，但尚不能穿通到对侧。X 线片上显示骨吸收比较明显，但仍有一定的牙槽骨与牙周膜结构保持完整。

第三类：根分叉处牙槽骨已发生穿通性损坏，用探针器械可穿透到对侧（如从颊侧穿到舌腭侧），但穿通的隧道为龈组织所充填，肉眼观无贯通现象。

第四类：X 线片上有明显的骨丧失，根分叉完全暴露，水平方向的穿通凭肉眼可见。

多根牙在根分叉处出现病变的程度较轻时，可通过龈上洁治、龈下刮治、牙龈切除术或牙龈成形术以及保持良好的口腔卫生等措施，有效地控制其病变且预后较好。如果根分叉病变的程度较严重，但该牙对修复治疗很重要时，则需在常规牙体、牙髓和根管治疗基础上采取牙-骨成形术、牙根切断术或牙根切除（磨牙半切）等治疗技术，尽可能全部保留或部分保留。

四、矫正治疗

修复前的矫正治疗，是指通过牙少量移动矫正技术（MTM）修复各种原因引起的牙错位（如扭转牙、低位牙等）。MTM 适应证范围广泛。对牙缺失后长期未修复造成的缺牙间隙两侧倾斜移位的患牙，采用 MTM 可有效保存活髓，保存正常牙体组织，改善预后。对于牙列缺损伴上前牙间隙的患者，可先关闭牙间隙后修复。残根缺损在龈下 2 mm 以上的患者，根管壁侧穿靠近冠方的患者，牙根可利用长度在 10 mm 以上，可以采用 MTM 牵引到正确位置后修复，有效保存患牙。需要注意的是，在 MTM 的操作过程时，必须保证有足够的支抗，以免其他牙出现不希望发生的移动。

MTM 不改变整个牙列㕮关系，通常只做牙体倾斜移动时，选用活动矫治器；要做整体运动时，选用固定矫治器。其技术简单，修复医生可在修复前独立完成。不过，对较为复杂的错㕮畸形，须请正畸医生矫正后再行修复。

五、咬合调整与选磨

咬合调整是通过牙的选磨消除早接触和㕮干扰，目的在于引导力沿着牙体长轴的方向传导，使得所有牙在正中㕮位时均有接触，使正中关系位和牙尖交错位协调一致，并建立尖牙保护㕮或组牙功能㕮。咬合调整与选磨可以在修复前完成，也可以在修复前进行初步和必要的调整，待修复治疗时结合牙体预备进行。目前临床上常见的方法有以下几种。

（一）咬合板的应用

咬合板是一种可摘矫治器，一般由硬质树脂组成，覆盖在一侧牙弓㕮面和切缘表面，与对颌牙弓有良好的㕮接触关系，但不改变㕮的形态。它既是一种保守性的治疗方法，又是一种

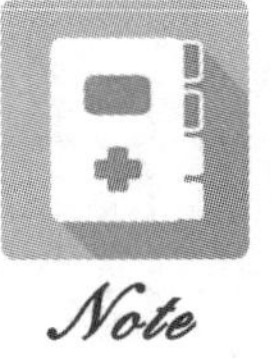

诊断性的治疗方法。咬合板可以降低口颌系统肌肉张力，对修复治疗、调𬌗等最终方案的确定具有良好的指导作用。在修复时，可通过咬合板确定患者是否需要升高咬合以及确定如何咬合。

（二）诊断性调𬌗

调𬌗是对牙体组织的选磨和制备，是不可逆的。因此，在实际操作中应当慎重，严格掌握其适应证。一般进行诊断性的调𬌗时，需准备好两套模型并上好𬌗架。一套根据咬合板提供的信息作为诊断用的工作模型，另一套作为参照模型。值得注意的是，调𬌗作为一种诊疗手段，其磨改效果不一定是永久性的，磨改完成一段时间后可能又出现新的咬合异常，应注意定期复查。

（三）𬌗创伤的调磨

长时间的牙齿缺失会导致邻近缺牙间隙的牙齿不同程度的倾斜移位，对于合并牙周病的患者，移位的牙齿可能存在咬合创伤（𬌗创伤）。因此，在修复治疗之前，应对有咬合创伤的牙齿进行选磨。对在正中和非正中咬合过程中出现的早接触点和𬌗干扰进行调𬌗。

（四）重度伸长牙的处理

在牙体缺损或牙列缺失时，长时间的缺牙未得到及时修复治疗，对颌牙会出现明显的伸长。若对修复治疗造成明显的妨碍，就应进行调磨。若重度伸长牙可以咬及对侧缺牙间隙的牙槽黏膜或者形成咬合锁结，单纯调𬌗不能解决问题，可对其进行完善的根管治疗，将牙冠截短再行冠修复。

（五）不均匀磨耗部分的选磨

在牙面出现不均匀磨耗时，常在上颌后牙的颊侧和下颌后牙的舌侧出现尖锐的边缘。这些尖锐边缘可导致食物嵌塞、牙周组织损伤、舌及颊部软组织创伤。因此，在修复治疗前，需将尖锐边缘磨低、磨圆钝。此外，全牙列的均匀重度磨耗，可引起咬合垂直距离过低、颞下颌关节疾病或牙本质过敏等，此时，应考虑进行咬合重建，适当恢复咬合高度。

（六）口腔黏膜疾病的治疗

若患者口腔黏膜有溃疡、白色损害等病症，需在排查可能病因、积极治疗后再进行修复，以免修复操作或修复体本身对黏膜继续产生刺激而导致病情加重。

（七）修复前外科处理

口腔内软硬组织的正常结构形态是决定修复治疗成功的重要因素。理想的口腔条件应包括足够的牙支持骨组织，无尖锐的骨突或骨嵴；无妨碍义齿就位的倒凹或悬突；无影响义齿稳定固位的瘢痕结构，无增生的软组织和系带；上、下牙槽嵴关系良好，有足够的唇颊沟深度。对有些条件较差的患者，可以在修复前采用外科手术，创造较为理想的条件，为下一步的修复治疗奠定基础。

1. 唇舌系带矫正术 唇舌系带发生形态、位置或数目异常时，常影响义齿的稳定和固位，应进行唇舌系带矫正术。

2. 瘢痕或松动软组织的切除修整术 口腔内有瘢痕组织，对义齿稳定和固位有影响时，可予以修整。有些患者由于戴用不良修复体过久，骨质被大量吸收，修复体被一种松软而可移动的软组织所覆盖，这种软组织不仅不利于义齿的支持与固位，还会因修复体的压迫而发生炎症反应及疼痛，可以在修复前予以切除。

3. 牙槽嵴修整术 拔牙时创伤过大造成牙槽嵴变形甚至骨折而又未能及时复位，或牙齿拔除后骨质吸收不均，常可导致骨尖或骨突形成。一般先出现压痛，后有明显倒凹，妨碍义齿摘戴。应对此类患者进行牙槽骨修整，消除有碍的骨尖和骨突，一般在拔牙后 1 个月左右修

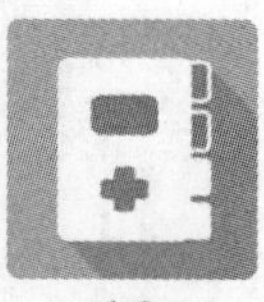

Note

整较好。

4. 骨隆突修整术 骨隆突是正常骨骼上的骨性隆起，组织学上与正常骨组织无区别。过大的骨隆突在义齿摘戴时，可引起局部组织破溃疼痛，严重者义齿无法戴入使用。修复前应有充分的估计和判断，及时施行修整术。骨隆突常出现在以下位置。①下颌前磨牙舌侧，一般双侧对称存在，也可为单侧，其大小不一，也称为下颌隆突。②腭中缝处，呈嵴状隆起，也称为腭隆突。③上颌结节，结节过度增生形成较大的骨性倒凹。对于有双侧上颌结节肥大者，可以只修整一侧上颌结节，解决妨碍义齿就位的问题即可。

5. 前庭沟加深术 牙槽嵴过度吸收致使义齿固位不良时，可施行前庭沟加深术以增加牙槽嵴的相对高度。该手术通过改变黏膜及肌肉的附着位置（在上颌位置上移，在下颌位置下移），增加牙槽嵴的相对高度，从而增加义齿基托的伸展范围，扩大基托接触面积，达到增强义齿稳定性和固位的作用。

6. 牙槽嵴重建术 牙体缺失患者失去了咬合刺激，在全身和局部因素调节下，可在一段时间内出现进行性、不可逆行性牙槽嵴吸收。牙槽嵴的吸收给义齿修复带来困难，其解决方法一般是通过牙槽嵴重建术来改善义齿修复和义齿种植条件。目前多运用相对牙槽嵴增高和绝对牙槽嵴增高两种方式进行牙槽嵴的重建，前者是将唇颊沟加深，改变黏膜和肌肉的附着以达到相对增高牙槽嵴的目的。绝对牙槽嵴增高方法包括骨移植、牵引成骨术、引导骨组织再生术（GBR）、组织工程化骨。

（易建国）

第六节　病 历 记 录

病历记录是医务人员通过对患者实施检查、诊断、治疗、护理等医疗活动获得有关资料，并进行归纳、分析、整理而成的全面记录和总结。随着社会的发展，其作用从单纯的病情记录发展到现在用于司法、保险、科研、医疗信息分析和共享等各个方面。因此，医务人员在书写病历时一定要实事求是、严肃认真、科学严谨、一丝不苟，病历记录要求做到规范使用医学术语、内容完整、客观真实、描述精炼准确等。完整的病历应包括以下内容。

一、病历的内容

（一）一般情况

一般情况包括姓名、性别、年龄、民族、籍贯、职业、婚姻状况、住址、门诊号和就诊日期等。

（二）主诉

患者就诊时的主要症状和持续时间，以及就诊的主要目的与要求，记录时应描述准确、简明扼要。

（三）现病史

与主诉有关的疾病发生发展状况和演变情况，包括自觉症状、治疗经过及疗效等。

（四）既往史

包括过去健康情况、曾患疾病、治疗情况及生活习惯等，特别应记录与修复治疗有关的系统性疾病史。

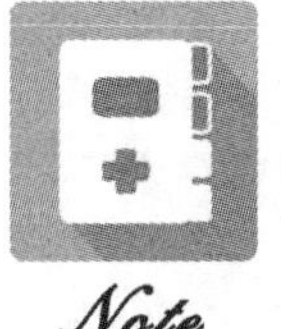

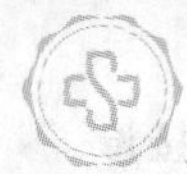

（五）家族史

与患者疾病有关的家族情况，必要时进行询问记录。

（六）检查

按口腔检查方法和内容，依据患者患病的具体情况，全面而有重点地将检查结果记录在病历上。

（七）诊断

诊断是指医生根据采集的病史和临床检查所得的信息，运用专业知识，经过综合分析和判断，对疾病做出合乎实际的结论。如对疾病不能确诊时，可用初步诊断或印象诊断等名称代之。

（八）治疗计划和修复设计

根据病情和检查结果，结合患者具体要求，制订治疗计划和设计修复体，可通过绘制设计图或进行文字描述等方式完成。另外，还应该认真填写修复卡或义齿加工单，将临床检查和患者要求等相关信息详细、准确地传递给义齿加工厂。

（九）治疗过程记录

在病历上记录患者此次就诊医生所做的具体治疗工作和治疗效果、患者的反应、下次需进行的工作等。记录应简明扼要，并与患者预约好下次复诊时间，医生必须签名。

为了便于病历记录和资料的总结，在书写病历时，牙位要用统一符号表示。常用的牙位记录方法有三种。

(1) 世界牙科联盟(FDI)提出以两位阿拉伯数字来记录牙位。其第一个数字表示象限，恒牙以 1～4 分别表示左右上下四个象限，即 1(右上)、2(左上)、3(左下)、4(右下)。乳牙则按同样顺序以 5～8 分别表示象限，即 5(右上)、6(左上)、7(左下)、8(右下)；其第二个数字则表示该牙在象限内的位置，恒牙以 1～8 表示，乳牙以 1～5 表示。

恒牙记录方式如下。

右上								左上							
18	17	16	15	14	13	12	11	21	22	23	24	25	26	27	28
48	47	46	45	44	43	42	41	31	32	33	34	35	36	37	38
右下								左下							

例如，右上第一磨牙的记录数字是 16；左下第一磨牙的记录数字是 36。

乳牙记录方式如下。

右上					左上				
55	54	53	52	51	61	62	63	64	65
85	84	83	82	81	71	72	73	74	75
右下					左下				

例如，右上第一乳磨牙的记录数字是 54，左下第一乳磨牙的记录数字是 74。

此法简单易学，适于计算机使用，已为多个世界性组织所接受，并为许多国家的牙医协会和牙科杂志采用。

(2) 通用记录法，是以右上颌—左上颌—左下颌—右下颌的顺序编号，恒牙依次为 1～32，乳牙用 A 至 T 表示。

恒牙记录方式如下。

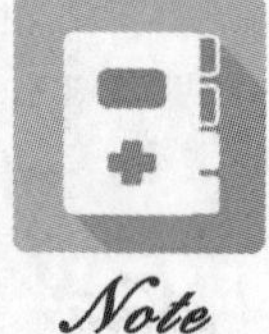

右上 左上

1	2	3	4	5	6	7	8	9	10	11	12	13	14	15	16
32	31	30	29	28	27	26	25	24	23	22	21	20	19	18	17

右下 左下

例如，右上第一磨牙的记录数字是 3，左下第一磨牙的记录数字是 19。

乳牙记录方式如下。

右上 左上

A	B	C	D	E	F	G	H	I	J
T	S	R	Q	P	O	N	M	L	K

右下 左下

例如，右上第二乳磨牙的记录字母是 A，左下第二乳磨牙的记录字母是 K。

此方法的优点是适于计算机使用，无须打出坐标“+”，缺点是易混淆。

(3) 国内普遍应用的记录方法是将恒牙用阿拉伯数字表示，乳牙用罗马数字或用 ABCDE 字母表示，习惯上还将右上、左上、右下、左下四个区以 A、B、C、D 代表。

恒牙的记录方式如下。

A(右上) B(左上)

8	7	6	5	4	3	2	1	1	2	3	4	5	6	7	8
8	7	6	5	4	3	2	1	1	2	3	4	5	6	7	8

C(右下) D(左下)

例如，上颌左侧第一磨牙的记录方式为 |6 ，下颌右侧第一磨牙的记录为 6| 。

乳牙的记录方式如下。

A(右上) B(左上)

Ⅴ	Ⅳ	Ⅲ	Ⅱ	Ⅰ	Ⅰ	Ⅱ	Ⅲ	Ⅳ	Ⅴ
Ⅴ	Ⅳ	Ⅲ	Ⅱ	Ⅰ	Ⅰ	Ⅱ	Ⅲ	Ⅳ	Ⅴ

C(右下) D(左下)

或者

A(右上) B(左上)

E	D	C	B	A	A	B	C	D	E
E	D	C	B	A	A	B	C	D	E

C(右下) D(左下)

例如，上颌左侧第一乳磨牙的记录方式为 |D ，下颌右侧第一乳磨牙的记录方式为 D| 。

二、病历的收集、整理与使用

病历是指医务人员在医疗活动过程中形成的文字、符号、图表、影像、切片等资料的总和，包括门(急)诊病历和住院病历。病历归档以后形成病案。

(一) 病历的建立、使用、保管原则

(1) 建立规范的管理制度。应为首次就诊的患者建立病历，为同一患者建立唯一的标识

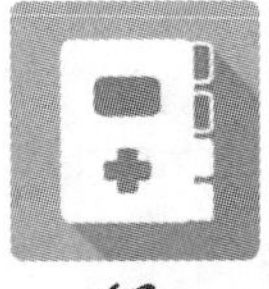

Note

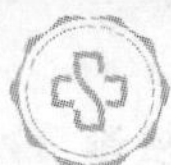

号码，以便查阅和复诊调用。病历书写应严谨、翔实、客观。

(2) 规范病历格式，内容需完整并运用专业术语表达，书写表达应简明扼要，符合国家有关规定，以便于学术研究。

(3) 门诊病历原则上由患者负责保管。经患者或者其法定代理人同意，其门诊病历可以由医疗机构负责保管。

(4) 涉及医疗保险、医疗证明、医疗纠纷需要使用时，应按照一定程序调用、复制。

(5) 医疗机构应当严格病历管理，任何人不得随意涂改病历，严禁伪造、隐匿、销毁、抢夺、窃取病历。

(6) 医疗机构应对病历有效整理、分析和归类，并妥善保管，以供临床科学地、便捷地使用。

(二) 临床资料的收集、汇总、保管和使用

(1) 病历文本的设计应规范、便于书写，易于保存、传送、查阅和调用，耐磨损等。

(2) 所有患者就诊期间的医疗文书包括病历、检验单、病理报告、会诊记录等，均需统一存档。

(3) 研究模型、工作模型的编号在病历上应记录；研究模型统一编号管理或拍照保存。

(4) 患者修复前后最好有相应照片或记录模型，无条件时应用文字翔实描述。

(5) 实现计算机联网的单位，对工作终端应设定不同的使用权限，终端不得随意修改已经存储的资料。

(6) 确保计算机网络安全，方便存储、整理和使用病历资料。

(易建国)

第七节　修复复诊与复查

复诊是指患者按照初诊计划治疗后，再一次来到医院就诊，接受并最终完成治疗的过程。在口腔疾病治疗过程中，绝大多数患者的诊治工作不能一次完成，患者需分次就诊。

复查是患者定期或不定期返回医院进行专业检查、信息反馈、接受健康指导甚至治疗处理，达到持续观察修复体使用情况及临床疗效等目的。复查有利于更好地实现个体化治疗。

一、复诊的内容

复诊的主要工作是在患者再次就诊时，按照初诊时确定的最终治疗计划、规范且高质量地完成治疗，以评估病情转归及治疗的有效性。主要包括以下内容。

(1) 确定其他科室转诊过来的患者的治疗效果，进行系统全面的口腔专科检查以及必要的全身检查和辅助检查，重新评估患者的口腔情况。

(2) 依据患者口腔内实际情况，重新制订合理的治疗方案。

(3) 按照治疗计划进行修复体设计和牙体预备。

(4) 试戴修复体，调改修复体以便患者戴入。

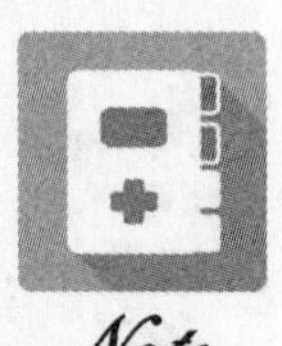
Note

二、定期复查的作用

定期复查的目的是了解治疗效果，监测患者病情变化，预测病情发展趋势，及时调整治疗

方案。修复治疗后的定期复查，可以让医生更好地了解修复体的使用情况及接受患者的反馈信息，便于发现问题时及时处理，有利于延长修复体的使用寿命，维护患者口腔健康。因此，修复治疗后的定期复查十分重要。概括起来主要有以下几点。

（1）检查患者的口腔健康状况和修复体的使用情况，指导患者正确使用修复体并保持良好的口腔卫生。

（2）根据临床检查情况和患者反馈信息，及时发现并处理存在的相关问题，提高修复体的使用效率。

（3）正确评价所采用修复方法的疗效，积累临床经验和科研资料，促进医生临床和科研能力的提高。

三、建立并实施有效的定期复查制度

定期复查制度的实施需要医生和患者的共同努力，良好的复查管理制度可以有效提高患者就诊的依从性，促进患者口腔健康。目前常见的通知患者复查的方式包括以下几种。

1. 电话通知 电话预约复查已逐渐成为口腔科的常规工作。合理高效地利用电话分段通知患者复查，不但能缩短患者的就诊时间，还能有效改善医患关系。但若患者不能及时接听电话或联系方式变更，则会给复查带来一些困难。

2. 邮件通知复查 以邮件的形式通知患者复查，这需要患者在治疗结束时填写正确的地址。临床上可以在就诊完成时，让患者完成通知单的填写，然后医务人员按照时间顺序归档保存，届时通过邮局寄出。这种方式有患者的参与，效果会更好。

3. 网络通知复查 一方面可通过电子邮件通知患者，另一方面还可以运用常用的微信、QQ 等联系患者，与患者进行交流沟通。甚至可以通过网络实现远程复查。

有效的定期复查制度的建立与实施对于提高诊疗服务质量十分重要，这要求口腔专业医护人员对患者进行耐心细致的口腔健康知识宣教，让患者了解定期进行口腔检查、治疗后定期复诊的必要性，取得患者对复诊的认同。定期复查有利于及时发现和解决患者出现的口腔问题，以便对症处理，维护患者口腔健康，加强医患间的感情联系。

（易建国）

第八节 医技的交流沟通

随着修复技术的发展和新型材料的出现，口腔医生和技师的交流和沟通日趋紧密和重要，并贯穿着修复治疗的始末，影响着修复治疗的成败。尽管医技之间分工不同，但是他们的目的是一致的。临床上，特别是针对一些病情较为复杂的患者，医技之间准确、规范的交流与配合尤为重要。

患者的诊疗工作主要由医生来完成，技师一般不直接和患者接触。因此，这就需要医生运用专业知识和积极有效的沟通尽可能将患者的信息准确、全面、无误地传递给技师。一般情况下医技之间的信息传递主要是通过模型和义齿制作设计单等来实现的。

模型需要用正确的石膏灌制，应有合适的大小、合适的底座厚度，上、下颌模型咬合应该稳定、无障碍，咬合不稳定者还需要有咬合记录。模型各个部位应清晰，准确反映患者口腔内的实际情况。义齿制作设计单是医生给技师的书面信息，是医生为患者制作修复体的设计方案，同时也是医生给技师的授权书和订单。因此，医生应做到认真、规范，技师需详细核对、规范执

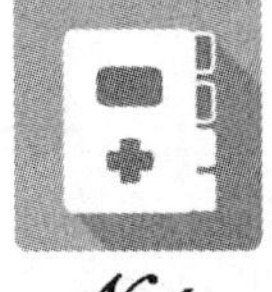

行并妥善保管。

医技双方的交流应该采取积极主动的态度，相互尊重，以患者的利益为重，在出现问题时及时沟通、协商，不推诿和指责，以科学的态度去发现问题、解决问题。这样才能更好地促进医技双方水平的进一步提升。

小 结

恰当、科学的临床接诊对于医生和患者而言都十分重要。临床接诊涉及病情的诊断、治疗、预后以及患者的配合等，不仅需要医生具有丰富的专业知识，还应有良好的修养，这样才能在诊治患者的同时，得到患者的信任和认可，为患者提供更好、更全面、科学的个性化服务。

目标检测

1. 完整的口腔专科病史主要包括哪些内容？
2. 口腔修复前一般检查包括哪几个方面？
3. 修复治疗前医患之间需要进行哪些方面的沟通？
4. 修复治疗前口腔的一般处理包括哪些内容？

（易建国）

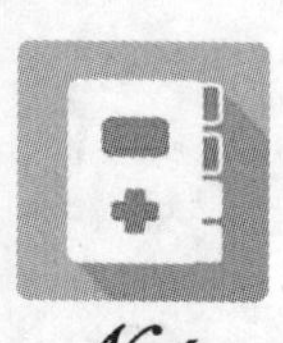

Note

第三章　印模与模型技术

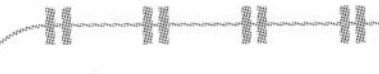

学习要点

本章 PPT

1. 临床常用印模材料的优缺点。
2. 印模制取的步骤和注意事项。
3. 模型的基本要求和灌注方法。

第一节　印 模 技 术

印模是物体的阴模。口腔印模是口腔有关软硬组织的阴模。口腔印模制取技术是利用放置在托盘内的印模材料取得有关口腔组织的阴模的技术。模型材料灌注于印模内形成有关口腔组织的阳模,即模型。技师通过这样一个由阴模到阳模的过程将牙齿等与修复相关的口腔组织形态信息复制于模型上,并在模型上制作各类修复体,再交于临床医生完成修复体在患者口腔内的试戴。

目前,各类口腔修复体的制作一般要经过制取印模、灌注模型的过程,然后在模型上制作完成。因此,印模与模型的精确度是保证修复体质量的重要基础。

一、印模的用途及基本要求

一个合格的印模应具备以下三个基本条件:①印模完整,能覆盖与修复相关的全部组织;②印模表面清晰,无气泡等缺陷;③印模材料与托盘之间无分离。当然,不同修复体对印模的具体要求不同,所需的印模技术也各有特点。本节主要介绍印模制取的基本技术。

无论制作哪种修复体,要制取一个理想的印模,医生应具备以下素质:首先,充分了解患者口腔内与修复有关的软硬组织的解剖结构和生理特点;其次,详细了解印模材料的性能、操作要求等;再次,掌握印模制取的基本要求,熟悉各类修复体印模制取的技术;最后,在印模制取前与患者进行良好的沟通以获得患者的积极配合。

二、印模的分类

(一) 按取印模的次数分类

1. 一次印模法　一次印模法是指用成品托盘和相应的印模材料一次完成工作印模。此方法操作简便、节省时间。一般用于固定修复和可摘修复的印模制取。但当成品托盘不合适时,印模不易取全,影响印模质量。

2. 二次印模法　二次印模法是指通过取两次印模完成工作印模。印模分为初印模和终

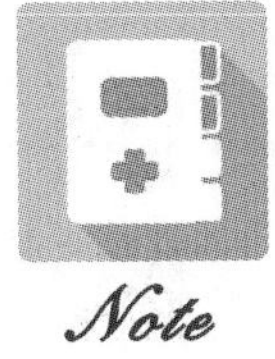

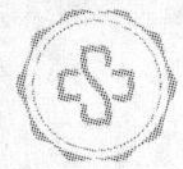

印模。二次印模法有两种情况，一种是用印模材料和成品托盘取印模，然后灌注成初印模，在初印模上制作个别托盘，再用个别托盘取第二次印模即得到终印模。另一种是先用一种流动性较差的印模材料取初印模，然后将初印模工作面均匀刮除 0.5～1.0 mm，这个初印模就相当于个别托盘，再用流动性好的印模材料取终印模。此法制取的印模准确，质量高。一般多用于全口义齿、可摘局部义齿修复的印模制取。但二次印模法操作较烦琐，费工费时(图 3-1)。

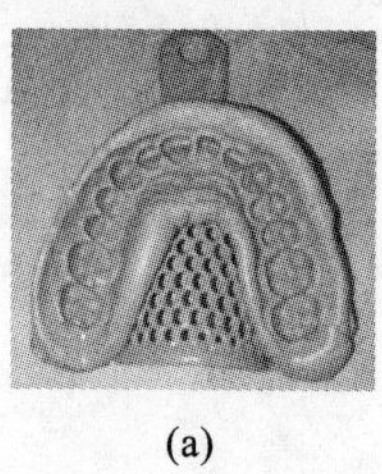

(a)

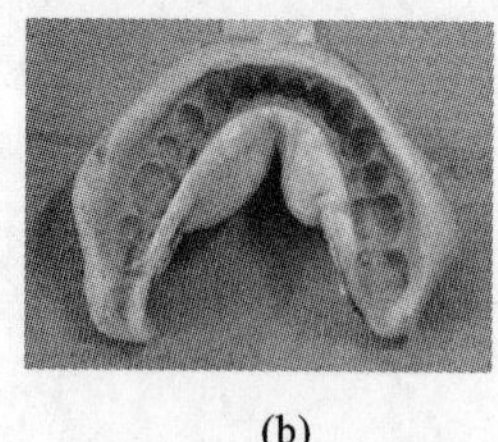

(b)

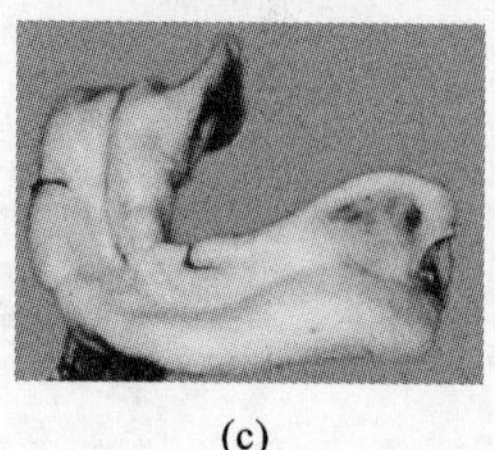

(c)

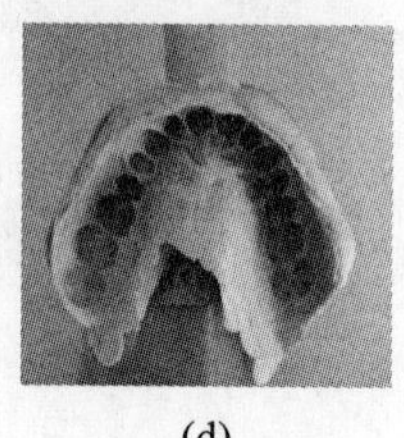

(d)

图 3-1　印模的分类

注：(a)(b)一次印模法；(c)(d)二次印模法。

（二）按制取印模时患者张口或闭口状态分类

1. 开口式印模　患者在开口状态下制取的印模。患者开口时肌肉黏膜处于紧张状态，且术者必须用手固定托盘，因此印模边缘伸展可能有一定误差。目前临床上大多采用此方法。

2. 闭口式印模　患者在正中𬌗状态下制取的印模。与开口式印模相比，闭口式印模的肌功能整塑以及印模压力都更符合口腔实际情况，所以取得的印模更能反映口内功能状态下的真实组织状况。一般以旧义齿或过度义齿制作个别托盘制取印模，也可用于全口义齿重衬。

（三）按取印模时软组织的状态分类

1. 解剖式印模　此种印模是在承托义齿的软硬组织处于非功能状态下取得的，为无压力印模，通常用流动性较好的印模材料制取。此方法可以准确地印记牙和牙槽嵴的解剖形态，据此所做的义齿对牙和所接触的其他组织皆不产生压力，牙支持式和黏膜支持式义齿都可以采取这种印模。牙支持式义齿的力主要由基牙承担，基托可减小，故印模边缘可以更短。黏膜支持式义齿的力主要由黏膜和牙槽骨承担，故基托伸展较多，但以不妨碍附近组织正常的生理活动为原则。因此在为黏膜支持式义齿取印模时，必须做肌功能整塑。肌功能整塑：在取印模过程中，印模材料尚未硬固前，模仿周围软组织的正常生理活动，对印模进行整塑，使印模既能伸展到黏膜皱襞区，又不致延伸过长而有碍肌功能活动。

2. 功能性印模　此种印模是黏膜在一定压力状态下取得的印模，也称选择性压力印模。适用于基牙和黏膜混合支持式义齿，特别是牙列缺失类型为 Kennedy 第一类和第二类的义齿修复。这种义齿在功能状态时，鞍基远端下沉的程度较基牙端多。这种不同程度的鞍基远端下沉也使基牙受到向远中牵拉的扭力。因此，对于缺牙区牙槽嵴有明显吸收，黏膜和黏膜下组织松软且松动度较大的游离端缺失的病例，最好能采用功能性印模，以弥补鞍基远端下沉过多的问题。

三、托盘

托盘是承载印模材料在口腔内取得印模的一种工具。它的作用是盛装印模材料，支撑印模，减少印模变形，方便操作。

（一）托盘的分类

(1) 按材质不同，托盘可以分为金属托盘(图 3-2)、塑料托盘(图 3-3)和金属支架外涂塑托盘。

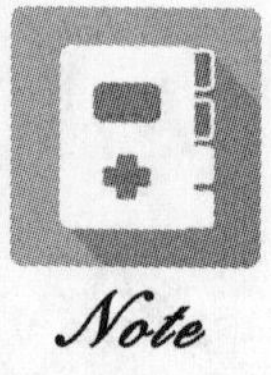

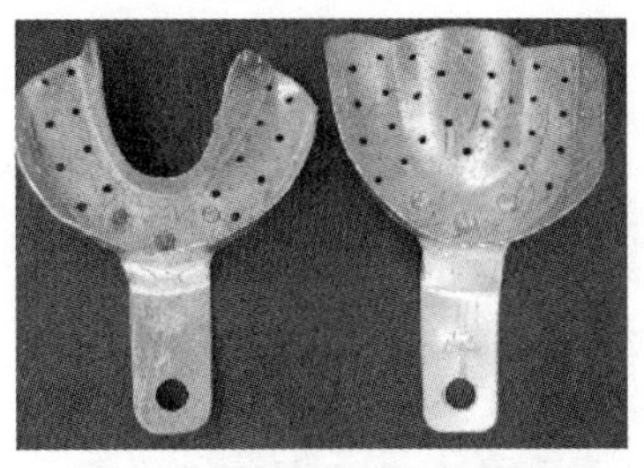

图 3-2　金属托盘(铝)

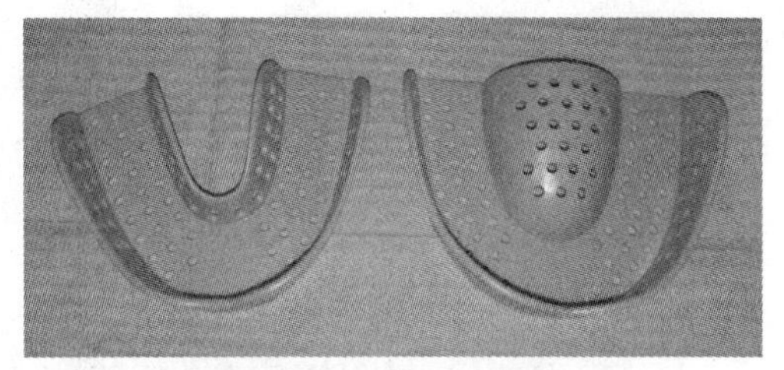

图 3-3　塑料托盘

(2) 根据覆盖牙列情况,托盘可分为全牙列托盘(图 3-4)和部分牙列托盘(图 3-5)。

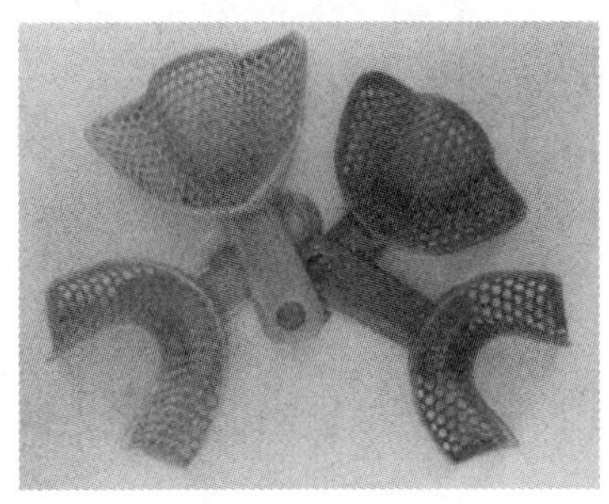

图 3-4　全牙列托盘

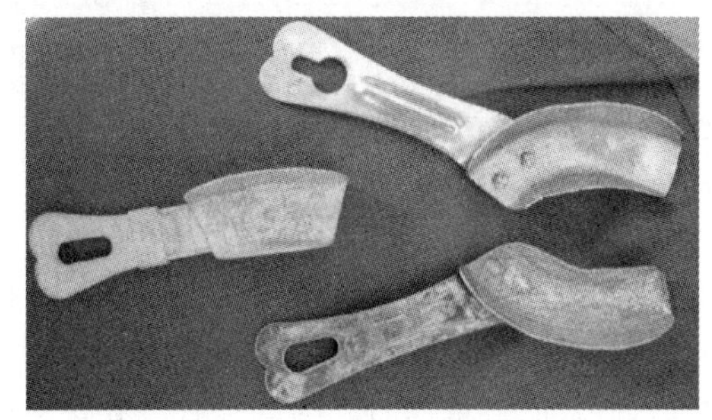

图 3-5　部分牙列托盘

(3) 按制作方法的不同,托盘可分为成品托盘(图 3-2)和个别托盘(图 3-6)。

(4) 根据使用目的,托盘可分为有牙颌托盘(图 3-2)和无牙颌托盘(图 3-7)。

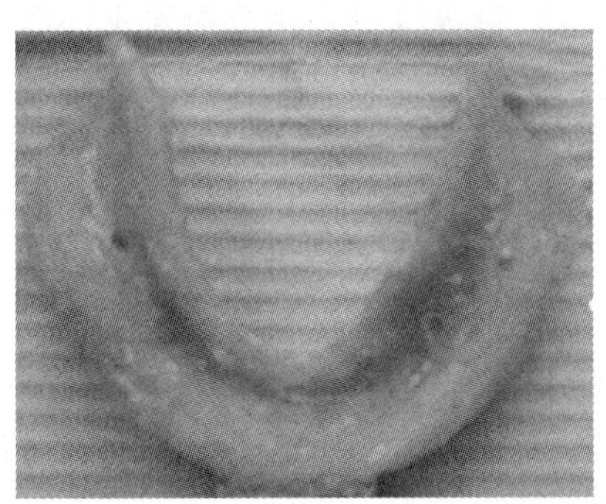

图 3-6　个别托盘

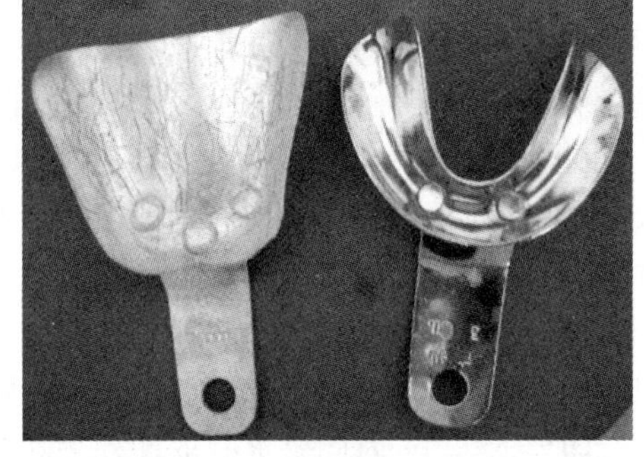

图 3-7　无牙颌托盘

(二) 托盘的选择

制取一个高质量的印模,选取一副适合患者口腔情况的托盘非常重要。取印模前要根据患者牙弓的大小、形状,缺牙区牙槽骨高低和印模材料的不同选择相应的托盘。

选择托盘时的依据如下。

1. 牙弓的大小和形态　托盘的大小、形态必须与牙弓的大小、形态相一致,托盘略大于牙弓,托盘内面与组织间有 3～4 mm 间隙(图 3-8(a)),以容纳印模材料。托盘必须覆盖与修复有关的所有组织的范围。

2. 牙弓高低　托盘边缘止于距黏膜皱襞 2 mm 处(图 3-8(b)),且不能妨碍系带、唇、舌及口底软组织的功能活动。

3. 印模的范围　印模范围必须包括与修复有关的所有组织。固定修复印模范围应包括基牙、邻牙、对𬌗牙、缺牙区牙槽嵴及相关软组织。可摘局部义齿印模范围应包括所有余留牙、缺牙区牙槽嵴、基托覆盖区黏膜及系带等。全口义齿印模范围应包括基托覆盖的所有黏膜

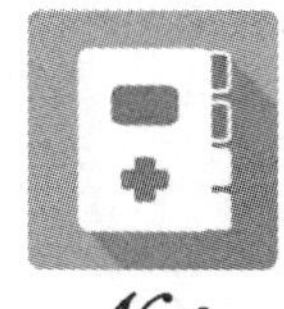

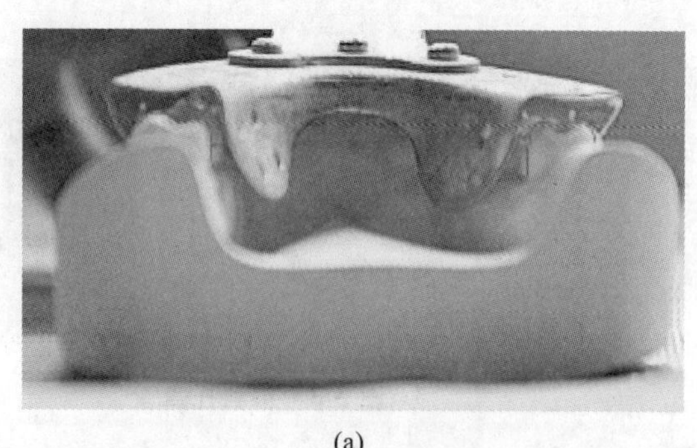

(a)

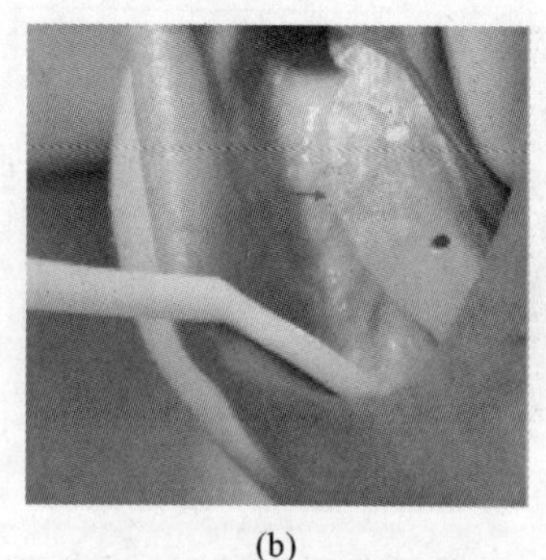

(b)

图 3-8　托盘的选择

注：(a)托盘内面与组织间有 3～4 mm 间隙；(b)托盘边缘止于距黏膜皱襞 2 mm 处。

并反映周围软组织的功能形态。

四、常用印模材料及其应用

临床常用的印模材料有藻酸盐、硅橡胶、聚醚橡胶等。医生要从众多的印模材料中选择、应用能预备精确口腔印模、操作方便、价格便宜的印模材料，需充分了解各种印模材料的操作性能、凝固时间、硬度、弹性、强度、颜色、气味和其他性能。

1. 藻酸盐印模材料　一种不可逆水胶体印模材料，分为粉剂型和糊剂型两种。目前临床上常用剂型是粉剂型，用水调和。粉剂型的优点是操作简便，富有弹性，从倒凹中取出时不易变形，但其缺点是印模形态稳定性和准确性只能维持较短一段时间。如果暴露在空气中的时间过长，它会快速失去水分而发生凝溢；如果浸泡在水中，它会吸收过多水分而发生渗润。因此，藻酸盐印模从口中取出后，为了更精确，应尽快灌制石膏模型。

藻酸盐印模材料是目前临床上最常用的印模材料，可以用于部分固定修复、可摘局部义齿修复，也可以用于全口义齿修复。硅橡胶、聚醚橡胶等印模材料结固后弹性低、较硬，印模不易从口中取出或损伤余留牙，当患者有余留牙松动、牙周条件差、牙间隙大、牙倾斜或倒凹大等情况时，也可用藻酸盐印模材料制取印模。

2. 琼脂印模材料　以琼脂为基质的可逆性水胶体印模材料。该材料常温下为凝胶状，加热到 71～100 ℃时液化形成溶胶。琼脂印模材料的细节再现性好，但强度低，渗润和凝溢作用可改变印模的大小，因此要求制取印模后尽快灌注模型。

临床上常采用琼脂和藻酸盐联合印模法，即少量琼脂用于牙体预备体等精细部位，托盘内放置藻酸盐印模材料，两种材料同时在口内凝固在一起。这种方法可以用于制取部分冠、桥、嵌体、局部义齿等修复体的印模，代替硅橡胶印模材料，降低成本。

3. 硅橡胶印模材料　不可逆弹性橡胶印模材料，一般由两种组分组成，混合后在 3～3.5 min 结固，是目前印模质量最佳的一类印模材料。按照聚合方式又可以分为缩合型硅橡胶和加成型硅橡胶。

(1) 缩合型硅橡胶：表面清晰度良好，尺寸稳定性较差，印模制取后应当尽快灌注石膏模型；凝固后较软，脱模较易；但印模材料具有疏水性，对口腔软硬组织的润湿性较差，印模表面容易出现唾液凹坑，影响印模的细节再现性。缩合型硅橡胶适用于全口义齿、可摘局部义齿、固定修复的印模制取。

(2) 加成型硅橡胶：表面清晰度及尺寸稳定性优异，可以延时 2 周灌模；具有疏水性(部分新型产品增加了亲水性)，对口腔软硬组织的润湿性较差；聚合后硬度较高；有的商品聚合后表面释放氢气，应当在取模 30 min 后灌模，以免模型表面形成气泡。加成型硅橡胶适用于各种义齿及咬合记录的印模制取，但价格较贵。

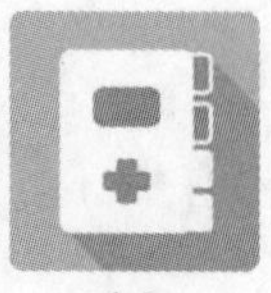

Note

4. 聚醚橡胶印模材料 理想的印模材料，具有精度高、变形小、抗撕裂性强、稳定性好的优点，且具有一定的亲水性，但聚合后硬度高，脱模不易。聚醚橡胶印模材料特别适用于种植义齿、套筒冠、精密附着体的转移印模制取。

5. 印模膏 一种非弹性可逆性印模材料，加热后软化，冷却后变硬，一般软化温度为70℃左右。临床上常用方法是将印模膏放入热水中软化，取出后用手整塑均匀再放入托盘中取印模，托盘如果是金属的也同时放入热水中，以利于印模膏与托盘结合。印模膏线胀系数大，收缩的幅度随温度而变化，不适宜作为工作印模材料，临床常用于全口义齿修复时制取初印模或用成品托盘取局部义齿印模时作为个别托盘，再用藻酸盐印模材料取二次印模。

五、印模制取方法

在材料性能相对一定的条件下，医生的临床操作技术成为影响印模准确性的关键因素。下面以一次印模法、开口式印模为例介绍印模制取的操作步骤和注意事项。

1. 调体位 嘱患者取坐位，处于放松、舒适的状态，且大张口时工作殆平面与地面平行，尤其取上颌印模时，应避免患者头部后仰造成印模流向后方，刺激软腭引起恶心、呕吐。取上颌印模时，医生立于患者右后方(图 3-9(a))，患者工作殆平面的高度与医生的肘部平齐或稍低(图 3-9(b))；取下颌印模时，医生立于患者右前方(图 3-9(c))，患者工作殆平面的高度与医生上臂中部平齐(图 3-9(d))。

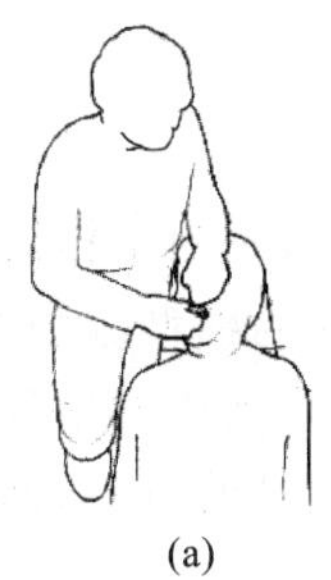
(a)

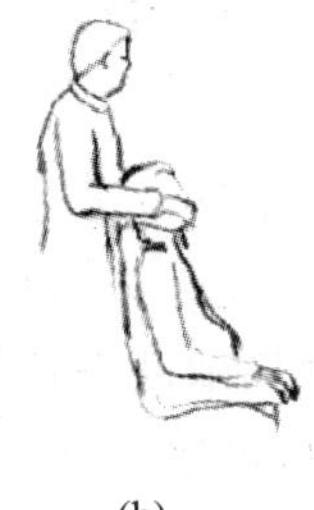
(b)

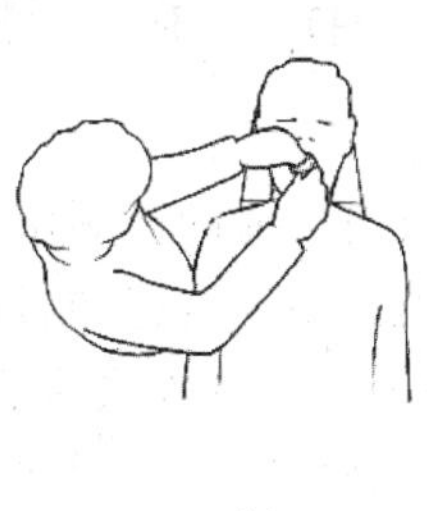
(c)

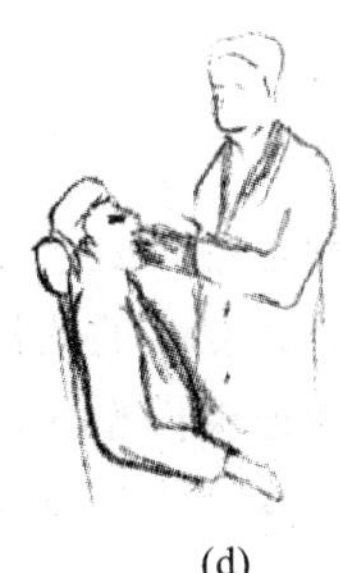
(d)

图 3-9 取印模时医患的体位

2. 选择合适的托盘 参见托盘的选择相关内容。

3. 取印模 助手将调好的印模放入选好的托盘内，医生用左手持口镜或以手指牵拉患者一侧口角，右手将托盘轻轻旋转并放入患者口内，托盘柄要对准唇系带，此时，左手将唇部自然地覆盖在托盘上，托盘在牙列上就位时要使后部先就位，前部后就位，直至托盘放于口内最佳位置，即托盘边缘距黏膜皱襞 2 mm 左右。取印模时压力不宜过大，保持印模材料切端与托盘底部之间有一定的厚度。在印模材料尚未固化前，应在保持托盘固定不动的情况下进行唇、颊、舌的肌功能整塑。肌功能整塑有主动整塑和被动整塑两种方式。主动整塑要求患者面部放松，主动做一些动作，如唇颊部的整塑可要求患者做鼓腮等动作，舌的整塑可要求患者舌上抬、前伸(以不超出牙列为宜)，并左右摆动。被动整塑时医生帮助患者做软组织的功能活动，如用手指牵拉患者颊部，使颊部向前向下、下颌向前向上运动；用手指牵拉患者唇部，使唇部向上(下颌)或向下(下颌)运动。有时也可以采用主动整塑和被动整塑同步进行的方式。

肌功能整塑完毕，用手固定托盘于稳定状态，直至印模材料完全固化后方可取出印模。取出印模时应先取出后部，再沿牙长轴方向取下印模。如遇托盘吸附紧密，难以取下，可以在托盘边缘用气枪吹少许空气或滴水，托盘即容易取下。

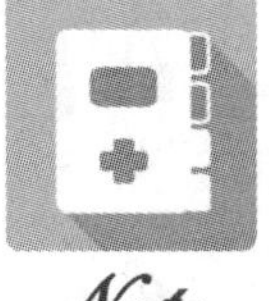

4. 检查印模质量 印模取出后应对照口内情况对印模进行检查。检查印模是否完整、清晰；修复体覆盖区域是否取全，边缘是否伸展；与修复体有关的基牙是否清楚，边缘是否清楚

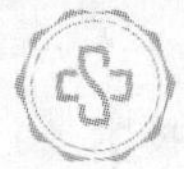

等。如果有气泡，且气泡出现在义齿覆盖区的关键部位如支托窝区、冠边缘区，则应重新预备印模；如果气泡出现在非关键部位，如义齿基托边缘，则可用印模材料修补。对较薄弱的印模边缘可以用印模材料加固加厚，以免灌注的模型变形。若发现印模有缺陷影响模型质量，则应重新取印模。

六、印模的消毒

为防止交叉感染，从患者口腔取出的印模在灌注模型前要进行消毒。最常用的消毒方法为化学浸泡法。常用的印模消毒液有戊二醛、碘伏、次氯酸钠等。其中戊二醛使用得最多。

印模消毒不仅要达到防止感染的目的，还要不影响印模的尺寸稳定性和表面清晰度。商品化的印模消毒剂很多，有不同的使用方法。硅橡胶印模材料最稳定，适于各种消毒方法，且不影响印模的质量。但亲水的藻酸盐印模材料、琼脂印模材料和聚醚橡胶印模材料要慎用化学浸泡法消毒，若使用化学浸泡法消毒则浸泡时间不宜过长，或者改用喷雾法消毒。

印模经过水冲洗、消毒、再次水冲洗后即可灌注模型。

（李　红）

第二节　模型技术

模型是用石膏灌注于印模内形成的牙颌阳模。用于修复体制作的模型称为工作模型，是制作口腔修复体的依据和基础。用于研究、制订治疗方案和记录口腔情况的模型分别称为研究模型和记录模型。目前，除了口内直接法修复、计算机辅助设计与制作和预成的修复体外，其他各类修复体都要在模型上制作完成。因此，模型应准确反映印模所记录的口腔软硬组织形态。

一、模型的基本要求

(1) 模型要能准确反映口腔组织的解剖结构，要求尺寸稳定、精确度高，模型清晰，无表面缺陷，如气泡、石膏瘤等。

(2) 模型要有一定的形状和厚度(图 3-10)。

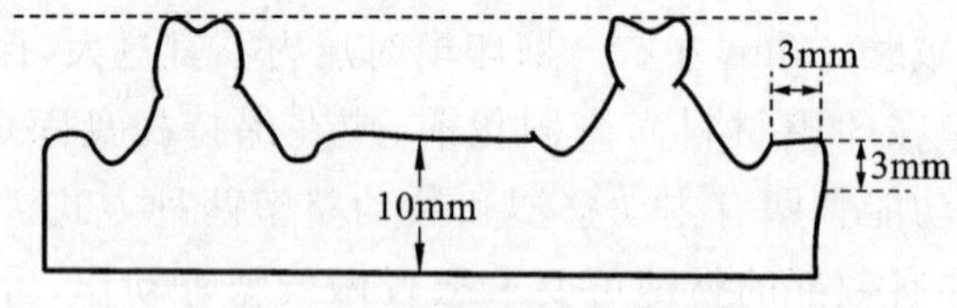

图 3-10　模型要求示意图

①模型的最薄厚度应为 10 mm。

②模型的基底面要磨改成与殆平面相平行。

③模型的后面及各侧面要与基底面垂直。

④模型边缘应高于前庭沟底 3 mm，边缘水平、连续，宽度均匀达 3 mm。

⑤下颌模型舌侧部位应平整，高于舌侧黏膜皱襞 3 mm。

(3) 模型表面光滑，易脱模；表面硬度高，能经受修复体制作时的磨损；压缩强度大，不易破损。

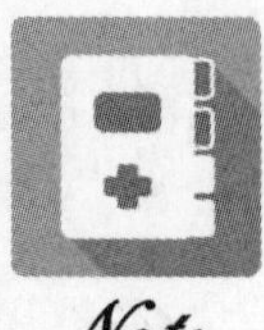

Note

二、模型材料的选择与应用

目前临床上使用的模型材料主要包括普通石膏、硬石膏(人造石)和超硬石膏。

1. 普通石膏 普通石膏调拌时水粉比最大,材料结构疏松,结晶体间相互交结现象少,材料强度也较低。主要用于对强度要求不高的全口义齿初工作模型,以及作为工作模型上𬌗架时所需的连接石膏。

2. 硬石膏 性能介于普通石膏与超硬石膏之间。其产品杂质较少,结晶致密,强度较高,混合时水粉比较普通石膏小,可用于全口义齿、金属支架可摘局部义齿和某些固定修复。

3. 超硬石膏 特点是纯度高,凝固时模型体积变化小,尺寸稳定,硬度和强度最大。主要用于制作全冠、固定义齿和嵌体的工作模型及代型。

三、模型的灌注方法及操作要求

(一) 灌注方法分类

1. 一般灌注法 指制取印模后不进行处理直接灌注模型。将模型材料按照要求的水粉比混合调拌均匀后,灌注于印模内。灌注时一般要求将印模置于专用振荡器上,并用手固定。使用振荡器可以减少灌注模型时气泡的形成,也有助于模型材料均匀流入印模的各个部位。如果不使用振荡器,也可以手持印模,用手轻轻振荡并灌注模型。临床上常用此方法。

2. 围模灌注法 首先在印模围缘下约 2 mm 处,用直径 5 mm 的蜡条将印模包绕,如果是下颌印模则需要在舌侧口底部用蜡片封闭空隙。用蜡片沿蜡条外缘围绕一周,并使蜡片高于印模最高点 10 mm 以上,所有连接处用蜡封闭。然后将印模置于振荡器上,将调拌好的模型材料灌注于印模内。采用此方法灌注制成的模型厚度适宜、外观整齐、便于义齿制作;但操作复杂,耗费时间。

(二) 模型灌注的操作要求

先将水加入调和碗中,再加入适当比例的石膏粉,并使其沉淀 30 s 左右,这样可使手工调和初期调和物内气泡的混入量减至最少。水粉比应当尽量准确,临床操作时以观察石膏粉浸入水中后表面没有过多的水为准。若调和一段时间后发现水粉比不合适,不可中途再加入粉或水继续搅拌,而应将已调拌的材料弃去,然后重新取量调和。调和时搅拌速度不能过快,搅拌过快不但会造成气泡混入量增多,还会引起结晶中心形成过多,降低模型材料的强度。

灌注模型时应将模型材料从印模的高处开始灌注,边振荡边灌注,使模型材料逐渐从高处流向四周或从一侧流向另外一侧。这种方法可使模型灌注完全,减少气泡形成,使模型材料充满印模的每个细微部分。

不同的模型材料灌注模型(简称灌模)后所要求的模型分离时间是不同的。过早地从印模中分离模型可导致模型的薄弱部分折断。一般而言,采用普通石膏时,应在灌模 1 h 后再分离模型。采用硬石膏和超硬石膏时,分离模型的时间应更长一些,灌模 6 h 后再分离模型为好。有时为了防止孤立牙折断,灌模时可在印模中该牙的部位插入小竹签等物品,加强石膏牙的强度。

待模型材料充分硬固后,将印模与模型分离。分离时,一手拿模型底部,另一手拿托盘,顺着牙体长轴方向轻轻用力,使印模与模型分离。当基牙倒凹较大或存在孤立基牙时,不可使用暴力脱模,以免造成石膏牙折断,可先将托盘与印模分开后再逐块去除印模材料,脱出模型。

检查分离出的模型质量是否满足修复体制作需求,最后进行适当的打磨修整,使模型的底面、外侧和边缘平整、光滑,具体要求参见模型的基本要求。

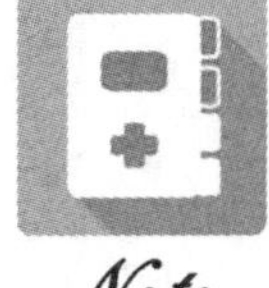

Note

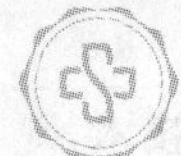

小　结

能准确反映口腔软硬组织状态的印模与模型是保证修复体制作质量的重要条件。本章叙述了临床常用印模和印模材料的优缺点、制取印模和灌注模型的基本操作步骤和注意事项。目前临床上最常用的印模材料是藻酸盐印模材料，印模质量较好的是硅橡胶和聚醚橡胶印模材料。掌握各种印模材料的优缺点、用途和印模制取方法是获得精确印模的基础。

目标检测

1. 临床上常用的印模材料有哪些？各自的优缺点是什么？
2. 详述印模制取的步骤和注意事项。

（李　红）

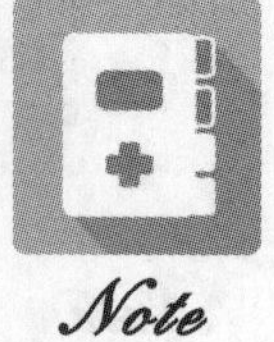

Note

第四章　牙体缺损修复

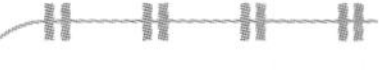

学习要点

本章 PPT

1. 牙体缺损的定义、病因、影响及修复类型。
2. 牙体缺损的修复原则。
3. 固定修复体的固位原理及固位形的临床应用。
4. 排龈与制取印模的方法。
5. 嵌体、3/4 冠、铸造金属全冠和烤瓷熔附金属全冠的牙体预备要求和步骤。
6. 嵌体、3/4 冠、铸造金属全冠和烤瓷熔附金属全冠的适应证与禁忌证。
7. 金-瓷结合机制；金-瓷冠的设计。
8. 嵌体、3/4 冠、铸造金属全冠和烤瓷熔附金属全冠的技工室制作流程。
9. 全瓷冠的适应证和禁忌证。
10. 全瓷冠的牙体预备步骤。
11. 全瓷冠的试戴与粘接。
12. 桩核冠的适应证与禁忌证。
13. 桩核冠的组成与分类。
14. 前牙不同程度牙体缺损的修复设计。
15. 后牙不同程度牙体缺损的修复设计。
16. 牙半切术的修复设计。
17. 修复后产生疼痛的原因。
18. 修复体使用后发生破裂、折断、穿孔的原因。
19. 修复体的拆除方法。

第一节　概　　述

牙体缺损是指牙体硬组织的外形和结构不同程度的破坏、缺损或发育畸形，造成牙体形态、咬合和邻接关系的异常，影响牙髓和牙周组织甚至全身的健康，对咀嚼、发音和美观产生不同程度的影响。

牙体缺损是口腔科的一种常见病和多发病，一般情况下可以采用充填的方法治疗，但如果牙体缺损严重，剩余牙体组织薄弱，无法为充填体提供良好的固位，剩余牙体本身和充填体无法达到足够的强度，或者为了达到更高的美观及功能要求，单纯用充填治疗不能获得满意的效果时，则应采用修复治疗的方法。牙体缺损的修复是用人工制作的修复体来恢复缺损牙形态、

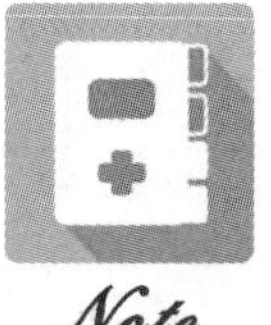

功能的过程。常用的修复体有嵌体、部分冠、贴面、全冠和桩核冠等。

一、牙体缺损的病因

牙体缺损最常见的原因是龋病，其次是牙外伤、磨损、楔状缺损、酸蚀症和发育畸形等。

（一）龋病

龋病是指在以细菌为主的多因素作用下，牙体硬组织中无机物脱矿和有机物分解，导致牙体硬组织发生慢性进行性破坏的疾病。轻的缺损可以表现为脱矿、变色和龋洞形成。随着病情的发展，龋病可引起牙髓充血、牙髓炎、牙髓坏死、根尖周炎和根尖周脓肿等病症。龋坏严重者的牙冠大部分或全部丧失而仅存残冠或残根。

（二）牙外伤

牙外伤是指因牙冠受到意外撞击或咬硬物而引起的牙折。前牙牙外伤发病率较高。死髓牙、隐裂牙等牙体自身强度下降，也可在正常咬合力下发生牙折。牙外伤轻者表现为切角或牙尖局部小范围折裂，重者可出现整个牙冠折裂或冠根折断。

（三）磨损

牙在行使咀嚼功能时会产生生理性的磨耗。不良习惯和夜磨牙等原因可造成牙的病理性磨损。磨损表现为牙冠咬合面降低，严重者可导致垂直距离变短，引起咀嚼功能障碍以及颞下颌关节紊乱综合征。

（四）楔状缺损

多发生在尖牙、前磨牙唇面、颊面的牙颈部。病因有机械摩擦、酸蚀和应力等。患者常伴有牙本质过敏、牙龈退缩等症状，严重者可出现牙髓组织炎症甚至牙折。

（五）酸蚀症

酸蚀症是指牙长期受到酸雾作用而脱钙，造成牙体组织逐渐丧失的病症。常见于经常接触酸的工作人员。患者表现为前牙区唇面呈刀削状的光滑面，向切端渐薄，常伴有牙本质过敏，牙冠呈现褐色斑。长期大量饮用碳酸饮料者也可以出现酸蚀症的表现。

（六）发育畸形

造成牙体缺损的发育畸形是指在牙发育和形成过程中出现的形态和结构异常。常见的牙体结构发育畸形包括牙釉质发育不全、牙本质发育不全、氟斑牙及四环素牙等。牙形态发育畸形主要包括过小牙、锥形牙等。

(1) 牙釉质发育不全：轻者呈白垩状或有褐色斑，重者有牙体缺损或牙钙化不良。

(2) 氟斑牙：在牙发育期，饮用水中氟含量过高，可形成特殊的牙釉质钙化不全，表面出现斑釉，呈白垩状或有黄褐色斑，严重者可造成牙体缺损或畸形。

(3) 四环素牙：在牙发育矿化期间，患者由于服用四环素类药物而出现的牙变色和釉质发育不全。患者表现为牙颜色、光泽及透明度的改变，重者可发生坑凹状的缺损。

二、牙体缺损的影响

牙体缺损的范围、程度不同，以及牙体缺损患牙的数目不同，可能产生下列不良影响。

（一）牙本质过敏

在牙体缺损初期，损伤比较浅，患者症状很轻甚至无任何症状；如果发展到牙本质以内，患者可出现不同程度的牙本质过敏症状。

（二）牙髓症状

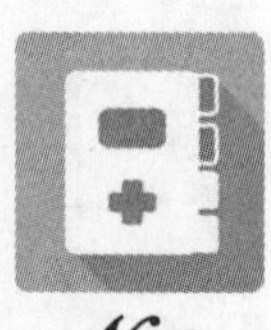

Note

牙体缺损累及深层牙本质甚至牙髓时，可引起牙髓组织充血、炎性变甚至变性坏死，进而引起根尖周病变。

(三) 牙周症状

牙体缺损累及邻面时,会破坏正常的邻接关系,引起食物嵌塞,从而导致局部牙周组织炎症,并可能发生邻牙倾斜移位,影响正常的咬合关系,形成创伤𬌗。牙体缺损累及轴面时,可破坏正常的牙轴面外形,影响自洁,引起牙龈炎。

(四) 咬合症状

少量牙体缺损对咀嚼功能影响较小。大范围牙体缺损不但会直接影响咀嚼效率,还会使患者形成偏侧咀嚼的习惯,严重者会影响垂直距离甚至引起口颌系统的功能紊乱。

(五) 其他不良影响

牙体缺损可影响患者的功能、美观、发音和心理状态等。锐利的边缘容易刮伤黏膜和舌等软组织;全牙列严重磨损可使垂直距离变短;残冠、残根常成为病灶而影响全身健康。

三、牙体缺损的修复类型

牙体缺损修复体是采用某种材料制成,借粘固剂、粘接剂固定在经过制备的患牙上,以恢复牙体形态与功能的人工替代体。根据修复体的材料类型、结构特点和制造工艺,将其分为以下几种类型。

1. 嵌体(inlay) 嵌入牙冠内的修复体。

(1) 部分嵌入牙冠内、部分高于牙面的修复体称为高嵌体。

(2) 根据材料的不同,嵌体可分为金属嵌体和非金属嵌体。其中非金属材料包括瓷和树脂等。

2. 部分冠(partial crown) 覆盖部分牙冠表面的修复体。

(1) 3/4 冠(three-quarter crown):没有覆盖前牙唇面或后牙颊面的部分冠修复体。

(2) 7/8 冠:仅颊面近中 1/2 未被覆盖的部分冠修复体。

3. 贴面 以树脂或瓷制作的覆盖牙冠唇颊侧的修复体。

4. 全冠(full crown) 覆盖全部牙冠表面的修复体。

(1) 金属全冠:以金属材料制作的全冠修复体。

(2) 非金属全冠:以树脂、瓷等非金属修复材料制作的全冠修复体。

①树脂全冠:以各种树脂材料制作的全冠修复体。

②全瓷冠:以各种瓷材料制作的全冠修复体。

(3) 混合全冠:以金属与瓷或金属与树脂材料制成的具有复合结构的全冠修复体。

①烤瓷熔附金属全冠(porcelain fused to metal crown,PFM):又称金属-烤瓷全冠,是在真空高温条件下,在金属基底上制作的具有金-瓷复合结构的全冠。

②树脂-金属混合全冠:在金属基底上覆盖树脂牙面的混合全冠。

5. 桩核冠(post-and-core crown) 利用插入根管内的桩来固位,在残冠或残根上先形成金属桩核或树脂核,然后再制作全冠修复体的总称。

四、牙体缺损修复治疗的选择

牙体缺损一般情况下可以采用充填法进行治疗。充填法操作简单,可在口内直接完成,牙体预备量少,利于保存剩余的牙体组织。但在下列情况下应选择修复的方法进行牙体缺损的修复治疗。

(1) 牙体缺损过大,牙冠剩余牙体组织薄弱,充填材料不能为患者提供足够的保护,而且受到充填材料自身性能的限制,充填材料难以承受咀嚼力而易发生变形和折裂者。

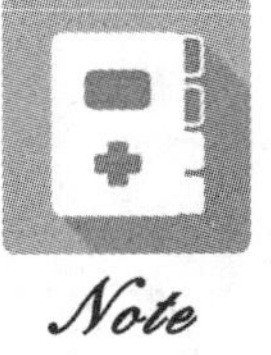

Note

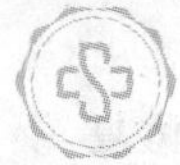

(2) 牙体缺损过大,充填材料无法获得足够的固位力而容易脱落者。

(3) 需要加高或恢复咬合者。

(4) 𬌗力过大,有夜磨牙习惯等导致牙冠重度磨耗、牙冠过短者。

(5) 釉质发育不全、氟斑牙、四环素牙、死髓牙等牙体缺损变色,需要改善牙齿外观且美观要求高者。

(6) 牙体缺损的患牙需用作固定义齿或可摘局部义齿的基牙者。

(翟晓棠)

第二节　牙体缺损的修复原则

牙体缺损修复的全过程,即修复体的选择设计、牙体预备、加工制作、试戴粘接等均应符合生物学、机械力学和美学的原则。生物学原则是指修复体能够保护所修复的牙齿及周围的口腔组织;机械力学原则是指预备体和修复体要具备良好的抗力和固位;美学原则是指修复体在恢复患者咀嚼与发音功能的同时,又能体现真实、自然和生动的个性美。只有这样,修复体才能起到去除病因、终止病变发展、恢复正常功能和预防口颌系统疾病等作用。如果修复体的设计与制作过程违背了牙体缺损的修复治疗原则,则修复体不但不能起到治疗作用,反而可能成为不良修复体,引发医源性疾病。因此,牙体缺损的修复治疗过程应严格遵守下列原则。

一、正确恢复形态与功能

牙体形态的破坏标志着功能的降低或丧失,恢复牙体形态的主要目的是恢复牙的生理功能,并保护牙和牙周组织的健康。应根据患者年龄、性别、职业、生活习惯、体质等不同情况正确恢复牙体的形态。修复体的大小、形态、颜色、排列、𬌗关系等,也要适合个体口颌系统的生理特点。

(一) 正确恢复轴面形态

天然牙体轴面有一定的凸度,对于维护牙周组织的健康有重要的生理意义。

(1) 唇、颊、舌面的正常凸度能保证食物正常排溢及食物对牙龈的生理性刺激作用,确保龈组织的健康。凸度过大时,牙龈组织所获得的生理性刺激减少,倒凹区食物滞留,菌斑附着,龈缘得不到生理性按摩而萎缩;凸度过小时,牙龈组织将受到食物的直接撞击,引起牙龈外伤及炎症,甚至牙龈萎缩,同时修复体形状也不符合美学要求(图 4-1)。

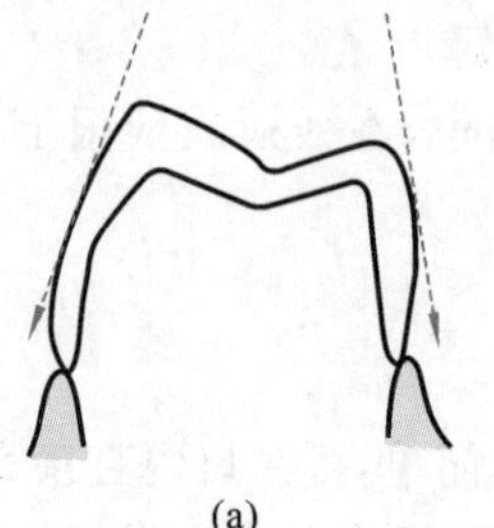

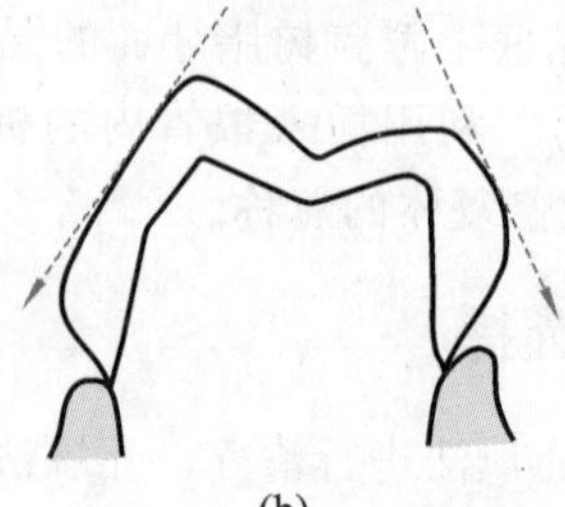

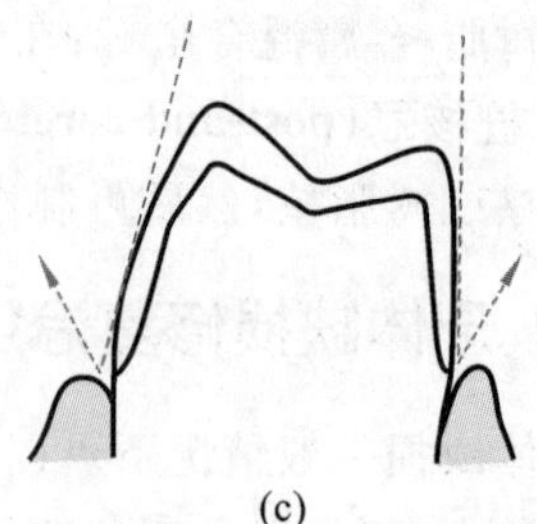

图 4-1　牙体轴面外形凸度对牙龈组织的影响

(a) 凸度正常;(b) 凸度过大;(c) 凸度过小

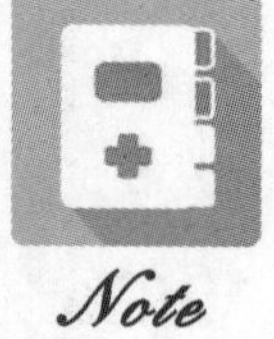

(2) 轴面正常的凸度和光滑的表面有利于修复体的自洁,也便于洗刷、清除附着的菌斑。

（3）牙颈部的正常凸度能够起到扩展牙龈、维持正常龈外展隙的作用。

（二）正确恢复邻接关系

牙冠的邻面，彼此以凸面相邻接而排列成牙弓。每相邻两牙邻接之处，在初期，接触处为点状，故称邻接点，随着咀嚼运动中牙的生理运动，邻接点磨耗，接触处由点扩大为面，称为邻接面。正常的邻接面接触紧密，可防止食物嵌塞，同时使邻牙相互支持，维持牙位、牙弓形状的稳定和分散咀嚼压力。在恢复邻接区时，应注意恢复其正常的位置和良好的邻接关系，接触过紧可导致牙周膜的损伤，过松则可致食物嵌塞（图 4-2）。

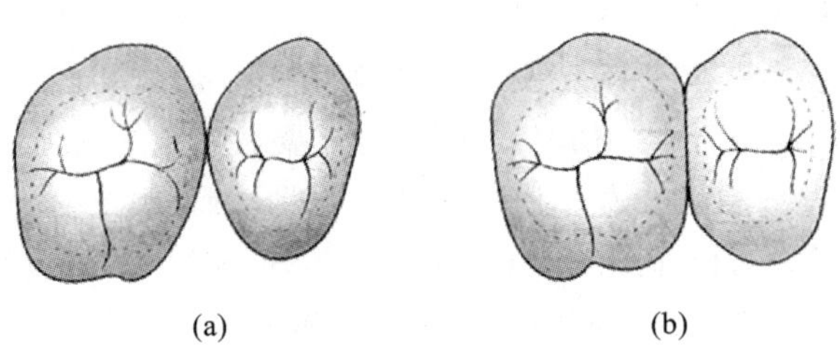

(a) (b)

图 4-2 牙齿邻面接触关系

（a）点接触；（b）面接触

（三）正确恢复外展隙和邻间隙

环绕着邻接区向四周展开的空隙，称为外展隙。在唇、颊侧者称唇或颊外展隙；在舌侧者，称舌外展隙；在切缘或𬌗面者，称切或𬌗外展隙。外展隙可作为食物的溢出道，在咀嚼时，有利于食物从外展隙排溢，减轻牙周负担。

邻间隙位于邻接点的龈方，呈三角形，其底为牙槽骨，两边为邻牙的邻面，顶侧为邻接点。正常时，邻间隙被龈乳头充满，有保护牙槽骨和防止水平性食物嵌塞的作用。邻间隙也随邻接点的磨耗而变小，龈乳头随年龄的增长而逐渐退缩。在修复治疗时，应根据具体情况，尽可能恢复原状。

（四）正确恢复咬合关系

𬌗面形态在人的一生中是发展变化的。在牙萌出早期，其尖、窝、沟、嵴都是由一定的曲线或曲面构成的。当咬合时，上、下颌牙尖窝相对，沟与嵴相合，切嵴对刃等，都是凸面的接触，即点或线的接触。随着年龄增长，磨耗增加，上、下颌牙𬌗面呈面接触，到老年时𬌗面甚至磨耗成平面。𬌗面的解剖学形态有利于捣碎、磨细食物，减轻牙周负担。另外，上颌牙的切嵴、斜嵴还有引导下颌运动的作用，直接影响到咬合关系。

咬合关系的修复，应在良好的咬合基础上进行，如发现有不协调的情况，在修复前应先做咬合调整。因此，首先要清楚什么是符合人造冠修复的良好咬合。良好的咬合标准如下。

1. 具有稳定而协调的𬌗关系 无论是在正中𬌗位，还是在前伸、侧向𬌗位，都不能有早接触，不能发生𬌗干扰。在正中𬌗位时，上、下颌牙尖窝相对，交叉关系正常，𬌗面有广泛的接触，从正中𬌗位到正中关系位的过程中无障碍点。前伸𬌗时，上、下颌前牙呈组牙接触，后牙不接触。侧方𬌗时，工作侧上、下颌组牙接触，非工作侧不接触。

2. 𬌗力的方向接近牙的长轴 𬌗面尖嵴的斜度应有利于控制𬌗力，使之沿牙齿长轴方向传递，避免高尖陡坡。残冠修复时𬌗面外形避免出现大斜面。对于倾斜牙、错位牙，应注意控制冠修复体的长轴方向。

3. 𬌗力的大小应与牙周支持组织相适应 在修复牙体缺损时，咬合力的大小应与该牙的牙周条件相适应。必要时，可以适当改变𬌗面形态，充分建立正中𬌗，争取轴向𬌗力；降低高尖陡坡，减小侧向𬌗力；加深沟槽，以提高咀嚼效能。

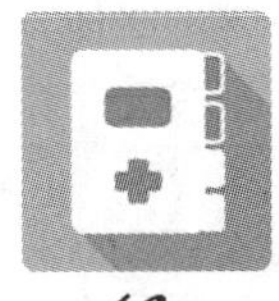

Note

二、牙体预备过程中注意保护软硬组织健康

牙体预备，即借助高速涡轮手机和各种车针对牙体硬组织进行适当磨削，开辟出修复空间，使患牙具备特定形态的过程。牙体硬组织是不可再生的，现代修复治疗理念侧重于保守治疗和微创治疗，应根据患牙的缺损程度做出正确评估和设计，在确保修复体强度、功能与美观的前提下，治疗方式按顺序选择直接充填—嵌体—部分冠—全冠—桩核冠，避免不必要的磨削。牙体预备的总体要求如下。

（一）尽量保存健康的牙体硬组织

1. 去除腐质等病变组织，防止病变发展 距离髓腔较近的洞底可用挖匙去除软化牙本质，适当保留硬化牙本质层。若为外伤所致牙折，也需要做一定的处理。

2. 磨除倒凹，取得良好的就位道 牙体预备时要将妨碍就位的牙体组织磨除，使人造冠能顺利就位，将轴面的最大周径降到人造冠龈边缘区（图 4-3）。对严重错位牙，必要时先进行正畸治疗，避免为满足就位道的要求而磨除过多的牙体组织。

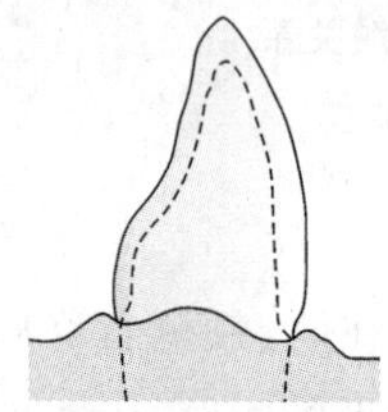
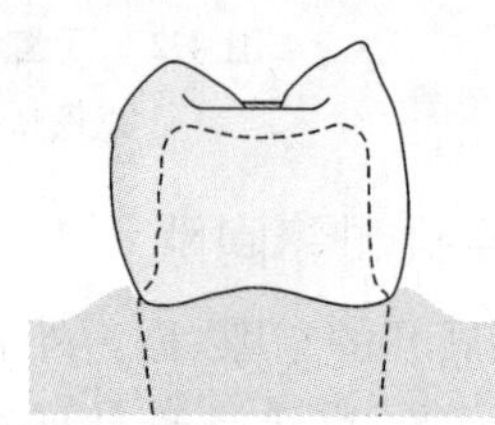

图 4-3 牙体预备后轴面最大周径降到龈边缘区

3. 开辟修复体所需空间 根据修复材料的要求，牙体各个面要磨除一定厚度的牙体组织，以满足强度和美观要求。应尽量选择磨牙少的修复体类型，均匀磨除修复材料所要求的最小适合厚度。

4. 形成良好的抗力形和固位形 预备体的各相对轴面应互相平行或内聚 2°～5°，避免过分倾斜而磨除过多的牙体组织。

5. 预防和减少继发龋 修复体与牙的边缘结合部位往往是继发龋的好发部位。因此，边缘线应尽可能短，表面尽可能光滑。为了防龋，修复体应覆盖牙体的点、隙、沟、裂，并将修复体的边缘扩展至自洁区。

6. 邻牙保护 牙体邻面预备时选择直径较细的车针从患牙轴面角处逐步打开邻接，保证车针始终在患牙内磨削（图 4-4）。如不慎损伤邻牙，应及时对损伤面做抛光和涂氟处理。

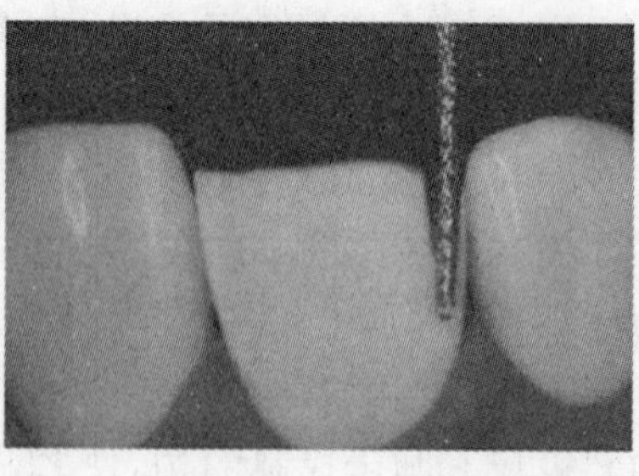
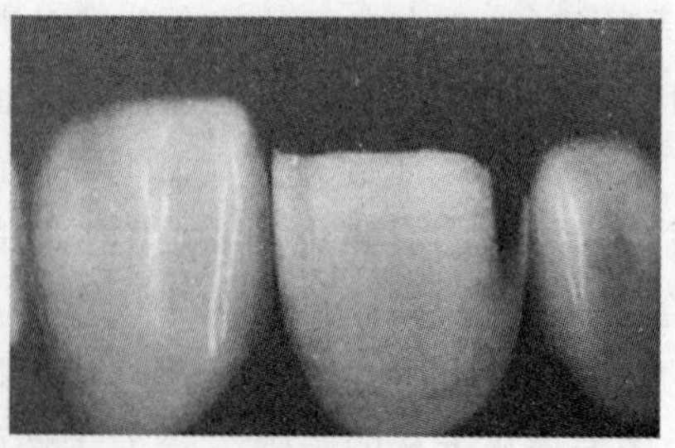

图 4-4 牙体邻面预备时保证车针在患牙内磨削，不损伤邻牙

（二）保护牙髓

1. 尽量保存活髓 当牙体预备操作接近髓腔时，细菌容易通过开放的牙本质小管进入髓腔，引起牙髓不可逆性炎症反应，因此，修复体的设计与牙体预备应尽量有助于保存活髓。

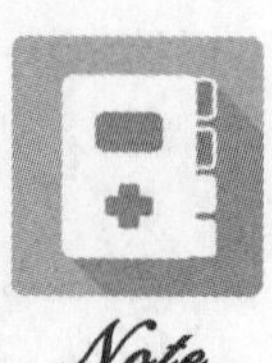
Note

2. 防止温度过高 研究表明，牙髓温度的升高会导致牙髓部分或全部坏死。牙体预备时，必须喷水冷却，防止过热。高速车针预备时对牙切割面轻轻施力，既能防止温度的升高，又能有效磨除牙体组织，所以操作过程中高速涡轮手机应轻压、间歇、短时磨除。在对固位沟和针道进行预备时，应降低手机转速，因为水的冷却作用很难到达固位沟和针道的深在部位。

3. 避免化学性损害 在牙体缺损修复过程中，有些材料(如消毒剂、垫底材料、树脂、粘接剂等)在新鲜牙本质表面对牙髓的刺激性较大，在这种情况下应采取护髓措施。

4. 防止细菌感染 牙体预备时去尽腐质；修复体粘接前应对预备体表面消毒，但需选择刺激性小的药物；保证修复体边缘密合。

5. 牙体预备尽量一次完成 牙体预备时无论采用何种措施，对牙髓组织都会产生一定的刺激，使其处于受激惹状态。所以一般情况下，应尽量避免短期内做第二次牙体预备。

6. 暂时冠保护 患者在牙体预备完成到戴用正式修复体前，应戴用暂时性修复体保护预备体，以隔离外界对牙髓的刺激。

(三) 保护软组织健康

(1) 正确使用口镜或吸引器能有效防止牙钻对颊部和舌的损伤。

(2) 涉及龈下的牙体预备必须先进行排龈操作。

三、修复体龈边缘设计应合乎牙周组织健康要求

牙龈包括附着龈和游离龈，游离龈与牙之间的间隙是龈沟，正常龈沟的深度为 0.5～2 mm。健康的牙周组织包括上皮附着、结缔组织附着和龈沟结构，其数值范围如下。①上皮附着：平均宽 0.97 mm。②结缔组织附着：平均宽 1.07 mm。③龈沟的深度：平均 0.69 mm。上皮附着是一道天然屏障，能够有效防止龈沟内的微生物等进入牙周组织中。上皮附着与结缔组织附着一起被称为生物学宽度(biological width)，平均值：0.97 mm＋1.07 mm＝2.04 mm。因此，冠修复时，牙体预备及修复体边缘都不能侵害和破坏生物学宽度。

(一) 修复体龈边缘的位置

修复体龈边缘位置的设计关系到修复体的牙周组织保健、固位和美观等。修复体龈边缘根据其与牙龈嵴顶的位置关系可以分为龈上边缘、平龈边缘和龈下边缘。

龈上边缘位于牙龈嵴顶以上，不与牙龈接触，优点如下：①容易进行牙体预备且不损伤牙龈；②印模制取方便，不用排龈；③有利于牙周健康；④容易检查边缘的密合度等。

龈下边缘位于龈沟内，为牙龈所遮盖，优点是美观、固位好，但有以下缺点：①备牙时容易损伤牙龈；②取印模时需要排龈；③不易检查边缘的密合度；④容易造成牙龈的炎症和牙龈退缩。

从对牙周组织健康的角度来看，龈上边缘最好，龈下边缘最差。修复体边缘越接近龈沟底，越容易引起牙龈炎症。通常修复体的边缘尽可能放在龈上，但在某些特殊情况下需采用龈下边缘：①牙体缺损至龈下；②修复体高度不足，需要增加固位力；③美观需要，前牙烤瓷熔附金属全冠的唇面边缘放于龈下；④牙颈部敏感不能用其他保守方法消除；⑤邻面接触区较低，已至龈嵴顶。

即使设计龈下边缘，修复体的边缘也要尽可能离开龈沟底的结合上皮，减少对牙龈的有害刺激。一般要求龈边缘距龈沟底至少 0.5 mm。

(二) 修复体边缘的形态

修复体边缘形态，也就是预备体终止线形态，其设计和选择要考虑到边缘密合度、修复体材料的强度、修复体的美观、牙龈的健康等因素。理想的边缘形态要符合以下要求：①容易进行牙体预备；②容易制取清晰印模；③有明确终止线，便于技师制作；④边缘密合；⑤修复体边

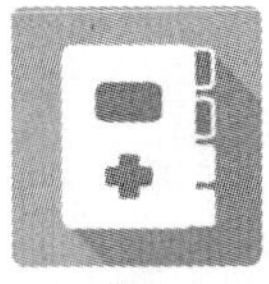
Note

缘有足够强度。

修复体的边缘形态主要有以下几种类型(图 4-5)。

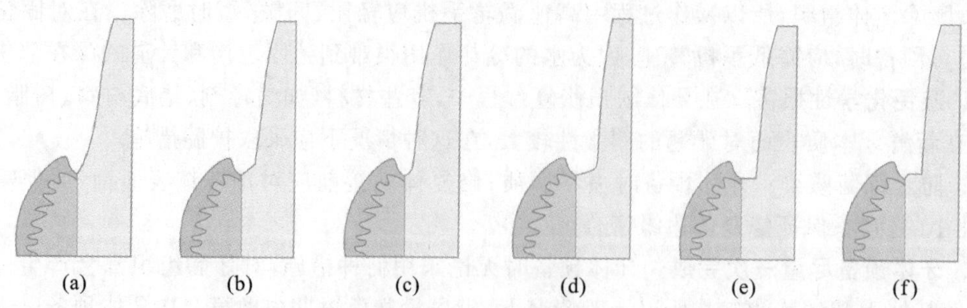

图 4-5　修复体边缘形态

(a) 刃状边缘;(b) 斜面边缘;(c) 凹槽边缘;(d) 深凹槽边缘;(e) 肩台边缘;(f) 带斜坡肩台边缘

1. 刃状边缘　采用这种边缘时牙体组织磨除量少,但修复体边缘位置不易确定,边缘过薄,蜡型易变形,修复体边缘强度不足,只能用于强度高的金属边缘。刃状边缘主要用于倾斜牙齿或年轻恒牙,以减少磨牙量;以及边缘位于难以制备的部位,如上磨牙远中邻面。

2. 斜面边缘　一般为 45°斜面,可以增加边缘密合度、保护边缘薄弱的牙体组织,去除无基釉等。斜面只能用于强度高、边缘性能良好的金属边缘。斜坡常用于嵌体洞型的殆面洞边缘,嵌体邻面洞型的颊舌轴面和 3/4 冠邻面轴沟的颊舌轴面的竖斜面。

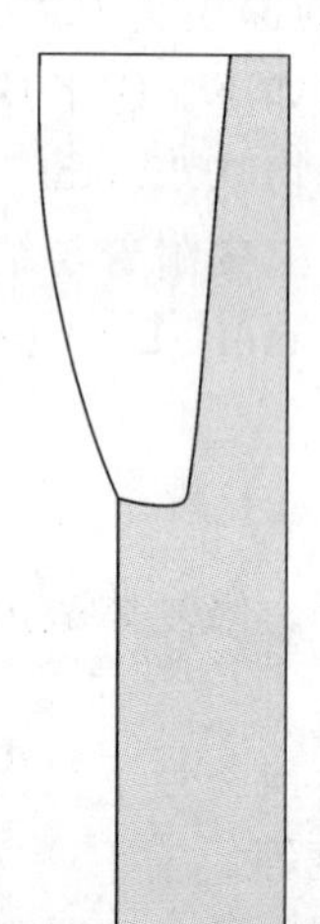

图 4-6　内线角圆钝的肩台边缘

3. 凹槽边缘　用鱼状金刚砂车针在牙体颈部形成浅凹槽边缘,保证修复体有一定的厚度,边缘明确。临床上常用于金属全冠、部分冠以及烤瓷熔附金属全冠的舌侧金属边缘。

4. 深凹槽边缘　用圆头金刚砂车针在牙体颈部形成深凹槽边缘,修复体边缘有足够的厚度,准确清晰。深凹槽边缘是临床上常用的一种设计,可用于烤瓷熔附金属全冠的唇面边缘及全瓷冠的边缘。

5. 肩台边缘　一般为 90°直角肩台,宽 1 mm。边缘位置明确,但需磨除较多牙体组织。常用于烤瓷熔附金属全冠的唇面边缘及全瓷冠的边缘,为修复体提供足够的边缘厚度,以达到强度和美观要求。由于 90°的内线角可以造成应力的集中,可改良为圆钝的内线角(图 4-6),减少应力集中造成的边缘瓷崩裂。

6. 带斜坡肩台边缘　斜坡与深凹槽或肩台边缘联合使用,形成冠周金属领圈,增加边缘密合度,消除无基釉,保护边缘薄弱牙体组织,但肩台厚度减少使美观性受到影响。适用于烤瓷熔附金属全冠,不能用于全瓷冠。由于该类边缘牙体预备、印模制取、技工制作、临床检查较困难,在临床上较少采用。

四、修复体应合乎抗力形和固位形的要求

在修复治疗中,一个良好的修复体不但要有正确的解剖外形,还要能长时间受力而不发生破裂、脱位,同时保证患牙或基牙也不发生折裂,即具有合理的抗力形和固位形。

(一) 抗力形

抗力是指患牙与修复体在口腔内行使功能时能够抵抗各种作用力而不发生变形和破坏的能力。使患牙或修复体具备抗力的形态即为抗力形。

1. 增加患牙抗力的措施

(1) 在牙体预备时尽量保存健康的牙体组织,保存活髓,设计时选择牙体预备量相对较少

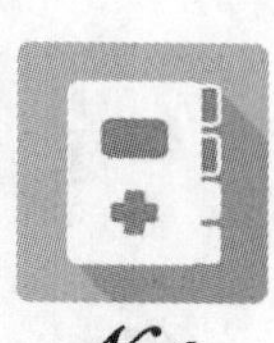

Note

的修复体类型。

(2) 去除无基釉和薄壁弱尖,修复体要保护和覆盖脆弱的牙体组织。

(3) 合理选择辅助措施增强抗力。

2. 增加修复体抗力的措施

(1) 选择机械性能良好的修复材料。

(2) 开辟足够的修复体空间,确保修复体有一定的体积厚度。

(3) 控制𬌗面形态及𬌗力方向,避免应力集中,金-瓷、金-塑结合处要避开咬合接触区。

(4) 保证修复体制作质量。

(二) 固位形

人造冠固定在患牙上,不致因咀嚼外力而移位、脱落,这种抵御脱落的力称为固位力。为了增强修复体的固位力,根据患牙余留牙体组织的具体情况,在患牙上合理设计并制备成面、洞、钉洞、沟等各种几何形状,这种具有增强固位力的几何形状,称为固位形。固位形是修复体赖以固位的重要因素。

五、修复体合乎美学的要求

随着人们对美的要求的提高,修复体不仅要满足咀嚼功能的需要,还要达到美学的要求。固定义齿修复病例,通常口内有较多天然牙,因此,对固定义齿的美学要求集中体现在与余留天然牙和周围组织相协调方面。美学修复的过程包括交流、检查、分析、美学预告、评估、牙体预备、修复体完成。在这个美学修复过程中,要充分考虑到牙齿形态、颜色、质地、颜面中线、笑线、切缘曲线、牙龈曲线、牙长轴、切外展隙、红白美学等颜面、牙齿、牙龈的美学特征和标准。

(一) 部分冠的美学要求

部分冠的优点是暴露金属少,较金属全冠美观。修复设计时以尽量不露金属为主要原则。

1. 邻面边缘位置 不应超过邻唇或邻颊线角。

2. 唇颊面边缘位置 不应超过切端与唇面相交的线角,上后牙部分冠的颊侧边缘应限制在牙尖的颊侧外斜面以内。

(二) 烤瓷熔附金属全冠和全瓷冠的美学要求

烤瓷熔附金属全冠和全瓷冠的美学要求就是最大限度地模拟天然牙的外观,这也是该类修复体设计、制作中最复杂、最困难的一个方面。影响烤瓷熔附金属全冠和全瓷冠的美学因素主要有颜色、形态、排列、半透明性、表面质地和表面特征色等。其中颜色是影响烤瓷熔附金属全冠和全瓷冠美观的一个主要因素,同时,颜色也是非常复杂的一个物理现象,既有其客观性,又受人的主观因素的影响。

1. 有关颜色的基本概念

(1) 颜色的产生:光是人们感知颜色的必要条件,物体所表现的颜色是由其反射出的可见光的波长决定的。不同波长的可见光在人眼中产生不同的颜色反应。对物体颜色的感知和判断受到光源、观察者、被观察者的共同影响。

(2) 光源:光源是影响被观察物颜色的重要因素。临床工作中所使用的光源主要有以下三种。①自然光:常被用作标准光源。光谱分布均匀,但受时间、大气湿度的影响。晴天中午的非直射自然光是比较理想的比色光源。②白炽灯:光谱中黄光成分较多而缺少蓝、绿光。③荧光灯:光谱中蓝光成分较多而缺少黄、橙光。因此,在应用白炽灯和荧光灯进行比色时要注意其影响。

(3) 人眼对颜色的感知:视网膜中视锥细胞和视杆细胞在颜色感知方面有不同作用。视杆细胞只感知光线的强弱,在暗环境中发生作用。视锥细胞可感知物体颜色,在明亮环境中发生作用。其中视杆细胞容易疲劳,只在最初接触某种颜色时较为敏感,因此,在比色时优先对

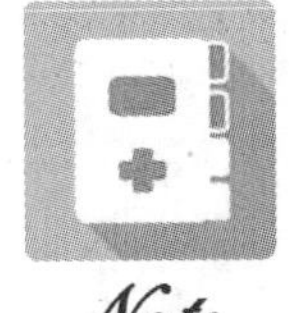

Note

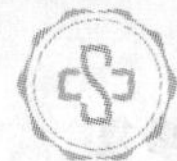

比亮度或明度以符合人眼的生理规律。

(4) 颜色的适应性:当人眼长时间注视某种颜色时,人眼对该颜色的感知能力会逐渐下降并出现适应,而同时对其互补色的感知敏感性增强。因此,比色时要避免长时间注视,如出现疲劳,可先注视蓝色来增强人眼对黄色的敏感力。

2. 颜色的描述系统

(1) 孟塞尔系统:目前常用的颜色表色系统之一,临床比色就是基于此系统。孟塞尔系统通过以下三大要素来描述物体颜色。

①色调:又称色相,是颜色的基本特性,是由物体反射光的波长决定的。孟塞尔系统中有10种基本的色调。天然牙的色调一般为黄色和黄红色,范围为6~9.3 YR。

②饱和度:又称彩度,指色调的深浅,即色调浓度的高低。饱和度最低为0,即无色。每种色调可达到的最大饱和度不同。自然牙的饱和度一般为0~7。

③明度:又称亮度,指物体反射光的强弱。孟塞尔系统的明度值由黑至白有0~11共11个梯度。自然牙的明度值一般为4~8。

(2) 国际照明委员会表色系统:此系统中颜色由三刺激值 L^*、a^*、b^* 表示,L^* 表示亮度,a^*、b^* 分别代表红绿度和黄蓝度,这两者的绝对值大小决定饱和度的大小。此系统主要用于色度学的定量研究。

3. 天然牙的颜色特征 入射光照在天然牙牙冠表面会产生反射、透射、吸收和散射,这些现象综合形成牙的颜色。牙本质是天然牙颜色的主要来源,釉质的厚度和半透明性可影响牙的颜色。

(1) 牙位、性别、种族与颜色的关系:

①上前牙中,中切牙亮度最大,尖牙亮度最小,但饱和度最高。

②同一牙面不同部位颜色有差异:中1/3牙色最好,切端和颈部颜色受周围组织影响较大。中1/3牙亮度较大,而牙颈部饱和度最大,切端饱和度最小。

③天然牙牙色存在性别差异,女性牙色的亮度高于男性,而饱和度较低,色调偏黄。

④中国人牙色与欧美人有差异,中国人牙色偏淡,亮度较高,牙色分布范围较窄。

(2) 半透明性:半透明性是影响修复体美观的一个重要因素。入射光照至天然牙牙冠时可出现部分透射现象。釉质的分布、厚度与质量是影响天然牙牙冠半透明性的主要因素。全瓷冠的半透明性要优于烤瓷熔附金属全冠。

(3) 增龄性改变:随着年龄的增长,牙色改变明显,亮度逐渐降低,饱和度逐渐增加,牙色逐渐变深,由白黄色到黄橙色再到棕橙色,并出现磨耗、染色等特征。

(4) 乳光现象:自然界中的蛋白石在反射光下会出现乳蓝色,在透射光下会呈现橙红色,这种现象称为乳光现象。乳光现象的产生源于蛋白石的内部结构组成。天然牙釉质的内部结构与蛋白石相似,可见光进入釉质内同样会出现散射现象,只有波长较短的蓝光进入人眼能形成肉眼所见的灰蓝色乳光现象。

(5) 表面质地:天然牙的表面质地同样影响颜色和美观效果。表面质地随着年龄的增长而产生机械磨耗,牙冠表面的平行线及发育沟越来越不明显,牙面越来越光滑,亮度逐渐增加。表面质地影响入射光在牙面的反射、散射和吸收。表面粗糙度增加可以减少牙面的亮度,同时还能改变牙面的色调、饱和度和半透明性。因此,在修复体制作时要准确地形成其表面质地。

(6) 表面特征色:天然牙除了上述颜色特征外还具有一些独特、个性化的视觉特征,包括隐裂、染色、磨耗、钙化不全的白垩色斑点等,此为表面特征色。在修复牙齿时,准确地传递和模拟表面特征色可以使修复体更加真实。

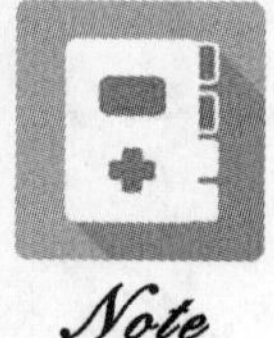

Note

(翟晓棠)

第三节　固定修复体的固位原理及固位形的临床应用

修复体戴入后，会受到包括食物黏着产生的脱位力，咀嚼食物时牙体轴向的力，以及牙尖斜面产生的侧向力等而出现松动脱落。修复体必须有足够的固位力，使其稳固地保持在患牙上，才能有效地行使咀嚼功能。使修复体获得固位的主要固位力有摩擦力、约束力和粘接力。

一、固位原理

（一）摩擦力

摩擦力是两个相互接触又相对运动的物体间所产生的作用力。物体在滑动过程中所产生的摩擦力叫滑动摩擦力。当外力不大，两个相互接触的物体有相对滑动趋势时所产生的摩擦力称为静摩擦力。静摩擦力的大小对修复体的固位意义重大。

在静摩擦定律 $F_{max}=fN$ 中：f 为静摩擦系数；N 为两物体间的正压力。修复体要达到良好的固位，就需要提高最大静摩擦力，也就是需要增加两物体间的静摩擦系数和正压力。静摩擦系数与两个相互接触的物体的材料和接触面的性质有关，接触面越粗糙则静摩擦系数越大。因此，可以适当地增加修复体组织面和预备体表面的粗糙度。增加修复体组织面与预备体之间的密合度可以加大正压力，从而可以增加修复体的摩擦固位。

（二）约束力

物体位移时受到一定条件限制的现象称为约束。约束加给被约束物体的力称为约束力或约束反力。约束力是约束与被约束物体通过相互接触而产生的力，这种接触力的特征与接触面的物理性质和约束的结构形式有关。

修复体脱位可以分为两种：一种是反就位方向的脱位；另一种是反就位方向之外其他方向的脱位。对应着两种脱位的固位可以分为轴向固位和非轴向固位。轴向固位主要依靠摩擦力和粘接力。非轴向固位，也可称为抗旋转固位，则依靠预备体的非轴向固位形产生的对修复体脱位的约束力。

为了使修复体获得较大的固位力而不脱落，可将患牙预备成一定的几何形状，限制修复体的运动方向，只允许其在某一方向的就位与脱位，并合理设计沟、洞、钉洞等辅助固位形以增大刚性约束和约束力。这些几何形状就是固位形，在修复体的固位中起到十分重要的作用。

（三）粘接力

粘接力是指粘接剂或粘接水门汀与被粘接物体间的结合力。粘接力是修复体固位力的重要来源之一。

目前临床上所使用的粘接剂主要有磷酸锌水门汀、聚羧酸锌水门汀、玻璃离子水门汀、树脂水门汀、树脂改良玻璃离子水门汀等。

磷酸锌水门汀、聚羧酸锌水门汀、玻璃离子水门汀对牙体组织和修复体的粘接主要是通过机械嵌合实现的。玻璃离子水门汀与牙体组织中的钙离子有一定的螯合作用。磷酸锌水门汀在聚合前产生游离酸，容易对活髓牙产生刺激。聚羧酸锌水门汀对牙髓刺激小，但抗压强度低，避免用于受力较大的修复体粘接。玻璃离子水门汀强度高，并可释放氟离子，有防龋作用，是目前常用的粘接水门汀。三种水门汀均可溶于酸性唾液，修复体边缘容易产生微渗漏。

树脂水门汀的粘接强度和自身强度都较高，颜色美观，不溶于唾液，可用于固位形较差、需要提高粘接力的修复体。亦可用于贴面、粘接固定桥等以粘接固位力为主的修复体的粘接。

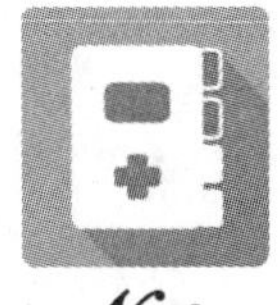

Note

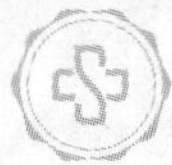

但其费用较高、操作较复杂、技术要求高。树脂水门汀对釉质的粘接主要通过酸蚀，使釉质表面形成蜂窝结构，粘接剂进入而形成良好的机械嵌合。对牙本质的粘接较为困难。根据对牙本质表面玷污层的处理方式的不同，牙本质粘接剂可以分为全酸蚀粘接剂和自酸蚀粘接剂两种。全酸蚀粘接剂将玷污层完全去除，自酸蚀粘接剂没有单独的酸蚀步骤，保留玷污层，将玷污层部分溶解。对合金、瓷等修复体的粘接可以在喷砂、酸蚀等表面粗化处理基础上，使用偶联剂在树脂类粘接剂与合金、瓷之间形成牢固的化学结合。

二、固位形的临床应用

（一）环抱固位形

环抱固位形是最常选用的基本固位形式，它磨切牙体组织较浅，对牙髓的影响较小。在环抱固位形中，𬌗龈高度、轴面聚合度、预备体横截面积均对固位力产生较大影响。

1. 𬌗龈高度 𬌗龈高度越大，固位力越强。预备体的𬌗龈高度越大，修复体与牙体预备体之间的接触面积也越大，摩擦力和粘接力增加，更重要的是，预备体的𬌗龈高度越大，当修复体有旋转脱位的趋势时，预备体抵抗旋转脱位的能力越大（图 4-7）。

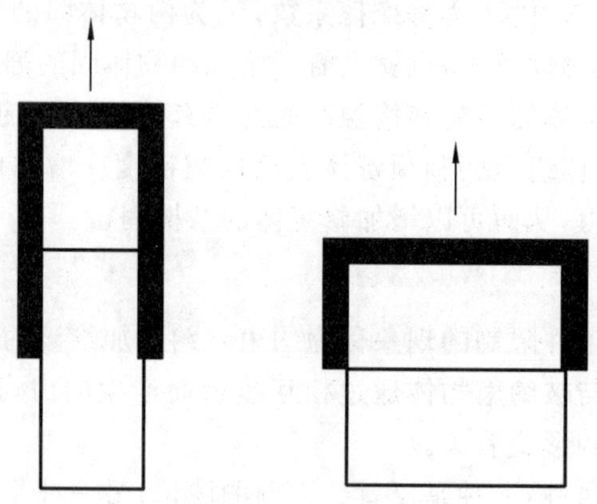

图 4-7 𬌗龈高度与环抱固位力的关系

2. 轴面聚合度 各轴面聚合度越小，固位力越大。预备体各轴面应相互平行或聚合度小于 6°。聚合度超过 6°，固位力会明显降低。各轴面聚合度越小，修复体与预备体之间的摩擦固位力越大，对修复体脱位的约束力越大。

3. 预备体横截面直径 在预备体𬌗龈高度相同的情况下，预备体的横截面直径越大，旋转脱位的旋转半径越大，预备体位于旋转半径之内的可以抵抗脱位的部分越少，其约束固位力越小（图 4-8）。

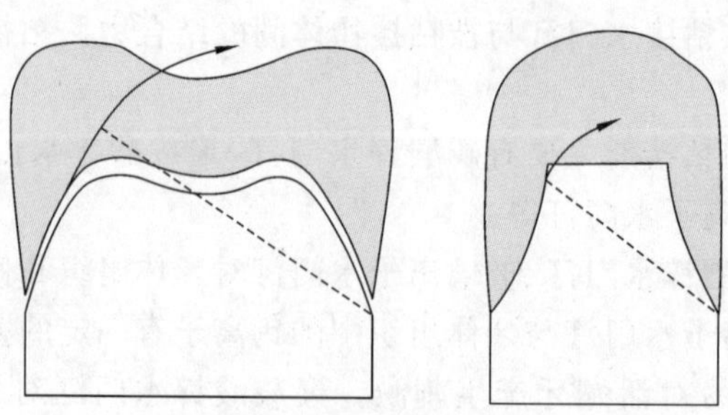

图 4-8 预备体横截面直径对修复体固位的影响

（二）钉洞固位形

钉洞固位形牙体磨除较少，与钉之间可获得较大的固位力，常用作辅助固位形。钉洞的一

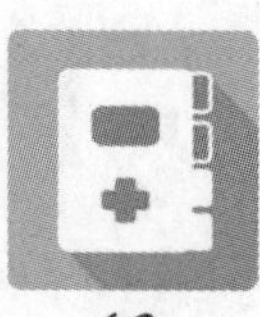

Note

般要求如下。

1. 深度 一般为1.5～2 mm，短于1 mm的钉缺乏最低限度的固位力。患牙为活髓牙时不能伤及牙髓；患牙为无髓牙时可根据需要，采取较大的深度，也可利用髓室和根管。

2. 直径 约1 mm，太细则钉容易折断。

3. 分布 两个以上的钉洞，其分布越分散，可获得的固位力也越大。一般前牙做1～3个钉洞，后牙可做2～4个钉洞。

4. 位置 钉洞一般制备在患牙𬌗面接近牙釉本质界的牙本质内。这个部位远离牙髓，也不易造成牙釉质折裂。前牙一般置于舌面窝的深处和舌面切缘嵴与近远中边缘嵴交界处，后牙一般置于牙尖之间的沟窝处。

5. 方向 所有钉洞均需与人造冠的就位道相平行。

6. 钉的表面形态 钉的表面形态有光滑状、锯齿状和螺纹状。螺纹状者固位力最强。

（三）沟固位形

沟固位形是一种常用的辅助固位形，如用于部分冠的邻轴沟，用于全冠的轴面沟（图4-9）。沟固位形可以增加修复体与预备体的接触面积，从而增加摩擦力和粘接力，但沟固位形的主要固位原理是增加了预备体对修复体的约束力，减少了修复体移位的自由度。

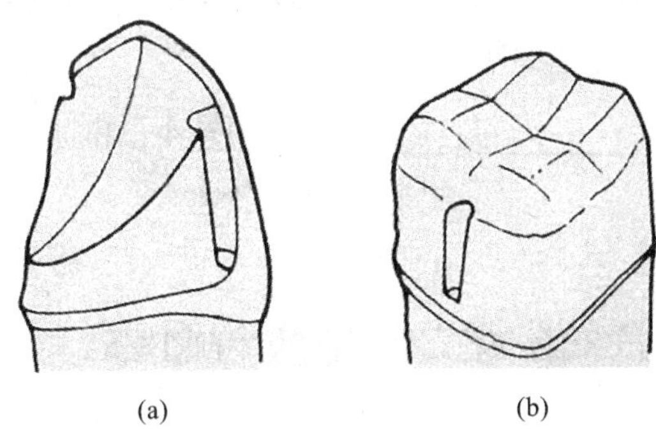

(a)　(b)

图4-9　沟固位形

（a）部分冠邻轴沟；（b）全冠轴面沟

1. 深度 沟固位力量的大小，首先取决于沟的深度，一般为1 mm，过深则易损伤牙髓。

2. 长度 沟越长，固位越好，但受解剖条件的限制，不能任意延长，止端必须在边缘内0.5 mm。

3. 方向 如果在一个患牙上有两条以上的沟，那么它们必须彼此平行并与就位方向一致，两条沟之间的距离越大，则固位越好。

4. 外形 沟的形态为半圆形。为了制作方便，沟可做成倒锥形，从起点到止点，其止端可逐渐变浅变细，也可以形成明确的肩台。

（四）洞固位形

洞固位形是进入牙体内的具有特定形态的洞，又称箱状固位形，是嵌体的主要固位形。洞固位形须达到以下要求。

1. 深度 洞深应该在2 mm以上，洞越深固位越强。但应充分考虑余留牙体组织的抗力形。

2. 底平 底平可以抗衡来自垂直方向的咬合压力，洞越浅则越需要底平，否则在受到不同方向的𬌗力作用时修复体会出现松脱。深洞在受到不同方向𬌗力作用时，较高的轴壁就能抗衡而不会松脱，因此，对深洞可不强调底平。

3. 壁直 所有的轴壁要求与就位方向一致，相互平行，不能有倒凹，为了就位方便，可微

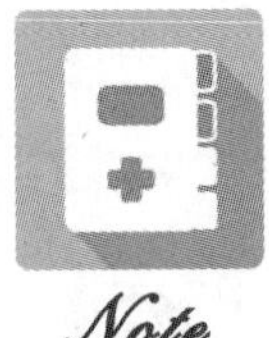

向洞口敞开2°～5°。点角、线角要明确，可增加固位（图4-10）。

4. 鸠尾固位形 为了防止修复体向邻面水平脱位，需要在𬌗面预备鸠尾固位形。预备鸠尾固位形时应尽可能利用缺损区和发育沟，既达到固位的目的，又不影响牙体的抗力。鸠尾的峡部一般放在两个相对牙尖三角嵴之间，宽度为颊舌尖之间宽度的1/3～1/2（图4-11）。

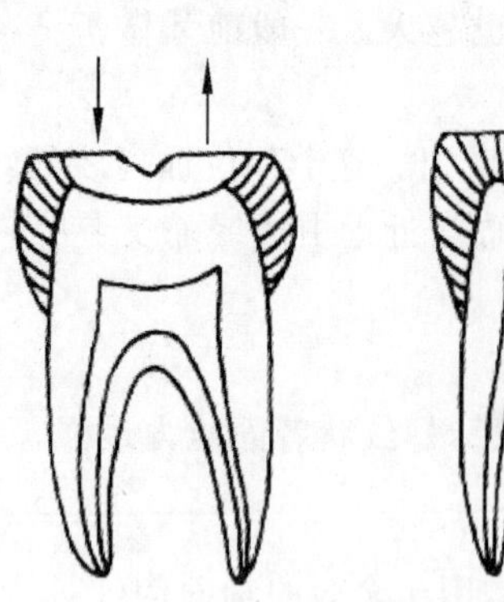
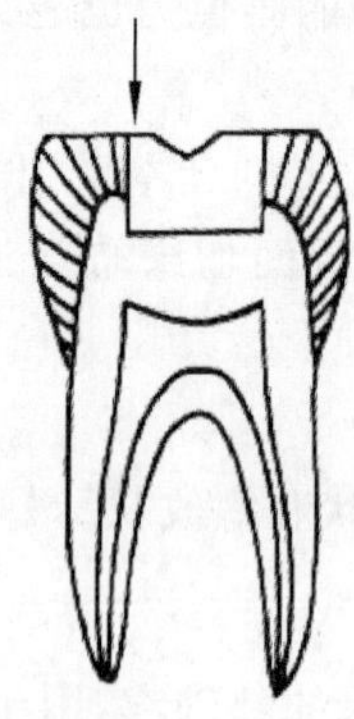

图4-10 洞的形态与固位的关系

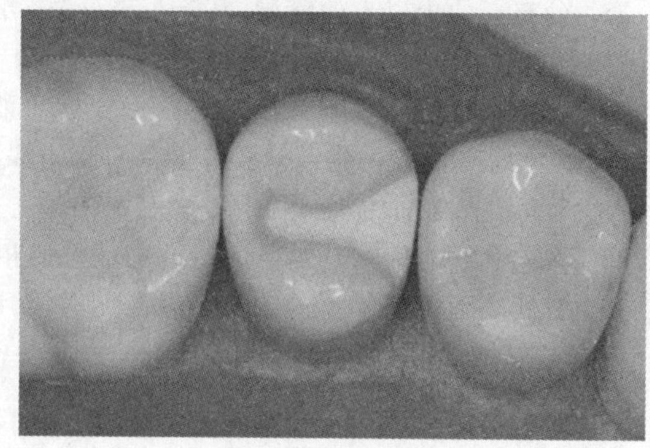

图4-11 鸠尾固位形

5. 洞缘斜面 洞固位形的洞缘是修复体边缘所在，为了增加边缘密合度，防止无支持的牙釉柱折断，保护薄壁弱尖，应在洞缘制备斜面。

（翟晓棠）

第四节 排龈与印模

印模是物体的阴模。口腔印模是指口腔有关组织的阴模，反映了与修复有关的口腔软硬组织的情况。将模型材料灌注于制取的阴模内即得到与口腔内面形态完全一致的模型。精细、准确的印模和模型是制作优良修复体的首要前提。印模技术即在临床修复操作过程中通过采用印模材料和印模托盘来制取口腔有关组织阴模的操作技术。与可摘局部义齿、全口义齿的印模相比，牙体缺损等固定修复体的印模重点在于把预备牙或基牙的牙体、龈沟及与修复相关的组织如龈缘、缺牙区牙槽嵴、邻牙、对𬌗牙等反映清楚，同时，对印模的精度要求更高。

一、排龈

口腔内制取精确的固定修复印模一般需克服两个难点：一是保持预备体边缘的干燥，避免唾液、龈沟液及牙龈出血。二是预备体边缘常位于龈沟内，由于牙龈失去原有牙体组织的支持，牙龈会塌陷并覆盖预备体边缘，影响修复体边缘的准确性，因此，只有使牙龈与预备体边缘分开形成间隙，印模材料进入龈沟内，才能精确地取出边缘的形态。要想解决以上难题，需使用排龈技术。

排龈技术是在取印模前，采用机械性和（或）药物性的手段，让龈缘收缩，龈沟液得到控制，使龈沟出现间隙并清晰暴露预备体边缘的技术，目的是让牙颈部的印模更准确、清晰。

（一）排龈的方法

排龈的方法分为机械性排龈法、机械化学联合法和高频电刀排龈法三种。

1. 机械性排龈法 使用单纯排龈线进行排龈，根据龈沟的深度和牙龈松紧度选择不同直

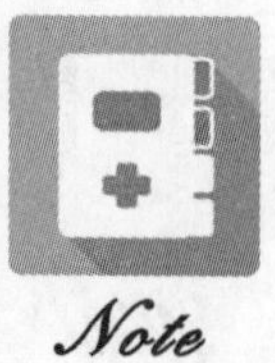

Note

径的排龈线，用排龈器推压入龈沟内，利用机械推力使龈沟敞开。

2. 机械化学联合法 临床上常将排龈药物和排龈器联合应用，是最常用的一种排龈方法。根据龈沟的不同，选用不同粗细的排龈线（上面浸有排龈药物），使用专用的排龈器将排龈线压入龈沟内。排龈药物是血管收缩剂或收敛剂，如硫酸亚铁、氧化铝或肾上腺素等，有心脏病、高血压的患者应慎用肾上腺素。排龈线将牙龈排开，排龈药物可止血和减少龈沟液分泌，机械化学联合法通过机械、化学双重作用达到排龈的目的。

3. 高频电刀排龈法 利用极微细的高频电刀去除部分龈沟内上皮，使游离龈与预备体边缘之间出现微小间隙而利于印模材料的进入。适用于龈缘有炎症伴增生，外伤牙断面位于龈沟下较深者。可采用高频电刀做牙龈成形术，使龈沟深度恢复正常，预备体或断面边缘暴露，同时可进行电凝止血。

（二）排龈的注意事项

1. 排龈线排龈时的注意事项

(1) 根据龈沟的深度及牙龈松紧度选择不同直径的排龈线。

(2) 将排龈线压入龈沟的操作要轻柔，施力方向不要直接指向龈沟底，防止撕伤结合上皮。

(3) 在放排龈线前，冲洗干净龈沟内的唾液和血液。

(4) 排龈线放置时间不宜过长，在放置 5 min 左右轻轻取出排龈线，并立即制取印模。

(5) 肾上腺素容易氧化，应密封保存，同时，高血压、心脏病患者不能使用肾上腺素。

(6) 对于龈沟较深或容易出血的牙齿，排龈时可采用双线法，即先压入一根较细的排龈线，其上再加入一根较粗的排龈线。取印模时将较细的排龈线暂时保留在龈沟内，待印模完成后再取出。

(7) 向龈沟内压入排龈线时，应先将排龈线的一端压入牙龈较松弛的邻面，然后再向唇颊面或舌面压入。

2. 使用高频电刀排龈法的注意事项

(1) 高频电刀排龈法禁用于有心脏起搏器的患者。

(2) 不能用于放疗后的患者。

(3) 电刀头不能接触金属修复体、充填体等。

(4) 同一部位的牙龈两次切割的间隔时间不小于 5 s。

(5) 高频电刀排龈法容易引起牙龈退缩，慎用于较薄的牙龈。

二、印模材料的选择

用于固定修复的印模材料主要包括橡胶类印模材料、藻酸盐印模材料和琼脂印模材料。硅橡胶及聚醚橡胶印模材料弹性好、精度高、变形小、流动性好，是理想的固定修复印模材料，但价格较高。根据材料的流动性不同，橡胶类印模材料可分为高流动性、中流动性、低流动性及油泥型橡胶。临床上通过配合应用不同类型的硅橡胶印模材料，可以获得精细的印模。琼脂印模材料与藻酸盐印模材料的联合使用，也可获得较精确的印模。而单纯藻酸盐印模材料因其表面清晰度和尺寸稳定性较差，只能用于研究模型和对颌模型的制取。

三、托盘的选择

按照制作方法的不同，托盘分为普通托盘和个别托盘。按照制作材料的不同，托盘可分为钢托盘（有孔或无孔）、铝托盘、塑料托盘等。根据覆盖牙列的情况，托盘分为全牙列托盘和部分牙列托盘（图 4-12）。制作单个牙齿的修复体，且咬合关系稳定时，可以使用部分牙列托盘制

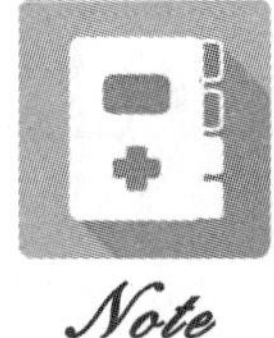

取预备体印模，取模区应包括患牙近远中向至少两个邻牙，并记录咬合关系。咬合关系不稳定或者制作多个牙齿修复体时，必须使用全牙列托盘。当使用橡胶类印模材料时，应当使用不易变形的钢托盘。

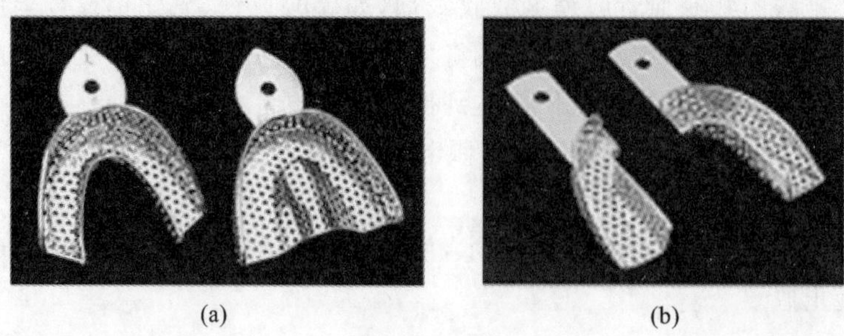

(a)　　(b)

图 4-12　托盘

(a) 全牙列托盘；(b) 部分牙列托盘

四、印模制取方法

（一）琼脂与藻酸盐联合印模制取法

加热琼脂印模材料，同时选择托盘，准备好藻酸盐印模材料，将加热到指定温度的琼脂溶胶取出后装入注射器内，吹干牙体预备体，将琼脂印模材料用注射器注入龈沟内与预备体周围，同时将调拌好的藻酸盐印模材料放入托盘内于口中就位，待藻酸盐凝固后取下联合印模。

（二）橡胶类印模材料的印模制取方法

目前常用的橡胶类印模材料主要有硅橡胶印模材料和聚醚橡胶印模材料。橡胶类印模材料有三种调和方法：手调、调和枪调和、自动调和机调和。使用调和枪与自动调和机调和的印模材料比例精确、气泡少，操作简便，在临床上的应用越来越广泛。根据橡胶类印模材料流动性的不同，分为一步法取印模和两步法取印模。

1. 一步法取印模　将混合好的油泥型硅橡胶或低流动性硅橡胶调和好后放入托盘，同时在预备体周围注射高流动性硅橡胶印模材料，然后将托盘就位，一次性制取出印模。也可将中流动性橡胶材料（如聚醚橡胶）注入托盘，同时在预备体周围注射中流动性橡胶材料，然后将托盘就位，一次性制取出印模。前者因含两种流动性组分，被称为双组分印模；后者因含有一种流动性组分，被称为单一组分印模。一步法取印模简便易行、节约时间，获得印模准确，但技术要求高。

2. 两步法取印模　先混合油泥型硅橡胶放入托盘并制取初印模，待初印模凝固后取出，用修整刀修去印模中患牙周边 1～2 mm 范围的印模材料以及阻碍印模二次复位部分，并形成排溢沟，然后将高流动性精细硅橡胶印模材料注入修剪过的印模区和口内牙体预备体边缘周围，再将托盘重新在牙列上就位，待印模材料凝固后取出即获得更精细的终印模。两步法制取的印模均为双组分印模。该方法的优点是利于多个牙位修复体印模的制取，便于获得精细的龈缘印模；缺点是制取两次印模耗费时间多，初印模二次就位时易影响准确性。

五、印模的消毒

印模上有患者的唾液及血液，有可能在灌注模型及石膏工作模型制作过程中导致交叉感染，因此，从患者口内取出的印模在灌注模型前要进行消毒。最常用的消毒方法为化学浸泡法。常用印模消毒液有 2%戊二醛、碘伏、次氯酸钠等，其中 2%戊二醛应用最多。印模的消毒过程尽量不要影响印模的尺寸稳定性和表面清晰度。硅橡胶印模材料最稳定，适合于各种消

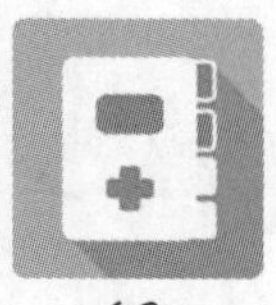

Note

毒方法，且不影响印模质量。但亲水的藻酸盐印膜材料、琼脂印膜材料和聚醚橡胶印模材料要慎用化学浸泡法消毒，使用化学浸泡法消毒时浸泡时间不宜过长，或者采用喷雾法消毒。

（翟晓棠）

第五节　嵌　　体

一、嵌体概述

嵌体(inlay)是应用符合人体生理的方法，采用人工材料制作的一种嵌入牙体内部、恢复牙体缺损形态和功能的修复体装置。嵌体只能修复缺损部位的牙体而不能保护剩余部分的牙体。

优点：能恢复牙体的𬌗面形态、邻接关系及轴面凸度，机械性能强，表面光滑、便于清洁，具有美观的外形。

缺点：牙体预备量较充填体大，嵌体边缘线长，易发生继发龋，嵌体固位力比全冠差，导热率高的金属嵌体不适合深龋患牙的修复。

二、嵌体的种类

(1) 按照嵌体所修复牙面情况的不同分为单面嵌体、双面嵌体、多面嵌体(图 4-13)。

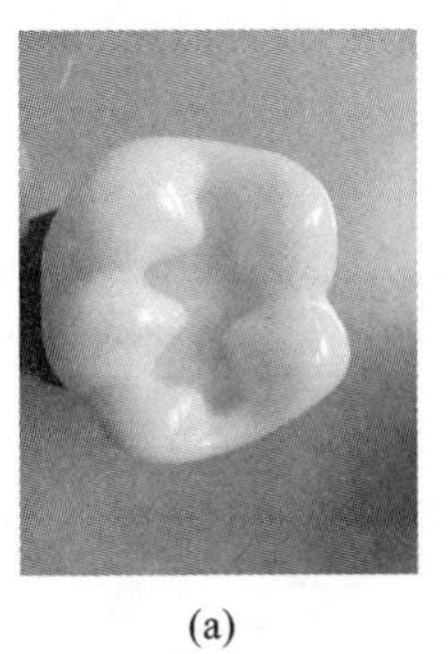

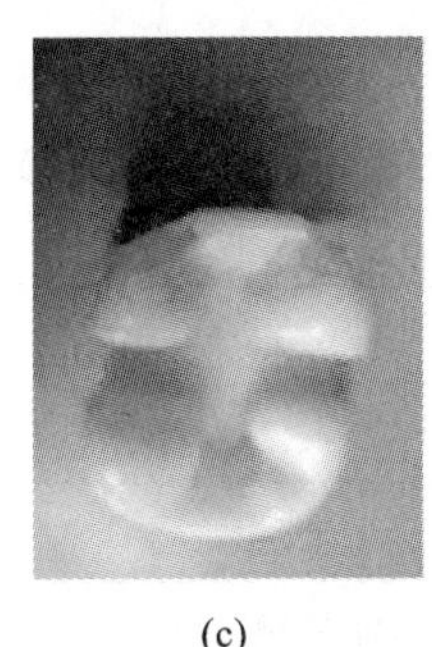

(a)　　(b)　　(c)

图 4-13　嵌体洞型

(a) 单面嵌体洞型；(b) 双面嵌体洞型；(c) 多面嵌体洞型

(2) 按其所在部位分为近中-𬌗(M-O)嵌体、远中-𬌗(D-O)嵌体、近中-𬌗-远中(M-O-D)嵌体、颊-𬌗(B-O)嵌体、舌-𬌗(L-O)嵌体等。

(3) 按缺损范围大小分为 Inlay(类似于一种充填材料，范围在牙尖以内，没有破坏牙尖)、Onlay(高嵌体，缺损范围较大，包括一个或多个牙尖，覆盖并高于𬌗面，用于恢复患牙咬合关系)(图 4-14)。

高嵌体的适应证如下。

𬌗面广泛缺损，𬌗面严重磨损需做咬合重建者；𬌗面洞型较大者；𬌗面有较大范围缺损，有牙尖需恢复但有完整的颊舌壁可以保留者。优点：改变嵌体受力，避免牙折。缺点：牙体预备有难度，边缘线长，易龋坏。

(4) 按制作嵌体的材料不同分为金属嵌体、瓷嵌体、复合树脂嵌体。

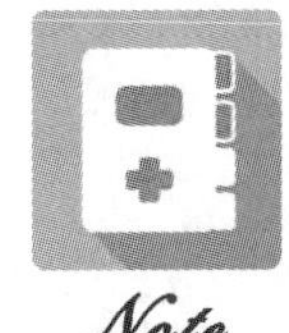

Note

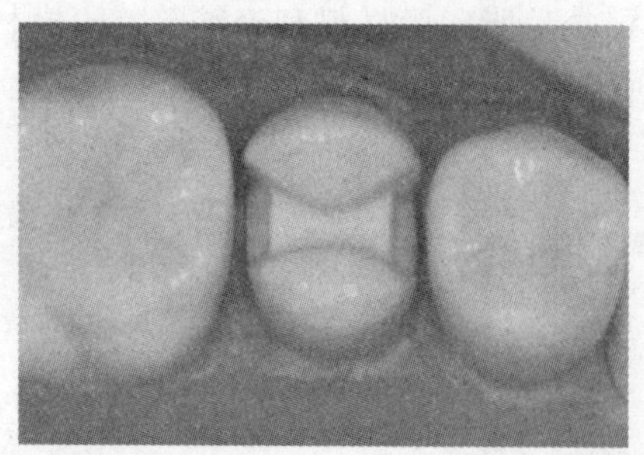
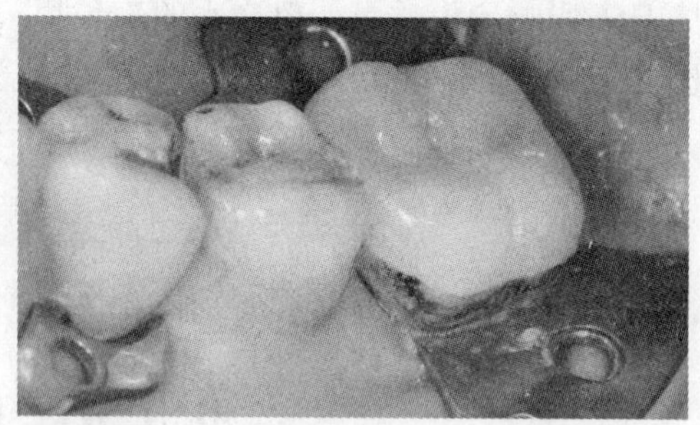

图 4-14　高嵌体

三、嵌体的适应证与禁忌证

（一）适应证

(1) 有严重的牙体缺损，要求咬合重建者。

(2) 因牙体缺损而需恢复邻面接触点者。

(3) 咬合过低，需恢复咬合原有高度者。

(4) 楔状缺损达到龈缘以下者。

（二）禁忌证

(1) 青少年的恒牙和儿童乳牙。

(2) 缺损范围大，有折裂隐患的牙，剩余牙体组织固位和抗力不足(如宽而深的鸠尾峡)。

(3) 缺损范围小且表浅，嵌体固位不佳。

(4) 美观要求高或长期要求高的病例。

（三）嵌体法修复和充填法修复的区别

嵌体法修复和充填法修复的区别见表 4-1。

表 4-1　嵌体法修复和充填法修复的区别

项　目	嵌　体	充　填　体
强度	高，耐久性能好	低
卫生情况	高度抛光，易清洁	易附着菌斑，不易清洁
功能恢复	恢复𬌗关系	不以建𬌗为目的
外形	外形恢复准确精细	外形恢复不良
制作	间接法，口外制作	直接法，口内制作
固位方式	粘固力和摩擦力	固位形固位
洞型预备	不能有任何倒凹	可有倒凹，作为固位形
美观性	金属嵌体差，瓷嵌体优	银汞类差，树脂类优

四、铸造金属嵌体牙体预备的基本特点

(1) 无倒凹：一个就位道，轴壁通常外展 2°～5°(图 4-15)。

(2) 有洞缘斜面：(𬌗)斜面，龈阶斜面，邻面洞缘斜面成 45°(图 4-16)。

(3) 辅助固位形：鸠尾固位形，针形及沟形等(图 4-17)。

(4) 邻面可做片切形。

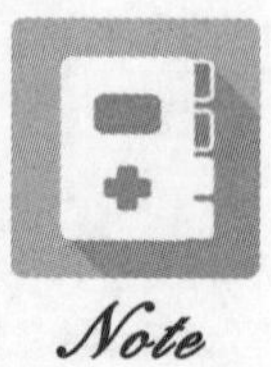
Note

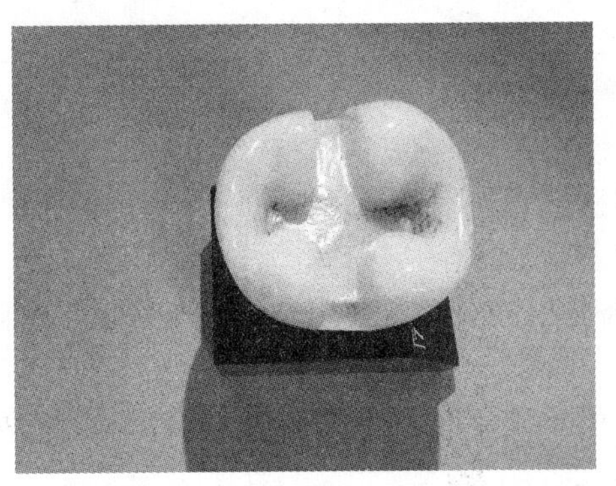

图 4-15 轴壁通常外展 2°～5°

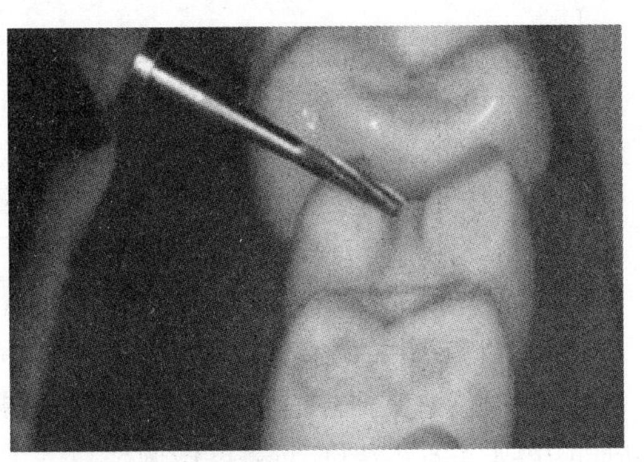

图 4-16 邻面洞缘斜面成 45°

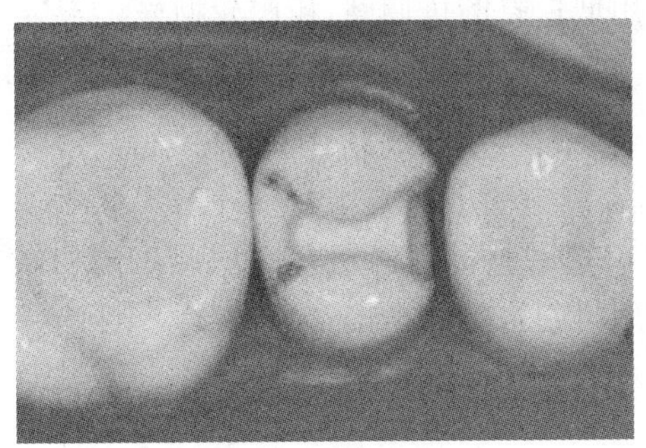

图 4-17 鸠尾固位形

五、铸造金属嵌体牙体预备的方法

(1) 设计:应用咬合纸仔细检查咬合接触点的位置,根据缺损大小和咬合接触点的位置,设计洞型和扩展范围。

(2) 去尽腐质:将感染坏死的牙体组织彻底去除,脱矿层为避免露髓可适量保留。

(3) 洞型边缘从缺损处适当预防性扩展,包括邻近的点隙、发育沟等,使洞缘位于健康的牙体组织内,并且离开咬合接触点 1 mm。

(4) 洞型无倒凹,底平、壁直,洞的深度应大于 2 mm。

(5) 所有轴壁保持平行或𬌗向外展小于 6°。

(6) 合金嵌体在洞缘处做 45°洞斜面,斜面宽度为 0.5～1 mm。

(7) 邻面箱状洞形的颊舌轴壁和龈壁应离开邻面接触点,位于自洁区。

(8) 根据需要可制备邻面片切形及加用𬌗面鸠尾固位形(鸠尾颊部宽度为颊舌尖宽度的 1/3～1/2),或加用钉、沟固位形。

(9) 高嵌体的牙体预备,应沿𬌗面解剖外形均匀磨除,功能尖磨 1.5 mm,非功能尖磨 1.0 mm。在功能尖外斜面咬合接触点以下约 1 mm 处预备终止边缘,宽度 1 mm。

六、铸造金属嵌体的制作

铸造金属嵌体的制作步骤如下:备牙、取模、暂封、灌模、制作分割可卸代型、涂间隙料、制作蜡型、包埋、铸造、打磨。制作嵌体蜡型的方法有直接法、间接法和直接间接法三种。直接法是直接在口内预备的牙体预备体上制取嵌体蜡型的方法。该法的优点是免去了制取印模和模型等步骤。但口内制作蜡型操作不便,可引起患者不适,该法一般只用于颌面嵌体蜡型的制作,临床上很少使用。临床上常采用间接法制作嵌体蜡型,即在工作模型和代型上制作。操作直观,可以精确地再现邻接面、边缘、钉洞固位形等复杂形态。

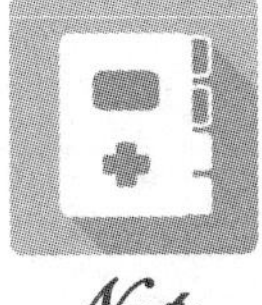

Note

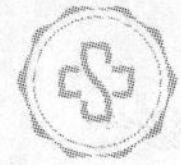

七、铸造金属嵌体的试戴与粘固

(一) 试戴

(1) 去除暂时嵌体或洞型内的暂封物,清洗窝洞。

(2) 修复体准备:检查嵌体组织面有无瘤体及附着物。

(3) 嵌体就位:可将试戴剂喷在组织面上,在预备体上轻轻试戴并用较细的车针逐步磨除标记出的阻碍就位之处,直至嵌体完全就位。

(4) 检查:观察嵌体有无翘动,边缘是否密合等;用牙线检查邻接关系,用咬合纸检查正中和非正中咬合接触,如有问题再做调整。

(5) 调𬌗:调整正中和非正中咬合接触,根据参照牙的咬合接触、咬合纸印记和患者的主观感觉判断咬合是否到位,用低速打磨机调磨,橡胶轮抛光。

(二) 粘固

(1) 金属嵌体用75%酒精清洁,涂树脂粘接剂。

(2) 对洞型进行清洁消毒。

(3) 根据牙髓情况选择合适的粘接材料。金属嵌体采用玻璃离子水门汀或聚羧酸锌水门汀粘接,树脂和陶瓷嵌体采用树脂水门汀粘接。

(4) 用牙线、探针仔细去除多余的粘接材料,再检查咬合。

(杨学龙)

第六节　部　分　冠

一、概述

部分冠是一种覆盖部分牙面的固定修复体,在应用金属烤瓷修复体以前,部分冠曾被广泛用于修复牙体缺损及作为固定义齿的固位体。当不影响固位形与抗力形时,部分冠比全冠更符合保存修复原则。部分冠的优点是较金属全冠美观,固位好,牙体切割量更小且表浅,可保留牙体组织;颈缘线较短,对龈缘刺激小;较全冠就位更容易,粘固剂易排出;粘固后边缘密合性好;可进行牙髓活力测试等。部分冠的缺点是强度、抗力及固位不及全冠;边缘线比全冠长,易龋坏;与烤瓷熔附金属全冠相比尚不能达到理想的美观效果;牙体预备比全冠难,制作要求高,不易成功。

二、部分冠的分类

(一) 按牙面覆盖范围分类

(1) 前牙3/4冠:修复体覆盖除唇面以外的其余牙面的前牙部分冠。

(2) 后牙3/4冠:修复体覆盖除颊面以外的其余牙面的后牙部分冠。

(3) 后牙7/8冠:多指上颌后牙暴露近中颊尖牙体组织,远中或远中牙体组织被修复体包住的部分冠(图4-18)。

(二) 按制作工艺分类

按制作工艺分类,部分冠可分为锤造法制作的开面冠和铸造法制作的部分冠两类。

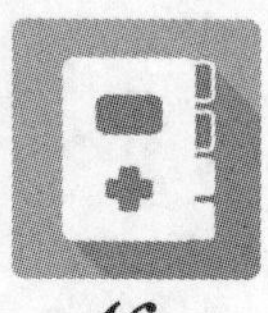

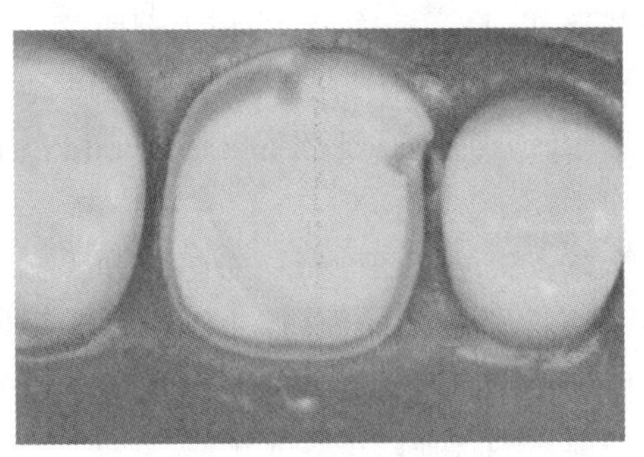

图 4-18 后牙 7/8 冠预备体

(三) 按材料分类

按材料分类,部分冠可分为金属部分冠和非金属部分冠两类。

三、适应证和临床注意事项

临床上常用的部分冠有 3/4 冠和瓷贴面。3/4 冠是一种覆盖患牙舌面、邻面及切缘(𬌗面)的修复体,其优点是牙体组织磨除量较少,但由于存在固位和美观问题,以及新材料和新技术的应用,目前已较少使用。瓷贴面是在保存活髓、少磨牙的情况下,对牙体表面缺损、着色牙、变色牙和畸形牙等用瓷修复材料粘接覆盖其表面,以恢复牙体的正常形态并改善其色泽的一种修复体,主要解决美观问题,使患者拥有自信的笑容。对于部分冠的应用要综合考虑,准确把控其适应证和临床注意事项。

(一) 适应证

(1) 咬合紧、𬌗力大、深覆𬌗、超𬌗小的前牙邻面或切牙范围不大的缺损,不能或不适合做烤瓷冠或光固化贴面等修复者。

(2) 前牙固定桥的基牙为活髓牙或不宜做其他固位体者。

(3) 需要做固定夹板或咬合重建者。

(4) 在患者不愿意多磨牙体组织,希望保留唇、颊面牙体本色的情况下,可以考虑将部分冠作为固定修复的固位体。

现在此种修复体因存在较多的固位、美观问题,很少单独作为修复体或固定修复的固位体使用。

(二) 临床注意事项

(1) 牙体缺损范围大,余留牙体组织抗力形差,固位不良者。

(2) 对于美观及长期效果要求高的年轻患者。

(3) 前牙唇舌径小,不足以提供固位形和抗力形者。

(4) 过小牙、锥形牙、错位牙等。

(5) 患有系统性疾病无法承受修复治疗,或有精神、心理疾病不能与医方合作者。

四、前牙 3/4 冠

前牙 3/4 冠:修复体覆盖除唇面以外的其余牙面的前牙部分冠。前牙 3/4 冠的牙体预备要点如下。

(1) 邻面预备:两邻面在切龈方向上相互平行或在切端方向稍聚合 2°~5°,预备的间隙视邻面倒凹的大小及冠的解剖学形态而定,一般不少于 0.5 mm。在唇舌向与邻面外形一致,唇边界止于自洁区。若患牙牙冠短、邻面倒凹小,则冠边缘应止于龈缘,并预备出肩台。若临床

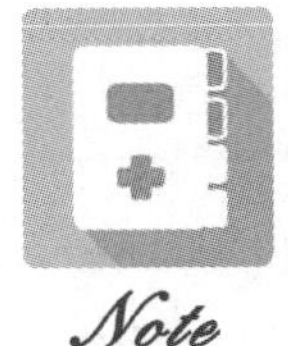

牙冠长，倒凹大，冠边缘可在龈缘以上。冠覆盖区内应无倒凹。

(2) 切斜面预备：上前牙切斜面由唇侧斜向舌侧，下前牙由舌侧斜向唇侧。近远中方向形成平面，与牙轴成45°角。正中及前伸殆，保证预备出0.35 mm以上的间隙。尖牙则应形成近中、远中两个斜面。

(3) 舌面预备：舌面预备要求在正中、前伸殆位时，患牙舌侧有0.5 mm间隙，壁上无倒凹。预备分两段进行。从舌隆突至龈缘消除倒凹，并预备出0.5 mm间隙。从切斜面至舌隆突均匀磨除，并预备出0.5 mm间隙，以保证修复体的强度和牙冠正常外形。检查正中及前伸殆位，确保0.5 mm以上的间隙。邻舌轴面角修圆钝。

(4) 邻沟预备：邻沟预备应从邻切线角的中点开始，方向与牙冠唇面切2/3平行，位于邻面唇1/3与中1/3交界处。邻沟的深度为1 mm，由切端向龈端逐渐变浅。两邻沟长度位于邻面片切面内且相互平行，或稍向切端聚合。邻沟的龈端可形成小肩台，也可采取无肩台预备法。沟与邻面的线角应清晰而无明显棱角。

(5) 边缘预备：邻舌面颈部做肩台预备，各面及轴面角处修光滑圆钝。

(6) 切沟及附加钉洞预备：牙冠唇舌径大者，根据固位需要可在切斜面内做一条切沟，增强固位作用。必要时舌面可增加钉洞固位形。

(7) 精修完成：要求各个预备面无棱角，无粗细倒凹，表面平滑。

五、后牙3/4冠

后牙3/4冠：修复体覆盖除颊面以外的其余牙面的后牙部分冠。后牙3/4冠的牙体预备与前牙3/4冠基本相似，其主要不同点如下。

(1) 殆面预备：殆面应预备出0.5～1 mm的间隙，并在颊侧殆缘嵴处形成小斜面或小肩台，冠殆边缘终止于殆缘嵴稍下以保护牙尖。牙尖正常时，冠的殆边缘也可不覆盖颊、舌尖。

(2) 殆沟预备：殆沟与邻沟相连续，若舌尖缺损低平而邻沟又短时，殆面应加殆沟预备。沿中央沟磨除宽、深各约1.5 mm的沟，再以柱形车针修出底平壁直的外形，并与两邻面轴沟相连，沟缘锐边修圆钝。

(3) 邻沟预备：将邻沟预备在邻面颊侧1/3与中1/3交界处，邻沟方向应与轴壁平行。沟深与宽度均应大于1 mm，各壁应平直。如邻面有缺损，可预备成箱形。必要时邻面还可增加邻沟数目，或殆面增加钉洞固位形。

六、3/4冠的制作

3/4冠的制作工艺流程同嵌体。

七、试戴与粘固

仔细检查，去除牙体内封物及修复体组织面小瘤，修复体就位，检查固位、外形、颈缘等，调改咬合，抛光消毒，隔湿，永久粘固，定期复查。

八、贴面

贴面：采用粘接技术，对牙体缺损、着色、变色和畸形等异常改变，在少磨牙或不磨牙的情况下，用牙色修复材料进行直接或间接覆盖，以恢复牙体正常形态和色泽的一种修复方法。

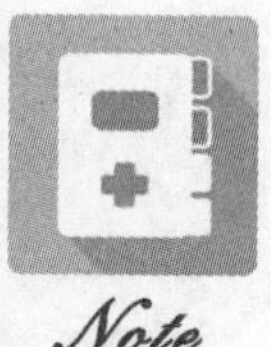

Note

(一) 贴面的分类

按照修复方法分类，贴面可分为直接贴面和间接贴面；按照修复材料分类，贴面可分为以下几种。

1. 树脂贴面 直接用树脂在患者口内制作的贴面。其最大的优点是方便、快捷、迅速。可以快速改善患者的前牙美观。对于前牙氟斑牙、轻度四环素牙、过小牙、牙间隙、外伤牙部分缺损等情况，如果患者短期内无法接受瓷贴面以及超瓷贴面，树脂贴面可作为一种短期改善美观的过渡性修复体。

2. 瓷贴面 应用粘接材料将薄层人工瓷修复体固定在患牙唇面以遮盖影响美观的缺损变色等缺陷的一种修复方法。其作为一种保存性修复治疗手段，近年来被广泛用于临床，尤其适于对年轻恒牙、髓腔较大的前牙进行美容修复。瓷贴面具有颜色美观、备牙量少、抗液体吸收、生物相容性好、抗磨损及粘接牢固可靠等优点。瓷贴面根据制作方法和材料的不同可分为三类：传统烤瓷贴面、铸瓷贴面及 CAD/CAM 加工瓷贴面。

3. 硬质贴面 这种贴面也叫硬质树脂贴面、超瓷贴面、类瓷贴面。在树脂中加入大量的瓷粉颗粒，不但能提高树脂的耐磨程度，还可以极大地提高树脂的美观性。硬质贴面的临床操作过程与瓷贴面类似。

（二）适应证

（1）形态异常牙、釉质发育不良牙、过小牙等。

（2）中、重度四环素牙，氟斑牙等。

（3）龋蚀致切端缺损或牙体表面浅在性大范围龋蚀的牙。

（4）牙缝稀疏或牙齿轻度歪扭，不想做矫正但咬合正常的牙齿。

（5）药物性变色牙。

（6）遗传性黄牙。

（7）牙齿有裂纹、残缺、坑洞的严重个例。

（三）禁忌证

（1）没有足够的粘接面者。例如牙齿有唇向或舌向错位者，习惯用口呼吸者，或者上、下颌牙齿咬合异常者。

（2）相邻牙齿距离超过 2 mm 者。

（3）有夜磨牙习惯者。

（四）贴面的牙体预备原则

1. 边缘位置 颈部边缘的设计有龈缘上、平齐龈缘、龈缘下三种形式。邻面及颈部边缘应预备成光滑的浅凹外形。若基牙严重变色，为了更好恢复牙颈部外观，防止暴露牙体组织，可将边缘放在龈缘的稍下方。若考虑贴面修复后边缘与牙周组织的关系，将边缘放置在龈缘上较为理想。

2. 边缘形态 形成光滑的浅凹形，避免出现较锐的线角，修复后应力集中。

3. 预备量 在牙釉质颈部、中央和切端分别磨出 0.3 mm、0.5 mm 和 0.7 mm 深的三条引导沟，原则上保证贴面有一定厚度，尽量控制在釉质层进行。

4. 切端形态 根据咬合关系、牙冠外形、美观要求等来决定预备方式。切端形态包括三种类型：开窗型、对接型、包绕型（图 4-19）。

（五）贴面的牙体预备步骤

1. 形成引导沟 引导沟可以有横式与纵式两种类型。横式引导沟是在牙釉质颈部、中央和切端分别磨出 0.3 mm、0.5 mm 和 0.7 mm 深的三条引导沟。如果纵向形成引导沟，则必须按从颈部到切端逐渐增加深度的原则进行磨除。

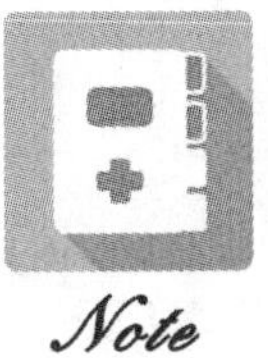

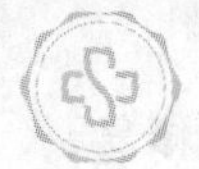

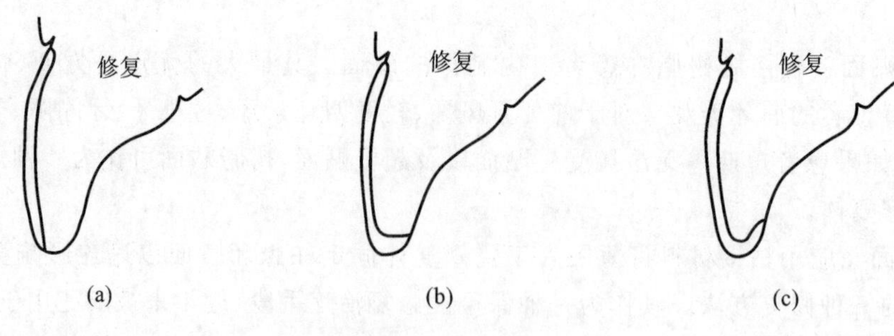

图 4-19 切端形态

(a) 开窗型;(b) 对接型;(c) 包绕型

2. 唇面的磨切 以引导沟为基准,从颈部到切缘逐渐磨切,注意从颈部到切缘贴面逐渐增厚的形态要求。为获得贴面与牙体组织的牢固粘接,也为了最大限度地防止继发龋、牙本质过敏等,牙体预备时应尽量少磨切牙体组织,并尽可能止于牙釉质内。

3. 切缘的预备 根据咬合关系、美观要求及牙冠外形等情况决定切缘是否磨切。如果切缘较薄,应磨切薄而锐利的切缘部分,用贴面材料加以恢复。另外,从美观角度出发,磨切切缘用贴面恢复也可获得更好的切缘透明感;从强度和审美的角度出发,切缘磨除 1.0~1.5 mm 较为合适。

4. 边缘确定 颈部边缘的设计有龈缘上、平齐龈缘、龈缘下三种形式。主要考虑患者对美观的要求及牙周健康情况。

5. 精修完成 去除较薄锐的部分,修整凹凸不平的部位,使边缘形成连续、流畅、清晰的曲线,使预备过的牙体表面基本平整、光滑。

(六) 修复操作流程及方法

1. 首次就诊

(1) 检查诊断:询问病史、做全面的口腔检查,患者、医生、技师之间交流沟通,制订合适的治疗计划。

(2) 基础治疗:对牙体、牙髓、牙周疾病进行治疗,并做口腔卫生指导。

(3) 患牙牙体预备:根据患者牙齿具体情况预备合适的牙体。

(4) 取印模、灌制模型、比色。用硅橡胶等橡胶类印模材料取印模,用耐高温代型材料直接灌制工作模型,或者用超硬石膏灌制工作模型,再用工作模型复制耐高温代型。比色时要考虑患者牙齿着色的深浅,修复后的色泽与余留真牙的色泽不能相差太大,否则会影响美观。

(5) 制作并试戴暂时修复体,用粘接剂粘接,磨改修整。

2. 二次就诊

(1) 牙齿贴面粘接、试戴:用专用的粘接剂粘接,去除多余材料,保持边缘光滑。

(2) 调整咬合关系:因贴面很薄,瓷的脆性又大,若让贴面直接承受咬合力,易使贴面折裂,因此在做上颌前牙贴面修复时,牙齿贴面一般不能超过真牙的切缘,而且下颌前牙前伸时不能与牙齿贴面的切缘接触。

(七) 烤瓷贴面的制作工艺流程

烤瓷贴面的制作工艺流程包括:模型制取,制作可卸代型,翻制耐火模型,涂遮色瓷、烧结,注塑贴面及烧结,修改外形、研磨,上釉。

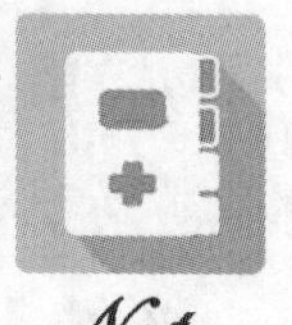

Note

(杨学龙)

第七节　铸造金属全冠

一、概述

全冠是用牙科修复材料制作的覆盖全牙冠的修复体。它是牙体缺损的主要修复形式。全冠分为如下三种。①金属全冠:铸造金属全冠、锤造金属全冠、CAD/CAM 金属全冠。②非金属全冠:树脂全冠、全瓷冠。③金属非金属混合全冠:烤瓷熔附金属全冠、金属-树脂混合全冠。铸造金属全冠是用牙科合金以铸造方式完成的覆盖整个牙冠的修复体。常用镍铬合金、钴铬合金、18-8 不锈钢、金合金、银合金、铜合金、钯合金、银钯合金、钛合金等材料铸造而成。金属全冠的内壁与基牙密合,固位力强,机械性能好,对牙的保护作用强,为了获得良好的固位力,还可根据需要灵活地增加沟洞、钉洞等辅助固位形。可用于各种牙体缺损的修复,也是固定桥的主要固位体,但颜色为金属色,不美观,主要用于后牙的修复。

二、适应证与禁忌证

(一) 适应证

(1) 后牙牙体严重缺损,固位形、抗力形较差者。

(2) 后牙存在低殆、邻接不良、牙冠短小、位置异常、牙冠折断,或半切除术后需要以修复体恢复正常解剖外形、咬合、邻接及排列关系者。

(3) 后牙固定义齿的固位体。

(4) 后牙隐裂,牙髓活力未见异常或者牙髓治疗后无症状者。

(5) 龋坏率高或牙本质过敏严重,或银汞合金充填后与对殆牙、邻牙存在异种金属微电流刺激作用引起症状者。

(6) 牙周固定夹板的固位体。

(二) 禁忌证

(1) 对金属材料过敏者禁用。

(2) 要求不暴露金属的患者,不宜采用。

(3) 牙体无足够固位形、抗力形者,应采取辅助固位措施后再修复。

(4) 龋坏牙修复前应妥善处理龋坏牙体组织。

三、铸造金属全冠的设计

(1) 考虑邻牙、对颌牙、可摘义齿所用金属材料种类和接触关系,尽量保护剩余牙体组织,选择合适的合金修复材料,避免异种金属微电流刺激牙髓的问题。

(2) 殆龈距离短、牙体小、轴壁缺损大、对殆牙为天然牙、殆力大、牙周支持组织差者,全冠边缘设计到龈缘以下,增加固位力。

(3) 年老、牙冠长、冠根比例长者,全冠边缘设计到龈缘以上,适当增加全冠轴面凸度,增加与邻牙的接触面积。

(4) 牙冠一侧缺损,殆面存在高尖陡坡,牙冠短小,有旋转脱位倾向,增加轴沟、箱形或钉洞固位形,减小旋转半径,另外,修平过大牙尖斜面,减小侧向力。

(5) 牙冠严重缺损者考虑桩核冠修复。

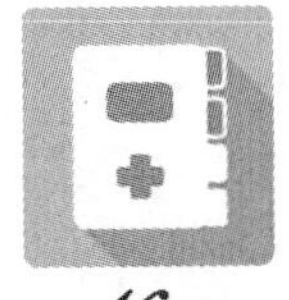

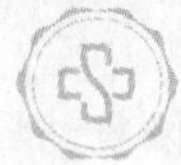

(6) 原有水平型、垂直型食物嵌塞者，全冠外形应有利于食物排溢。

(7) 注意殆力大小的控制。

(8) 根据患牙位置、方向及邻牙情况设计就位道。

四、铸造金属全冠的牙体预备

(一) 基本要求

(1) 去除病变组织，阻止病变发展。

(2) 消除轴壁倒凹，获得良好的就位道。

(3) 开辟修复体所占空间，保证修复体美观并具有一定的强度。

(4) 提供良好的固位形、抗力形。

(5) 磨改异常的对殆牙和邻牙。

(6) 预防性扩展。

(二) 预备要点

1. 殆面 提供金属全冠殆面间隙，沿殆面外形均匀磨除 0.5～1.0 mm，功能尖 1.5 mm，非功能尖 1.0 mm，正中殆、前伸殆、侧方殆均有足够间隙(图 4-20)。

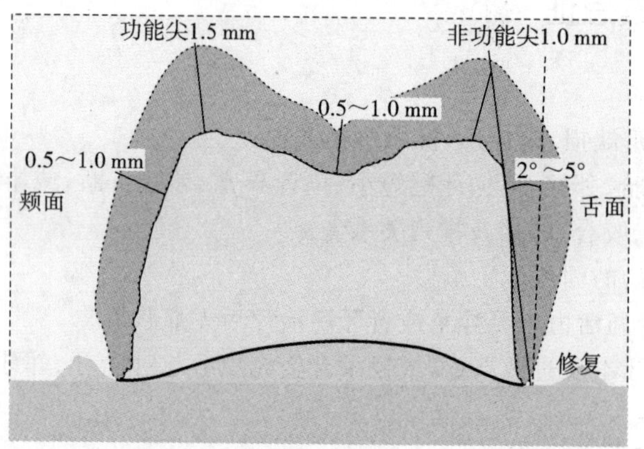

图 4-20 各面均有足够的间隙，殆向会聚角 2°～5°

2. 颊舌面 消除倒凹，将轴面最大周径线降到全冠边缘，预备出金属全冠需要的厚度，为 0.5～1.0 mm，殆向会聚角 2°～5°。

3. 邻面 消除倒凹，与邻牙分离，形成协调戴入道，预备出金属全冠要求的邻面空隙，为 0.5～1.0 mm，殆向会聚角 2°～5°。

4. 颈部肩台 常用羽状肩台、圆凹形或带斜面的肩台(一般不采用 90°肩台)，宽 0.5～0.8 mm，边缘连续一致、平滑，无粗糙面和锐边。

5. 精修完成 轴面角、边缘嵴线角圆钝，各轴面和牙尖斜面平滑，无锐边和粗糙面。

(三) 注意事项

(1) 保护牙髓：应遵循修复原则进行设计和牙体预备。术前拍牙片，判断牙髓位置。术中恰当使用手机，采用降温措施。术后采用护髓措施。

(2) 保护牙龈：在颈缘预备、邻面预备操作中勿切伤牙龈组织。预防方法如下。

①切割器械不得接触牙龈组织。

②车针磨切应在牙体内循序进行。

③术前排龈。

④勤观察，注意车针进入龈隙沟及邻面的深度。

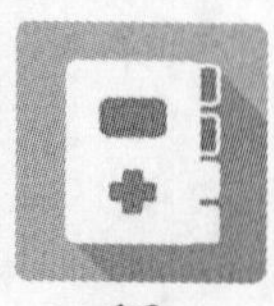

Note

(3) 保护牙体组织。磨切牙体组织的厚度如下。𬌗面:功能区,1.5 mm;非功能区,1.0 mm。轴壁:消除肩台以上的倒凹。颈部肩台厚度:贵金属 0.35 mm;非贵金属 0.5 mm。边缘位置:龈上、平龈、龈沟内。

(4) 正确使用切割工具。

五、铸造金属全冠的制作

(一) 印模技术

1. 龈缘收缩技术

(1) 作用:止血,收缩牙龈,暴露肩台,颈缘取模更精确。

(2) 常用材料:缩龈膏,排龈线。临床上常用肾上腺素棉捻。

(3) 缩龈时机:牙体预备之前(防止车针损伤牙龈),暂时冠制作完毕之后(利用暂时冠边缘的压力)。

2. 选择合适的托盘 尽量不用局部托盘,要求托盘能覆盖整个牙面。

3. 印模材料选择

(1) 印模膏+精细硅橡胶印模材料。

(2) 藻酸盐印模材料。

4. 取模方法 一步法取印模,两步法取印模。

(二) 铸造金属全冠的制作

(1) 清洁牙面,缩龈,取模。

(2) 灌注硬石膏模型,涂布约 20 μm 厚间隙涂料。

(3) 上𬌗架,制作蜡型,包埋,铸造。

(4) 制作完成,试戴,抛光,粘固。

(三) 铸造金属全冠的制作要点

(1) 保护牙髓:术前,术中,术后。

(2) 保护牙龈:

①较好地排龈。

②禁止切割器械接触牙龈组织。

(3) 尽量保护牙体组织。

(4) 关注各种器械的使用要点。

(5) 暂时冠的应用:

①保护作用基牙、牙周组织。

②保证自洁。

③稳定作用:稳定𬌗关系、稳定基牙与牙弓。

④恢复功能:恢复咀嚼功能,恢复美观、发音等。

⑤诊断治疗作用。

(6) 冠修复与𬌗重建、𬌗改善:

①邻牙、对颌牙尖锐尖嵴。

②邻接面过凸。

③过度磨耗𬌗面的颊舌沟。

④𬌗边缘嵴。

⑤磨切后牙体组织表面抛光处理。

(7) 准确选择适应证。

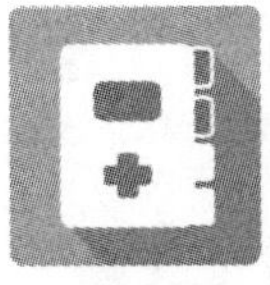

Note

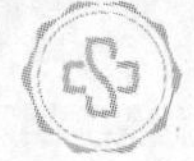

(8) 增强固位力的措施：

①采用辅助固位形。

②加宽肩台。

③粘接面表面处理。

④采用高强度树脂类粘接剂。

⑤延长冠边缘。

⑥增加䶮面窝沟深度，增加粘固面积。

⑦变点接触为面接触。

⑧减径。

⑨适当降低咬合。

⑩减少牙尖斜度。

(9) 咬合接触点的检查(调咬合)：

①后牙均有接触点。

②两个以上。

③均匀分布。

六、试戴与粘固

铸造金属全冠制作完成后的试戴和粘固有五个步骤：初步处理、试合和调磨、表面处理、粘固、粘固后抛光。

(一) 初步处理

(1) 检查全冠完整性：有无缺损、砂眼、缩孔。

(2) 确认在代型上完全就位：全冠仅边缘与代型接触，其余内表面与代型表面间隙大小为30～40 μm。

(3) 模型上调整邻接关系：用较薄的复印纸。

(4) 䶮架调䶮：先调正中䶮早接触，再调非正中䶮早接触。

(5) 初步抛光外表面，喷砂内表面并清洗。

(二) 试合和调磨

(1) 问诊：上次治疗后患牙有无异常。

(2) 检查患牙，并做牙周检查，对活髓牙要检查牙髓状态。

(3) 清洁患牙表面。

(4) 人造冠就位：理论标志是人造冠内表面与患牙面间隙不大于 50 μm。参考标志是人造冠龈边缘达设计位置。咬合基本合适，就位后稳定无翘动。

(三) 表面处理

(1) 金属冠：粘固前先将试合时调磨过的部位，依照初步抛光顺序磨到与其余面一致后用湿砂布轮磨光，再用干抛光布轮加抛光剂高度抛光至镜面样。金合金用氧化铁抛光剂，其他金属用氧化铬抛光剂。

(2) 烤瓷冠：将调磨过的部位磨平后上釉。

(四) 粘固

理想粘固剂的要求：粘固力强，自身强度高，不溶于唾液，对牙髓无刺激、流动性强，易于在修复体与预备过的牙体表面间形成薄膜，操作简便，修复体粘固后溢出的多余粘固剂容易去除，价格便宜。

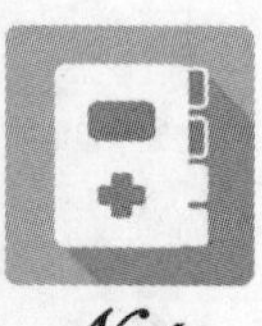

Note

(五) 粘固后抛光

(1) 检查咬合。

(2) 边缘抛光:用橡皮杯和浮石抛光冠边缘。

(3) 做口腔卫生宣教,用牙线清洁冠的近远中面,定期检查。

七、铸造金属全冠修复的注意事项

(1) 保护牙体软硬组织:严格遵循修复原则进行设计与牙体预备。①牙体预备术前、术中、术后注意保护好牙髓,力求实现活髓牙修复,减少修复后的牙髓并发症;②在颈缘和邻面预备操作中保护好牙龈,防止因损伤牙龈而导致颈缘附近软组织炎症、牙龈退缩等并发症的发生;③在保持预备处修复体应有的固位形、抗力形及确保修复体质量的基础上,尽量保存健康的牙体组织。

(2) 正确使用切割工具及辅助工具。

(3) 暂时冠的应用:全冠修复使用暂时冠的作用如下。①保持牙体预备的邻接关系、𬌗关系及龈缘形态;②保护患牙,预防牙髓损伤,减少修复后的疼痛及牙髓坏死等并发症的发生;③有力于"全程治疗无痛"的新理念的实现;④维持备牙后的间隙,有利于永久冠的试戴;⑤有利于患者接受新的修复体及尽早恢复部分咀嚼功能。

(4) 冠修复与𬌗重建、𬌗改善。为使全冠修复达到完美的修复效果,减少修复后并发症的发生,牙体预备时,还应考虑邻牙、对𬌗牙及整个牙列的情况。

(5) 增强固位力的措施:当铸造全冠固位力差,𬌗力大时,应采用增加固位的措施。

(6) 适应证的选择:有牙体缺损时不一定采用全冠修复,在满足修复体固位、抗力需求及保护患牙的前提下,也可采用嵌体、部分冠等修复方式。

(7) 咬合接触点的检查:确保每个后牙有两个以上的接触点,接触点的分布应基本位于牙体长轴的两侧,使其所承受的𬌗力尽量平衡。

(杨学龙)

第八节 烤瓷熔附金属全冠

一、概述

烤瓷熔附金属全冠(PFM),也称金属烤瓷冠或者金-瓷冠,是一种由低熔烤瓷在真空条件下熔附到铸造金属基底冠上的具有金-瓷复合结构的修复体。其具有合金制成的金属基底和覆盖于表面、颜色与天然牙相似的瓷层结构,兼有金属全冠的机械强度和全瓷冠的美观性。

二、适应证与禁忌证

(一) 适应证

(1) 美观要求较高者,前、后牙均可采用。

(2) 变色牙,如死髓牙、氟斑牙、四环素牙等不宜用其他方法修复者。

(3) 畸形小牙、釉质发育不全等需改善牙冠形态者。

(4) 前牙错位、扭转而不宜或不能采用正畸治疗者,要求改善美观性。

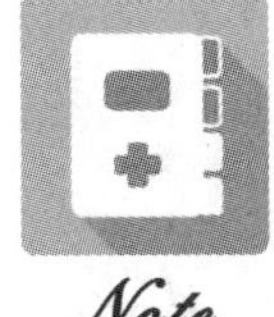

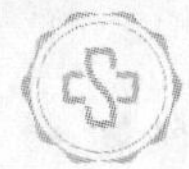

(5) 固定义齿的固位体。

(6) 根管治疗后经桩核修复的残根残冠。

(7) 牙周病矫形治疗的固定夹板。

(二) 禁忌证

(1) 若其他相对磨牙少的修复方法可以满足患者美观、强度等方面的要求，则不建议使用金-瓷冠修复。

(2) 对前牙美观要求极高者，避免采用可能出现颈部灰线的金-瓷冠类型。

(3) 对金属过敏者禁用。

(4) 尚未发育完全的年轻恒牙禁用。

(5) 牙髓腔宽大、髓角高耸等容易发生意外露髓的牙齿避免使用，必要时先做根管治疗再行修复。

(6) 牙体过小无法提供足够固位形和抗力形者禁忌直接使用金-瓷冠修复。

(7) 严重深覆𬌗、咬合紧，没有矫治而又无法获得足够修复空间者。

(8) 有夜磨牙症状的患者不建议使用。

三、金-瓷结合机制

合金与瓷之间的结合力可以达到 397.0～632.7 MPa。关于金-瓷结合机制目前主要有四种理论：化学结合、机械结合、压缩结合、范德华力。

(一) 化学结合

在金合金等贵金属合金中加入的微量元素(如锡、铟、镓或铁)在空气中烧结时会转移到合金表面形成氧化物，然后与瓷粉不透明层中的类似氧化物结合。对于非贵金属合金，不需再额外加入一些微量元素，因铬极易氧化并与瓷粉不透明层中的类似氧化物形成稳定的结合。但是化学结合的强度受氧化膜厚度的影响，如果氧化膜过厚则会减弱化学结合的强度。若金属基底表面污染，也会减弱化学结合的强度。

(二) 机械结合

金属基底冠表面用磨石修整打磨，然后再用 200 目粒度氧化铝喷砂，可以形成粗糙微孔提供机械锁结，同时也增加了化学结合的表面积，增加瓷粉对烤瓷合金的润湿性。瓷粉熔融后进入合金表面的凹陷内，产生压缩力。

(三) 压缩结合

瓷乃脆性材料，耐压不耐拉。烤瓷合金热膨胀系数必须略大于瓷的热膨胀系数。在金-瓷冠烧结冷却后金属收缩大，对瓷形成压缩使瓷层形成压应力而非拉应力。

(四) 范德华力

范德华力是带电分子之间相互吸引的亲和力。它对金-瓷结合力的贡献较小，但是它可能是引发金-瓷化学结合的启动因素。

在制作过程中金-瓷结合强度受以下因素影响：①界面润湿性的影响因素：污染，合金质量差，基质内含有气泡，熔融温度过高，铸件内混入气泡，预氧化排气不正确等。②材料热膨胀系数的影响因素：合金与瓷材料本身的匹配不合理、材料本身质量不稳定、调和和(或)堆瓷时方法不正确、烧结过程操作不规范、外界环境温度不适宜等。

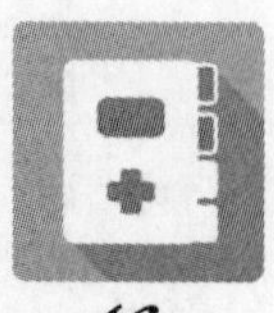

四、烤瓷合金及瓷粉的要求

Note

(1) 应有良好的生物相容性，符合生物医学材料的基本要求。

(2) 应有适当的机械强度和硬度，包括良好的铸造性能，收缩变形小，并具有良好的润湿性。

(3) 两者的化学成分在表面形成氧化膜，实现化学结合。

(4) 两者的热膨胀系数应严格控制，金-瓷界面残余应力与界面破坏，是瓷裂和瓷层剥脱的重要原因。

(5) 合金的熔点应比瓷粉的熔点高，在进行烤瓷熔附时，保证基底冠不变形。

(6) 瓷粉颜色应具有可匹配性，且色泽能长期保持稳定不变。

(7) 金属基底不能太薄。在保证基底冠强度的同时，保留瓷层的空间。

五、比色

对患者余留牙色彩、色调、明度进行准确感知与判断，以达到修复体与患者相匹配的自然美，是烤瓷熔附金属全冠(金-瓷冠)成功和防止临床纠纷的关键。应该严格把控比色的整个过程。比色前的准备：牙体预备前进行比色，除去影响比色的饰物，磨光比色区，并彻底清洁干净患者口腔，与术者眼睛等高，比色时间不超过 5 s，迅速审视整个比色板，确定较合适的少数色标，湿水后再比色。

(一) 颜色的基本知识

色彩其实是人的一种光色感觉。人能看见色彩，是因为有光源，或是有反射光。色彩产生的必要条件：光、眼、大脑。人们肉眼所能看到的光称为可见光，波长在 380～780 nm。色彩的三要素如下：色相，又称色别，简称 H，是指能够比较确切地表明某种颜色色别的名称；纯度，又称饱和度，简称 C，是指色彩的纯净程度；明度，反映的是色彩的明暗程度。

(二) 色彩的表述与色彩体系

(1) 色环。

(2) 色立体。

①孟塞尔表色系统。

②奥斯特瓦德表色系统。

③CIE 表色系统。

(三) 比色的方法和步骤

临床上金-瓷冠的选色通常是由医生采用比色板以目测方式进行的。比色板由能基本代表天然牙颜色色调的标准烤瓷牙面组成，常用 Vitapan Classical 比色板和 Vitapan 3D-Master 比色板(图 4-21)。

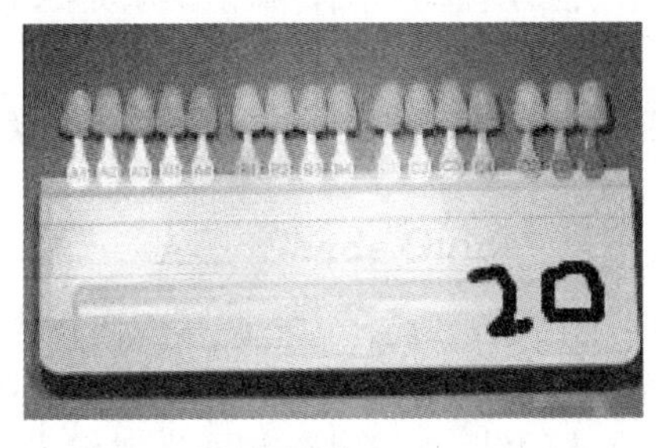

(a)

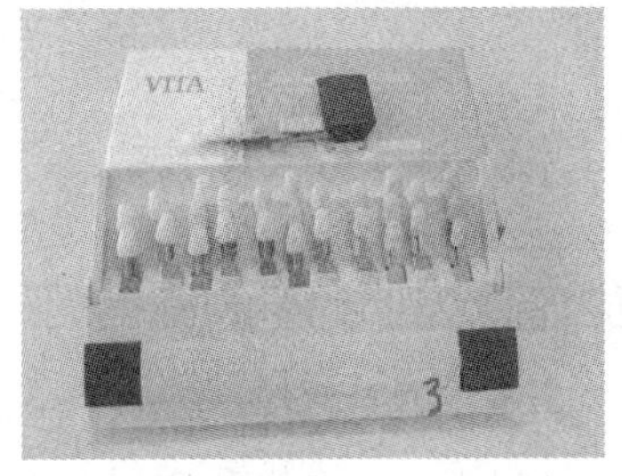

(b)

图 4-21 比色板

(a) Vitapan Classical 比色板；(b) Vitapan 3D-Master 比色板

比色步骤：确定色调，确定彩度，确定明度及部位，确定特性色及其部位，调整颜色。在金-

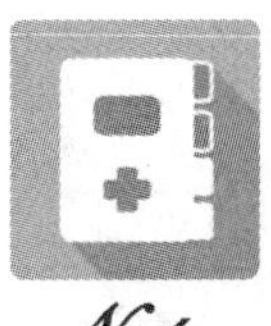

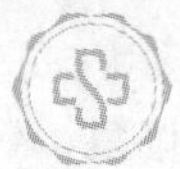

瓷冠比色、制作过程中，可通过颜色的调整，尽量使修复体更逼真。同一牙面中天然牙的颜色存在部位的差异性，因此，为保证比色准确，需将牙色分区进行选色，特别要注意龈 1/3、切 1/3 及邻间隙颜色的变化。

六、金-瓷冠的设计

金-瓷冠修复时瓷覆盖面、金属基底冠、颈缘、邻面等的设计是决定金-瓷冠修复质量和成败的关键步骤。良好的设计应根据患者口腔的具体条件和金-瓷冠结构特点来进行。

（一）瓷覆盖范围的设计

(1) 全瓷覆盖：金属基底表面全部为瓷覆盖。适用于咬合关系正常的前牙。上、下颌前牙咬合接触应距金-瓷交界线 1.5 mm 以上，以保证瓷层不会因𬌗力而破碎。

(2) 部分瓷覆盖：金属基底的唇颊面用瓷覆盖，而𬌗面及舌面暴露出金属。适用于咬合紧、覆盖小、𬌗力大的前牙或作为固定桥的固位体。

（二）金属基底冠的设计

金属基底冠是瓷层的支架，具有传递𬌗力及固位的作用。其设计要求如下。

(1) 金属基底冠能恢复牙冠正确的解剖形态轮廓。

(2) 金属基底冠具有足够的厚度，承托瓷部位的金属基底冠厚度至少 0.3 mm。

(3) 金属基底冠能保证瓷层厚度均匀，牙体缺损过大部分应由金属内冠自身弥补。

(4) 金属基底冠为瓷层提供足够的空间，唇面至少 1.2 mm，切端 1.5～2.0 mm。

(5) 前牙金-瓷冠舌窝瓷层厚度至少为 0.5 mm，而无瓷层覆盖区金属厚度至少为0.8 mm。

(6) 金-瓷结合边缘应离开𬌗接触区至少 1.5 mm，金-瓷交界处呈直角，端端对接，内线角圆钝。

(7) 金属基底冠表面形态光滑、圆凸，避免深凹及锐角，且无任何铸造缺陷。

（三）金-瓷结合部的设计

(1) 金-瓷交界线的位置：任何功能性咬合都应避开金-瓷交界线 1.5 mm 以上。

(2) 金-瓷交界线的外形：金-瓷交界线应清晰、光滑、连续，端端对接，内线角圆钝。

(3) 金-瓷交界处的瓷层厚度：通常不透明层的厚度至少为 0.2 mm，体瓷厚度不小于1.0 mm。

（四）颈缘设计

(1) 金属颈环的设计：不够美观但密合性及强度好。适用于后牙及前牙舌侧。

(2) 瓷颈环的设计：美观但易发生瓷裂。适用于前牙、前磨牙唇颊侧龈沟线要求不显露金属的患者。

(3) 金-瓷混合颈环：既美观又有足够金属支持。适用于有足够肩台厚度、颈缘位于龈沟内时。

七、金-瓷冠的牙体预备

金-瓷冠分为部分瓷覆盖型和全瓷覆盖型。由于金-瓷冠是瓷与金属的结合物，因此其牙体预备方法也相当于全瓷冠和金属全冠牙体预备方法的结合。在唇、颊面需要较多的磨切量，以提供美观所需的瓷层厚度和空间。在舌侧面和舌侧邻面的部分，牙体预备与金属全冠相同。因此，在磨切量较多的唇面与磨切量较少的舌侧邻面的交界处形成了翼。

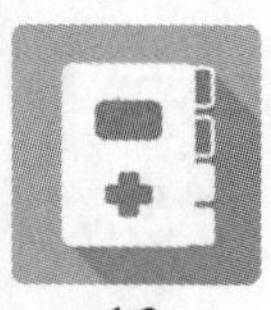

Note

（一）前牙牙体预备一般正常情况下应达到的标准

(1) 切缘：切缘预备出 1.5～2.0 mm 的间隙，上颌前牙切缘预备成与牙长轴成 45°角且斜向腭侧的小斜面，下颌前牙切缘要求同上颌前牙，但切缘斜面斜向唇侧。

(2) 唇面：除颈缘外，从牙体表面均匀磨除 1.5 mm 厚的牙体组织，但牙冠切 1/4 向舌侧倾斜 10°～15°，保证前伸𬌗不受干扰，并保证切缘瓷层厚度和透明度。

(3) 邻面：除需消除邻面倒凹，预备出金-瓷修复间隙以保证颈部肩台预备外，还应保持邻面适当的切向聚合度 2°～5°。

(4) 舌面：根据设计，舌侧若不覆盖瓷，则只预备出金属的修复间隙并保证颈部肩台及肩台以上无倒凹。若设计金-瓷层覆盖，则要求在保证金属厚度的基础上增加瓷层的空隙，通常舌侧预备均匀磨除 0.8～1.5 mm。颈 1/3 均应保持 2°～5°的切向聚合度。

(5) 颈缘：唇侧边缘位于龈下 0.5～0.8 mm，一般设计为 1 mm 宽的直角肩台，逐渐向邻面移行，到达舌侧形成浅凹形、斜面形、直角形等多种肩台形式，通常舌侧设计成只有金属颈缘的浅凹形。牙体磨除厚度为 0.35～0.5 mm。

(二) 前牙牙体预备的方法及要点

(1) 麻醉：根据需要，术前进行活髓牙局部麻醉。

(2) 切缘部预备：以高速轮形车针或柱状金刚砂车针在切缘磨出 1.5～1.8 mm 深的沟 2～3 条，判别磨切量合适后，再依次向近远中扩展完成整个切缘的切割。

(3) 唇面预备：分为两个平面预备。切端部分(切 1/2 或 2/3)应与其解剖形态相平行；龈端部分(龈 1/2 或 1/3)与就位道或牙体长轴相平行。按照上述方向要求在切端和龈端部分各预备出 2～3 条指示沟，深度为 1.2～1.5 mm，再逐渐向近远中扩展，磨除至邻面接触区时要求车针在不接触邻牙时尽量向舌、腭侧扩展。

(4) 邻面预备：用细针状金刚砂车针在不接触邻牙的情况下紧贴牙冠轴面角向邻面磨切，磨除颈缘至切缘的倒凹部分，除预备出金-瓷修复间隙，保证颈部肩台预备外，还应保持邻面适当的切向聚合度 2°～5°。一侧邻面切割量通常上颌前牙为 1.8～2.0 mm，下颌前牙为 1.0～1.6 mm，但有时牙冠近远中径较小时，也可设计成邻面无瓷覆盖，在颈部预备出 0.35～0.5 mm宽的肩台。

(5) 舌轴壁和舌侧凹形肩台的预备：根据设计要求，在切 2/3 处以梨形金刚砂车针均匀磨除金属舌面板(0.5～0.8 mm)或金-瓷舌面所需的厚度(1.0～1.5 mm)。

(6) 舌侧咬合面预备：考虑到对颌牙咬合，舌侧面预备出 0.6～0.7 mm 间隙的量。

(7) 肩台预备：一般在龈缘下 0.5～0.8 mm 处以肩台车针环绕牙颈部预备出深度(肩台宽度)。唇侧为 1.0～1.5 mm，邻面、舌面为 0.8～1.2 mm，并保持肩台厚度均匀，光滑连续。

(8) 边缘形态修整：牙体预备大致完成后，应仔细检查上、下颌牙在正中𬌗、对刃𬌗位时，切端、唇舌侧修复间隙是否足够。前牙牙体预备的要点如下：保证去除倒凹；留出肩台的厚度；不同𬌗位下有足够修复间隙，保证咬合和瓷层半透明度。最后用磨光钻对肩台边缘进行磨光。

(三) 后牙牙体预备的方法及要点

后牙金-瓷冠牙体预备的过程与前牙相近。应按照设计要求满足固位、金-瓷修复材料空隙和美观方面的要求。前磨牙𬌗面通常设计为瓷覆盖，故𬌗面降低厚度为 2.0 mm。磨牙视患者要求或美观需要，或为瓷覆盖或为部分瓷覆盖，少数情况下也可设计成瓷颊面，根据修复设计降低𬌗面不同厚度。颊侧实现颈缘肩台 0.8～1.0 mm，舌、邻面 0.7～1.0 mm。在正中𬌗、前伸𬌗、侧𬌗时，各牙尖嵴和斜面特别是功能尖应保证足够的修复间隙。

八、金-瓷冠的基本制作程序

(1) 金属基底冠的制作步骤如下。

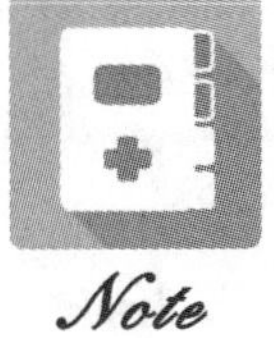

①工作模型的制作：包括工作模型的修整、插代型钉等工序。

②蜡型制作：包括蜡型的堆塑、回切、精修、边缘封闭、夹持柄蜡型制作、安插铸道及底座等工序。

③蜡型包埋、铸造、开圈、喷砂、在工作模型上试戴铸件。

④打磨。

⑤基底冠瓷结合面的处理：精细磨光、喷砂、清洗、氧化。

(2) 瓷层制作：瓷层一般包括不透明瓷、牙本质瓷、釉质瓷三层，需使用瓷粉经过多次堆塑烧结形成。

(3) 金-瓷冠在模型上试戴、染色和上釉。

九、试戴与粘固

(一) 试戴

(1) 检查制作完成后的金-瓷冠外形及内表面是否有缺陷或瘤体。颜色是否与原比色一致。如有问题应做相应处理。

(2) 在工作模型上检查金-瓷冠的就位是否顺利，以及稳定性、密合程度、邻接关系、咬合关系等情况，最后进行调改，并对调改过的位置仔细磨光、抛光，甚至重新上釉。

(3) 取下暂时冠，仔细检查牙龈、牙周情况，缺牙间隙情况，对颌牙情况，清洁预备体。

(4) 将金-瓷冠清洁后，在口内试戴。金-瓷冠应就位顺利且无明显松动或翘动感。金-瓷冠与牙体颈缘密合良好，无明显缝隙。冠与邻牙接触合适。如有问题应做相应调整和修改，必要时应返工重做。

(5) 打磨，抛光，消毒，干燥后待用。

(二) 粘固

(1) 口内隔湿，将冠及预备体清洁，用75%酒精(乙醇)消毒。必要时干燥。

(2) 选用适当的粘固剂(具体使用方法参照厂家使用说明)，调拌后均匀涂布在预备体及冠内面，将冠正确就位于预备体上，用手指压紧，初步去除过多的粘接剂，在冠咬合面上放一纱团，嘱患者咬紧。

(3) 待粘固剂结固后，仔细去除牙面、龈沟、邻间隙等处多余的粘固剂。

(4) 再次检查咬合及邻牙接触点。

(5) 若为临时粘固，应规定复诊日期。

(三) 完成

(1) 若在试戴、粘固及清除过程中牙龈组织受到刺激，可局部使用碘甘油制剂以预防龈缘炎。

(2) 书写病历及医嘱(包括金-瓷冠的使用和卫生指导)。

十、常见问题的预防及处理

金-瓷冠具有强度好、美观、耐磨损、易配色、经久耐用等特点，而且自然、逼真，但是如果不能正确选择适应证或是在设计与制作中存在缺陷，则可能出现一系列问题。

(1) 慢性牙龈炎：当颈缘设计、金-瓷结合部的设计不合理、密合性较差，修复体边缘刺激牙龈或者粘接材料未清洁干净时，牙龈会出现慢性炎症。处理方法：拆除修复体后重新制作或者及时清洁掉粘接材料。

(2) 基牙牙髓炎：基牙牙髓炎常与牙体切割过多、牙体预备时未进行有效的冷却降温、牙体预备后未行脱敏或未做暂时冠保护有关。因此，牙体预备时在符合力学和美学要求的前提

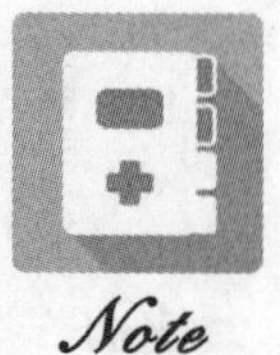

Note

下应尽量保存牙体组织，各轴面的聚合度不宜过大；用高速手机备牙时，应采用喷水降温。此外，选用对牙髓有保护作用的垫底材料或刺激性小的粘接材料亦可减少基牙牙髓炎的发生。修复后出现的基牙牙髓炎可经修复体钻孔、开髓完成根管治疗，或拆除修复体、根管治疗后重新制作修复体。

(3) 食物嵌塞：牙体预备过程对牙龈造成的轻度损伤通常可在短时间内恢复。然而，修复体龈缘间隙或龈下边缘与牙颈部不贴合而有悬突，容易形成菌斑，导致牙石沉积，刺激牙龈引起慢性牙龈炎，常需拆除不符合要求的修复体，重新修复。造成食物嵌塞的主要原因是在备牙时邻牙有较大倒凹未磨除，或金-瓷冠与邻牙接触不紧密，以及金-瓷冠龈端有悬突等。症状轻者可用牙线清除嵌塞的食物，症状重者则需拆除金-瓷冠，磨除邻牙较大倒凹并重新制作修复体，恢复牙邻接区的良好接触关系。

(4) 咬合痛：修复体设计不合理，导致基牙承受𬌗力过大，引起咬合痛。应及时通过调𬌗消除早接触点及𬌗干扰。重新调𬌗后，症状不能缓解时，则需要拆除修复体。

(5) 瓷崩和修复体脱落：产生瓷崩的原因包括金属支架局部应力集中、基底冠过薄、瓷层厚度不均、𬌗干扰、叠瓷过程中金-瓷交界处混有气泡等，出现较大瓷崩的修复体应重新制作唇（颊）瓷面或置换修复体。

(6) 美观问题：主要表现为同一瓷牙颜色差别较大，与邻牙颜色相差较多以及牙龈变色。临床医生应注意对颜色的选择、调配，技师应按要求控制烧结温度、烧结次数，以及遮色层厚度，另外，在修复过程中采用贵金属烤瓷合金，可防止镍离子释放造成的龈缘变黑。

（杨学龙）

第九节　全　瓷　冠

一、概述

全瓷冠(all ceramic crown)(图 4-22)是全部由瓷粉经高温烧结而成，且覆盖整个牙冠表面的修复体。全瓷冠因与牙釉质的透明度和折射率相接近，其外观颜色与天然牙相差无几，可达到最佳的美学效果。

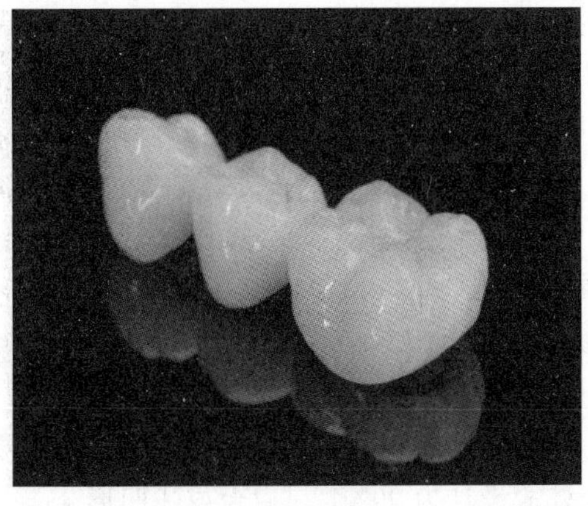

图 4-22　全瓷冠

早期全瓷冠因机械性能较差而没有被广泛地使用。近年来，随着全瓷材料学研究的发展，

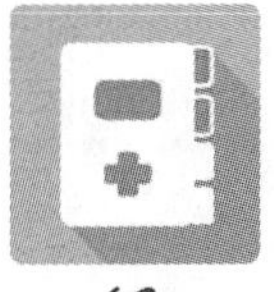

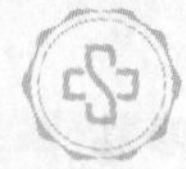

多种全瓷系统逐渐问世。全瓷修复体也由过去的低强度向高强度氧化铝、氧化锆陶瓷发展，目前，其强度已能满足临床修复的绝大多数要求。

全瓷冠的优缺点如下。

（一）优点

(1) 出色的美学性能，半透明性与天然牙相似。

(2) 组织相容性好，无毒性，无过敏，颈部无金-瓷冠的龈染色现象。

(3) 具有良好的生物相容性。

(4) 不会对某些影像学检查（如核磁共振成像）产生影响。

(5) 理化性能优良，在口内潮湿环境下不易发生腐蚀、溶解。

（二）缺点

(1) 相对于金-瓷冠，全瓷冠的牙体预备量较大。

(2) 某些类型的全瓷冠强度仍不能达到理想要求。

(3) 与金-瓷冠一样，容易引起对颌牙的磨损。

(4) 透光性好的全瓷材料（如热压铸造陶瓷），最终修复体颜色容易受到基牙或粘接剂颜色的影响。

二、适应证与禁忌证

（一）适应证

(1) 有氟斑牙、变色牙、着色牙、四环素牙、锥形牙、釉质发育不全，且对美观要求高者。

(2) 龋洞或牙体缺损较大且根管充填治疗后需要修复者。

(3) 因前牙错位、扭转而不宜或不能做正畸治疗者。

(4) 前牙切角、切缘缺损，不宜用充填治疗而需全冠修复者。

(5) 因前牙发育畸形或发育不良而影响美观或所承受咬合力较小的前磨牙和磨牙。

(6) 对金属或者树脂过敏，或不希望口内使用金属材料者。

（二）禁忌证

(1) 恒牙尚未发育完全，牙髓腔宽大的青少年。

(2) 临床牙冠过短或过细，即使采取辅助固位与增强抗力的措施也无法取得足够的固位形和抗力形者。

(3) 严重深覆𬌗、咬合紧，没有矫正而又无法预备出足够的间隙者。

(4) 对刃𬌗未矫正或有夜磨牙症状的患者。

(5) 有牙周病不宜进行固定修复者。

(6) 心理、生理、精神因素不能磨削牙体组织者。

三、全瓷冠牙体预备

（一）全瓷冠牙体预备标准

应使全瓷冠各部位厚度均匀，且保证瓷层厚度。切端为 1.5～2 mm，唇舌面与邻面为1.0 mm。

制作材料不同的全瓷冠，边缘设计有一定差别。玻璃基类全瓷冠通常设计为直角形或浅凹形，氧化铝或氧化锆基全瓷冠设计为 90°、120°肩台或浅凹形。

𬌗接触区下方有基牙牙体硬组织的支持。

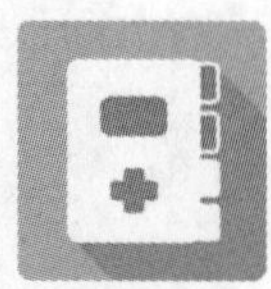
Note

牙体预备后修复空间足够，前伸和侧方𬌗平衡无干扰，尽量设计多牙接触或组牙功能𬌗。

（二）全瓷冠牙体预备步骤

1. 切端、𬌗面预备 用柱形金刚砂车针在切端或𬌗面分别制备出深度为1.5 mm的引导沟。接下来以引导沟为参照，按切端或𬌗面解剖形态均匀磨削，注意在正中、前伸及侧方𬌗均形成足够的间隙。

2. 唇（颊）面预备 唇（颊）面的深度引导沟应分为两个面预备：切端部分和龈端部分（各1/2），深度为1.0 mm。切端部分磨除应与解剖外形相平行，龈端部分则应与就位道或牙体长轴相平行。随后顺着牙冠外形均匀预备出修复体足够的间隙。

3. 邻面预备 先用柱形金刚砂车针在邻轴面角处预备出足够的间隙，然后使用细长的车针沿基牙邻面颊舌向磨削，直至预备出足够的间隙。邻面的磨除量应大于1.0 mm。

4. 舌面预备 上颌前牙用火焰状或轮状金刚砂车针按舌面窝外形磨除0.5～1.5 mm，下颌前牙舌面窝不明显，根据其外形预备出0.5～1 mm的均匀空间即可。

5. 颈缘预备 常见的颈缘预备形态为有角肩台或浅凹形肩台，宽度为1.0 mm。

四、全瓷冠的制作概况

临床常用的全瓷冠修复材料和制作技术如下。

（1）粉浆涂塑陶瓷：将瓷粉与蒸馏水调和成均匀粉浆，涂塑在耐火代型上，形成适当外形的冠，高温烧烤成全瓷冠。

（2）铸造陶瓷：采用失蜡铸造工艺，修复体以玻璃态成形，后经热处理产生结晶而瓷化，因此又称玻璃陶瓷。铸造陶瓷美学性能良好，但强度欠佳，且工艺复杂，远期临床成功率较低，因此应用已逐渐变少。

（3）热压铸造陶瓷：采用专用设备及加热铸造技术，将牙色瓷块熔化加压铸造成修复体。热压铸造陶瓷修复体目前在临床上被广泛用于前牙牙体缺损的修复。

（4）渗透陶瓷：其基本原理是在耐火代型上用氧化铝粉浆涂塑形成核冠雏形。置于专用炉中烧结2 h后，形成多孔的结构，然后用熔化的玻璃浸入空隙中，形成一种氧化铝与玻璃连续交联互渗的复合结构，几乎全部消除了微粒间的孔隙。

（5）氧化锆全瓷材料：大多含有质量分数为3%～5%的三氧化二钇，三氧化二钇可作为稳定剂，使材料在室温下维持四方晶相。该材料弯曲强度很高，临床适用范围广泛。

计算机辅助设计和计算机辅助制作（CAD/CAM）指将数学、光电子技术、计算机信息处理技术和自动控制机械加工技术相结合用于修复体制作的一种工艺。目前，已有十余种修复体用CAD/CAM系统制作面世，CAD/CAM系统可以缩短加工的步骤和时间，为患者提供优良的修复体。

五、试戴及粘接

（一）戴前处理

应在患者就诊之前对全瓷冠进行初步处理，从而减少临床试戴调磨时间，使修复体可以顺利地在患者口内就位、粘固而完成治疗。

（二）初步检查

仔细检查修复体是否完整，有无缺损、砂眼或缩孔。

（三）将修复体就位于代型上检查

轻压修复体，使其在代型上就位，并用放大镜检查就位是否彻底，边缘伸展是否合适，最后在模型上调整邻接关系。

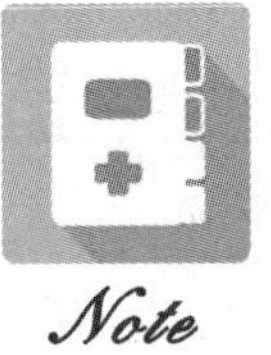

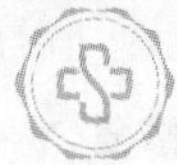

（四）口内试合与调磨

1. 问诊 询问患者上次治疗后患牙有无异常感觉；使用暂时冠咀嚼时有无咬合不适和咬合痛；患牙为活髓牙者有无冷热刺激痛及自发性疼痛。

2. 检查患牙 牙周检查包括牙松动度、叩痛、牙龈状况及牙周袋深度的检查。若患牙为活髓牙，应进行牙髓状况检查。

3. 清洁患牙表面 先用探针或镰形洁治器去除粘着在牙表面的临时粘接剂，然后用棉球擦去残存的粘接剂细小颗粒，最后用水枪冲洗患牙表面。

4. 就位 将修复体戴入预备过的患牙上并达到正确的位置称为就位。铸造陶瓷修复体在试戴时应无压力就位，因为铸造陶瓷修复体有可能在压力下破损。

临床上常以以下现象作为修复体就位的参考标志：修复体的龈边缘到达设计位置；咬合基本合适；修复体在基牙上就位后稳定无翘动。

（五）阻碍修复体就位的因素及处理方法

1. 倒凹 牙体预备时若存在一定程度的倒凹，可导致倒凹上部的牙体阻挡修复体龈向就位。倒凹小者可适量调磨修复体颈部相应冠内缘，或调磨倒凹上部的牙体组织以使修复体就位。倒凹大者应重新预备患牙，重新制作修复体。

2. 过锐的点角和线角 若牙体预备时形成过锐的点角和线角，包埋时包埋材料则无法流入熔模相应的这些狭小间隙，影响修复体的就位。可适当调磨基牙的锐利点角和线角，或使用尖锐车针调磨修复体内面相应区域。

3. 模型损伤 模型切缘或殆缘灌注不全或技师在制作过程中不慎剐蹭模型可导致模型损伤。修复体制作完成后试合时在相应的区域形成阻碍点。可对照基牙与模型不一致的部分，确定模型损伤区，并使用尖锐车针调磨修复体内面相应区域。

4. 邻接过紧 表现为试合时修复体被卡在两个邻牙之间，按压颊舌侧缘修复体可产生颊舌向转动。应仔细调磨邻面高点。

5. 牙龈阻挡 设计龈下冠边缘者，牙龈可能进入肩台与冠边缘之间，影响修复体就位。如有过长牙龈，可使用高速车针、电刀、激光等去除。

排除障碍的具体方法：排除邻接障碍；排除修复体组织面障碍点。

（六）就位后的检查与调改

1. 检查与调改

（1）邻接：全瓷冠与邻牙接触区的形态、大小、位置、松紧度应符合生理要求，以防止食物嵌塞。可以使用牙线进行检查，要求用力时可以通过接触区。如轻松通过则为接触区过松，需加瓷修改；无法通过则为接触区过紧，应对修复体的邻面加以调改（图 4-23）。

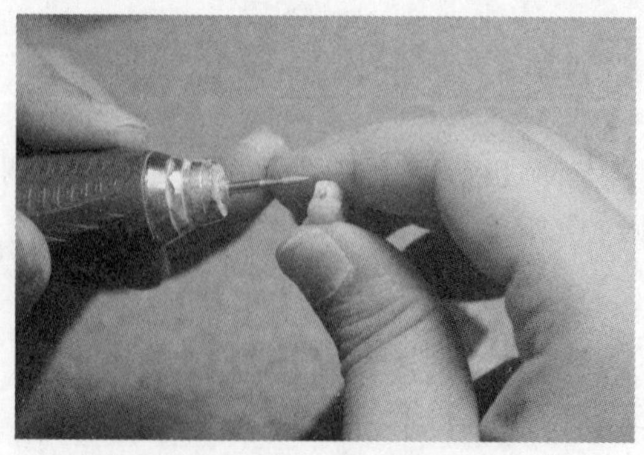

图 4-23 邻面的调改

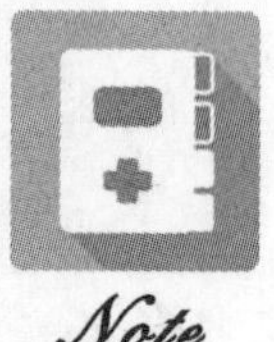

Note

（2）固位：设计合理的修复体在试合时医生能够感觉到固位力的存在。

（3）边缘适合性：修复体的邻接检查合适后，在修复体彻底就位的情况下仔细观察冠边缘的情况。正常的修复体边缘外形与基牙龈边缘一致，无悬突、台阶等。

（4）咬合调改：只有当全瓷冠完全就位后才能开始调改咬合。调改完成后在正中𬌗、前伸𬌗、侧方𬌗都不应有咬合障碍点。

（5）外形：修复体的外形应符合生理要求及解剖特点，与邻牙、同名牙协调一致。

（6）美观：修复体戴入后，观察其位置、形态、排列、色彩是否与邻牙及整个牙列协调一致。

2. 粘接步骤

（1）修复体组织面处理：修复体试戴完毕后，清洁修复体组织面，用75%酒精消毒，气枪吹干。使用树脂粘接剂时，需要对修复体组织面使用硅烷偶联剂等，形成化学粘接。

（2）基牙表面处理：基牙表面清洁后，用75%酒精消毒，吹干。如使用树脂粘接剂粘接，则需要对牙体表面进行酸蚀、前处理及粘接处理。

（3）粘接就位：调和粘接剂，分别放置在修复体组织面及基牙表面，将修复体逐步按压就位，使多余的粘接剂溢出。待粘接剂初凝时，去除冠周多余的部分。

（4）抛光：用橡胶抛光轮对修复体边缘进行抛光。

（5）检查：待粘接剂完全硬固后，检查咬合，如发现由粘接形成的咬合高点，用快速涡轮机将其调改，最后再次抛光。

六、全瓷冠修复的注意事项

1. 保证牙体预备量 当牙体预备量不足时，会造成全瓷冠修复体没有足够的厚度而达不到需要的强度，最终导致全瓷冠的破裂。另外，若上颌前牙唇面预备量不足，制作的修复体就会过凸，与邻牙不协调，影响美观。

2. 防止过度切削牙体 若一味追求修复体的强度而造成牙体预备量过大，就可能造成基牙的抗力形和固位形不良，导致基牙折断或修复体脱落。

3. 选用正确的粘接剂 全瓷冠粘接或粘固时，需考虑全瓷冠的主要组成成分、强度及粘接剂类型等因素。大多数全瓷材料最好用树脂粘接剂粘接，以减少全瓷修复体的折裂。以氧化锆为增强相的全瓷冠，由于本身强度高，可用常规水门汀粘固或用树脂粘接剂进行粘接。

（徐　晗）

第十节　桩　核　冠

一、概述

桩核冠(post-and-core crown)是当剩余的可利用牙体组织量不足，无法满足全冠修复所需固位形和抗力形时，增加桩核来为最终全冠修复体提供支持和固位的修复方式。

桩核冠是修复大面积牙体缺损的一种常用的修复方法。当牙冠剩余硬组织量少，余留牙体经全冠预备后轴壁量会进一步损失，原则上剩余的可利用牙体组织轴壁厚度不应少于1 mm，𬌗龈高度不少于1.5 mm时，才能考虑此种修复方式。

我国口腔修复学沿用桩冠(post crown)这一名称，即将桩插入根管内以获得固位的一种修复体，桩和冠为一整体。而桩核冠较桩冠在设计方面更加合理。

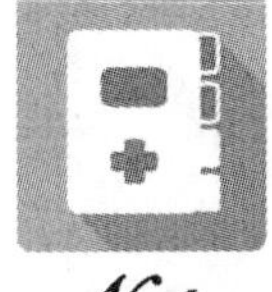

Note

二、适应证与禁忌证

(一)适应证

(1)临床牙冠中度以上缺损(2~4个轴壁缺损),剩余牙体无足够的固位条件,无法充填治疗或做全冠修复固位不良者。

(2)临床牙冠全部缺损,断面达龈下,但根长和根径足够,经牙冠延长术或牵引术后可暴露出断面以下至少1.5 mm的根面高度,磨牙未暴露根分叉者。

(3)畸形牙直接修复固位形不良者。

(4)错位、扭转牙而非正畸适应证者。

在行桩核冠修复前,所有患牙必须行完善的根管治疗,根尖封闭良好,原根尖周炎症能得到控制。

(二)禁忌证

(1)缺损范围达到3~4个轴壁并深达龈下,不能用正畸或牙冠延长术来获得足够的生物学宽度的患牙。

(2)牙根或根管解剖形态不良,如牙根过短或过度弯曲。

(3)未行完善的根管治疗。

(4)根管治疗后根尖阴影过大,瘘管未消。

(5)需保存活髓,如年轻恒牙。

三、桩核冠修复前准备

桩核冠修复的前提是对患牙进行完善的根管治疗。一般需要在根管治疗后观察1~2周,确认没有自发痛、叩痛等临床症状,原有瘘管已经完全愈合的情况下才可以进行桩核冠修复。

根据治疗前患牙的牙髓状况,观察的时间有所不同。

(1)原牙髓正常,或牙髓炎未累及根尖者,根管治疗3天后无临床症状即可修复。

(2)有根尖周炎的患牙一般需要在根管治疗后至少观察一周才能开始修复。

(3)根尖周炎范围过大的患牙,应在根管治疗后等待病变范围明显缩小,且症状消失后才可开始修复。

患牙术前必须拍摄X线片,除了了解牙根的长度、直径、外形等基本情况外,还可了解根尖周和牙槽骨的状态,以便确定设计方案。

四、桩核冠的组成

1. 桩(post) 插入根管内的部分,利用摩擦力和粘固力与根管内壁之间获得固位,从而为核以及最终的全冠提供固位。根据材料不同可分为金属桩、纤维桩和瓷桩三类。

(1)金属桩:由各种合金制作而成;按制作方法分为铸造金属桩和预成桩。金属桩具有良好的机械性能,但美观性较差。

(2)纤维桩:包括碳纤维桩、玻璃纤维桩和石英纤维桩。临床常使用的是玻璃纤维桩和石英纤维桩,两者性能各有优劣,而碳纤维桩由于颜色不佳使用较少。纤维桩因弹性模量与牙本质接近而较少造成修复后根折,但因其本身强度不高而容易发生自身折断。

(3)瓷桩:主要是氧化锆桩。其美观性能佳,但因硬度过高而容易造成根折。

2. 核(core) 固定于桩之上,与牙冠剩余的牙体硬组织一起形成最终的全冠预备体,为全冠提供固位。按照材料不同可分为铸造金属核、银汞合金核、复合树脂核和全瓷核。其中铸造金属核目前使用最多。

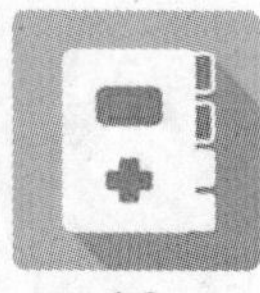

Note

3. 冠(crown) 位于核与剩余牙体组织形成的预备体之上，可恢复牙齿的形态和功能。按材料可分为金-瓷冠、全瓷冠等。

五、桩核冠的固位形与抗力形要求

要用桩核冠修复的患牙，剩余牙体组织不足，需要桩核冠提供足够的固位形，因此，桩核冠有其独特的固位形和抗力形的要求。

(一) 桩的长度

桩核冠的固位力主要取决于桩与根管壁之间的摩擦力和粘接剂产生的粘固力。因此桩越长，摩擦力与粘固面积越大，固位力越强。但桩的长度会受到牙根长度的限制。

(1) 保留根尖封闭：为确保根管治疗效果、预防再次感染和根折，根尖部必须保留不少于 4 mm 的根充材料。

(2) 桩的长度不短于临床牙冠的高度。

(3) 桩在牙槽骨内的长度大于根管在牙槽骨内长度的 1/2。牙槽骨以外的牙根缺少支持，受力时易发生根折。

(二) 桩的直径

桩的直径对桩的固位力和抗折力都有影响。增加桩的直径，可以增加桩与根管内壁的接触面积，从而提高桩的固位力和抗折力。但根管壁厚度有限，桩直径过大，将磨削过多根管壁的牙体组织，受力后容易造成根折；桩直径过小，会影响自身的固位力和抗折力。一般来说，桩直径为根径的 1/4～1/3 是安全的。

(三) 桩的形态

桩按聚合度可分为平行桩和锥形桩。平行桩固位力高于锥形桩，适用于根管粗大、继发性牙本质较多的患牙。锥形桩密合度好，并且有良好的就位，除了用于正常根管外，还适用于细根、短根、继发性牙本质少的患牙。

桩根据表面结构可分为光滑桩、锯齿桩、螺纹桩等。除主动螺纹外，表面纹理对固位力的增加作用并不明显。铸造桩为光滑表面，就位方式为被动就位，对根管壁不会产生应力。

(四) 牙本质肩领

最终冠修复体的边缘应覆盖所有缺损区与原有修复体，并在其边缘上方保留足够的健康牙本质。核的边缘与冠边缘之间应至少保留 1.5 mm 的牙本质，称为牙本质肩领。无牙本质肩领设计的桩核冠修复体在使用过程中容易导致牙折。

六、桩核冠的制作

(一) 临床修复步骤

1. 牙体组织预备 去净残冠上所有的充填物及龋坏组织后，按全冠预备要求与方法进行牙体预备。尽量保存剩余的牙体组织，理想的全冠边缘应至少高于缺损断面的龈方 1.5 mm，形成完整的牙本质肩领。

2. 根管预备 主要采用机械法去除根充材料，即根据 X 线片确定桩在根管内的长度，使用根管预备钻(由细到粗)去除根充材料，保留约 4 mm 的根尖封闭区。

3. 精修完成 继续平整根管，去除倒凹，使其平滑。

(二) 桩核的制作

桩核的制作方法主要有直接法和间接法。

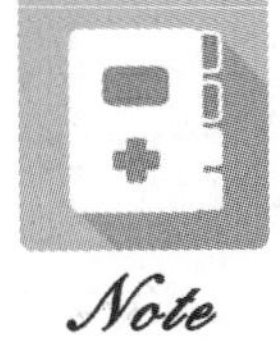

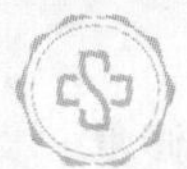

1. 直接法　根管预备完成后，隔湿，使用酒精棉捻将根管内清洁，再使用纸尖吸干。选取与最后根管预备钻直径相对应的预成桩，调改长度后，使用树脂水门汀材料将其粘接在根管内，再用复合树脂材料完成堆核过程。最后，将树脂核与剩余牙体组织一同预备成最终预备体。

如后牙出现大面积缺损，单个桩固位力不足时，可以采用两个，甚至多个根管放置预成桩。

2. 间接法　首先要制取桩核的蜡型。桩核蜡型的获得方式有以下两种。

(1) 常规桩核蜡型成形法：在根管内与根面涂布石蜡油，选用粗细合适的嵌体蜡条，将其烤软插入根管内并尽量充满，取一根金属丝在酒精灯上烤热后插入蜡的中央并抵达根管最底部，待其冷却后将金属丝连同桩的熔模一并拔出，检查是否完整。随后将其插回根管，使用蜡刀溶蜡后堆出核部。完成后将其整体取下，浸入水中，交送技工室包埋铸造。

(2) 印模法：需使用流动性强、弹性好的印模材料，如硅橡胶、琼脂印模材料等制取印模。方法是先在根管内注入高流动性印模材料，再用托盘承载外层印模材料完成印模。常规灌制超硬石膏工作模型。在完成的超硬石膏工作模型上使用相应的预成桩就位，并制作桩核蜡型，最后包埋铸造。

印模法为临床最常采用的制作桩核的方法。

七、桩核的试戴和粘固

在进行桩核冠修复时，使用不同的修复材料或粘接剂会获得不同的治疗效果。若选择的修复材料或粘接剂不合适，患者在进行桩核冠修复后，易发生牙体折裂、桩核松动以及桩核脱落等情况。

(1) 金属铸造桩核：首先去除根管内的暂封物，清洗干净；确认金属桩核组织面没有金属瘤及附着物后，轻轻插入根管试戴。不可强行施压，以免卡入根管难以取出。遇到阻碍时，应仔细判断原因，必要时在咬合纸的帮助下逐步磨除，并检查桩的边缘密合度、固位力，核的形态、咬合空间等，最终达到完全就位。消毒后使用玻璃离子粘接剂粘接。

如所需粘接的金属铸造桩核为分体铸造桩核，试戴时应按照就位道分先后顺序就位，一般先戴入主桩核，后放入插销桩。粘接时也应注意各部件就位顺序。

(2) 纤维桩与树脂核：纤维桩与树脂核在口内一次性完成，为直接修复设计，可以减少患者的就诊次数。纤维桩主要依靠树脂材料粘接固位，根充时应注意不要使用含有丁香油的糊剂。步骤如下：①充分清洁根管，酒精消毒，用纸尖将根管内水分吸干。②酸蚀根管内壁，可选择全酸蚀或自酸蚀。③使用自固化或双固化树脂粘接剂粘接纤维桩。④上部堆塑树脂核。

(3) 氧化锆桩核：桩核为整体结构，制作与试戴同金属铸造桩核。铸瓷材料可酸蚀处理，通常使用自固化或双固化树脂粘接剂，粘接方法同纤维桩。

（徐　晗）

第十一节　人造冠的设计与选择

近年来，牙体修复材料和技术的发展为临床医生提供了更多的修复方案。在选择合适的修复方案时，应遵循微创和循序渐进原则，即优先选择保存牙体组织多、不易造成牙体组织无法修复的折裂且便于再治疗的方案。

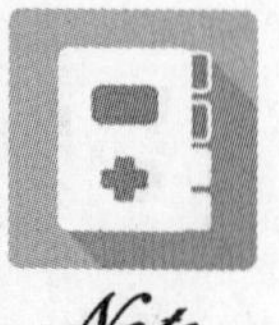

Note

一、前牙

(一) 不同程度缺损的修复设计

冠部牙体结构相对完整的前牙，如龋病或牙外伤导致的小范围牙体缺损，可以使用复合树脂直接修复。

若缺损达到切 1/3，可行贴面或全冠修复。

若缺损在中 1/3，为活髓牙，可在牙本质内置入螺纹钉，加复合树脂核，最后行全冠修复。若牙髓暴露，或确诊为死髓牙，可行根管治疗后桩核冠修复。

若缺损至龈 1/3，应在根管治疗后行桩核冠修复。

(二) 牙发育异常的修复设计

(1) 四环素牙的修复治疗：轻度四环素牙可用贴面修复，而重症患者，可以使用全冠修复。

(2) 釉质发育不全：轻度釉质发育不全患者，先表层打磨，后漂白治疗。也可漂白后加薄层光固化树脂覆盖。若牙严重畸形，可采用贴面或全冠修复。

(3) 过小牙的修复：能满足基本固位要求，且位置正常的患者，可采用贴面修复；若牙冠固位形较差，可使用全冠修复；若牙冠过于短小，固位形差，可考虑根管治疗后行桩核冠修复。

(三) 牙间隙的修复设计

(1) 单个牙间隙：常见于中切牙之间，若牙间隙较小，可使用贴面修复；若牙间隙较大，可先正畸关闭中切牙牙间隙，再使用贴面或全冠修复侧切牙牙间隙。

(2) 牙周病引起的牙间隙：多见于成人，常表现为多个牙间隙。应先完善牙周基础治疗后，调整咬合，行活动或固定牙周夹板修复。

(四) 个别牙反殆的修复设计

个别牙反殆者最好做正畸治疗，若患者不愿接受或没有条件做矫治，反殆不严重可根管治疗后大量磨改，行全冠修复；严重者可选择桩核冠的修复方式，但应考虑前牙的覆殆覆盖关系。

二、后牙

(一) 不同程度缺损的修复设计

如牙体缺损量不大，剩余牙体能提供适当的固位形时，可选择嵌体修复(图 4-24)。当牙体缺损较大时，可使用高嵌体，以保护剩余牙体组织。为增加高嵌体的固位力，可设计髓腔或针道固位方式；牙体缺损较重时，应选择全冠修复；而对于严重的牙体缺损，在经过根管治疗及牙周治疗后，根长和根径能满足固位和支持要求的，可行桩核冠修复。

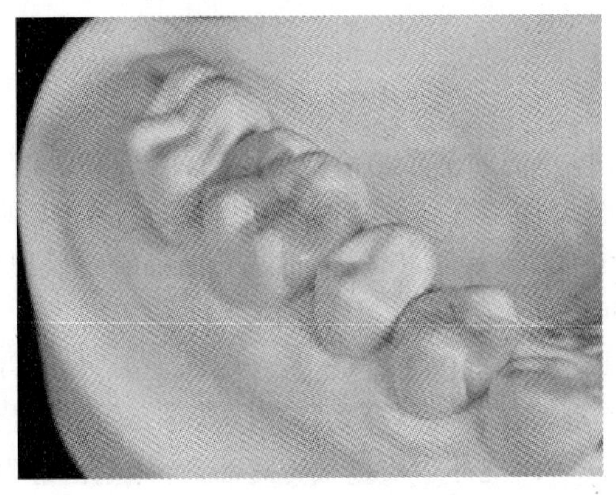

图 4-24　嵌体

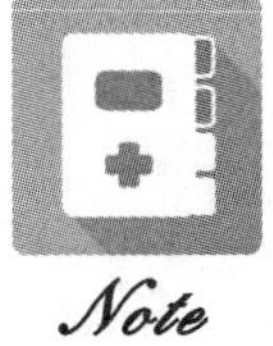

（二）咬合过紧的修复设计

当后牙牙体缺损，牙冠𬌗龈距短或是对𬌗牙伸长，咬合过紧时，可制备固位沟或行髓腔固位的嵌体或全冠修复。全冠牙体预备时可适当向龈下伸展，但不能过深以免破坏生物学宽度，减小轴面的𬌗向聚合度，增强固位力。条件允许时，可适当调磨对𬌗牙尖高度。

（三）联冠的修复设计

当相邻的牙均有牙体缺损，需要行修复治疗时，通常优先选择单冠形式的修复体修复。这样的优点在于：①牙体切割量少，容易取得共同就位道。②维护方便，如粘接使用一段时间后，当其中一个修复体需要返工重做时不必一起拆除。③修复体之间无连接体结构，形态更美观。④牙间隙菌斑容易清理，牙周健康容易维护。

在一些情况下，可以采用联冠形式修复：①相邻的患牙固位形差，旋转脱位倾向大，联冠修复有助于固位。②相邻患牙牙周条件差，如牙槽骨吸收较多，牙齿松动。牙周基础治疗后联冠修复可以分散单个基牙的受力，有助于保存患牙。③患牙之间有牙间隙，易造成食物嵌塞，而联冠修复可以有效关闭牙间隙。

（四）牙半切术的修复设计

牙半切术是指将牙无法保留的牙根及部分牙冠切除，保留尚健康的牙根和部分牙冠。临床上牙半切术有助于保留更多的患牙。

在做牙半切术前，应对计划保留的部分牙根做根管治疗，随后用器械将根分叉以上患根一侧的牙冠做部分切除，拔除病变的牙根，三个月后修复。修复时应将剩余牙体视为单根牙，使用铸造金属或纤维桩加复合树脂行桩核冠修复。若支持和固位力不足，可考虑联冠或固定桥修复。

对于下颌磨牙根分叉处有严重骨质破坏或髓腔穿通，近远中根牙槽骨未明显吸收者，可在根管治疗后在根分叉处将患牙截为近、远中两段。此时该牙可视为两个前磨牙，随后分别在这两个牙的牙冠上行桩核冠修复，或分别制作桩核，再行联冠修复。

（徐 晗）

第十二节 牙体缺损修复后可能出现的问题和处理

牙体缺损的修复应掌握好适应证，全面检查，合理设计，细心操作，精细制作，确保修复体的远期修复效果。

一、疼痛

1. 过敏性疼痛 当牙体预备的基牙为活髓牙，在磨削之后暴露牙本质时，遇冷、热刺激后可出现牙本质过敏现象。这是因为牙体预备时使用的高速车针切削牙体组织，损伤了牙本质细胞突，牙髓处于充血激惹状态。另外，修复体试戴并粘固时的机械刺激、消毒药物刺激、冷刺激等，也会造成基牙短时间的疼痛。

以上各种刺激，如在牙髓耐受范围之内，过敏性疼痛一般可在短时间内消失。若长时间持续疼痛，说明牙髓受激惹严重，则应考虑牙髓炎的可能，必要时拆除修复体进行牙髓治疗。

若修复体戴用一段时间后出现牙本质过敏性疼痛，可能是由继发龋、牙龈退缩引起的牙颈部暴露或粘接剂溶解等因素造成。此时应检查修复体是否松动、边缘牙龈有无退缩、探针探查

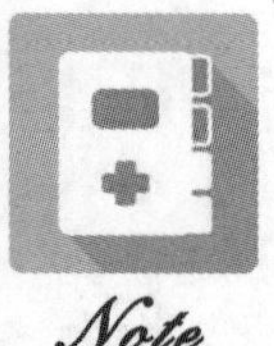

Note

是否敏感。

牙龈退缩引起的过敏性疼痛可以使用脱敏剂进行脱敏治疗；若边缘粘接剂溶解可以添加粘接剂重新封闭修复体边缘；若为继发龋引起的过敏性疼痛则建议拆除、重做修复体。

2. 自发性疼痛 修复体粘接后出现自发性疼痛的常见原因如下：牙髓炎、根尖周炎或牙周炎；牙体预备时切削牙体过多损害牙髓，可引起急性牙髓炎、慢性牙髓炎急性发作或牙髓坏死；也可能与殆创伤引起的根尖周炎有关。

若修复体长时间戴用后出现自发性疼痛，可能是由继发龋导致的牙髓炎、修复前根管治疗不完善产生的根尖周炎而引起。

自发性疼痛若为牙髓炎引起，患牙常由于被修复体覆盖而不易被检查与定位。此时可以仔细检查修复体有无松动、破损、边缘有无缝隙、咬合是否有障碍等。可做温度试验与牙髓活力检查，也可辅助X线检查，明确诊断后再决定是否拆除修复体或在修复体上打孔做治疗。

若为桩核冠修复，还要考虑是否为牙体预备时侧穿根管引起的牙周炎症。

3. 咬合痛 修复体粘接后短时间内即出现咬合痛，并有明显叩痛，一般是由殆创伤引起的。经过调殆，症状很快便会消失。

若修复体使用一段时间后才出现咬合痛，应考虑是否为创伤性牙周炎、根尖周炎、外伤性或病理性根折等，应先完善相关检查明确诊断，再考虑是否调殆、拆除重做或者拔牙。

二、食物嵌塞

食物嵌塞是指在咀嚼食物的过程中，食物碎块或纤维受外力作用嵌入或滞留于两牙的牙间隙内。

若戴用修复体后出现食物嵌塞，多由修复体与邻牙的接触关系恢复不当，边缘嵴恢复高低不平或不完整，缺少溢出沟，牙尖斜面过陡，接触区形态恢复不当等原因导致。

若修复体边缘制作不密合，容易导致牙龈退缩，出现继发性食物嵌塞。

食物嵌塞会使患者感到持续性胀痛，引起牙周病、龋病；食物在牙间隙发酵、腐败可使患者口腔内有异味。

因此，在修复体粘接之前，必须仔细检查，以确保不会发生食物嵌塞。若难以确定，可以暂时粘接。患者使用一段时间、无食物嵌塞症状时，则可以进行永久粘接。

若修复体永久粘接后发生的食物嵌塞，是修复体与邻牙殆面边缘嵴位置高度不合适导致的，可以考虑先调殆解决；若是由邻接关系恢复不当引起的，一般要拆除修复体重新制作。

三、龈炎

修复体粘接后，位于修复体龈边缘的牙龈组织会出现充血、水肿、疼痛等症状，主要原因如下。

(1) 修复体轴面外形不良：未能恢复修复体轴面的生理性凸度，咀嚼时食物沿修复体轴面冲击牙龈，可造成牙龈组织损伤；若轴面凸度超过生理性凸度，食物向龈方滑动时无法与龈组织接触，则会使龈组织失去生理性按摩作用。

(2) 修复体边缘制作不良：修复体边缘过长、抛光不良、不密合、有悬突等，都易造成龈缘炎。

(3) 嵌塞食物：由修复体与邻牙邻接关系恢复不当导致，如邻接触区过松，邻接触区位置、形态不正确等。

治疗方法为尽可能消除或减少致病因素，保守治疗后如症状不缓解，则应将修复体拆除重做。

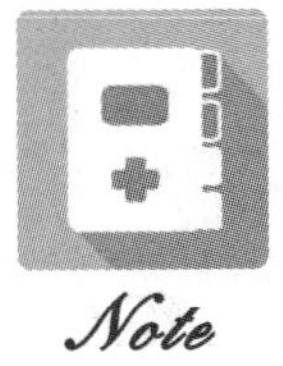

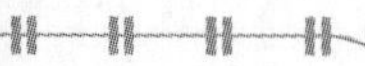

四、修复体松动脱落

修复体的松动表现如下：在使用永久粘接剂粘接后，修复体出现对牙体的相对运动，对修复体𬌗面加压时边缘有液体溢出，或患者能够自行取下等。其主要原因是固位力不足、𬌗力过大、有创伤𬌗或边缘不密合造成的粘接剂溶解。

修复体松动后，应尽早取下，分析其松动的主要原因：若为粘接问题可选择去除残留粘接剂，消毒后重新粘接，若为设计或制作的问题则应重做。

五、修复体破裂、折断、穿孔

修复体在使用一段时间后可能出现破裂、折断或穿孔，若不及时处理，可能会发展为继发龋甚至牙髓炎。其主要原因如下：修复体厚度不足、调𬌗磨改过多、制作不良（如铸造修复体表面有砂眼），𬌗力过大。

烤瓷冠出现的局部瓷层崩裂，可用光固化树脂在口内进行修补，若患者使用了一段时间后再次脱落，则应当重新制作；若金属全冠或烤瓷修复体的金属内冠穿孔，建议重新制作；若桩核冠的牙冠部分折断，可拆除牙冠，保留桩核。

六、塑料冠变色、磨损与脱落

全塑料冠曾被用作永久修复体，但因物理性能不佳，且容易引发牙龈炎和继发龋而被逐渐淘汰，目前临床上只用于暂时修复。烤塑冠是目前较为常见的修复方式，但口内使用一段时间后，仍会出现塑料的老化和变色，影响性能和美观。若临床发现此类问题，而金属内冠无问题时，可以尝试去除旧树脂后采用光固化树脂重塑冠外形；若金属内冠不贴合则建议重新制作。

七、修复体拆除

若修复体粘接后出现松动或不可补救的破损，经调改后仍不能解决问题，则应当将修复体拆除并重做。

（1）全冠的拆除：若需拆除的全冠已松动，可利用去冠器上的钩缘勾住全冠的边缘，沿就位道相反的方向用去冠器柄上的滑动锤冲击末端，依靠冲击力震碎残留粘接剂，使全冠脱位。使用时用力不宜过大，以免造成患者剧痛及牙周膜损伤，或造成基牙冠部折断，甚至牙脱位。手部应当建立良好支点，避免冲击时去冠器突然滑脱而损伤患者口腔软组织。全冠快脱位时，应以左手手指夹持全冠，防止全冠飞落至患者咽喉造成误吞。

若全冠比较牢固，难以直接取下，则可用裂钻沿颊舌侧或前牙的舌侧磨穿全冠，然后用小凿撬松全冠边缘，再使用去冠器取下。

（2）桩核冠的拆除：先按拆除全冠的方法将桩核冠取下，再使用细针状金刚砂车针在桩与根管内壁之间制造间隙，利用去冠器去除桩核。若桩核冠粘接牢固，还可以使用超声波振荡器辅助拆除。操作方法是将超声工作尖放在桩核与牙体的不同间隙内振荡，直到桩核冠松动后再用去冠器取出。

小　　结

牙体缺损是口腔修复临床的常见病和多发病。牙体缺损最常见的病因是龋病，其次是牙外伤、磨损、楔状缺损、酸蚀症和发育畸形等。临床上的牙体缺损修复体有嵌体、部分冠、贴面、全冠和桩核冠。牙体缺损的修复原则包括生物学原则、机械力学原则和美观原则。牙体缺损修复体是依靠摩擦力、约束力和粘接力固位的，临床上常用的固位形有环抱固位形、钉洞固位

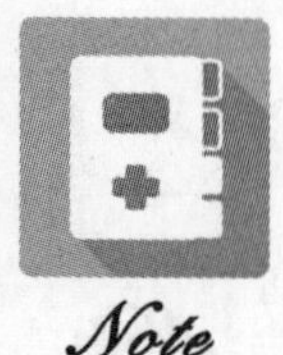

Note

形、沟固位形和洞固位形。要制作出医患双方都满意的理想修复体，掌握修复体的修复原则及设计合理的固位形是非常有必要的。

目标检测

1. 牙体缺损修复体的种类有哪些？
2. 牙体缺损的修复原则是什么？
3. 牙体预备过程中如何保护软硬组织的健康？
4. 什么是固位形？什么是抗力形？如何增加基牙的抗力？
5. 牙体预备前为什么要进行排龈操作？排龈的方法有哪些？
6. 嵌体的适应证和禁忌证有哪些？
7. 嵌体和充填体有什么不同？
8. 什么是3/4冠？什么时候能用3/4冠进行修复？
9. 金属全冠牙体预备的要求、方法和步骤是什么？
10. 金属全冠的适应证和禁忌证有哪些？
11. 烤瓷熔附金属全冠牙体预备的要求、方法和步骤是什么？
12. 烤瓷熔附金属全冠的适应证和禁忌证有哪些？
13. 金-瓷结合的机制有哪些？
14. 金-瓷冠的设计原则有哪些？
15. 临床上如何进行比色？
16. 简述全瓷冠的适应证。
17. 桩核冠的禁忌证是什么？
18. 简述后牙不同程度缺损时的冠设计。
19. 简述修复后出现自发性疼痛的原因和处理方法。

（徐　晗）

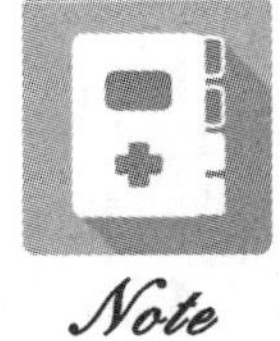

第五章　牙列缺损的固定桥修复

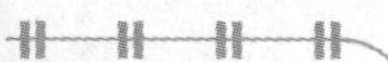

学习要点

本章 PPT

1. 固定桥的定义、组成及类型。
2. 固定桥修复的生理基础、固位与稳定因素。
3. 固定桥修复的适应证和禁忌证。
4. 固定桥的设计、制作及修复后可能出现的问题及处理。

第一节　概　　述

一、牙列缺损的概念与原因

牙列缺损(dentition defect)是指在上颌或下颌牙列内的不同部位,有不同数目的牙齿缺失,同时牙列内有不同数目的天然牙存在。

牙列缺损是口腔修复临床上的常见病和多发病,其主要病因是龋病、牙周病、颌骨和牙槽骨外伤、颌面部肿瘤和发育障碍等,其中以龋病和牙周病较为常见。

二、牙列缺损的影响

1. 咀嚼功能减退　牙列缺损时,缺失牙的部位和数目不同,对咀嚼功能造成影响的程度也有所不同。当磨牙缺失或缺失的牙齿数目较多时,对咀嚼功能的影响较大。若前牙缺失,将影响切割功能。

2. 发音功能障碍　前牙缺失对发音功能影响很大,特别是影响齿音、唇齿音、舌齿音的发音。在发以上各音时,逸出的气流不能被完全控制,气流可通过缺牙间隙产生摩擦。同时由于牙齿缺失,舌在发音时失去正常活动,因而发音不清晰。

3. 对牙周组织的影响　牙齿缺失后若久未修复,邻牙向缺隙倾斜移位,对颌牙伸长,不但失去与邻牙的正常接触关系,造成食物嵌塞,而且牙齿的排列和咬合出现紊乱,𬌗力由少数余留牙承担而导致负荷过重,牙周组织因创伤而产生病变。

4. 颞下颌关节病变　长期、多数后牙缺失,且久未修复,有可能造成颞下颌关节病变。其主要原因是𬌗干扰引起的咬合关系紊乱,阻碍下颌前伸或侧向运动;或形成偏侧咀嚼习惯,使咀嚼肌群出现张力不平衡;或双侧后牙咬合关系丧失,垂直距离减少致髁突后上移位等。

5. 对美观的影响　完整的牙列可以维持面部的自然外形和美观。若前牙缺失,唇部失去支持,唇部内陷,影响患者美观。若上、下颌后牙缺失较多,余留牙无对颌牙接触,面下 1/3 距

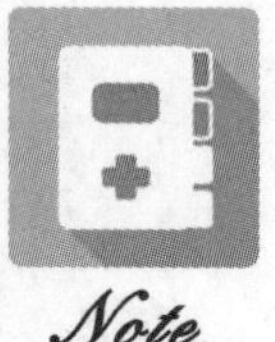

Note

离缩短，鼻唇沟加深，面部皱纹增加，容颜显老。

因此，牙列缺损者应及时修复。常用的修复方法有固定桥(也称固定局部义齿)、可摘局部义齿、固定-活动联合修复等。本章主要介绍固定桥。

三、固定桥的定义与特点

固定局部义齿(fixed partial denture)，是修复牙列中一个或几个缺失牙的解剖形态和生理功能的一种修复体。它主要利用缺牙间隙两端或一端的天然牙或牙根作为基牙，在其上制作固位体，并与桥体连接成为一个整体，借粘固剂将固位体粘固于基牙上，患者不能自行取戴。又由于其结构类似于工程上的桥梁结构，也称固定桥。

固定桥是修复牙列缺损中少数牙缺失或数个牙间隔缺失最常用的修复设计。与可摘局部义齿相比，固定桥具有以下优点：①体积小，接近原缺失牙大小，异物感小，戴用舒适，并且不妨碍舌的活动及发音。②固定桥在行使功能时支持、固位、稳定作用良好，咀嚼效率高。③金属烤瓷或全瓷固定桥美观，颜色接近于自然牙。④无须患者摘戴，使用方便。

另外，与可摘局部义齿相比，固定桥也有以下缺点：①适用范围窄。②基牙牙体预备量大。③制作工艺复杂，损坏后不易修理。④患者不能摘下进行口外清洁。

(潘福勤)

第二节 固定桥的组成及类型

一、固定桥的组成

固定桥是由固位体、连接体和桥体三个部分组成的(图 5-1)。

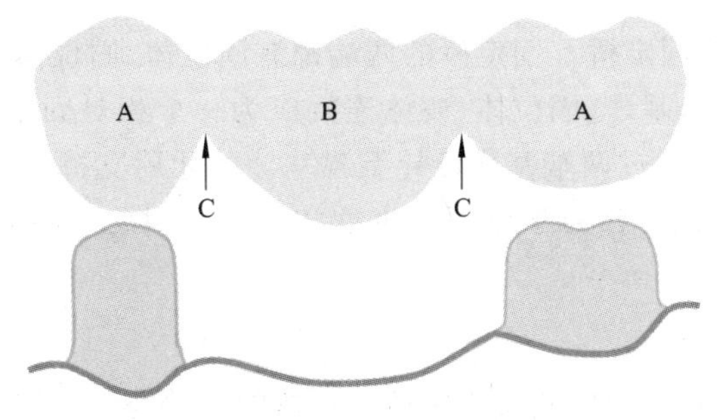

图 5-1 固定桥的组成

A—固位体；B—桥体；C—连接体

(一) 固位体

固位体是指在基牙上制作并粘固的全冠、部分冠、嵌体、桩冠、翼板等。固位体通过连接体与桥体相连接，并借助粘固剂与基牙稳固地连接形成一个功能整体，使固定桥获得固位。桥体依靠固位体与基牙连接在一起并将𬌗力通过固位体传导至基牙及牙周支持组织。因此，固位体应在足够的固位力作用下牢固地固定于基牙上，并能抵抗义齿在行使功能时所承受的各个方向的外力，而不会发生松动或脱落。因此，制作固位体的材料应有一定的强度，能抵抗𬌗力而不致破损。这样才能使固定桥的功能得到充分发挥。

固位体大致分为冠内固位体、冠外固位体和根内固位体三大类。

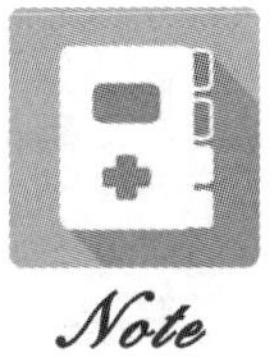

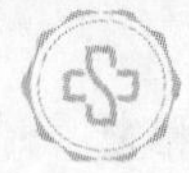

嵌体属于冠内固位体。冠内固位体因切割的牙体组织较多，固位力也不及冠外固位体好，现已较少采用。

部分冠、全冠等属于冠外固位体。冠外固位体只切割牙体组织的表面，对基牙有较好的保护作用，且固位力较冠内固位体强，因此为目前临床应用最多的一种固位体。

桩冠和桩核冠等属于根内固位体。根内固位体只能用于牙冠大部分缺损或牙髓有病变，并已经过完善根管治疗的基牙。

（二）桥体

桥体即人工牙，是固定桥修复缺失牙解剖形态和生理功能的部分。桥体的两端或一端借连接体与固位体相连。制作的桥体形态要和缺失牙外形相似，选择的材料既要色泽美观，又要具有良好的机械强度，承受𬌗力时不会发生弯曲变形或折断。

（三）连接体

连接体是固定桥桥体与固位体之间的连接部分。按连接方式的不同，连接体分为固定连接体与活动连接体。

固定连接体是用整体铸造法或焊接法将固位体与桥体连接，形成的一个不动连接体。全瓷固定桥的连接体的制作视所采用的陶瓷制作工艺的不同而异。烧结陶瓷由瓷粉堆塑烧结而成，切削陶瓷由机械加工切削而成，铸造陶瓷则由整体铸造而成。

活动连接体通常为不同结构的附着体，分为阴性和阳性两个部分。桥体一端通过附着体与固位体连接，形成一个活动连接体，桥体的另一端常规设计为固定连接体。活动连接体有一定的应力缓冲作用，可减小基牙所承受的应力。

制作的连接体要有足够的强度，不影响美观，容易清洁或有一定的自洁能力。

二、固定桥的类型

固定桥的分类方法较多，类型亦多。临床上最常用的分类方法是根据固定桥的不同结构分类，固定桥可分为双端固定桥、半固定桥、单端固定桥和复合固定桥。

（一）双端固定桥

双端固定桥又称完全固定桥。固定桥的两端都有固位体，固位体与桥体之间为固定连接，并借固位体固定在基牙上，基牙、固位体、桥体连接成为一个相对固定不动的整体。双端固定桥所承受的𬌗力几乎全部通过两端基牙传导至各基牙的牙周支持组织，且两端基牙所承担的𬌗力也比较均匀，其设计较符合力学原理及生理学原则。因此，双端固定桥是临床应用最为广泛的设计形式。

（二）半固定桥

半固定桥（图 5-2）又称应力中断式固定桥。桥体的一端与固位体为固定连接，另一端为活动连接。活动连接体多为栓体栓道式结构，通常栓体位于桥体一侧，栓道位于固位体一侧。当半固定桥固定连接端固位体粘固就位于基牙时，活动连接端上的栓体嵌合于基牙固位体上栓道内，则形成有一定动度的活动连接。半固定桥两端基牙的受力情况是不均匀的，固定连接端的基牙所受的力大于活动连接端。这是因为𬌗力通过活动连接体的传导而得到分散和缓冲，而固定连接端基牙则承担了大部分𬌗力，易受损伤。

半固定桥多用于牙间隔缺失中间基牙的远中部分；或当基牙倾斜度较大，难以取得共同就位道的病例。

（三）单端固定桥

单端固定桥（图 5-3）又称悬臂固定桥。此固定桥仅一端有固位体和基牙，桥体与固位体之间为固定连接，另一端为完全游离的悬臂，无基牙支持。悬臂端若有邻牙，仅与邻牙维持邻接

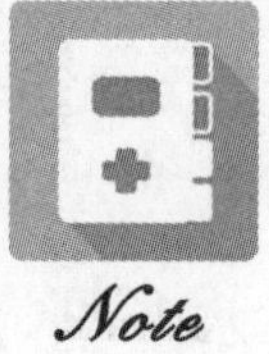

Note

关系。这种固定桥承受殆力时，基牙不仅要承受自身所受的殆力，还要承受几乎全部桥体上的殆力，并以桥体为力臂，基牙为旋转中心产生杠杆作用，易导致基牙倾斜、扭转而引起牙周组织损伤。因此，在临床上要严格控制其适应证：缺失牙间隙小；患者殆力不大；基牙有足够的支持力且牙冠形态正常，可为固位体提供良好的固位力时，才可采用单端固定桥设计。

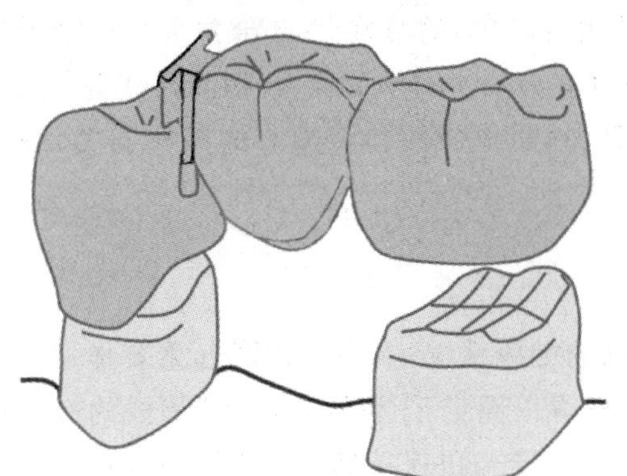

图 5-2 半固定桥

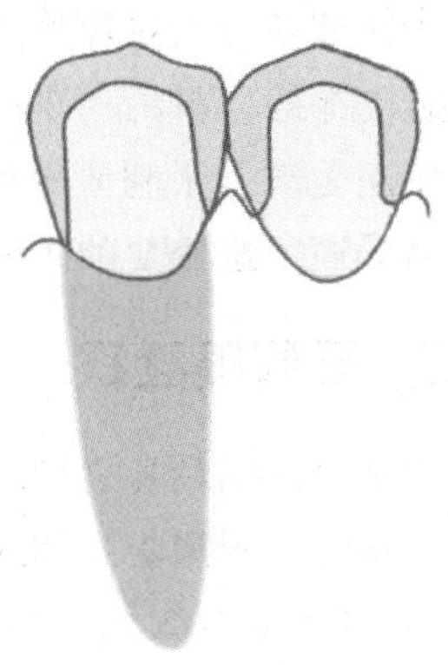

图 5-3 单端固定桥

（四）复合固定桥

复合固定桥（图 5-4）是将上述两种或两种以上基本类型组合成的一个整体。比较常见的设计是一个双端固定桥连接一个半固定桥或单端固定桥。故复合固定桥一般有两个或两个以上基牙，四个或四个以上的牙单位。这种固定桥承受殆力时，各个基牙的受力反应多数时候不一致，有时可以相互支持，有时相互制约，影响着固定桥的固位和支持。当复合固定桥的基牙数目多且分散时，获得共同就位道相对较难。

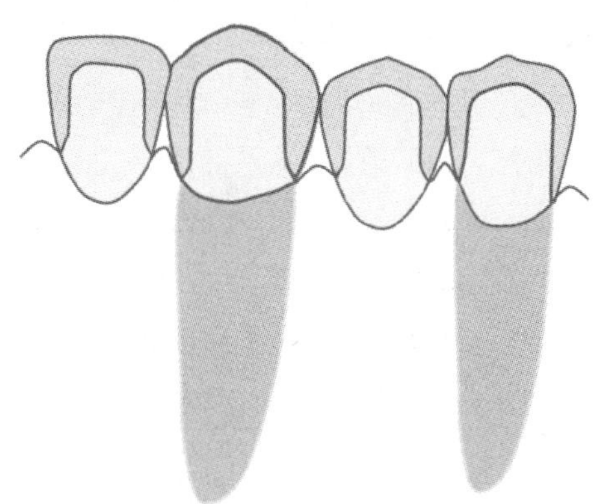

图 5-4 复合固定桥

除上述四种基本类型的固定桥外，还有其他具有特殊结构的固定桥，如种植固定桥、固定-可摘联合桥、粘接固定桥、CAD/CAM 固定桥等。

（潘福勤）

第三节 固定桥修复的生理基础（生物学基础）

固定桥在行使咀嚼功能的过程中，它所承受的殆力完全是由基牙支持和承担的，即基牙

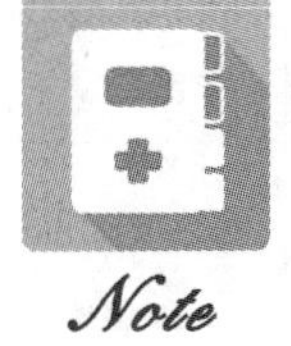

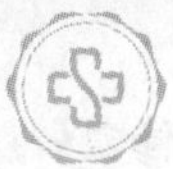

既要承担自身的𬌗力又要分担桥体的𬌗力。基牙的这种承担额外𬌗力的能力是固定桥修复的生理基础。

一、牙周储备力

牙周储备力又称牙周潜力，是指在正常的咀嚼运动中，咀嚼食物的𬌗力大约只为牙周组织所能支持的力量的一半，而在牙周组织中尚储存有另一半的承受能力，即牙周储备力。固定桥修复正是动用了基牙的部分甚至全部牙周储备力，以承担桥体传递来的额外𬌗力，故牙周储备力是固定桥修复的生理基础。

二、牙周膜面积

基牙的牙周储备力取决于基牙牙周支持组织的健康情况，其中牙周膜起重要作用。牙周膜是连接牙与牙槽骨之间的纤维结缔组织，使牙根得以固定于牙槽窝内。牙周膜内有本体感受器，能清楚地感知𬌗力的大小、方向及位置，并调控𬌗力以保护基牙。临床上常用牙周膜面积的大小来衡量邻近缺牙区的天然牙是否能作为基牙或作为选择基牙数目的依据。

牙周膜面积与基牙的牙周储备力呈正相关。牙周膜面积越大，基牙的牙周储备力越大，基牙的支持力越强。根据国内外学者对牙周膜面积进行系统测量的结果（表5-1）可以看出，全口牙中，上、下颌第一磨牙的牙周膜面积较大，牙周支持力较强，是较好的基牙；其次是第二磨牙，尖牙再次之；上颌侧切牙和下颌中切牙的牙周膜面积较小，牙周支持力也较小，是较差的基牙。

表5-1　各牙的牙周膜面积　　单位：mm^2

颌	牙位	Tylman	Boyd	Jepsen	魏治统
上颌	8	194	205	—	—
	7	272	417	431	290
	6	335	455	433	360
	5	140	217	220	177
	4	149	220	234	178
	3	204	267	273	217
	2	112	177	179	140
	1	139	204	204	148
下颌	1	103	162	154	122
	2	124	175	168	131
	3	159	272	268	187
	4	130	196	180	148
	5	135	204	207	140
	6	352	450	431	346
	7	282	400	426	282
	8	190	373	—	—

牙周膜面积并不是始终不变的。当牙周萎缩时，牙周膜面积相应减少，牙周储备力也相应降低。当牙周膜面积减少到一定程度时，邻近缺牙区的天然牙就不能用作基牙。牙周膜面积的减小程度受牙根的形状和数量的影响，通常单根牙颈部区域的牙周膜面积最大，多根牙在牙根分叉处的牙周膜面积最大，颈部次之，根尖处最小。故牙周膜面积最大处一旦发生牙槽骨吸

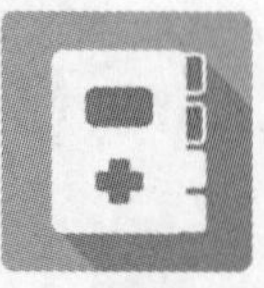

Note

收，则牙周膜面积整体受损较大，尤应注意。

三、牙槽骨结构

牙槽骨的主要作用是支持、承受由牙周膜传递而来的𬌗力。牙槽骨对𬌗力有适应性反应，主要表现在骨质的密度和骨小梁的排列上。健康牙的牙槽骨，在X线片上显示骨质致密、骨小梁排列整齐，对咬合的承受能力高，而日久废用的牙，其牙槽骨的骨质疏松、骨小梁排列紊乱，牙槽骨出现失用性吸收，牙周膜面积明显减小，这类牙牙周储备力低，在选作基牙时应慎重。

（潘福勤）

第四节 固定桥的适应证和禁忌证

一、固定桥的适应证

固定桥能最大限度地恢复缺失牙的解剖形态和生理功能，基本上不改变口腔原有的环境，戴用舒适，美观，深受患者的欢迎。然而，固定桥修复有严格的适应证范围，修复前必须进行周密的口腔检查，结合患者的个体特点和全身情况进行综合分析，确认能否达到固定桥的预期修复效果。为此，应从以下方面严格控制其适应证。

（一）缺牙的数目

固定桥较适合于少数牙缺失的修复，即1～2个牙缺失；若缺失牙为间隔缺失，有中间基牙增加支持，也可选用固定桥修复。对多数牙的间隔缺失，应持慎重态度。一般情况下，固定桥可修复前牙区1～4个牙，后牙区1～2个牙。

（二）缺牙的部位

一般来说，牙列的任何部位缺牙，只要缺牙数目不多，基牙的数目和条件均能满足支持、固位者，都可以选用固定桥修复。但对后牙游离缺失的患者，若用单端固定桥修复，桥体受力会对基牙产生杠杆作用，容易造成基牙牙周组织的损伤，一定要慎用。若第二磨牙游离缺失，患者要求单端固定桥修复，可以用第二前磨牙和第一磨牙共同做基牙，同时桥体选择减轻力的设计形式；如果只用第一磨牙作基牙，则基牙要健康，桥体的颊舌径和近远中径均应减小，且对颌牙为可摘局部义齿时才可设计单基牙的单端固定桥修复。

（三）基牙的条件

（1）牙冠：形态正常，有足够的𬌗龈高度，牙体组织健康或有牙体缺损但剩余牙体组织能满足抗力形和固位形的要求，均可考虑作为基牙。若牙冠缺损过大、形态不良、临床牙冠过短，应采取增强固位力的措施，如在基牙上制备辅助固位形、增加牙体的𬌗龈高度、使用根管内桩核固位等，必要时增加基牙数目满足固位需求。

（2）牙根：应较粗、长、大，最好是多根牙，且牙根坚实稳固，根冠比应大于1。若基牙牙根周围出现牙槽骨吸收，要求最多不能超过根长的1/3。必要时需增加基牙数目，以增加支持力。

（3）牙髓：最好是健康活髓牙。若牙髓有病变，应进行完善的根管治疗。

（4）牙周组织：牙周健康无炎症，根尖周无病变，牙槽骨无吸收或吸收不超过根长的1/3。

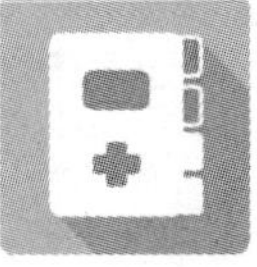

(5) 基牙的排列位置：应正常，无过度倾斜(倾斜度＜25°)或扭转错位。

(四) 咬合关系

缺牙间隙基本正常，有适当的殆龈高度，对颌牙无伸长，邻牙无倾斜移位。否则应采取措施，调磨伸长牙和基牙倾斜面，或改变固位体的设计，以制作固定桥。

(五) 缺牙区的牙槽嵴

一般在拔牙后3个月，牙槽嵴吸收趋于稳定方可进行固定桥修复。

(六) 年龄

一般来说，青年和壮年阶段是最佳年龄段，即20～55岁范围。年龄小者，要考虑牙萌出高度、稳定性、髓角高度；高龄不是禁忌证。

(七) 口腔卫生情况

龋坏率低、口腔卫生良好的患者，固定桥修复预后好，修复体边缘不易产生龋坏。

(八) 余留牙情况

其他余留牙健康、中短期内不需进行修复及拔除的情况下适宜做固定桥修复。

二、固定桥的禁忌证

任何一种修复治疗方法都会让患者付出一定的代价。被切割掉的牙体组织不可能再生，因此，选择固定桥修复一定要慎重。如果选择应用不当，反而会给患者带来不必要的损害。下面一些情况不宜采用固定桥修复。

(一) 禁忌证

(1) 患者年龄小，临床牙冠短、髓角高、髓腔大、根尖部未完全形成时。

(2) 缺牙多，余留牙无法承受固定桥殆力时。

(3) 缺牙区毗邻牙有未经治疗的牙髓病变或牙周病时。

(4) 缺牙区的殆龈高度过小者。

(二) 非适应证

(1) 缺牙区毗邻牙倾斜移位，对颌牙伸长形成牙间锁结。

(2) 游离缺失2个及2个以上牙者。

(3) 缺牙区毗邻牙临床牙冠短，无法为固定桥提供足够的固位力。

(4) 缺牙区毗邻牙松动度超过Ⅰ度或牙槽骨吸收超过根长的1/3时。

(5) 拔牙创口未愈合，牙槽嵴吸收未稳定者。

非适应证或禁忌证并非绝对不变，如果条件发生改变，如牙髓病、牙周病患牙经过完善治疗的，依然可以用作基牙，仍可做固定桥修复。

(潘福勤)

第五节　固定桥的固位

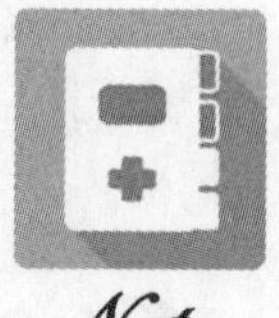

固定桥的固位指固定桥通过固位体牢固地固定在基牙上，在行使咀嚼功能时，能够抵抗各种方向的外力，不致发生松动或脱落。良好的固位是固定桥必须具备的重要条件。

一、固位原理

固定桥的固位原理与牙体缺损的嵌体及冠修复体的固位原理一样，其固位力主要依靠摩擦力、约束力和粘接力(详见第四章)。在这三种力的协同作用下，修复体与各基牙形成一个牢固的整体。

固定桥基牙除承担自身的𬌗力外，还要分担桥体的额外𬌗力，以及对抗固定桥在功能运动中因应力变形带来的扭力，故固定桥固位体的固位力要远比单个牙体缺损修复体的固位力大。

二、影响固定桥的固位因素

(一) 基牙受力的运动方式

牙列中的每一个牙在咀嚼时均会受到颊舌向、近远中向和垂直向的外力，形成三个方向的生理运动。固定桥粘固在基牙上，与基牙形成一个整体。因此，固定桥任何部位接受任何方向、任何大小的力量，都会传递到各个基牙上，一个基牙的运动必然受到其他基牙的制约，形成有别于单个牙受力时的运动方式。又由于固定桥在牙列上的位置不同，桥的跨度不同、各基牙的条件不同，作用于固定桥上的力的大小、方向、作用点不同，基牙受到极复杂的外力作用而不利于固定桥的固位。

(二) 上、下颌牙的排列与固位

上颌牙列承受着较大的唇颊向非轴向力，可能使上颌牙，尤其是上颌前牙向唇侧移位而失去紧密的邻接关系，这对固定桥的固位是不利的；而下颌牙咀嚼时主要承受舌向力，该力使牙弓内收，使下牙间邻面接触更紧密，有利于承受𬌗力并阻止下颌牙舌向移位，而且下颌牙的牙轴较直，能承受较大的轴向𬌗力，故对固定桥的固位影响较小。

三、固定桥的稳定性与固位

固定桥的稳定性是指在咀嚼功能运动中，承受来自各个方向的咬合力时，仍能保持平衡状态，无潜在的翘动现象。固定桥的稳定性与固位有密切的关系。固定桥一旦出现翘动现象，很容易破坏粘固剂的封闭作用和锁结作用，造成固位体的松动脱落。因此，保持固定桥的稳定性对于能否获得良好的固位有密切的关系。

固定桥的稳定性与固定桥的结构形式、固定桥在受力时产生的杠杆作用有关。通常，固定桥的桥体位于基牙固位体的支点线上时，固定桥的稳定性较好；而在支点线以外时，稳定性差。此外，牙尖斜度、覆𬌗程度也影响固定桥的稳定性。

(潘福勤)

第六节　固定桥的设计

固定桥修复的远期效果，很大程度上取决于修复设计是否合理。修复设计时，必须根据患者的年龄、口腔整体情况和全身健康状况等来制订符合患者的修复方案。

一、基牙的选择

基牙是固定桥修复的基础，它起着支持固定桥的作用，其牙周组织应有足够的支持负重能

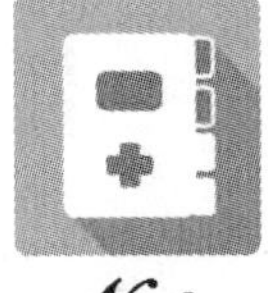

Note

力；基牙预备体应满足固位体的固位形要求，能提供足够的固位力；且各基牙间能取得共同就位道。因此，临床上基牙的选择与基牙数目的确定十分重要。

（一）基牙的设计要求

1. 桥基牙的支持作用 固定桥所承受的𬌗力，几乎全部由基牙的牙周组织承担。基牙支持能力的大小与基牙的牙周储备力有关，即与基牙牙根的数目、粗细、长短、形态、牙周膜面积大小及牙槽骨的健康状况有密切关系。

（1）牙根：正常情况下，牙根长且粗壮者，承受𬌗力的能力强；多根牙较单根牙的支持力强；根分叉度大者较根分叉度小的支持力强；牙根横截面呈椭圆形或哑铃形时支持作用好；根尖部弯曲者比直根牙好。具体选择时，应考虑临床牙冠和牙根的比例，临床冠根比例以1∶2或2∶3较为理想，冠根比为1∶1时是选择基牙的最低限度，否则需要增加基牙。

（2）牙周膜面积：牙周膜是固定桥支持的基础，牙周膜面积大小是用来确定基牙支持力大小的依据。牙周膜面积越大，其支持力越大。牙周膜面积与牙根的数目、粗细、形态、长短有关。

（3）牙槽骨：牙槽骨的健康状况直接影响固定桥的支持作用。健康的牙槽骨骨质致密，骨小梁排列整齐，牙槽骨无吸收。日久废用或牙周存在炎症的牙，支持力减弱，不宜用作基牙。牙槽骨吸收超过根长1/3者，牙周膜面积大大减小，支持力下降，也不宜用作基牙。

2. 基牙的固位作用 基牙的固位作用与基牙的牙冠形态有密切关系，使用根内固位方式时，与牙根有一定的关系。

基牙牙冠应有足够的牙体组织、适宜的形态和良好的牙体结构，为固位体提供良好的固位形，使固定桥有足够的固位力。临床上对有牙体缺损的患牙是否可以选作基牙，应根据患牙的具体情况来决定。例如，有龋病的牙应先治疗后再选作基牙；有磨耗或形态异常的牙必须选作基牙时，最好设计固位力强的固位体，必要时使牙髓失活，以取得辅助固位形。基牙最好是活髓牙，对经过完善根管治疗的无髓基牙，必要时应采取固位钉或桩核增强固位，保护基牙受力时不会折裂。对基牙牙冠几乎完全缺损的根内固位者，要求牙要粗大，有足够长度，能提供良好的根桩固位形，且要经过完善的根管治疗。

3. 基牙的共同就位道 固定桥的各固位体与桥体连接成为一个整体，各基牙间必须形成共同就位道。在选择基牙时，必须注意基牙的位置和方向，基牙应位于牙弓内，无倾斜，这样在承受𬌗力时力量沿牙长轴方向传导，有利于基牙健康，同时也有利于在基牙牙体预备时获得共同就位道。对于轻度倾斜的天然牙，经适当消除倒凹或稍改变就位方向就能获得共同就位道者，也可选作基牙。对严重倾斜移位的牙，最好经正畸治疗改正牙位后再选作基牙；或选择适当的固位体设计，如舌侧倾斜的下颌磨牙，固位体可设计为暴露舌面或部分暴露舌面的部分冠，既可取得共同就位道，又可少磨牙体组织。

（二）基牙数目的确定

设计固定桥时，除了对基牙条件进行选择外，还应根据𬌗力大小确定基牙的数量。在正常情况下，一个牙缺失，常常选择与其相邻的两个天然牙作基牙。但若牙列内缺失牙数目多，间隔缺失，基牙支持力量不够，各基牙之间条件悬殊，要决定基牙的数目是比较困难的。现介绍两种确定基牙数目的原则。

1. Ante 法则 Ante 曾提出以牙周膜面积决定基牙的数量，即基牙牙周膜面积的总和应等于或大于缺失牙牙周膜面积的总和。若缺失牙牙周膜面积的总和大于基牙牙周膜面积的总和，将给基牙牙周支持组织带来创伤，最终导致固定桥修复失败。

例如，12 缺失，以 11、13 作为基牙，两个基牙牙周膜面积的总和为 148＋217＝365(mm^2)，而缺失牙 12 的牙周膜面积仅为 140 mm^2，这样选择基牙是恰当的。又如 13、12 缺失，如果以

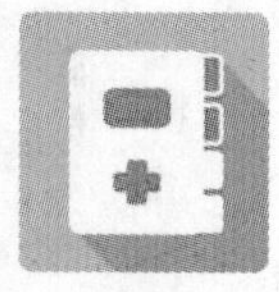

11、14 作为基牙，则缺失牙牙周膜面积的总和为 140＋217＝357(mm^2)，而基牙牙周膜面积的总和仅为 148＋178＝326(mm^2)，这种设计必将引起基牙牙周组织创伤。在此情况下，就必须增加基牙的数量，加大基牙牙周膜的总面积。

用牙周膜面积的大小作为决定基牙数量的标准，在临床上有一定的参考价值，但并不能适用于所有情况。例如，17 缺失，以 16 为基牙做单端固定桥修复 17，基牙 16 的牙周膜面积为 360 mm^2，缺失牙 17 的牙周膜面积 290 mm^2，虽然按照 Ante 法则是可行的，但因为单端固定桥会受到较大的杠杆作用力，可造成基牙创伤。又如上颌四个切牙缺失，若仅用 13、23 作为基牙做固定桥修复，上颌四个切牙的牙周膜面积之和大于上颌两个尖牙的牙周膜面积之和，按照 Ante 法则，这种修复设计是不恰当的，但临床实践证明，如果 13、23 的牙冠形态正常，牙根长、大，牙周组织健康，咬合关系正常，而且前段牙弓较平直，咬合力不大时，亦可以用 2 个尖牙来修复四个切牙。因此在设计时，要考虑尽量减小或避免对基牙牙周健康不利的杠杆力、侧向力。

2. 𬌗力比值原则 Nelson 认为，基牙𬌗力比值总和的两倍，应等于或大于固定桥各基牙与缺失牙𬌗力比值的总和。

Nelson 根据各牙的𬌗力，牙冠及牙根形态以及牙周组织等因素综合考虑制订出各牙𬌗力的相关比值，见表 5-2。

表 5-2 各牙的𬌗力比值

上颌牙	𬌗力比值	下颌牙	𬌗力比值
1	60	1	20
2	40	2	30
3	80	3	80
4	70	4	60
5	60	5	70
6	100	6	100
7	90	7	90
8	50	8	50

例如，16 缺失，选择 15、17 作为双端固定桥的基牙，则基牙𬌗力比值之和的两倍为(90＋60)×2＝300，而固定桥各基牙和缺失牙𬌗力比值的总和为 90＋100＋60＝250，即基牙的𬌗力比值总和的两倍大于基牙加缺失牙𬌗力比值的总和，固定桥的𬌗力没有超过基牙的牙周储备力，所以这种设计是合理的。

总之，在固定桥修复设计中，用 Ante 法则或𬌗力比值原则决定基牙数量的方法只能作为参考，不能作为单纯的设计依据，应结合牙弓的实际情况，全面考虑，综合分析，确定基牙数目及位置，以保证固定桥接受的𬌗力在所有基牙的牙周储备力总和之内，从而制订出合理的设计方案。

二、固位体的设计

固定桥的功能发挥，需要固位体与基牙之间良好而持久的固位作用，才能达到理想的修复效果。

(一) 固位体应具备的条件

(1) 有良好的固位形与抗力形，能抵御各种外力而不松动、脱落、变形或破裂。

(2) 各固位体之间应有共同就位道。

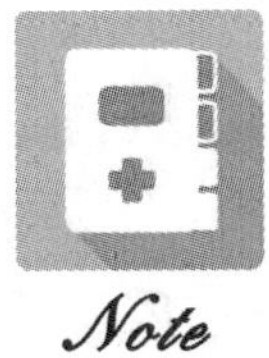

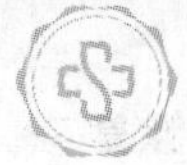

(3) 不需要过度磨除基牙的牙体组织，减少牙本质过敏、露髓、牙折的可能性。

(4) 能恢复基牙的解剖形态与生理功能，符合美观与自洁要求，边缘密合，不刺激牙周组织。

(5) 材料的加工性能、机械强度、化学性能良好。

(二) 固位体的类型

固位体一般分为三种类型：冠内固位体、冠外固位体、根内固位体(图 5-5)。

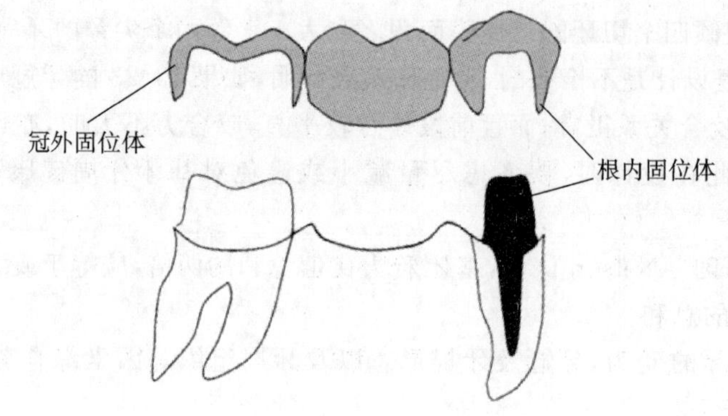

图 5-5　固位体

1. 冠内固位体　包括邻𬌗嵌体与高嵌体，要有与桥体相连接的邻面。这类固位体不仅外形线长，牙体组织切割深，而且固位力差、抗力差。只适合缺牙间隙小，两基牙邻近间隙恰好有缺损、龋坏或充填体，只需稍加修整即可获得邻𬌗洞型者。

2. 冠外固位体　包括部分冠与全冠。部分冠多采用 3/4 冠，后牙偶用 7/8 冠或近中半冠。其牙体磨除量比全冠少，固位力比嵌体好，对牙体制备技术要求高，取得共同就位道比全冠要困难。全冠为临床上应用最广、固位力最强的修复体。

3. 根内固位体　即桩核冠。目前临床上常用的根内固位体的设计制作分两步进行：先将制作好的桩核粘固于根管内，然后在桩核上进行牙体预备制作全冠固位体。适合于牙冠已有大面积缺损、根管充填完善、根尖周围组织无病变的患牙。根内固位体的固位作用良好，能够恢复基牙牙冠外形，符合美观要求。

(三) 固位体设计中应注意的问题

(1) 增强固位体的固位力。固位体的固位力与单个牙修复体不同，它要承担比单个牙修复体更大的力，且受力反应也与单个牙不同，故要求更大的固位力。固位体固位力的大小，取决于基牙的条件、固位体的类型和固位体制作的质量。基牙的条件不以医生的意志为转移，固位体的类型已如前述，全冠固位力＞部分冠固位力＞嵌体固位力，而只有牙体预备是提高固位体固位力的有效途径。为保证固位体有足够的固位力，又有利于固定桥的戴入，所有基牙轴壁彼此平行，𬌗向聚合度不宜超过 6°，如果基牙临床牙冠较短，可设计 2～4 个轴沟。3/4 冠应做好邻轴沟和切沟，以防旋转脱位。嵌体的洞型要有一定深度，点角、线角要清晰。

(2) 固位体固位力的大小应与𬌗力的大小、桥体的跨度和桥体的曲度相适应。桥体跨度越长，越弯曲，𬌗力越大者，要求固位体的固位力越高。必要时增加基牙数来提高固位力。

(3) 双端固定桥两端固位体的固位力应基本相等。若两端固位体的固位力相差悬殊，则固位力较差的一端固位体易松动，固位力较强的一端固位体又暂时没有脱落，患者不易察觉，造成松动端基牙产生继发龋，甚至损及牙髓，而固定端基牙的牙周组织往往也受到损害。因此，固定桥两端的固位力应基本相等。若一端固位体的固位力不足，可以通过改变固位体的类型，或增加固位体的辅助固位装置来加强固位力。必要时可以增加基牙数目，以达到目的。

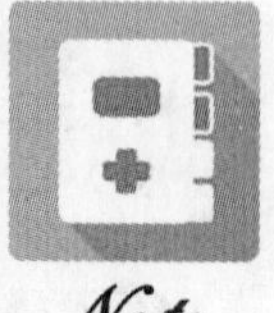
Note

（4）各固位体之间应有共同就位道。在设计和制备基牙牙体前，必须根据各个基牙的近远中向和颊舌向，寻求各固位体的共同就位道。在制备基牙时，要求基牙的每个轴壁彼此平行，而且所有基牙的轴壁相互平行，与固定桥的就位方向一致，以使固定桥各固位体之间有共同的就位道。当基牙倾斜明显时，有条件者先用正畸治疗复位；无条件正畸治疗者可改变固位体的设计，以少磨牙体组织为原则来寻求共同就位道，如使用改良3/4冠或可使用套筒冠固位体修复。

（5）基牙牙冠缺损的固位体设计：在设计固位体时应一并予以修复。若基牙牙冠已有充填物，固位体的边缘应尽可能覆盖充填物，避免充填物边缘发生继发龋。基牙牙冠严重缺损以致牙髓坏死者，经完善的根管治疗后可设计桩核冠固位体。

（6）尽量选用全冠固位体。固位体的设计应防止基牙产生牙尖折裂。全冠固位体因基牙𬌗面全部被金属覆盖，不会发生牙尖折裂。而冠内固位体尤其是邻𬌗邻嵌体，若未被金属覆盖的颊舌牙尖斜度太大，受力时易造成牙尖折裂，且固位力差易松脱。

三、桥体的设计

桥体的设计是否恰当，不仅关系到修复效果，还会影响到口颌系统的健康。

（一）桥体设计的基本要求

（1）恢复缺失牙的形态和功能，维护牙弓的完整性。

（2）自洁作用良好，易于清洁，符合口腔卫生要求。

（3）具有足够的机械强度，材料化学性能稳定，经久耐用，有良好的生物安全性。

（4）形态、色泽美观，舒适。

（5）桥体龈端设计合理，大小适宜，与黏膜密合而不压迫黏膜，悬空式桥体要便于清洁。

（6）桥体𬌗面大小和形态应与基牙的支持和固位力相适应。

（二）桥体的类型及选择

根据桥体所用的材料，桥体可分为以下几种。

1. 金属桥体 桥体用金属铸造而成，机械强度较高，但美观性欠佳，只适合于后牙缺失的修复，尤其是缺失间隙缩小或𬌗龈高度小的情况，也可用于基牙牙冠较短的病例。

2. 非金属桥体 主要包括全塑料桥体和全瓷桥体。全塑料桥体制作方便，但材料硬度低，易磨损，易老化变色，对黏膜刺激性大，仅用于制作暂时性固定桥；全瓷桥体硬度大，化学性能稳定，组织相容性好，美观，舒适，临床应用广泛。

3. 金属与非金属联合桥体 这种桥体是用金属与树脂或烤瓷联合制成的，兼有金属与非金属的优点。桥体的金属部分可增加桥体的机械强度，加强桥体与固位体之间的连接；非金属部分能恢复缺失牙的形态和功能，色泽美观。金属与树脂联合桥体，既可用于前牙桥，也可用于后牙桥；烤瓷熔附金属桥体的机械强度和色泽均优于金属与树脂联合桥体，故临床应用最为广泛。

（三）桥体设计中应注意的问题

1. 桥体的𬌗面

（1）桥体的𬌗面形态：应根据缺失牙的解剖形态，邻牙的磨损程度以及与对颌牙的咬合关系来恢复。在恢复咬合关系时，咬合接触点应均匀分布，并尽量靠近桥基牙𬌗面中心点连线，适当降低非功能尖斜度，消除前伸和侧向咬合运动时的早接触，加深颊舌沟，减轻桥体所承受的𬌗力。

（2）桥体的𬌗面大小：桥体的𬌗面大小不仅与咀嚼效率有关，也与基牙所能承担的𬌗力大小有关。为了减轻基牙的负担，保持基牙健康，要求桥体的𬌗面面积小于原缺失牙的𬌗面

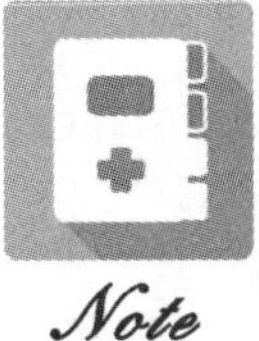

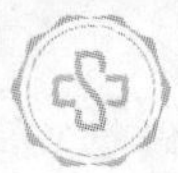

面积，可采取减小桥体𬌗面的颊舌径和扩大舌外展隙等措施。桥体𬌗面颊舌径宽度一般为缺失牙的2/3，若基牙条件差，可减至原缺失牙宽度的1/2。一般来说，若两个基牙条件良好，仅修复一个缺失牙，桥体可恢复缺失牙𬌗面面积的90%左右；修复两个缺失牙时，可恢复缺失牙𬌗面面积的75%；修复三个相连的缺失牙时，可恢复这三个牙𬌗面面积的50%左右。减轻基牙的负担措施除了减小桥体的颊舌径外，还可以加大桥体的舌外展隙，降低牙尖斜度等。

2. 桥体的龈面设计

(1) 桥体的龈面可设计为悬空式和接触式桥体。

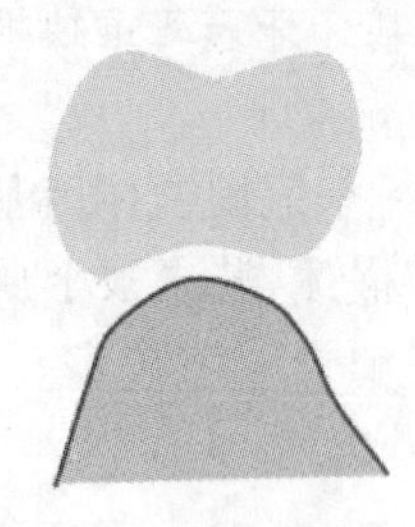

图 5-6　悬空式桥体

①悬空式桥体(图5-6)：桥体龈端与牙槽嵴黏膜不接触，留有3 mm以上的间隙，此间隙便于食物通过而不积聚，有较好的自洁作用，又称为卫生桥。但美观性差，舌感不舒服。仅适用于后牙缺失且缺牙区牙槽嵴吸收较多者。

②接触式桥体：接触式桥体的龈面与牙槽嵴黏膜接触，优点是美观、有利于发音及龈组织的健康。适用于缺牙区牙槽嵴较丰满的病例。接触式桥体按龈端与牙槽嵴黏膜的接触形式分以下几种。

a. 鞍式桥体(图5-7)：桥体龈端骑跨在牙槽嵴顶上，与牙槽嵴接触面积大，自洁作用差，易引起黏膜炎症。这种形式不宜采用。

b. 盖嵴式桥体(图5-8)：桥体龈端与牙槽嵴唇颊侧黏膜的一小部分呈线性接触，舌侧呈三角形开放。特点：与牙槽嵴接触面积小，自洁作用好，但舌感略差。适用于上前牙牙槽嵴吸收较多者。

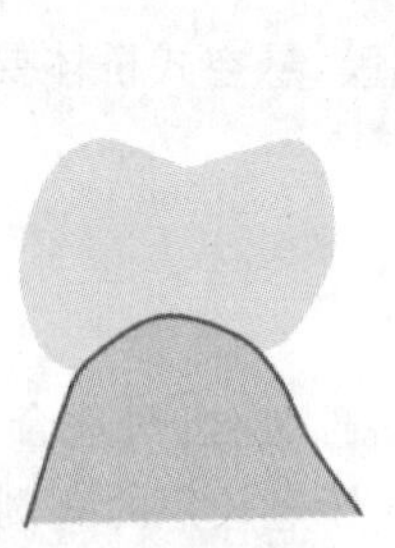

图 5-7　鞍式桥体

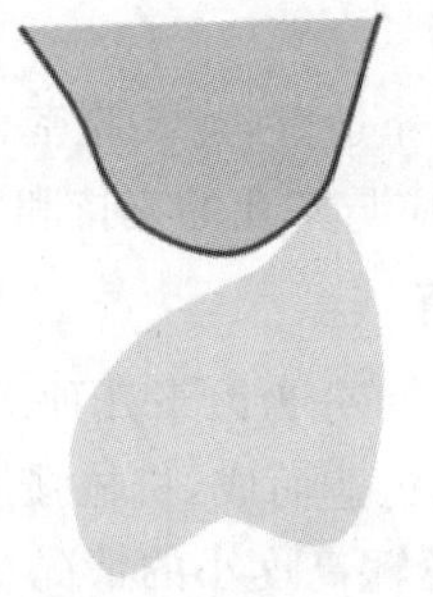
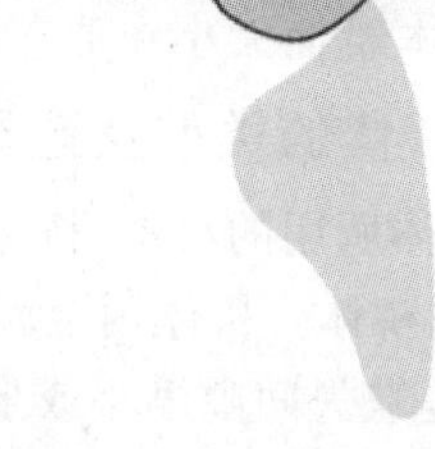

图 5-8　盖嵴式桥体

c. 改良盖嵴式桥体(图5-9)：将盖嵴式桥体龈端向舌侧延伸，使唇颊侧接触区扩展至牙槽嵴顶。可防止食物进入龈端，自洁作用好，患者感觉舒适，上、下颌固定桥均可使用。

d. 船底式桥体(图5-10)：桥体龈端呈船底式与牙槽嵴顶接触，接触面积最小，容易清洁。但桥体下部唇颊舌侧与牙槽嵴间的三角形间隙非常容易滞留食物。只用于下颌牙槽嵴狭窄的病例。

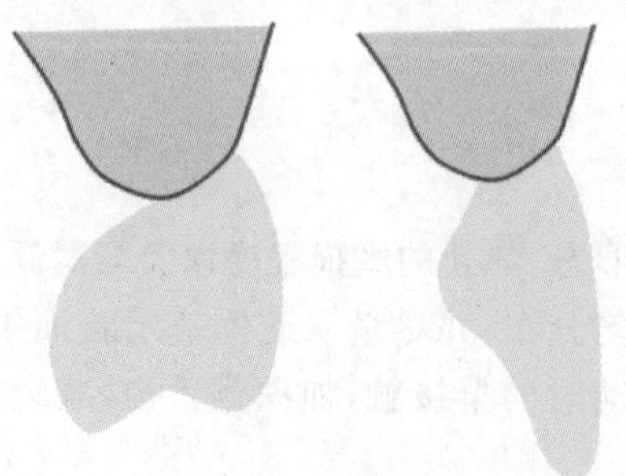

图 5-9　改良盖嵴式桥体

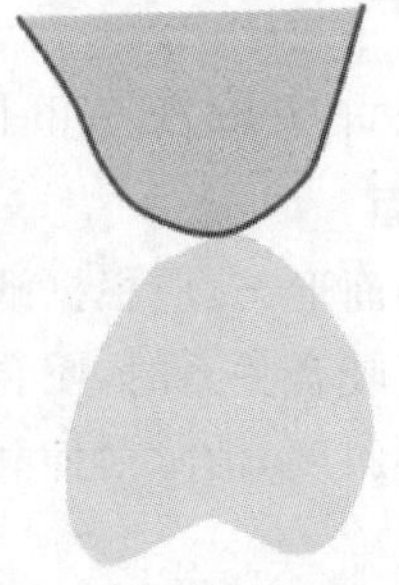

图 5-10　船底式桥体

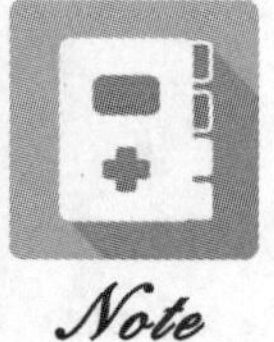
Note

（2）桥体龈端与牙槽嵴黏膜接触的密合度：两者之间应保持良好接触，既无间隙存在，又不会压迫黏膜，这样既不会滞留食物，咀嚼时，对黏膜组织还有轻度按摩作用，有利于黏膜组织健康。

（3）桥体龈端都应高度抛光。粗糙的龈端容易附着菌斑，导致黏膜炎症。

3. 桥体的轴面设计

（1）唇颊面和舌腭面的外形及凸度：应正确恢复缺失牙唇颊面和舌腭面的外形及凸度。这样，咀嚼食物时排溢的食物可以对牙龈组织起到生理性按摩作用。若轴面凸度恢复过小，或无凸度，牙龈组织会受到食物的直接撞击；反之，轴面凸度过大，会导致食物积存，不利于自洁。

（2）桥体的大小与形态：通常和缺牙间隙一致，桥体形态与同名牙相似，与邻牙协调。如果缺牙间隙大于同名牙，轻者可通过扩大唇面近远中邻间隙并加大桥体牙的唇面凸度、制作轴向发育沟纹等措施，利用视觉误差以达到改善美观的目的；重者可酌情添加一较小的人工牙。若缺牙间隙小于同名牙，可适当磨除基牙的近缺隙面，加宽间隙；还可将桥体适当扭转或与邻牙重叠或减小桥体唇面凸度，制作近远中向横沟纹，使桥体大小形态接近于同名牙。

（3）唇颊面颈缘线：应与邻牙协调。若缺牙区牙槽骨吸收较明显，直接按缺失牙的形态恢复，使其颈缘与牙槽嵴接触，则桥体牙会显得过长。为使颈缘线与邻牙协调，可将桥体颈 1/3 适当内收。

（4）邻间隙形态：应尽可能与同名牙一致。后牙颊侧的邻间隙对美观影响不大，可适当扩大；舌腭侧邻间隙应扩大，以便于食物溢出和清洁。

4. 桥体的色泽 桥体的颜色、光泽和透明度应与邻牙和同名牙相接近。对于前牙的长桥修复，应根据患者的性别、年龄、肤色及其他余留牙等确定色泽。应注意在基牙预备之前比色。

5. 桥体的强度 主要指桥体的抗弯强度（抗挠强度）。桥体应有一定的抗弯强度。

（1）影响桥体弯曲变形的因素：𬌗力的大小；桥体的厚度、宽度与长度；固定桥支架材料的机械强度；桥体的结构形态。

（2）增加桥体抗弯曲能力的措施：

①选用具有足够机械强度的材料制作桥体。

②适当增加桥体金属部分的厚度。

③桥体的金属桥架或金属基底尽可能设计为具有抗弯曲能力的形态。设计桥体截面形态近似于工形、T 形、▽形，抗弯曲能力明显大于平面形；各桥体牙之间、桥体牙与固位体之间的连接部分呈圆弧形，减小应力集中，以增强桥体的抗弯曲能力。

④适当减小𬌗力。

四、连接体的设计

连接体是连接桥体和固位体的部分，按照连接方式不同可分为固定连接体和活动连接体。

（一）固定连接体

固定连接体将固位体与桥体连接成一个完全不活动的整体。其临床适用范围很广，除半固定桥的活动连接端使用活动连接体外，其余类型固定桥的连接体是固定连接体。其制作方式有整体铸造法和焊接法两种。整体铸造法是在制作固位体和桥体金属蜡型部分时，就将两者的蜡型相连接，进行整体铸造，适用于铸造收缩变形小的短固定桥。焊接法是将固位体与桥体的金属部分分别制成后，用焊接的方式连接为整体。适用于铸造多单位长桥。

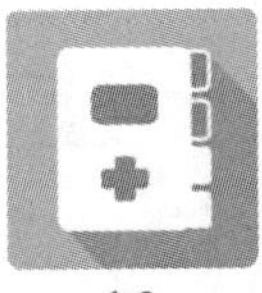

固定连接体位于基牙的近中面或远中面，相当于天然牙的邻面接触区，其截面积一般为 4～10 mm^2，前牙固定桥的连接体面积小，位于邻面中 1/3 偏舌侧；磨牙固定桥的连接体面积大，位于邻面中 1/3 偏𬌗方；前磨牙固定桥的连接体面积居中，也位于中 1/3 偏𬌗方。连接体

的四周外形应圆钝、高度抛光，形成正常的唇颊、舌腭外展隙和邻间隙。焊接连接体的焊料应流布整个被焊区，焊区应高度抛光。

（二）活动连接体

活动连接体将固位体与桥体通过活动关节相连。活动关节即临床上应用的各种附着体，通常由栓体和栓道组合而成。在半固定桥和可摘固定桥中，栓道通常位于固位体上，呈凹槽形，栓体位于该端桥体上，呈凸形。当栓体嵌合于栓道内时即形成活动关节，也称栓道式附着体。适用于倾斜基牙难以取得共同就位道的病例，或当固定桥的跨度太长时，可将其分段，用附着体连接成为整体。

五、固定桥设计示例分析

牙列缺损患者口腔局部条件的差异较大，是否适宜选用固定桥修复和选用哪种固定桥修复，应结合患者的具体情况，如年龄、缺牙数目和部位、基牙条件、余留牙情况、𬌗力大小、咬合关系等，按照上述固定桥设计的原则，做出合理的设计。下面以金属-烤瓷固定桥为例，进行部分病例的设计讨论，供临床参考。

（一）单个牙缺失的固定桥设计

11 缺失：常设计以 12、21 作为基牙的双端固定桥。如果 11 的缺牙间隙较大，而 12 的支持力较差，需增加基牙，即设计以 12、13、21 作为基牙的固定桥。这种设计磨除的牙体组织较多，两端的支持条件仍有一些差异。

12 缺失：设计以 13、11 作为基牙的双端固定桥。如果 12 的缺牙间隙小，患者的𬌗力较小，13 的冠根长大，可设计以 13 作为基牙的单端固定桥，但注意调整咬合。

13 缺失：设计困难，因 13 位于牙弓转弯处，承受的𬌗力大，而 12 的支持能力有限，故一般不主张选用以 14、12 作为基牙的双端固定桥；只有在 12 的支持条件很好，13 的缺牙间隙较小，覆𬌗较小时才用 14、12 作基牙。如果以 14、12、11 作为基牙，则磨除的牙体组织过多。也可设计以 14、15 作为基牙的单端固定桥，但必须减轻桥体所受的𬌗力。

14 或 15 缺失：可以分别设计以 15、13 或者 14、16 作为基牙的双端固定桥。其中，14 和 16 的支持力与固位力有一定的差异，要注意 14 的固位体设计。

16 缺失：以 15、17 作为基牙的双端固定桥是常规设计，但 15 和 17 的支持力与固位力有一定的差异，要注意 15 的固位体设计。如 17 近中倾斜，但很坚固，或 15 比较弱，也可设计成半固定桥，在 15 的远中嵌体上设计栓道作为活动连接，桥体设计尽量采用减轻𬌗力的方法，修复效果也比较好。

17 缺失：如果 18 存在且牙冠形态正常，可设计以 18、16 作为基牙的双端固定桥。如果 17 为游离缺失，或 18 的牙冠体积小，不能用作基牙，可设计以 15、16 作为基牙的单端双基牙固定桥，必须减小 17 的颊舌径，游离缺失时再减近远中径，恢复部分咀嚼功能。此时，对颌若为可摘局部义齿，则固定桥受力更小更为安全。

（二）两个或多个牙缺失的固定桥设计

两个或多个牙缺失的类型很多，有连续牙缺失，也有间隔缺失，而且缺牙区邻牙的情况也各不一样，因此，必须结合具体情况进行分析。

11、21 缺失：因 12、22 的牙周膜面积的总和小于 11、21 牙周膜面积的总和，只有在缺牙间隙小、前牙咬合接触不紧，12、22 的牙冠、牙周条件好时，可考虑设计以 12、22 作为基牙的双端固定桥。如果 12、22 条件差，只有增加 13、23 作为基牙，不过，牙体组织磨除量较多。

12、11 缺失：通常可设计以 21、13 作为基牙的双端固定桥。

15、16 缺失：通常可设计以 13、14、17 作为基牙的双端固定桥。

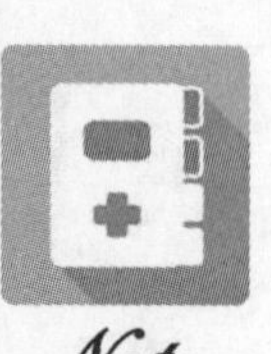
Note

12、14 缺失:可设计以 13、15 作为基牙的复合固定桥,或设计以 11、13、15 作为基牙的复合固定桥。

12、15 缺失:最好设计以 11、13 作为基牙和以 14、16 作为基牙的两个双端固定桥。

43、44 缺失:可设计以 41、42、45 作为基牙的双端固定桥。

44、45 缺失:可设计以 46、43 作为基牙的双端固定桥。

46、47 缺失:如果 48 的条件差或未萌出,均不宜设计固定桥修复。

44、46 缺失:可设计以 43、45、47 作为基牙的多基牙复合固定桥,45 为中间基牙使基牙承受的𬌗力比较均衡,43、45、47 牙周膜面积的总和大于缺失牙牙周膜面积的总和时,修复效果较好。

11、12、21 缺失:可设计以 13、22、23 作为基牙的双端固定桥。

11、12、21、22 缺失:如果缺牙间隙小,咬合关系正常,13、23 的固位、支持条件好,可选用 13、23 作基牙的双端固定桥。如果患者的𬌗力大,13、23 的条件差,应设计以 14、13、23、24 作为基牙的双端固定桥。

41、42、31、32、34 缺失:通常可设计以 43、33、35 作为基牙的复合固定桥。

(潘福勤)

第七节 固定桥的制作

目前,临床应用最多的固定桥修复是金属-烤瓷固定桥修复。本节主要以全冠为固位体的金属-烤瓷固定桥为例,介绍固定桥的制作过程。

一、烤瓷熔附金属固定桥

烤瓷熔附金属固定桥简称金属-烤瓷固定桥,是用金属或合金制作固定桥的基底桥架,再用低熔瓷粉熔附于桥架上以恢复缺失牙的形态和生理功能。金属-烤瓷固定桥具有美观、硬度高、耐磨损、化学性能稳定、生物相容性好等优点,目前在临床上被广泛应用。其基本制作过程如下。

(一) 基牙预备

牙体预备原则和要求同烤瓷熔附金属全冠(又称金-瓷冠),同时要求各基牙的固位体必须有共同就位道。因此,预备后的各基牙轴面必须相互平行,并与就位方向一致。

基牙牙冠大部分缺损,并经过完善的根管治疗,根尖周围组织和牙周组织无病变者,根据牙体缺损桩核冠修复的原则和步骤,先完成桩核并粘固于根管内,再按照固定桥固位体共同就位道的要求,对基牙进行牙体预备。

(二) 取印模、灌模型、记录𬌗关系、粘固暂时固定桥、制作可卸代型和上𬌗架

制取印模、灌注工作模型和制作可卸代型的方法和要求与金-瓷冠相同,应注意以下方面。

1. 龈缘处理 用排龈线压入龈沟 2 min。

2. 印模材料 应选用精密的印模材料制取印模(如硅橡胶印模材料)。

3. 模型材料 应选用硬石膏灌注工作模型。

4. 稳定基牙 为防止预备后的基牙移位,应用自凝树脂制作固定桥,用氧化锌粘固剂粘固于基牙上。

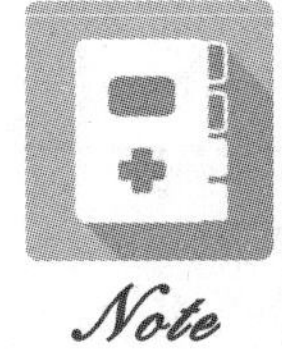
Note

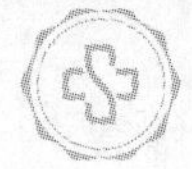

5. 制作可卸代型 其固位钉必须与模型上的可卸部分牢固结合。

6. 上𬌗架 根据需要将临床上取得的咬合关系转移至𬌗架上。

（三）制作金属基底桥架

金属基底桥架包括固位体的金属基底、桥体支架和连接体。

1. 整体铸造法 指将固位体金属基底和桥体支架的熔模连接成整体进行铸造的方法。该法制成的金属基底和桥体支架强度高，操作工序简单，目前在国内被普遍采用。

（1）固位体金属基底熔模：按照金-瓷冠基底熔模的制作要求完成。

（2）桥体金属基底蜡型：因瓷覆盖的范围不同，与金-瓷冠一样也有以下两种设计形式。

a. 部分瓷覆盖桥体：前牙桥体龈端、唇面、切缘用瓷层覆盖桥体的金属基底层；后牙桥体龈端、颊面、颊尖用瓷层覆盖桥体的金属基底层。部分瓷覆盖多用于前牙桥唇舌径小或后牙桥𬌗龈间隙较小的病例。

b. 全瓷覆盖桥体：除桥体牙的舌侧颈环无瓷覆盖外，其余部位都用瓷层覆盖桥体的金属基底层。

因此，桥体金属基底蜡型应根据桥体牙瓷层覆盖的不同形式进行塑形。

（3）连接固位体和桥体蜡型。

制作金属基底桥架熔模的要求如下。

a. 保留瓷层厚度：瓷层覆盖的金属基底表面应保留 1～1.5 mm 的空间，以保证固位体和桥体表面的瓷层厚度。在桥体的龈端与牙槽嵴黏膜之间应留有 1 mm 空隙，由瓷层恢复龈端形态。

b. 金-瓷衔接区应避开咬合功能区。

c. 连接体位置：在保证连接体强度的条件下，连接体应稍偏舌侧，尤其是前牙区和前磨牙区，以免唇颊面外展隙瓷层太薄而影响色泽。连接体四周应形成平缓曲线，不能形成锐角或窄缝，以免应力集中。

（4）包埋、铸造和试戴金属基底桥架：烤瓷固定桥的金属基底桥架熔模完成后，按常规方法包埋、铸造。铸件经初磨后，先在模型上试戴，就位后检查桥架的适合性、固位体和桥体与对颌牙𬌗面之间有无足够的瓷层空间，必要时可根据情况做适当修整。部分瓷覆盖的金属基底桥架，应进行咬合调整，去除早接触点。

2. 分段焊接法 用间接法制作固位体和桥体熔模后，切割成若干段分别包埋、铸造，再通过焊接形成一个整体。如焊接准确，可避免长桥架整体铸造时收缩变形。多用于长跨度的固定桥修复体制作。其焊接方法有两种：上瓷前焊接和上瓷后焊接。

（四）金属基底桥架表面处理和塑瓷、烧结

金属基底桥架表面的处理、塑瓷、烧结与制作金-瓷冠的方法相同。

（五）试戴及粘固

金属-烤瓷固定桥初步完成后，应达到制作质量标准。在口内试戴时，应达到如下指标：①固位体边缘与颈部牙体预备处密合，无悬突、短缺；②与对颌有正常咬合关系，无早接触、无𬌗干扰；③桥体龈端与牙槽嵴黏膜接触无间隙；④修复体形态与邻牙以及对侧同名牙协调；⑤邻接关系正常。试戴后必要时再着色，最后上釉。分别对基牙和固位体进行清洁、消毒、干燥，再按常规加压粘固固定桥。

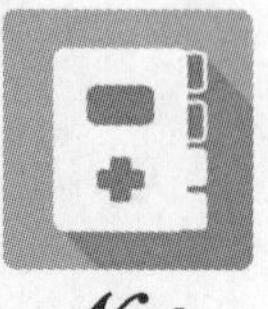

Note

二、铸造金属与树脂联合固定桥

铸造金属与树脂联合固定桥是以金属铸件作为固位体及桥体支架，以树脂恢复桥体及固位体唇颊面形态的固定桥。制作工艺如下。

1. 基牙牙体预备 若设计金属-树脂全冠作为固位体，则基牙的预备原则和方法同金属-烤瓷固定桥的牙体预备。若设计铸造金属全冠作为固定桥的固位体，则基牙预备方法同铸造金属全冠的牙体预备。制备后的各基牙应有共同就位道。

2. 取印模、灌制工作模型 其方法步骤及要求同金属-烤瓷固定桥。

3. 制作金属桥架 常规修整工作模型、制备可卸代型，涂布间隙涂料。完成固位体及桥体支架蜡型，固位体蜡型的唇颊面用回切开窗法预备出树脂占据的空间。桥体蜡型的唇颊面去除至少 2 mm 厚的蜡，并在𬌗面及龈底处至少保留 0.5 mm 厚的蜡层，切端保留 0.3～0.5 mm 厚的蜡层。为增加金属-树脂界面的结合强度，可采用微型蜡球、失晶粗化、加固位杆等方法。金属桥架蜡型完成后，采用带模铸造法以保证其精确性。金属桥架完成后，可先在可卸代型上试戴，再在𬌗架上调𬌗，磨光后备用。

4. 树脂部分的完成 将金属桥架的金属-树脂粘接面做喷砂、超声清洁、干燥处理，然后在结合面上涂布遮色剂、粘接剂或结合剂，将体层树脂、釉质层树脂分层堆塑，光固化或热压固化成形，最后精修抛光。

5. 粘固 同金属-烤瓷固定桥。

三、暂时性固定桥的制作

暂时性固定桥是基牙预备后到永久性修复体完成期间的临时修复体。制作方法有直接法和间接法两种。

（一）间接法

间接法是将患者口腔内的解剖形态转移到模型上，在模型上制作暂时性固定桥的方法。

1. 牙体预备前取印模 牙体预备前制取口腔内的印模，灌注模型。参照同名牙，并根据咬合关系和邻接关系及缺牙间隙大小在模型上用蜡雕刻出缺失牙的牙冠形态，固定于模型上。将模型浸于冷水中约 5 min，然后用弹性印模材料制取印模，并检查印模是否完整，修除拟预备牙体的颈缘部分，之后将印模浸在冷水中或用湿纸巾包裹。

2. 牙体预备后取印模 按设计要求进行全冠固定桥常规基牙预备后，选择合适托盘，用藻酸盐印模材料再次取印模。如果需暴露颈缘，则要先排龈，再取模。

3. 灌注工作模型 灌注硬石膏或普通石膏模型。

4. 制作暂时性固定桥 在模型上涂布分离剂，待其干燥。调制临时桥制作材料，均匀注入牙体预备前的印模内，然后轻轻加压就位于预备后的工作模型上，当树脂呈弹性状态时，将暂时性修复体从工作模型上取出，去除多余树脂，再次复位于模型上，待其聚合完全后，再行打磨、抛光。

5. 暂时性固定桥的粘固 用暂时性粘固剂粘固。

（二）直接法

直接法是在患者口内直接制作暂时性固定桥的方法。制作方法简述如下。

（1）牙体预备前制取印模：用刀片刮除桥体部分、桥体与基牙间隔处的印模材料。

（2）常规牙体预备。

（3）调拌暂时性固定桥材料并注入预备前的印模内。

（4）制作暂时性固定桥：印模口内就位，当树脂呈弹性状态时，将暂时性修复体从口内取出，去除多余树脂，重新放回口内，待其聚合完全后，再行打磨、抛光。

（5）暂时性固定桥的粘固。

（潘福勤）

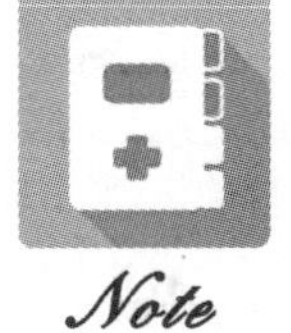

Note

第八节　固定桥修复后可能出现的问题及处理

固定桥的修复效果受多个方面因素的影响。一般来讲，只要修复前的检查、诊断正确，适应证选择恰当，设计合理，材料性能良好，制作中的各个环节都准确无误，固定桥的寿命是较长的。但固定桥是以天然牙为基牙的一种人工修复体，随着患者的年龄增长，局部或全身健康状况的变化，天然牙的代偿功能会有所下降，若超出代偿的生理限度将导致牙周组织病变，影响固定桥的使用。

一、基牙疼痛

引起基牙疼痛的原因不同，患者的临床表现也有所不同。常见的原因如下。

(1) 在戴入和粘固过程中出现疼痛。多由就位时的机械摩擦、消毒药物以及粘固剂中游离酸刺激暴露的牙本质所致，活髓牙出现疼痛，待粘固剂凝固后，疼痛可自行消失。

(2) 固定桥粘固后近期内出现冷、热刺激痛。多系基牙预备时切割过多已近髓，或预备后未戴入暂时桥所致。可先将固定桥做暂时性粘固，观察一段时间，待症状消失后再做永久性粘固。若基牙疼痛逐渐明显，已产生牙髓炎或根尖周炎症状时，应在确定患牙后从固位体的舌面(前牙)或𬌗面(后牙)立即开髓，缓解症状。在根管治疗期间可以保留修复体，根管治疗后可根据情况将开髓孔充填，或重新制作固定桥。

(3) 使用一段时间后出现冷、热刺激痛，可能是由继发龋、牙周创伤或牙龈退缩、固定桥松动或粘固剂溶解等所致。除因粘固的原因，在无损固定桥的情况下摘除重新粘固外，其余情况应拆除固定桥，经治疗后再重新制作。

(4) 固定桥粘固后短期内出现咬合痛。多为早接触点引起创伤性牙周膜炎所致，一般经调𬌗处理后，疼痛会很快消失。

(5) 固定桥的金属与对颌牙上的不同金属修复体接触时产生自发痛。由微电流引发，刺激基牙而引起刺痛。此时，消除电位差，疼痛即可缓解。

(6) 固定桥设计不合理，如缺牙数目多或基牙承受𬌗力的能力差，使基牙受力过大，引起牙周组织损伤，造成基牙疼痛。此时，必须拆除固定桥，重新设计修复。

二、龈炎

固定桥粘固后出现龈炎或桥体下牙槽嵴黏膜炎症的情况，常见的原因如下。

(1) 多余粘固剂未去净，刺激龈组织，引起炎症。

(2) 固位体、桥体轴面外形恢复不良，不利于自洁和对牙龈的按摩作用。

(3) 固位体边缘过长或边缘不贴合，有悬突、食物残渣和菌斑集聚。

(4) 固位体与邻牙的接触点恢复不良，导致食物嵌塞，压迫刺激牙龈。

(5) 桥体龈端过紧压迫牙槽嵴黏膜以及桥体龈端与牙槽嵴黏膜间存在间隙，均可导致黏膜炎症。

上述除由多余粘固剂引起的炎症可通过去除粘固剂消除外，其余各种情况，若在口内修整效果不佳，应拆除后重新制作固定桥。

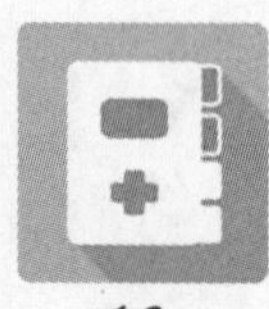

三、固定桥松脱

引起固定桥松动或脱落的原因很多。

(1) 两端固位体的固位力相差悬殊,受到两端基牙运动的相互影响。

(2) 基牙牙体预备不当,固位体固位形差。如轴面聚合角过大,𬌗龈距太短等。

(3) 固定桥制作过程中固位体与基牙不密合,降低了固位体的固位力。

(4) 金属材料机械性能差,不耐磨,易引起固位体穿孔;粘固剂溶解或桥架设计不当,可引起桥体弯曲变形。

(5) 粘固剂质量差或粘固时操作不当。

(6) 基牙产生了继发龋。

任何原因引起的固定桥松动,一般需要拆除修复体,然后分析原因,重新制订修复方案。

四、固定桥破损

1. 金属固位体磨损穿孔 多因基牙𬌗面预备空间不足,选用的材料易磨损、腐蚀所致。

2. 连接体脱焊或折断 脱焊多因焊接技术或焊料有问题。若为整铸桥架,多因连接体的设计不当,应注意连接体的厚度及形态。

3. 桥体弯曲下沉 选用材料机械性能差,或设计不当,如桥体跨度大、𬌗力大时,未采用增强桥架强度的措施。

4. 瓷层折裂 金属桥架设计制作不当,选用的材料与瓷粉不匹配,技工操作欠规范,戴入后咬合不平衡,有𬌗干扰等都可能引起瓷层折裂。

5. 树脂磨损、变色、脱落 前牙树脂桥切缘部分若舌侧无金属背板支持,易折断;树脂材料分子结构疏松、易变色、体积不稳定,导致固定桥边缘常出现微漏,色素沉积,影响美观;金属桥架与树脂结合处固位不良或处理欠佳,使金属、树脂间结合力下降,导致树脂牙面脱落。

除上述固定桥塑料牙面磨损、变色,可在口内通过更换桥体牙面,或用光固化复合树脂修补外,其他原因引起的固定桥破损,都应拆除后,重新制作或改变修复设计方案。

小 结

本章主要讲述了固定桥的定义、组成、类型,固定桥修复的生理基础、适应证、禁忌证、固位与稳定因素,固定桥的设计及修复后可能出现的问题及处理。其中,固定桥的设计是重点。

目标检测

1. 固定桥的组成部分和各部分的功能是什么?
2. 固定桥有哪些类型?不同类型分别适用于什么情况?
3. 固定桥修复的生理基础是什么?固定桥基牙选择的原则是什么?固定桥修复以后出现龈炎,其原因及相应处理方法是什么?
4. 固定桥戴用以后出现基牙疼痛,其原因和处理方法是什么?
5. 固定桥戴用以后出现固定桥松动,其原因是什么?

(潘福勤)

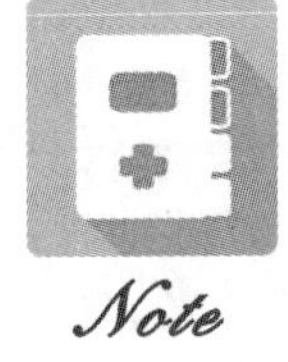

第六章　牙列缺损的可摘局部义齿修复

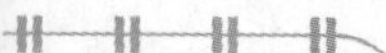

本章 PPT

学习要点

1. 可摘局部义齿的定义及适应证。
2. 可摘局部义齿的优缺点。
3. 牙列缺损的分类及可摘局部义齿分类的具体内容。
4. 可摘局部义齿的基本组成及其主要作用。

第一节　概　　述

一、定义

牙列缺损是指上颌或下颌牙列内的不同部位有不同数目的牙齿缺失，同时牙列内有不同数目的天然牙存在。牙列缺损是口腔修复临床上的常见病和多发病，目前可摘局部义齿是我国牙列缺损常用的修复方法。可摘局部义齿(removable partial denture，RPD)是利用天然牙、基托下黏膜和骨组织作支持，依靠义齿的固位体和基托来固位，用人工牙恢复缺失牙的形态和功能，用基托材料恢复缺损的牙槽嵴、颌骨及其周围的软组织形态，患者能够自行摘戴的一种修复体。

二、可摘局部义齿的适应证和非适应证

(一) 适应证

可摘局部义齿的适应证范围广泛，从缺失一个牙到只剩余一个牙的情况均可采用可摘局部义齿，伴有软硬组织缺损时也可采用。其适应证如下。

(1) 各种牙列缺损，尤其是游离端缺牙者。
(2) 牙缺失伴有牙槽骨、颌骨或软组织缺损者。
(3) 拔牙创口愈合过程中需要制作过渡性义齿，或青少年缺牙需维持缺牙间隙者。
(4) 牙周病需活动夹板固定松动牙者。
(5) 𬌗面重度磨损或多个牙缺失等原因造成咬合垂直距离过低，需恢复垂直距离者。
(6) 拔牙后需要制作即刻义齿或因其他特殊需要而要制作化妆义齿者。

(二) 非适应证

可摘局部义齿的适应证范围虽广，但也有临床注意事项，有以下情况时不宜采用：无正常行为能力，生活不能自理者；义齿不便摘戴、保管、清洁，有误吞义齿危险的患者(如患有偏瘫、

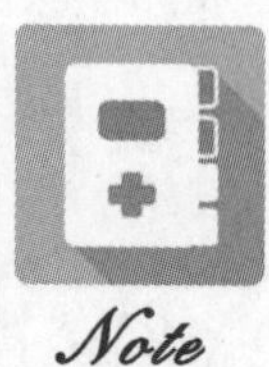

Note

痴呆症、癫痫、严重精神障碍者)；患猛性龋未治愈者；修复间隙过小，影响义齿强度者；有口腔黏膜溃疡、肿瘤等疾病未治愈者；对义齿材料过敏或义齿异物感明显而又无法克服者。

三、可摘局部义齿的优缺点

与固定义齿比较，可摘局部义齿的优点是适应证范围广泛，很多不适合采用固定义齿修复的情况可采用可摘局部义齿修复。此外，可摘局部义齿具有磨除牙体组织少、患者能自行摘戴、便于洗刷清洁、制作较简便、费用相对较低、便于修理等优点。

可摘局部义齿的缺点是义齿体积大，覆盖大量正常组织，患者初戴时常有恶心不适和发音不清，其稳定性和咀嚼效能均不如固定义齿，若可摘局部义齿设计不合理，制作质量差或患者口腔卫生习惯差等，还可能引起基牙损伤、黏膜溃疡、菌斑形成、龋病及牙周炎、颞下颌关节病等不良后果。

四、可摘局部义齿的种类

（一）按义齿对所承受力的支持方式分类

1. 牙支持式义齿 当缺牙数量不多，缺牙间隙前、后均有较稳固的余留牙时，义齿承受的咬合力由缺牙间隙前、后的天然牙承担。牙支持式义齿的固位、稳定和支持作用好，修复效果好。

2. 黏膜支持式义齿 义齿所承受的力主要由黏膜及其下的牙槽骨承担。适用于缺失牙过多，余留牙牙周健康状况差或因咬合过紧而不设置支托的病例。黏膜支持式义齿修复效果不佳，患者容易出现压痛和骨吸收，应尽量扩大基托范围，分散咬合力。

3. 混合支持式义齿 由天然牙和黏膜、牙槽骨共同承担咬合力，基牙上设支托，基托适当延伸，其修复效果介于前两者之间。适合于各类牙列缺损，尤其是游离端缺牙病例，是临床上最常用的形式。

（二）按照制作方法和材料分类

1. 铸造支架式义齿 义齿的主体结构为一个整体铸造的金属支架，人工牙和基托等结构附着在铸造支架上。常用的金属材料为钴铬合金、钛合金。铸造支架式义齿的强度高，体积小，舒适性好，易于自洁，但制作较为复杂，费用高，且损坏后不易修理，长期戴用的正式义齿多采用铸造支架式义齿。

2. 胶连式义齿 义齿的人工牙和固位卡环等结构由塑料基托连成整体，材料为甲基丙烯酸甲酯。胶连式义齿制作简单，费用低，损坏后容易修理，如果再有缺失牙也易于在旧义齿上添加，但强度较差，体积大，舒适性差，自洁差，多用作暂时的过渡性义齿。

（李　琰）

第二节　牙列缺损的分类

由于牙列缺损的部位及缺牙数目不同，设计出的可摘局部义齿也就各不相同，为了便于研究和讨论，进行修复设计和制作，使之条理化、规律化、简单化，有必要对其进行归纳、总结和分类。

许多学者从不同角度提出多种分类方法。Kennedy(1925 年)根据牙列缺损在牙弓上的位

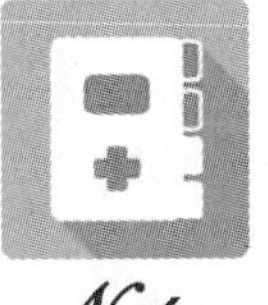

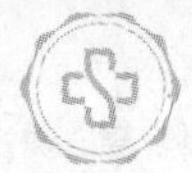

置，主要是游离端缺损与否，提出 Kennedy 分类法；王征寿（1959 年）根据牙缺隙位置、数量及设计的卡环数，用三位数命名，提出王征寿六类分类法。

一、牙列缺损的 Kennedy 分类法

Kennedy 根据牙列缺损情况，即缺牙所在部位及其与存留天然牙的关系，将牙列缺损分为四类（图 6-1）。

第一类：牙弓两侧后部牙缺失，远中无天然牙存在。

第二类：牙弓一侧后部牙缺失，远中无天然牙存在。

第三类：牙弓一侧牙缺失，且缺隙两端均有天然牙存在。

第四类：牙弓前部牙连续缺失并跨过中线，天然牙在缺隙的远中。

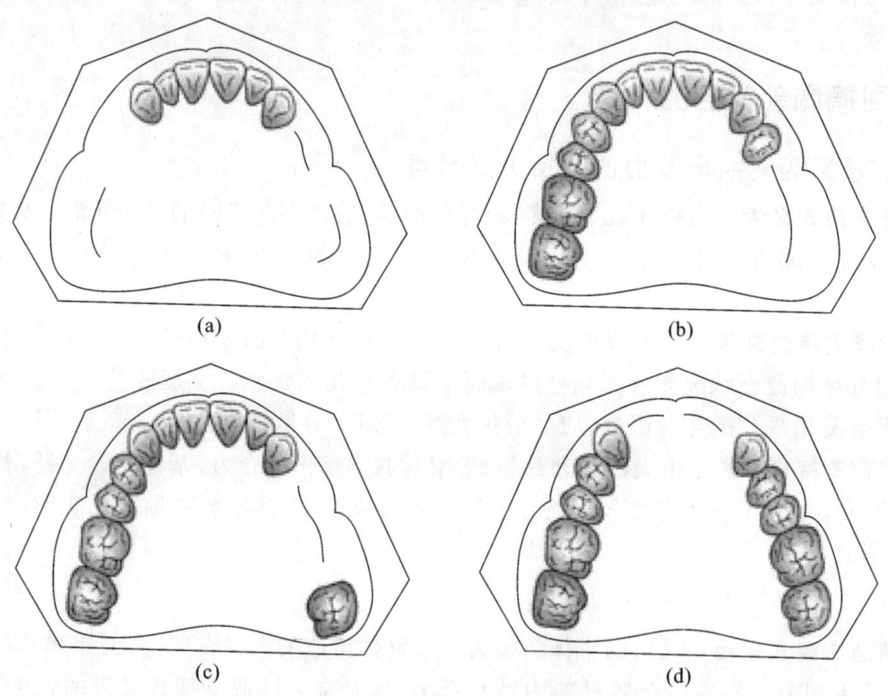

图 6-1　Kennedy 分类法

（a）第一类；（b）第二类；（c）第三类；（d）第四类

除第四类外，其余三类都有亚类。亚类为除主要缺隙外，另存的缺隙数的统称。即除主缺隙外尚有另外一个缺隙，为第一亚类，有两个缺隙为第二亚类，以此类推。若前、后都有缺牙，则以最后的缺隙为准。若牙弓两侧后牙都有缺失，且一侧为非游离端缺牙，另一侧为游离端缺牙，则以游离端缺牙为准，归入第二类。若牙弓最远端牙（如第三磨牙或第二磨牙）缺失但不修复，则分类时不考虑。

Kennedy 分类法简单、直观，体现了可摘局部义齿鞍基与基牙的关系，易于区分义齿的支持方式是牙支持式还是混合支持式，有利于指导义齿设计。然而，该分类法存在一定的局限性。首先，该分类法只能表明缺牙部位、缺隙的数目，不能反映缺牙数目及前牙复杂的实际情况。其次，亚类无法表明部位，因而不能反映缺牙对患者生理、心理以及功能的影响。尽管存在以上问题，Kennedy 分类法仍是目前国内外应用最普遍的一种分类法。

二、牙列缺损的王征寿六类分类法

王征寿六类分类法是依据义齿设计形式及缺牙部位和缺隙数目来分类的方法，用三位数命名，将牙列缺损分为六类（图 6-2）。

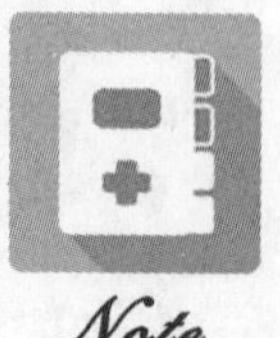

Note

第一类：牙弓一侧后牙缺失，其前、后都设有基牙，义齿不与牙弓对侧相连。

第二类：牙弓一侧后牙缺失，基牙仅设在缺隙的一端，义齿不与牙弓对侧相连。

第三类：牙弓一侧后牙缺失，无论义齿末端是否为游离端，义齿与牙弓对侧（非缺牙区）相连。

第四类：缺牙区在牙弓两侧基牙的前方，主要为前牙缺失的义齿。

第五类：牙弓两侧后牙缺失，无论义齿末端是否为游离端，义齿两侧相连成一整体。

第六类：牙弓一侧大部分或全部牙缺失，基牙全部在牙弓另一侧，且基牙侧亦可伴有牙缺失。

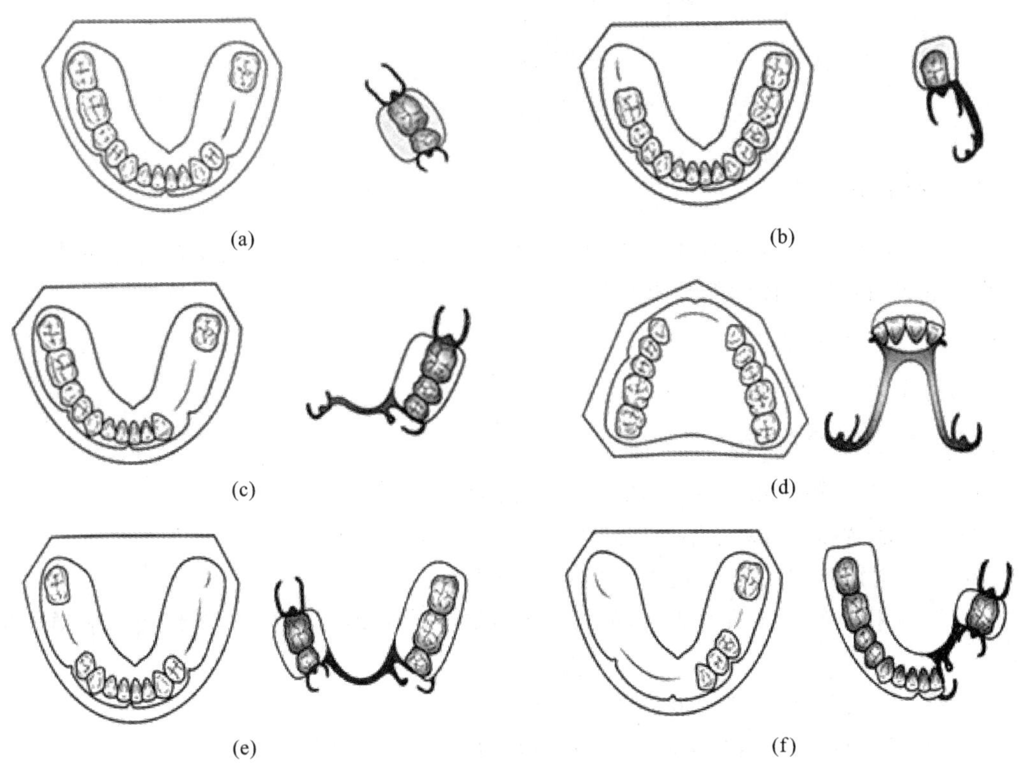

图 6-2　可摘局部义齿王征寿六类分类法

(a) 王征寿第一类；(b) 王征寿第二类；(c) 王征寿第三类；(d) 王征寿第四类；(e) 王征寿第五类；(f) 王征寿第六类

义齿按上述规律分成六类，再加上代表卡环和缺隙的数目，构成义齿三位数的命名，即百位数代表分类类别，十位数代表实际卡环数，个位数代表除决定分类的主要缺牙区以外附加的缺隙数量。若前、后均有缺牙，分类发生矛盾，则以后牙缺隙为主。连续的前、后牙缺失，基牙均在缺牙远中，可归为第四类。

该分类法根据义齿设计由简到繁、由少到多、由单侧到双侧的顺序，以三位数命名可摘局部义齿，便于临床应用，在记录、归档、教学等方面都有使用价值。但该分类法也存在一定的局限性，如只反映缺牙多少与义齿的设计关系，不能完全反映是否是游离端缺牙等问题。

（李　琰）

第三节　可摘局部义齿的组成

可摘局部义齿由固位体、连接体、基托、人工牙等部件组成（图 6-3）。按其部件所起作用，

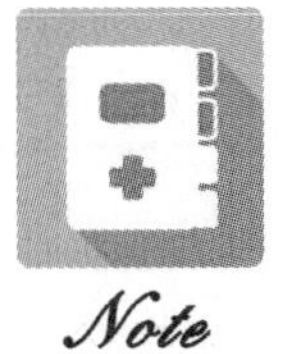

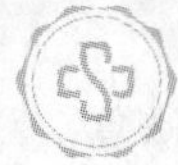

可分为修复缺损部分、固位稳定部分与连接传力部分。

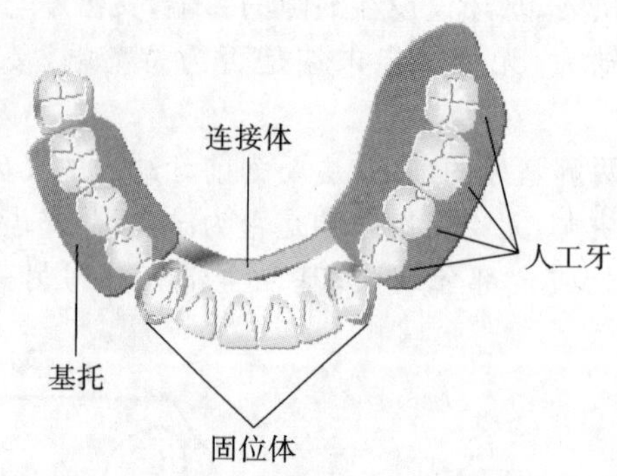

图 6-3　可摘局部义齿的组成

一、固位体

固位体(retainer)是可摘局部义齿用以抵抗脱位力作用，获得固位、支持与稳定作用的重要部件。放置直接固位体的天然牙称为基牙。

(一) 固位体的功能

固位体主要有固位、稳定、支持作用。

(二) 固位体的要求

(1) 固位力足够，防止义齿在功能状态时脱位。

(2) 非功能状态时对基牙不产生静压力。

(3) 摘戴义齿时，对基牙无侧方压力，不损伤基牙。

(4) 与基牙密合，外形圆钝光滑，不刺激或损伤口内软硬组织，易清洁，以免造成龋坏和牙周病变。

(5) 符合美观要求，尽量少显露金属，特别是前牙区。

(6) 制作固位体的材料应具有良好的生物相容性，不对口腔造成损害，并尽量避免口内使用异种金属，以免产生电流刺激，影响健康。

(三) 固位体的种类

固位体按其作用不同可分为直接固位体和间接固位体。

1. 直接固位体　防止义齿𬌗向脱位，是起主要固位作用的固位部件。按固位形式不同，可分为冠内固位体(如栓体-栓道式冠内附着体)，以及冠外固位体(如卡环型固位体、套筒冠固位体、冠外附着体等)，其中卡环型固位体为目前临床上应用最广泛的固位体。

2. 间接固位体　用以辅助直接固位体的部件，主要起增强义齿稳定，防止义齿翘动、摆动、旋转、下沉的作用，常用于游离端义齿。

(1) 间接固位体的具体作用：

①防止游离端义齿的𬌗向脱位，减少因义齿转动而造成的对基牙的损伤。

②对抗侧向力，防止义齿的旋转和摆动。

③分散𬌗力，减轻基牙及基托下组织承受的𬌗力。

(2) 间接固位体的种类：常用的有𬌗支托、舌支托、连续卡环。金属舌/腭板、附加卡环、邻间钩、延伸基托等，除发挥本身的作用外，还具有间接固位作用。

(3) 间接固位体的设计：间接固位体的作用大小与其放置的位置有关，而它的设计位置又与支点线密切相关。支点线是指起支点作用的支托连线。

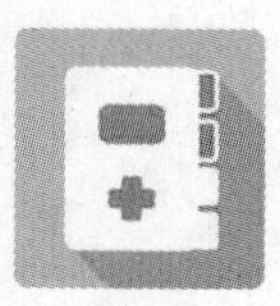

Note

一般情况下，远中游离端义齿的间接固位体多放置于第一前磨牙的近中殆面窝、尖牙的舌隆突或近中切端，原则上要求间接固位体到支点线的垂直距离等于或大于鞍基远端到支点线的垂直距离(图 6-4)。因为，力×力臂=力矩，力臂越长，则很小的间接固位体也能起到抗衡作用。

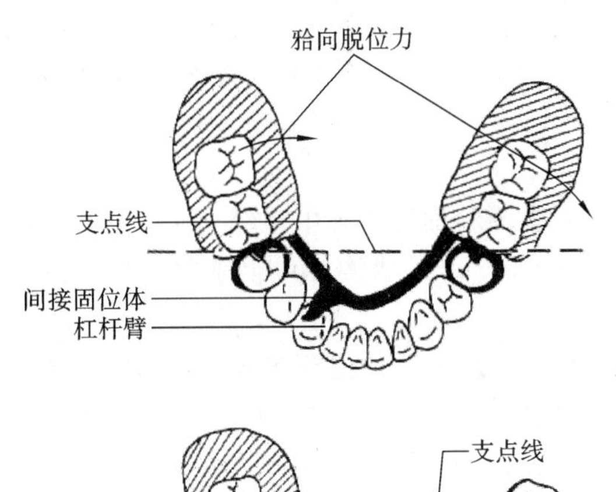

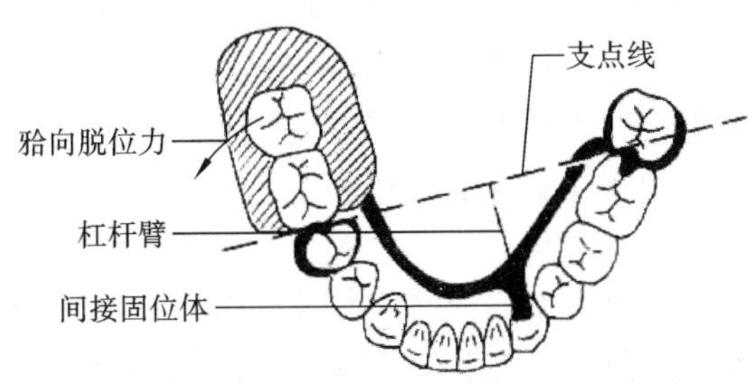

图 6-4　间接固位体与支点线间关系

(四) 直接固位体——卡环

传统可摘局部义齿的直接固位体主要是卡环，是直接卡抱在基牙上的金属部分。主要作用是防止义齿殆向脱位、下沉、旋转和移位，也起一定的支持和稳定作用。卡环的连接体还有加强基托的作用。

1. 卡环的结构、作用和要求　以典型铸造三臂卡环为例，卡环由卡环臂、卡环体、殆支托和连接体组成(图 6-5)。

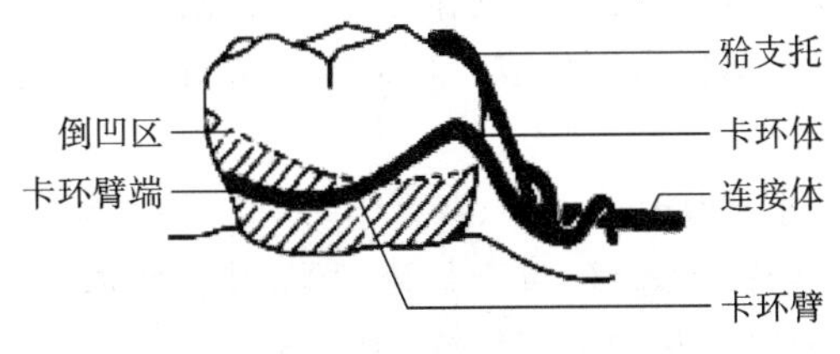

图 6-5　卡环的结构

1) 卡环臂　为卡环的游离部，富有弹性。卡环的起始部分较坚硬，在非倒凹区，起稳定作用，防止义齿侧向移动。卡环臂尖位于导线下，进入倒凹，是固位的主要部分，防止义齿殆向脱位。卡环臂的常见形态有圆形、半圆形和扁圆形三种。

2) 卡环体　又称卡环肩，为连接卡环臂、殆支托和小连接体的坚硬部分，无弹性。位于基牙邻近缺隙面的非倒凹区，有稳定和支持义齿的作用，可防止义齿的侧向和龈向移位，支持卡环臂起固位作用。

3) 殆支托　卡环体向基牙殆方向延伸的部分，无弹性，具有较高强度(图 6-6)。

(1) 殆支托的作用：

①传递殆力：殆支托可将义齿承受的咀嚼压力传递到天然牙上，使义齿受力时不会下沉。

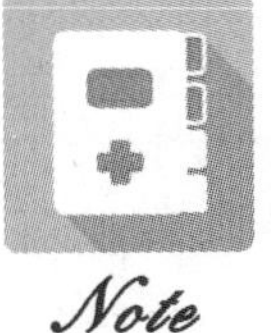
Note

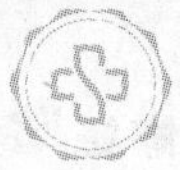

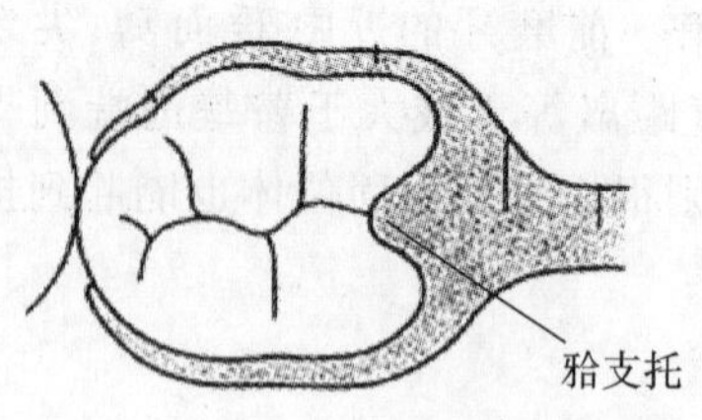

图 6-6 殆支托

②稳定义齿：与卡环整铸连用时可保持卡环在基牙的位置。除防止义齿下沉外，还可阻止义齿游离端翘起或摆动，起到稳定义齿的作用。

③恢复殆关系和防止食物嵌塞：若基牙因倾斜或低位等，与对殆牙无咬合接触，可加大殆支托，以恢复殆关系。若余留牙之间有间隙，放置殆支托可防止食物嵌塞。

(2) 殆支托的设计要求：

①殆支托的位置：位于天然牙殆面的近远中边缘嵴上，尤其是基牙近缺隙侧的殆边缘嵴上。若咬合过紧，可以设置在下颌磨牙的舌沟处或上颌磨牙的颊沟处。前牙的舌隆突或近中切缘处均可设计殆支托。

②殆支托与基牙长轴的关系：殆支托传递到基牙的作用应与牙长轴方向一致或接近。有学者认为，殆支托或支托凹底面应与基牙长轴线形成等于或小于 90°的夹角。也有学者认为，当殆支托长度为基牙近远中径的 1/4 时，殆支托或支托凹底面应与基牙长轴线形成略大于 90°的夹角(前磨牙 100°、磨牙 110°左右夹角)，以便殆支托所承受的作用力的作用方向恰好通过基牙的转动中心，避免基牙遭受向缺隙侧扭转的作用。

③殆支托的大小、形态和厚度：铸造殆支托呈圆三角形或匙形，边缘嵴处较宽，向殆面中心变窄，通常宽度为磨牙颊舌径的 1/3 或前磨牙颊舌径的 1/2，厚度为 1～1.5 mm。殆支托的长度一般为磨牙的 1/4 或前磨牙的 1/3 近远中径。殆支托底面应与支托凹相密合，呈球凹接触关系，轴线角圆钝。

4) 小连接体　为卡环、殆支托等与大连接体或基托相连的部分，主要起连接作用。小连接体不能进入基牙或软组织倒凹区，以免影响就位。

2. 卡环的种类　卡环种类繁多，通常根据制作方法、卡环臂的数目、卡环的形态及卡环与导线的关系进行分类。

(1) 根据制作方法不同，可分为铸造卡环和弯制卡环。

①铸造卡环：常用钴铬或镍铬合金以及纯钛、钛合金、金合金等材料通过制作熔模、包埋、失蜡铸造而成。根据基牙条件及基牙上观测线的位置，充分利用基牙的有利倒凹，设计制造的各种铸造卡环，具有精度高，固位、支持、卡抱作用好的优点。

②弯制卡环：用圆形不锈钢丝弯制而成。弯制卡环弹性较大，可调改，制作设计简单，操作简便，经济。

(2) 根据卡环臂数目，可分为单臂卡环、双臂卡环和三臂卡环等(图 6-7)。

①单臂卡环：只有一个弹性卡环臂，位于基牙颊侧，其舌侧用高基托起对抗臂作用。

②双臂卡环：有颊、舌两臂。颊侧为固位臂、舌侧为对抗臂，或两侧为交互作用臂。

③三臂卡环：由颊、舌两臂及殆支托组成。

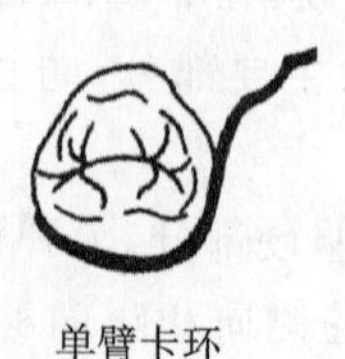

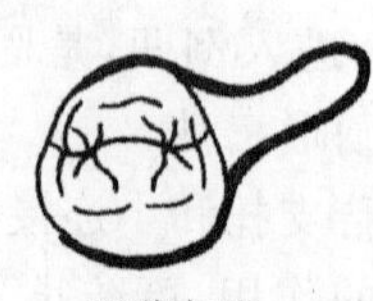

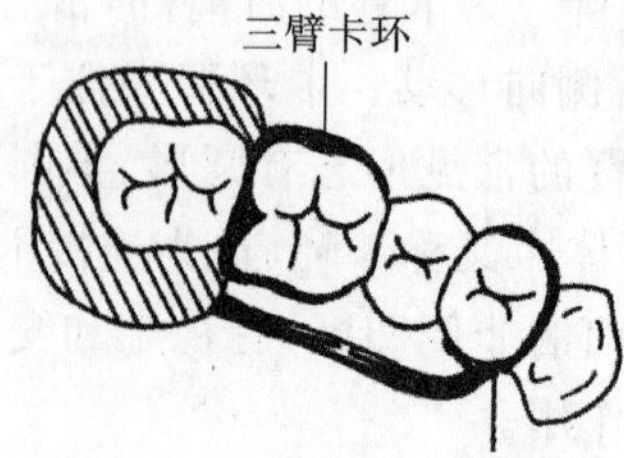

图 6-7　单臂、双臂及三臂卡环

(3) 根据卡环的形态结构，可分为圆环形卡环和杆形卡环。

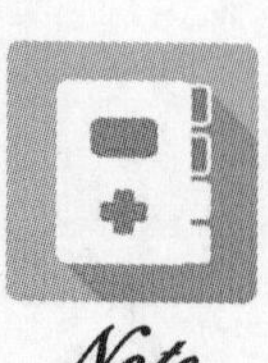
Note

①圆环形卡环：又称 Aker 卡环，圆环形卡环包绕基牙 3 个轴面和 4 个轴面角，环绕基牙牙冠的 3/4 以上。适用于牙冠外形正常、健康的基牙。圆环形卡环的固位、稳定作用好，常用于牙支持式可摘局部义齿。常用的圆环形卡环的种类如下。

a. 简单圆环形卡环：即典型的 Aker 卡环。

b. 环形卡环：又称圈形卡环，多用于最后孤立的近中颊倾或近中舌倾磨牙上，卡环臂尖放在颊或舌侧倒凹大的区域，经远中延伸至舌或颊面非倒凹区。铸造圈形卡环的近远中单独或同时安放𬌗支托，对抗臂可加宽或设计并行双臂，以提高其强度；对铸造者，非倒凹区用高基托起对抗臂作用；可加𬌗垫恢复𬌗面咬合接触关系，临床应用较多(图 6-8)。

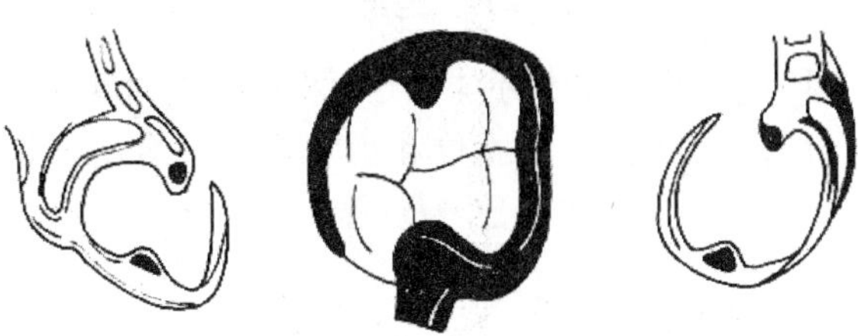

图 6-8　环形卡环

c. 对半卡环：多用于前、后都有缺隙，孤立的前磨牙或磨牙上，由颊、舌侧两个相对的卡环臂和近、远中两个𬌗支托组成，各自独立，以小连接体分别连接于塑料基托中或铸造支架上(图 6-9)。

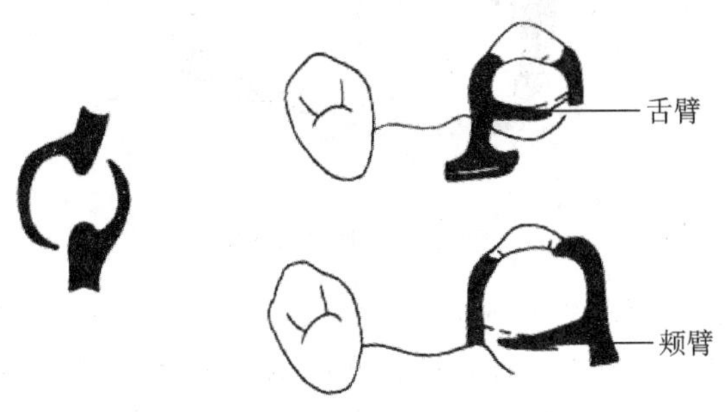

图 6-9　对半卡环

d. 长臂卡环：又称延伸卡环，用于近缺隙基牙松动或外形无倒凹无法获得足够固位力，但不够拔除条件者。长臂卡环将卡环臂尖伸到相邻牙的倒凹区获得固位，对松动基牙起到固定夹板的作用。注意：卡环任何部位都不进入近缺隙松动基牙的倒凹区(图 6-10)。

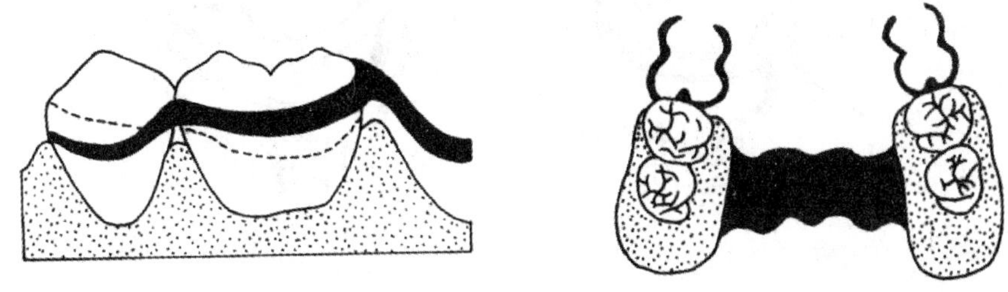

图 6-10　长臂卡环

e. 连续卡环：多用于牙周夹板，放置在 2 个以上牙上，此类卡环无游离臂端。铸造连续卡环可以很长，两端埋入基托，中间部分进入倒凹区，其余部分与导线平齐。铸造连续卡环有独立的颊侧固位臂和各自独立的小连接体，舌侧对抗臂在末端相连并与舌侧导线平齐，该类卡环弹性小，有学者认为不宜过多进入倒凹区，以免损伤基牙，只发挥摩擦固位和固定作用(图 6-11)。

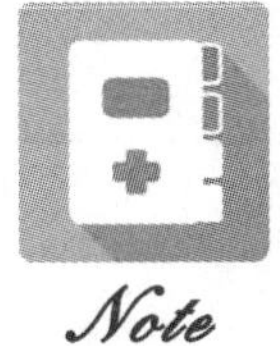

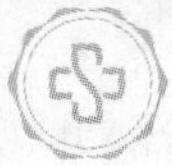

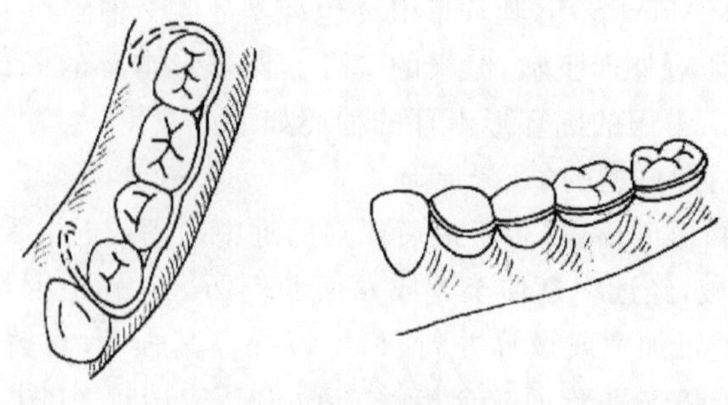

图 6-11 连续卡环

f. 联合卡环：两个卡环通过共同的卡环体相连(图 6-12)。卡环体位于相邻两基牙的殆外展隙并与殆面的殆支托相连，具有良好的固位和稳定作用。多用于基牙牙冠短而稳固、两牙间有间隙或食物嵌塞者。

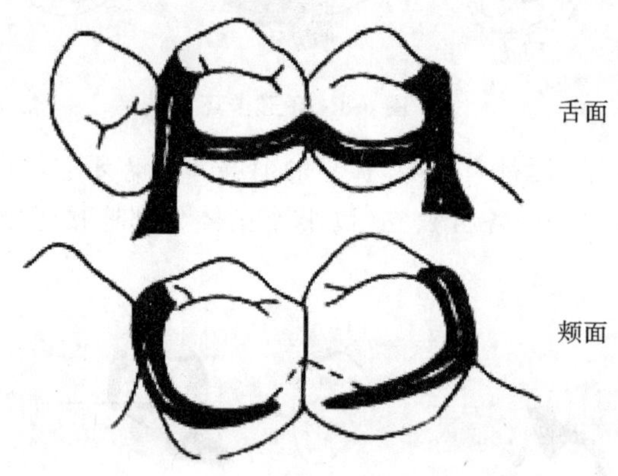

图 6-12 联合卡环

g. 回力卡环和反回力卡环：常用于后牙游离缺失，牙冠较短或锥形的前磨牙或尖牙上。卡环臂尖位于基牙唇(颊)面的倒凹区，绕过基牙的远中面并与殆支托相连，再转向基牙舌面非倒凹区形成对抗臂，在基牙舌侧近中通过小连接体与支架相连(图 6-13)。当基牙严重舌倾，颊面无倒凹时，常设计反回力卡环，结构与回力卡环相同，仅方向相反，卡环臂尖位于舌侧倒凹区，颊侧对抗臂位于颊侧非倒凹区，在颊侧近中与小连接体相连。

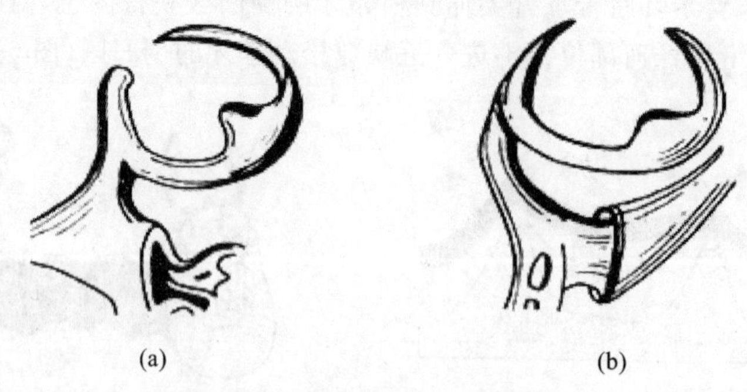

图 6-13 回力卡环和反回力卡环

(a) 回力卡环；(b) 反回力卡环

由于远中殆支托不与基托直接相连，殆力通过人工牙和基托传到黏膜、颌骨上，基牙负担减轻，起到应力中断作用。

h. 倒钩卡环：用于倒凹区在殆支托同侧下方的基牙上，又称下返卡环，当有软组织倒凹，无法使用杆形卡环时使用(图 6-14)。

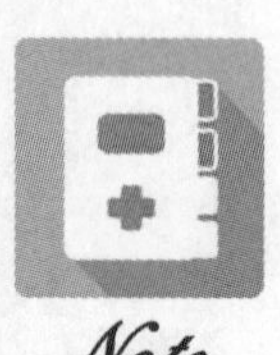

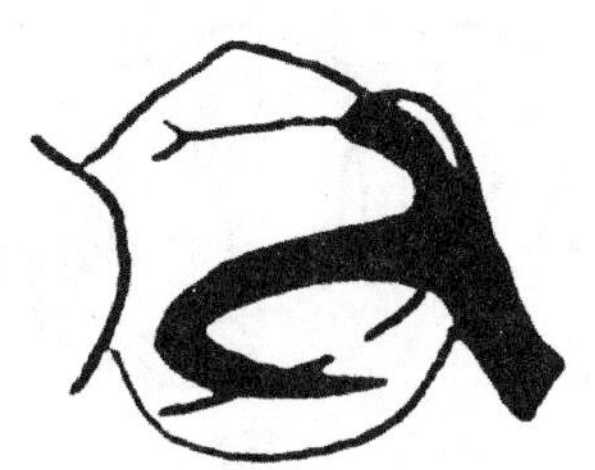
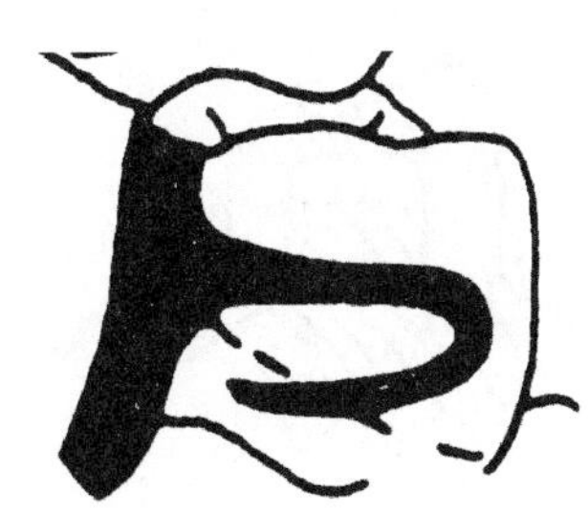

图 6-14 倒钩卡环

i. 尖牙卡环：专门用于尖牙，近中𬌗支托顺舌面近中边缘嵴向下，至舌隆突，方向上转，沿舌面远中边缘嵴至远中切角，反折至唇面，卡环臂在唇面进入近中倒凹区。该类卡环的支持、固位作用好(图 6-15)。

j. 间隙卡环：也叫牙间卡环，主要放置在远离缺隙的后牙基牙上，具有分散𬌗力，辅助固位以及稳定义齿的作用，特殊部位的间隙卡环还具有间接固位的作用(图 6-16)。

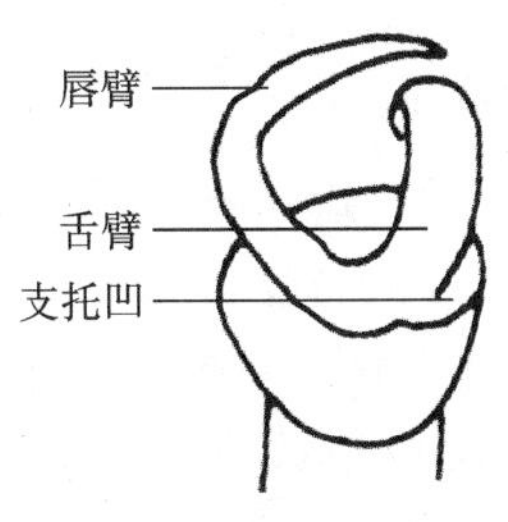

图 6-15 尖牙卡环

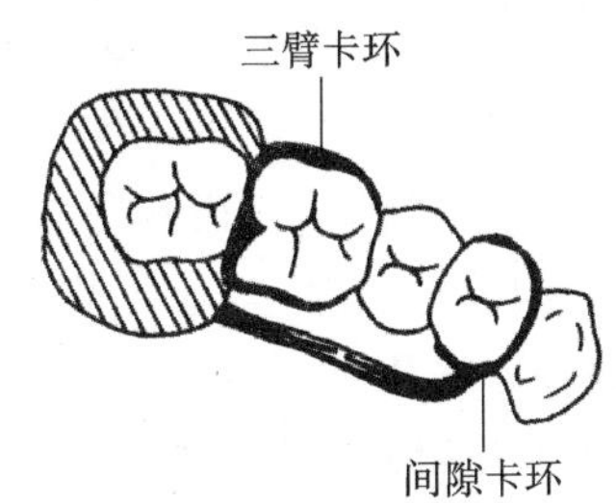

图 6-16 间隙卡环

②杆形卡环：由 Roach(1934 年)提出，故又名 Roach 卡环。适用于后牙游离端缺失的末端基牙。杆形卡环从缺牙区唇侧义齿基托中伸出，沿牙龈下方 3 mm 处平行前伸，至基牙根端下方适当位置，然后以直角转向𬌗方，其卡环臂越过基牙牙龈，臂端进入基牙颊侧龈 1/3 倒凹区，深约 0.25 mm，臂尖末端 2 mm 与基牙表面接触。其固位作用由下向上呈推型固位，故又叫推型卡环。

杆形卡环根据基牙的外形、倒凹位置和大小，设计成 I 型、T 型、L 型、U 型、C 型等(图 6-17)。主要优点有金属外露少，美观，基牙外形磨改量少，推型固位作用强，末端基牙上的扭力降低。缺点是卡抱和稳定作用不如圆环形卡环，损坏后不易修理，不适用于口腔前庭浅、软组织倒凹大、系带附着高等患者。

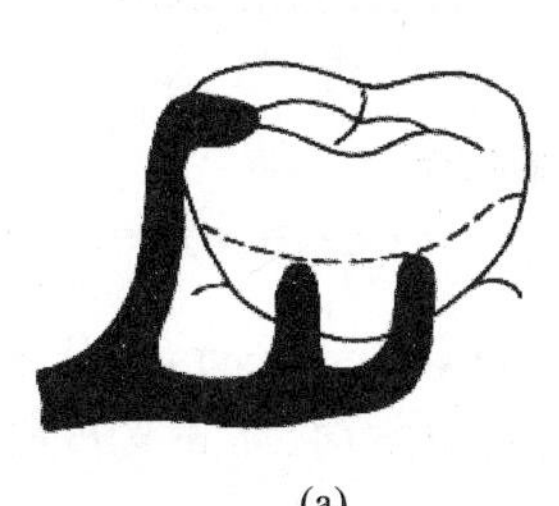
(a)

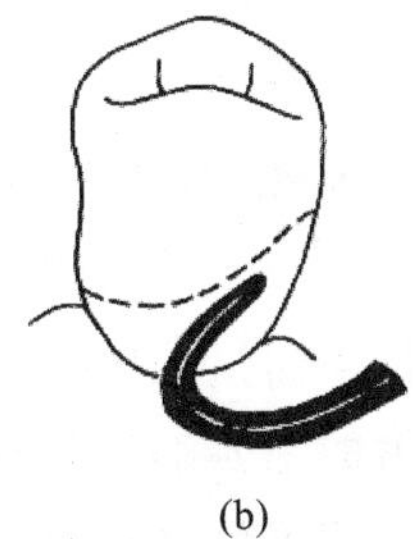
(b)

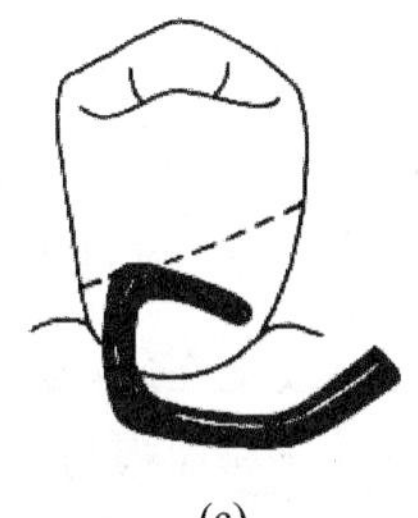
(c)

图 6-17 杆形卡环及其变体

(a) U 型；(b) L 型；(c) C 型

RPI 卡环组：由近中𬌗支托、远中邻面板、颊侧 I 型杆形卡环三个部分组成(图 6-18)，常用于远中游离端义齿。明确此卡环组的适应证、优缺点，强调近中𬌗支托的合理性，有利于基牙和基托下组织的健康。

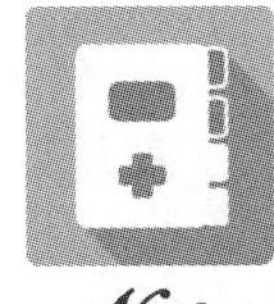

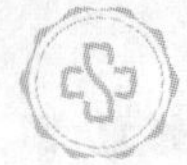

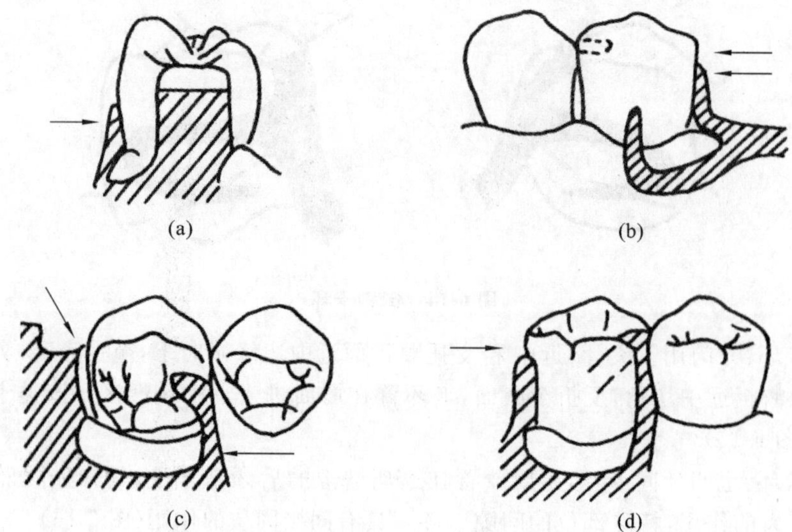

图 6-18 RPI 卡环组

(a) 远中面;(b) 颊面;(c) 殆面;(d) 舌面

近中殆支托指远中游离端义齿在邻缺隙基牙的殆面近中边缘嵴放置的支托。支托的小连接体位于两邻牙的舌外展隙,与基牙形成小的导平面接触。当咬合力垂直作用于远中游离端时,近缺隙处基牙若选用远中殆支托,基牙受到向远中的扭力,可损伤基牙,而采用近中殆支托则基牙向近中倾斜,但由于有邻牙支持,基牙受力减小或被抵消。由于近中殆支托将支点从远中移至近中,位置前移,基牙上卡环臂与游离端位于支点同侧,受力时,卡环臂与基托同时下沉、卡环与基牙脱离接触、对基牙无扭转作用(图 6-19)。同时,支点前移,加大了转动半径,可使基托下组织受力方向接近垂直,且较均匀。近中殆支托虽可减小基牙所受扭力,但加大了牙槽嵴的负担,因此,应根据具体情况选择使用。若基牙条件好,牙槽嵴条件差,宜选用远中殆支托;若基牙条件差,牙槽嵴条件好,选用近中殆支托。

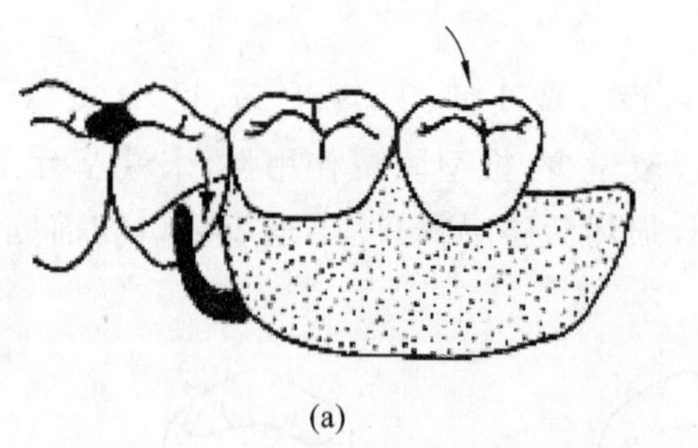

(a)

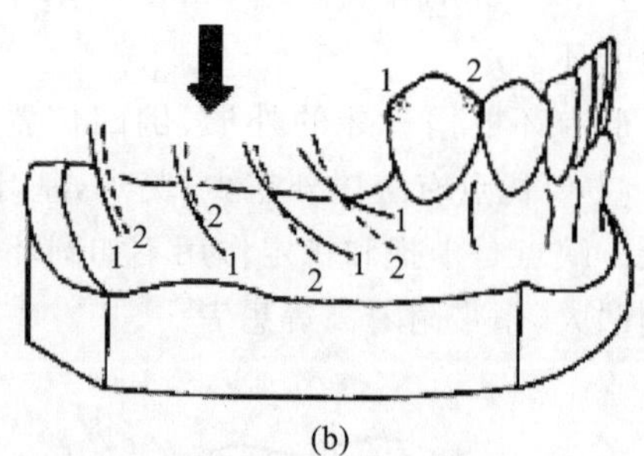

(b)

图 6-19 游离端义齿应用近中殆支托的优点

(a) 支点前移,对基牙无扭转作用;(b) 支点前移,基托下组织受力方向接近垂直,且较均匀

远中邻面板是在邻缺隙基牙的远中面预备导平面,与义齿的就位道平行,与基牙邻面紧密贴合的金属板。邻面板与导平面接触的主要作用是控制义齿就位方向、防止义齿脱位。次要作用:向舌侧伸展至远舌轴面角,对颊侧卡环臂起对抗作用,确保卡环的固位和卡抱作用。另外,预备导平面可减小基牙邻面倒凹,防止食物滞留,也利于美观。但邻面板不能高于基牙远中邻面外形高点,并且咬合时,邻面板应与导平面脱离接触,以免在基牙的远中邻面形成类似远中殆支托的支点,损伤基牙。

I 型杆位于基牙颊面倒凹区,与基牙接触面积小,对基牙的扭力和损伤小,美观。

RPI 卡环组的优点:①在殆力作用下,游离端邻缺隙基牙受力小,且作用力方向接近牙长

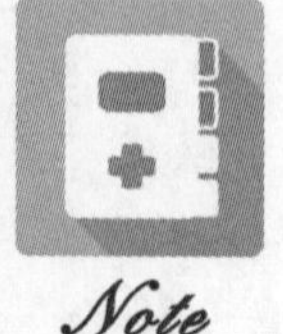

轴；②近中𬌗支托小连接体起舌侧对抗卡环臂的作用，可防止游离端义齿向远中移位；③游离端基托下组织受力虽增加，但作用力垂直均匀作用于牙槽嵴；④I型杆与基牙接触面小，美观且患龋率小；⑤邻面板可防止义齿与基牙间出现食物嵌塞，同时起舌侧对抗臂作用。

为合理利用基牙颊侧倒凹，减小对基牙的扭力，避免基牙松动，增强卡环的稳定作用，减轻卡环小连接体对牙龈的压迫，可在RPI卡环组基础上，改变卡环固位臂的设计。例如，设置圆环形卡环（Aker卡环）固位臂为RPA卡环，设置T型杆形卡环为RPT卡环，设置L型杆形卡环为RPL卡环等。

悬锁卡环：其结构主要包括铸造唇杆和固位指等（图6-20）。铸造唇杆的一端以铰链形式与义齿的支架相连，使杆可以回转、开闭，另一端以扣锁形式与义齿相连。铸造唇杆伸出若干固位指，一般是I型杆形卡环形状，位于余留牙唇面的倒凹区。悬锁卡环义齿的特点是从舌侧就位，由全部余留牙承担固位、稳定作用，临床上较少应用。

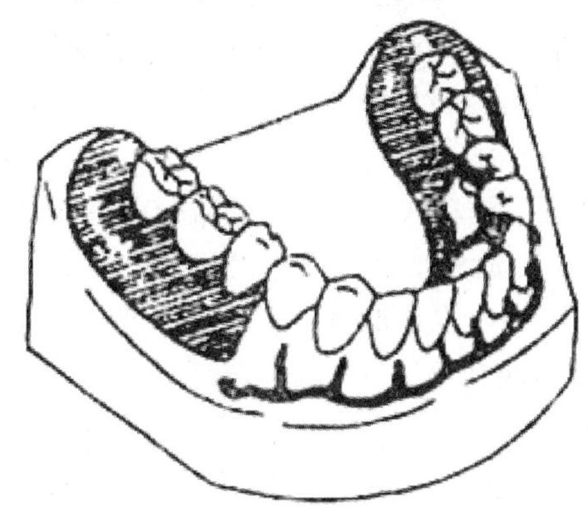

图6-20 悬锁卡环

（4）根据卡环与导线的适应证分类（图6-21）：

①Ⅰ型导线卡环：一般为简单圆环形卡环，卡环臂在倒凹区，卡环体在非倒凹区，此类卡环的固位、卡抱、稳定作用均好。适用于缺隙近远中基牙或基牙条件好者。

②Ⅱ型导线卡环：铸造卡环为分臂卡环，锻造卡环为上返卡环。分臂卡环的近缺牙区臂端及上返卡环的游离臂端在倒凹区，卡环臂其余部分在非倒凹区，起对抗平衡作用。此类卡环有一定的固位作用，稳定作用差，适用于游离缺失的近缺隙基牙，基牙条件差者。

③Ⅲ型导线卡环：为靠近𬌗缘的高臂卡环，或下返卡环，卡环臂端在倒凹区。此类卡环有一定的固位和卡抱作用，但稳定作用较Ⅰ型差，靠近𬌗缘要求不影响咬合，卡环臂尖进入倒凹区不能过深，否则在摘戴通过突点，超过金属的弹性限度时，卡环臂会永久变形。

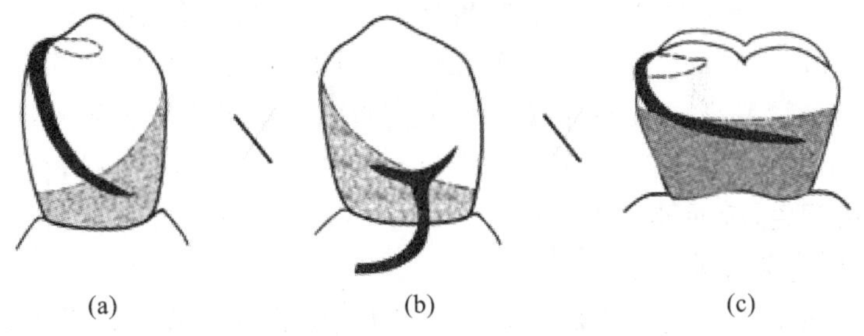

图6-21 三类导线与相应的三类卡环

（a）Ⅰ型导线卡环；（b）Ⅱ型导线卡环；（c）Ⅲ型导线卡环

二、连接体

连接体（connector）是可摘局部义齿的组成部分之一，它可将义齿各个部分连接在一起，

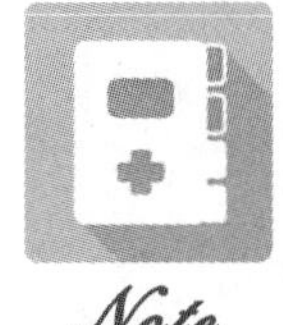

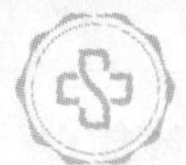

具有传递和分散𬌗力的作用,分大连接体和小连接体两类。

(一)大连接体

大连接体亦称主连接体或连接杆,依所在位置而命名为腭杆、舌杆、唇-颊杆等。

1. 大连接体的作用

(1)连接义齿各个部分成一整体。

(2)传递和分散𬌗力至基牙与邻近的支持组织。

(3)缩小义齿体积,增强义齿强度,提高舒适和美观度。

2. 大连接体的类型与要求

(1)腭杆:位于上颌腭部,因所在位置不同,分为前腭杆、后腭杆及侧腭杆(图 6-22)三种,三种常联合使用,也可单独使用。

①前腭杆:位于腭隆突的前部,腭皱襞之后,大约位于双侧第一前磨牙之间的位置。离开牙龈至少 4 mm,厚约 1 mm,宽 6～8 mm,为一宽而扁的带状体,与黏膜组织密合而无压力。为保证不妨碍舌的功能发挥和发音,感觉舒适,也可将前腭杆放置于第二前磨牙的位置,又称中腭杆。

②后腭杆:位于腭隆突之后,颤动线之前,其两端向前弯至第一、二磨牙之间,厚 1.5～2 mm,宽约 3.5 mm,游离端义齿可适当加宽。腭中缝区组织面缓冲,两端密合。基牙条件差或者牙槽黏膜松软致义齿容易下沉者,设计时杆和黏膜间应留一定间隙。

③侧腭杆:位于腭隆突两侧,距龈缘 4～6 mm,与牙弓平行,宽 3～3.5 mm,厚 1～1.5 mm。多与前、后腭杆一起连接使用。

(2)腭板:前腭杆向前伸止于前牙舌隆突上形成前腭板;向左右两侧延伸形成马蹄形(U型)腭板;若再向后与后腭杆连接,则形成"天窗"式腭板;若覆盖全腭区,则成全腭板。

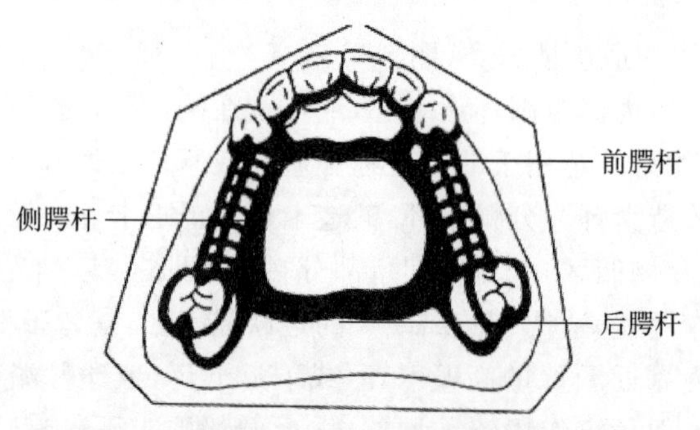

图 6-22 上颌可摘大连接体

(3)舌杆:位于下颌舌侧龈缘与舌系带和口底黏膜皱襞之间,距离牙龈缘 3～4 mm,厚 2～3 mm,宽 3～4 mm。边缘较薄而圆钝,前部较厚,后部薄而宽,有足够强度并较舒适。

舌杆与黏膜的接触关系,应根据下颌舌侧牙槽嵴的形态而定。舌侧牙槽嵴的形态可分为垂直型、斜坡型和倒凹型三种(图 6-23)。垂直型者舌杆与黏膜平行接触,缓冲量最小;斜坡型者舌杆与黏膜略微分离,缓冲量一般为 0.3～0.5 mm;倒凹型者舌杆在倒凹之上或在倒凹区留出空隙,在骨突区充分缓冲。

(4)舌板:舌板是由金属铸造而成的舌侧高基托,覆盖在下前牙的舌隆突区之上,进入牙间舌外展隙,上缘呈扇形波浪状。舌板常用于口底浅、舌侧软组织附着高、舌隆突明显者;特别适用于前牙松动需牙周夹板固定者,舌侧倒凹大用舌杆不易取得就位道者,舌系带附着过高不能容纳舌杆者。

(5)唇-颊杆:前牙或前磨牙区过于舌向或腭向位,组织倒凹大,影响义齿就位或因舌系带

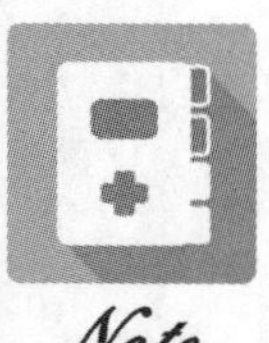

Note

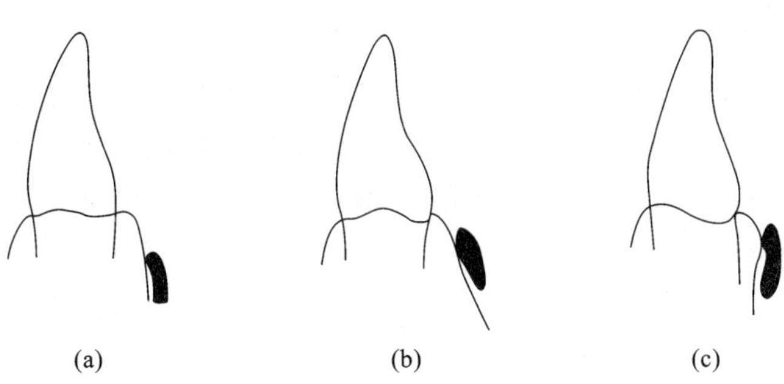

图 6-23　下殆舌侧牙槽嵴的形态与舌杆的关系

(a) 垂直型;(b) 斜坡型;(c) 倒凹型

附着接近龈缘,不易安放舌基托或舌杆者,可选用唇-颊杆。杆应离开龈缘 3～4 mm,其宽度、厚度与舌杆相似,位于唇、颊侧龈缘与唇、颊、系带、黏膜皱襞之间,不妨碍唇颊软组织的活动。牙槽嵴过于丰满或唇颊肌张力过大者,不宜选用。唇-颊杆影响美观,除外伤等特殊情况外,临床应用少。

(二) 小连接体

小连接体的作用是把义齿上的各部件(如卡环、殆支托等)与大连接体基托相连接。小连接体应坚硬无弹性,具有足够的强度和硬度,与大连接体垂直相连,需离开牙龈少许,不能进入倒凹区,以免影响义齿就位。放在相邻牙间外展隙内的小连接体,表面应光滑、较细,需有足够的强度和硬度,以便传递和分散殆力,与大连接体相连处无锐角。

三、基托

基托(base plate)又称基板,是可摘局部义齿的主要组成部分之一,它覆盖在缺牙区牙槽嵴及相关的牙槽嵴唇颊舌侧及硬腭区上,供人工牙排列附着、传导和分散咬合力到其下的支持组织,并能把义齿各个部分连成一个整体。位于缺隙部分的基托又称鞍基。

(一) 基托的功能

(1) 连接作用:将义齿各个部分连接成一整体。

(2) 修复缺损:修复牙槽嵴、颌骨和软组织的缺损。

(3) 传递殆力:承担、传递和分散人工牙的咬合力。

(4) 固位和稳定作用:借助吸附力、表面张力、大气压力以及摩擦力等增加义齿的固位和稳定作用,防止义齿旋转和翘动。

(二) 基托的类型

基托按材料不同分为如下三种。

1. 塑料基托　色泽似黏膜,较美观,制作简单,经济,便于修补与重衬。但强度低、温度传导性差,材料易老化和磨损,体积大而厚,初戴者使用不舒适。适用于牙槽嵴低平、面部凹陷者。

2. 金属基托　由金属铸造而成,精度高,强度大,不易变形,体积小,较薄,温度传导性好,患者使用舒适。适用于有一定舒适和强度要求、经济条件尚可,或修复空间受限、塑料基托修复强度不足的患者。但制作工艺较复杂,修理困难,无法重衬,口腔条件差的患者应慎用。

3. 金属网加强塑料基托　结合以上两者的优点,对塑料基托易发生折裂的应力集中区和几何薄弱区用金属网加强,能提供足够的强度以抵抗基托的折裂和变形,但体积不能太大、太厚,否则会影响其他部件的连接,以及患者的舒适度。

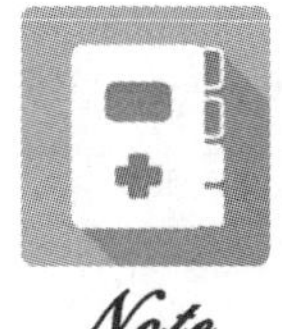

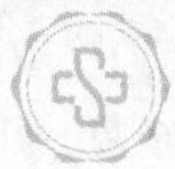

（三）制作基托的要求

1. 基托的伸展范围 根据缺牙的部位、数目、基牙的健康状况、牙槽嵴的情况和软组织的附着、䬾力的大小等决定基托的伸展范围；混合支持式游离端义齿，在不影响唇、颊、舌软组织活动的原则上，基托应尽量伸展以分散䬾力，争取尽可能大范围的基托下黏膜组织支持。例如，上颌游离端义齿基托应盖过上颌结节，伸展至翼上颌切迹的中部，下颌游离端义齿基托的后缘应覆盖磨牙后垫的前1/3～1/2，并在颊棚区充分伸展。牙支持式义齿应尽量减小基托伸展范围，采用铸造金属支架，使患者感觉舒适。

2. 基托的厚度 基托应有一定厚度，以保证其强度。金属基托厚度0.5 mm，边缘可稍厚至1 mm左右，并且圆钝。塑料基托厚度不少于2 mm，少数上颌前牙缺失时，上颌腭侧基托的前1/3可薄些，以减少对发音的影响。基托厚度应均匀一致，避免因厚薄不均产生应力不均，引起折裂。

3. 基托与余留牙的位置关系 缺牙区基托不应进入基牙邻面倒凹区，腭（舌）侧基托边缘应与基牙及相关牙非倒凹区接触，边缘与牙密合但无压力，基托龈缘区组织面应做缓冲，以避免损伤基牙、邻牙及游离龈，有利于义齿摘戴（图6-24）。

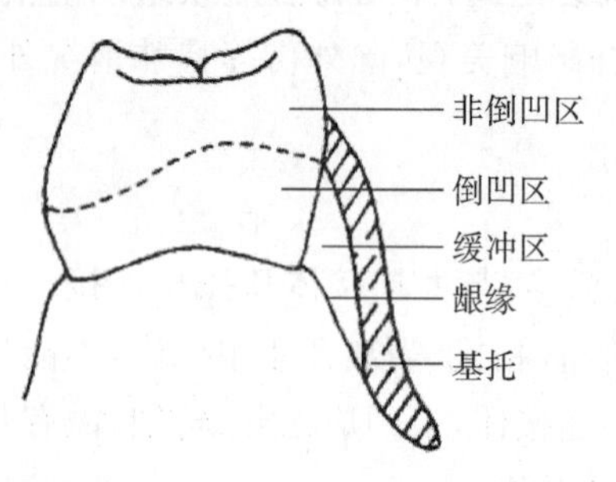

图6-24 基托与余留牙的位置关系

4. 基托与黏膜的关系 基托与黏膜应密合无压力，对骨突如上颌隆突、舌隆突、上颌结节以及牙槽嵴上的骨尖等应做缓冲，以免基托压迫组织产生疼痛。

5. 基托的形态和美学要求 基托组织面应与其下组织外形一致，密合无压痛，无毛刺等，除局部缓冲区外，一般不打磨或抛光。磨光面需高度抛光，边缘圆钝；在颊、舌（腭）面形成凹面，有利于义齿的固位和稳定；在牙冠颈缘下显出根部形态，在腭面形成腭隆突、龈乳头及腭皱襞形态。前牙区牙槽嵴丰满者可不放基托，由某些原因致上唇塌陷者可适当加厚上颌唇侧基托，以利美观。

四、人工牙

人工牙（artificial tooth）是义齿结构上替代天然牙的部分，以恢复牙冠形态、发音和咀嚼功能等。

（一）人工牙的作用

（1）替代天然缺失牙，恢复牙弓的完整性。

（2）建立䬾关系，恢复咀嚼功能。

（3）恢复牙列外形和面型。

（4）辅助发音。

（5）防止余留牙伸长、移位、倾斜及䬾关系紊乱。

（二）选择人工牙的原则

1. 人工前牙的选择原则

（1）尽量满足美观和发音方面的要求，且具有一定切割功能。

（2）根据邻牙和对侧同名牙的颜色、大小、形态来选择，并与面型、性别等相适应。人工牙可以调改，以满足不同的条件：近远中间隙过小或过大，䬾龈距离过短或过长。

（3）多个前牙缺失时，人工牙颜色应与患者的肤色、年龄相称，以达到自然、逼真的效果。

（4）所选前牙应与患者沟通，取得患者的同意和认可。

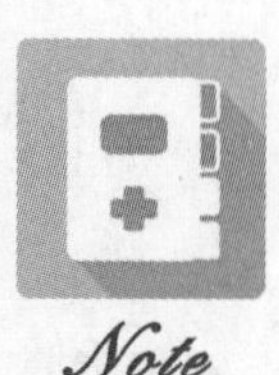

Note

2. 人工后牙的选择原则

(1) 后牙主要考虑恢复咀嚼功能,尽量选用硬度大、耐磨性好的硬质塑料牙或铸造金属牙。

(2) 游离端排牙时,可适当减少牙数,减小人工牙的颊舌径,增加食物排溢沟以减小基牙及支持组织的𬌗力负荷。

(3) 外形、颜色应与同名牙和邻牙协调、对称。

(三) 人工牙的种类

1. 按制作材料分类 可分为瓷牙、塑料牙、金属牙。

(1) 瓷牙:借盖嵴面上的钉或孔与基托相连,为机械固位。瓷牙硬度大,光泽好,不易磨损与变色,咀嚼效率高。但脆性较大,易折裂,调磨需谨慎,咬合冲击力也较大。

(2) 塑料牙:多选用成品硬质树脂牙,韧性好,易磨改,不易破裂,与塑料基托为化学结合,较牢固,适用范围广泛。但与瓷牙相比,塑料牙的硬度与耐磨性较差,易磨损与变色,咀嚼效率较低。

(3) 金属牙:人工牙的𬌗面或整个牙由金属制成,利用一定的固位装置与塑料牙或基托相连。金属牙硬度大、强度高,适用于缺牙间隙过小、𬌗龈距离过短者。

2. 按人工牙面形态不同分类 可分为解剖式牙、半解剖式牙和非解剖式牙(图 6-25)。

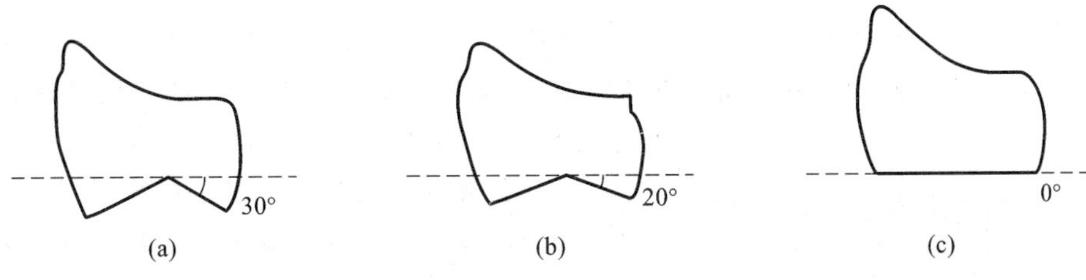

图 6-25 人工牙形态

(a) 解剖式牙;(b) 半解剖式牙;(c) 非解剖式牙

(1) 解剖式牙:又称有尖牙,牙尖斜度为 30°～33°,与初萌出的天然牙相似。牙尖交错𬌗时,上、下颌牙的尖窝扣锁关系良好,咀嚼效率高,但侧向𬌗力大,不适用于义齿固位差或对𬌗牙已有明显磨损的患者。

(2) 半解剖式牙:牙尖斜度为 20°左右,上、下颌牙间有一定的尖窝扣锁关系,咀嚼效率较高,比解剖式牙侧向力小,临床应用较多。

(3) 非解剖式牙:无牙尖或牙尖斜面,牙尖斜度为 0°。其颊舌面形态与解剖式牙相似,𬌗面有溢出沟。咬合时上、下颌牙面不发生尖窝扣锁关系,咀嚼效率低,侧向力小,对牙槽骨损伤小。适用于义齿固位差、对颌天然牙已显著磨损或为人工牙者。

(李 琰)

第四节 模型观测

一、定义

模型观测是一个诊断设计过程,应该在可摘局部义齿设计和治疗之前进行。目的是通过

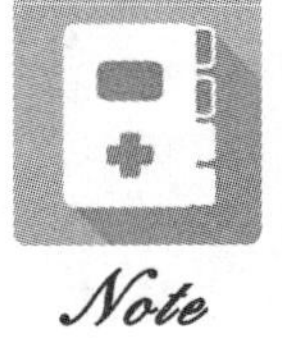

模型对口腔内余留牙以及软硬组织的空间位置进行分析，从而选择并确定基牙、𬌗支托的位置及可摘局部义齿的设计方案。模型观测是可摘局部义齿修复中的一个基本的和必要的过程 。

模型观测过程涉及两个重要的概念“观测线”与“倒凹”，与可摘局部义齿的设计有重要关系。

观测线：又称为导线，是模型观测器的碳标记杆沿牙冠轴面及软硬组织的最突点逐渐移动所画出的连线。当牙冠有不同方向和不同程度的倾斜时，观测线的位置也会随之改变，这样所得到的观测线可以有很多条。其中，当碳标记杆与牙齿自身长轴平行时，沿牙冠轴面最突点逐渐移动所画出的观测线便与牙齿解剖外形高点线重合，观测线只有一条。因此，观测线并非基牙的解剖外形高点线，而是随观测方向改变而改变的连线。

倒凹：可以分为牙齿倒凹和组织倒凹。牙齿倒凹是指牙冠上位于观测线与牙龈之间的区域；组织倒凹是指从横截面上看阻碍义齿戴入就位的剩余牙槽嵴或牙弓外形突起下方的区域。

观测线与倒凹的关系：牙齿上观测线𬌗方的部分为该牙的非倒凹区，观测线龈方的部分为该牙的倒凹区。对于可摘局部义齿而言，倒凹还可以分为有利倒凹和不利倒凹，有利倒凹辅助义齿固位，不利倒凹不能辅助义齿固位，反而妨碍义齿就位。

二、观测器的组成

观测器(图 6-26)是用来对模型进行观测分析、进行义齿设计、确定义齿就位道以及辅助义齿制作的仪器。工作模型在制作义齿支架之前，都需要用观测器进行观测。观测器主要包括三个部分：观测架，固定模型的观测台，用于分析、测量的各种标记针。

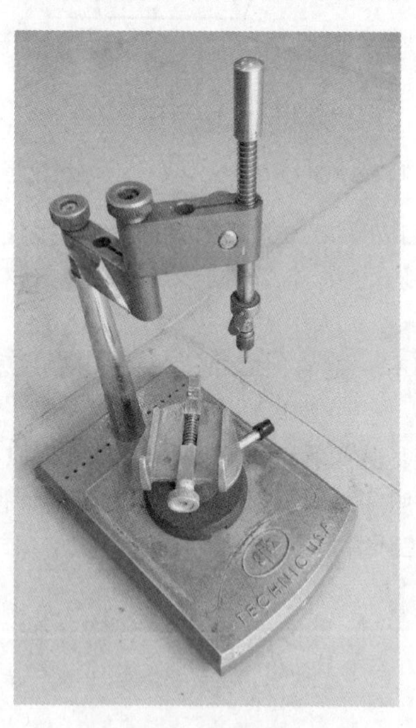

图 6-26　观测器

1. 观测架　包括一个水平底座，一个支持上部结构的垂直壁，一个悬挂观测工具的水平臂，一个可升降移动的垂直测量臂。可升降移动的垂直测量臂通过水平臂与支持上部结构的垂直壁相连。用于分析、测量的各种标记针，装在卡头之中，可进行更换。

2. 观测台　观测台上面装有夹具，用来固定模型，其底部通过一个球锁关节与水平底座相连，可允许模型向不同方向做不同程度的倾斜。

3. 各种标记针　观测器的标记针由以下结构组成。

(1) 金属分析杆：用来观测凸面的位置，从而分析余留牙和软组织倒凹。

(2) 碳标记杆：(在金属套筒内)取代分析杆用于在模型上描绘软硬组织的外形高点线即观测线。

(3) 倒凹测量尺：用于测量基牙轴面固位倒凹的位置和深度。

每个倒凹测量尺的尖端有一圈侧方突起，突起的宽度分别为 0.25 mm、0.5 mm、0.75 mm。0.25 mm 水平倒凹适合用钴铬合金铸造卡环，0.5 mm 水平倒凹适合用金合金铸造卡环，0.75 mm 水平倒凹适用于锻丝卡环。

(4) 蜡型成型刀：用于消除过多的填凹材料。

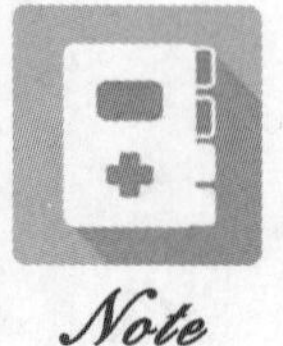

Note

三、观测的目的

(1) 确定义齿的最佳就位道。
(2) 辅助牙体预备,确定基牙邻面是否需要预备导平面。
(3) 辨别潜在的影响义齿摘戴的软硬组织干扰区。
(4) 描绘基牙的外形高点线,对需要避免、去除或填充的不利倒凹进行定位。
(5) 定位基牙上用于固位的倒凹区域,并记录倒凹深度,确定卡环臂尖进入深度。
(6) 明确软硬组织的不利倒凹,确定基托范围与大连接体的位置。

四、在观测器上倾斜模型的作用

观测线的位置与模型和垂直测量臂之间的角度有关。在观测器上改变模型的倾斜方向和角度,观测线和倒凹的位置将发生改变,倾斜模型的作用如下。

(1) 通过调整模型与垂直测量臂之间的角度,重新分配倒凹区。
(2) 减少或消除骨组织和软组织的倒凹干扰。
(3) 安排所有可能成为导平面的区域,确定更有利的就位道。

五、模型观测的过程

(一) 确定就位道

就位道是指可摘局部义齿在口内戴入的方向及角度。可摘局部义齿的固位体及其他组成部分必须沿同一方向戴入,才能不受阻挡顺利就位。

临床上,由于患者缺失牙的部位和数目不同,各个基牙的位置、形态、倾斜度、倒凹及牙周健康状况不同,在众多因素中寻找共同就位道,单凭肉眼很难获得,因此需借助观测器的金属分析杆对模型进行分析,寻找模型前后左右最有利的倾斜方向,确定义齿就位道。

(1) 确定就位道的方向应考虑以下因素:①应便于患者摘戴义齿;②在各个基牙上有适当的直接固位体的可用倒凹,满足义齿固位的需要;③满足义齿稳定的需要;④义齿的就位道不应导致义齿与邻牙间形成过大的间隙,避免影响美观或引起食物滞留。⑤选择的就位道应尽可能地消除软硬组织的干扰。

(2) 通常确定可摘局部义齿就位道的方法有平均倒凹法和调节倒凹法两种。

①平均倒凹法(均凹式):把模型固定在观测台上,将模型倾斜方向调整在各基牙的近远中向和颊舌向倒凹比较平均的位置,然后画出基牙的观测线,并根据观测线设计卡环的位置和类型。此时,共同就位道的方向为两基牙长轴交角的平分线方向。适用于缺牙间隙多、基牙倒凹大的病例。

②调节倒凹法(调凹式):调整模型倾斜方向,使缺牙间隙两侧基牙的倒凹适当地集中在一侧基牙上。义齿斜向就位,可形成制锁作用,有利于义齿固位。适用于基牙牙冠短,基牙长轴彼此平行者。

选择就位道的一般规律:个别牙缺失,或单个间隙连续缺牙时采用调凹式就位道,利于义齿固位和稳定。而多个缺牙间隙时多采用均凹式就位道,便于义齿摘戴。

确定就位道的具体方法:将模型固定在观测台上,用金属分析杆先做水平向的观测,然后尝试性地朝不同方向倾斜模型,通过金属分析杆对有关牙齿的接触,检查固位倒凹,直到所有基牙有合适的倒凹,同时又无过度倾斜,避免组织倒凹过大,由此确定义齿的就位道。

(二) 描记观测线

将倒凹测量尺换成碳标记杆,按照设计的就位道,描记基牙、余留牙的观测线,以及黏膜组

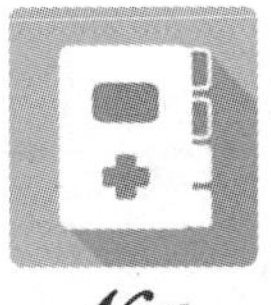

Note

织的填倒凹线。

（三）倒凹深度的定位与测量

选用相同型号的倒凹测量尺对每个倒凹深度进行定位与测量。先降低观测器的垂直测量臂，使倒凹测量尺末端进入所需要的倒凹区并降至基牙龈缘处倒凹区内的最低位置，将倒凹测量尺的柄紧贴基牙，慢慢上移，使倒凹测量尺末端侧缘突起刚好与牙齿表面相接触，此点即为固位卡环臂尖进入的位置。用红色铅笔在模型上标记这一位置。

（四）描记边缘线

用不同颜色的笔在模型上画出义齿基托、连接杆、卡环等部分轮廓边缘线。

（赵志华）

第五节　检查、诊断、设计

一、修复前检查

在制订治疗计划之前，应进行全面的口腔检查，包括用口镜、牙周探针等进行一般检查，结合X线片、牙髓活力检查等了解患者口腔的基本情况。对于复杂病例，还应结合研究模型进行检查。

在检查过程中，首先要考虑的问题是如何在尽可能长的时间内保留修复体及保证口腔余留组织的健康。其次，要在患者的余留组织耐受限度内，确定恢复缺损组织功能的最佳方式。再次，修复设计还要考虑如何维持或改善口腔外观。只有在满足前两个目的的情况下，才能考虑修复体的舒适和美观要求。

口腔检查包括以下几个方面。

（1）询问患者的主诉和要求，对缺牙原因和时间，曾接受过的修复治疗及效果，以及现在对修复治疗的要求，都应进行详细的了解和记录。

（2）缺牙间隙的检查：检查缺牙部位和数目、缺牙区大小，了解拔牙的时间及伤口愈合情况，缺牙区牙槽嵴的形态和丰满度，牙槽嵴有无骨尖、骨嵴、倒凹，有无压痛等。

（3）余留牙的数目和部位：检查余留牙牙体和牙周健康状况，排列位置和咬合情况，对拟选做基牙的牙齿应特别注意其牙冠形态、稳固程度和牙周及支持组织的健康状况等。

（4）口腔黏膜检查：尤其应注意缺牙区软组织黏膜的形态、色泽、弹性、厚薄、移动性。黏膜较厚弹性较好，有利于义齿的支持、稳定。

（5）X线检查：根据需要，拍摄适当的X线根尖片或曲面断层片，以了解基牙根周组织的状况、根尖有无病变以及根管治疗是否完善等。

（6）对检查中发现的牙体、牙周病变，如龋齿、龈炎、牙周炎、义齿性口炎、创伤性溃疡及其他口腔黏膜疾病等，均应建议患者进行相应的治疗，以便尽早进行义齿修复。

（7）患者如果有颞下颌关节病，出现张口受限、疼痛、头晕、耳鸣等症状，则需进一步进行专科检查和治疗。根据需要也可在修复治疗时先采用𬌗垫治疗，待症状解除后再进行永久修复。

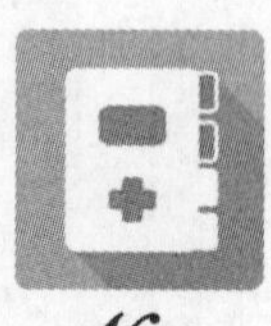
Note

（8）对口腔状况比较复杂的患者，应先取研究模型并上𬌗架，进行分析检查。

二、诊断

记录并分析检查结果，根据检查结果做出诊断。

三、设计

（一）可摘局部义齿的设计原则

（1）义齿应能保护口腔软硬组织的健康。

设计时应广泛地、有选择地分散𬌗力，减小对基牙的扭力和侧向力；正确恢复咬合关系；义齿不妨碍自洁作用，尽量少覆盖牙体组织，以降低致龋率；保护余留牙牙体组织，尽量少磨牙，可利用自然间隙安放支托凹和隙卡沟；在获得足够固位和稳定作用的前提下，尽量减少固位体数目。

（2）固位和稳定作用是义齿恢复功能和保护余留组织的基础，义齿应具有良好的固位、支持和稳定作用。

（3）义齿应恢复有效的功能。前牙义齿主要恢复发音、美观和切割食物的功能，后牙义齿恢复咀嚼食物的功能，并恢复面下 1/3 高度。

（4）义齿应摘戴方便，患者戴义齿后感觉舒适。

（5）义齿应制作简便，结构简单，容易保持清洁，坚固耐用。

（二）可摘局部义齿的设计

1. 义齿的固位 可摘局部义齿的固位是指义齿在口腔内就位后，不因口腔生理运动的外力作用而向𬌗向或与就位道相反的方向脱位。

可摘局部义齿的固位力主要来自义齿的固位体或某些部件与余留牙之间形成的摩擦力，基托、黏膜和唾液间的吸附力、表面张力及大气压力。摩擦力是可摘局部义齿固位力的主要来源。

（1）摩擦力及其影响因素：义齿各部件和天然牙摩擦产生的力称为摩擦力。可摘局部义齿和天然牙之间产生的摩擦力有三种：弹性卡抱状态下产生的力、制锁状态下产生的力及相互制约状态下产生的力。

①弹性卡抱状态下产生的力：由卡环固位臂获得。如果卡环在不发挥弹性作用时便可脱离倒凹区，这说明没有固位作用。弹性卡抱状态下产生的力与基牙倒凹的深度、坡度，卡环的弹性以及脱位力的大小和方向有关。

a. 基牙的倒凹深度与倒凹坡度：倒凹深度是指观测器的金属分析杆至倒凹区牙面某一点之间的水平距离。常用倒凹测量尺测得。从观测线到牙齿的龈方，倒凹深度通常是逐渐增加的。在卡环臂弹性限度内，卡环臂尖进入倒凹的深度越大，义齿受脱位力向𬌗方移动时固位卡环臂尖发生的变形量越大，作用于基牙上的正压力越大，所产生的摩擦力也就越大。但是基牙倒凹深度并非越大越好，而是有一定限度的。如果卡环进入倒凹过深，固位力过大，不仅会造成摘戴困难，还将对基牙产生过大的侧向力而损害牙周健康，还会引起卡环臂扩张过大超过其本身的弹性限度，使卡环臂永久变形或疲劳折断，丧失固位力。

倒凹坡度是指固位倒凹区牙面与牙长轴之间构成的角度。倒凹深度相同时，倒凹坡度越大固位越好，原因是在同等脱位力下，倒凹坡度越大，对基牙牙面的正压力越大。在相同的𬌗向移动距离内，坡度大者需要卡环臂向外移动的量也大，则产生的弹力大，故坡度小者固位效果不如坡度大者，倒凹的坡度一般应大于 20°。

b. 卡环的弹性：如果卡环的弹性增加，受到脱位力作用时，对牙面正压力较小，摩擦力就越小。这与卡环材料本身的特性以及卡环臂的形态有关。

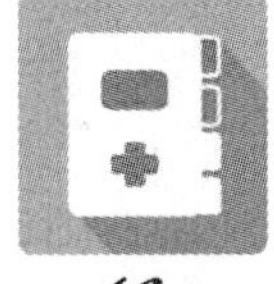

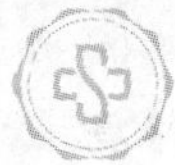

卡环材料本身的刚度越大，在相同位移下所产生的正压力就越大。相同刚度的卡环材料，弹性限度大者可达到的正压力也较大。铸造支架材料中，钴铬合金最硬，可用于 0.25 mm 深的倒凹；钢丝弯制的卡环最有弹性，可用于 0.75 mm 深的倒凹；金合金铸造的卡环，可用于 0.5 mm 深的倒凹。

从卡环臂的形态来看，卡环臂长度增加，弹性增加，固位力下降。卡环臂横断面的形态，圆形比半圆形更有弹性。在相同的位移下，卡环臂越粗，弹性变形越小，可达到的正压力越大。

c. 脱位力的大小和方向：义齿各部件与余留牙间发生摩擦是脱位力牵动义齿的结果。义齿就位后，正常情况下义齿的所有部件对余留牙均无任何压力，只在咬合力和食物的粘合力作用下，卡环臂才会对天然牙形成不同方向的作用力。在脱位力相等时，如果脱位力的方向与牙面间构成的角度越大，对牙面产生的正压力和摩擦力越大。

②制锁状态下产生的力：制锁状态是指由义齿设计的就位道与功能状态中义齿实际的脱位方向不一致而造成的约束状态。利用义齿就位方向和脱位方向不一致而获得制锁作用，义齿受相邻牙约束的部分称为制锁区。就位道与脱位道方向之间形成的角度，称为制锁角。进入制锁角内的义齿部件（通常为基托）与阻止其脱位的牙体之间产生的摩擦力称为制锁力。制锁力的大小，取决于脱位力的大小、牙体及进入制锁角内的义齿部件的强度。若脱位力极大，则此摩擦力的最大值等于牙体或义齿部件任何一方显著变形或被折断所需的力。要利用义齿的部件进入制锁区产生制锁力，必须要维持好制锁状态，即必须有良好的卡环固位相配合。同时，制锁角越大，越能维持制锁状态，则固位力越大。如果弹性卡抱固位力较小，可采用多制锁区，以取得更多的制锁力，使义齿获得更好的固位作用。

③相互制约状态下产生的力：当义齿有多个固位体或多个缺牙间隙时，各个固位体受到的脱位力不同，表现出相互牵制的作用，因而产生摩擦力。

（2）大气压力、吸附力和表面张力：当缺失牙较多，尤其是游离缺失时，可摘局部义齿可利用的基牙较少，不能或不足以获得足够的摩擦固位力。此时可摘局部义齿与全口义齿一样，必须充分利用基托、黏膜和唾液间的吸附力、表面张力和所产生的大气压力来增强义齿的固位力，这就要求义齿基托必须有充分的伸展范围，与黏膜组织密合，边缘封闭好。

2. 义齿固位力的调节 义齿的良好固位是行使功能的前提，但并不是越大越好。义齿的固位力过大时，摘戴困难，还会对基牙造成过大的侧向力使其受损。固位力过小，义齿又容易脱位，无法行使功能。因此，在义齿设计时应根据需要适当调节固位力，以使其符合生理要求，满足功能需要。固位力的主要调节措施如下。

（1）增减固位体的数目：一般情况下，2～4 个固位体可满足固位要求。

（2）调整基牙固位形：可摘局部义齿的卡环固位臂需进入一定深度的倒凹，才可形成卡抱固位力，因此基牙应有适当的固位倒凹。如果基牙外形不良，临床上可通过牙体轴面的预备去除过大倒凹，也可通过调整就位方向减小过大倒凹或增大过小倒凹，从而调节固位力。

（3）选用不同材料和不同类型的卡环：刚性及弹性限度越大的材料，固位体的固位作用越强；相同材料的卡环，卡环臂的形态（如长度、宽度、厚度、横截面形态等）不同，固位力大小也不同。

（4）调整义齿的就位方向：义齿的就位方向改变，基牙的倒凹深度、坡度，以及制锁角的大小都会发生改变，义齿的固位力也会随之发生改变。因此在观测模型时，调整模型的倾斜方向（即调整义齿的就位方向），使义齿的固位力处于最佳状态。

（5）调节固位体间的分散程度：固位体放置的位置在牙弓上越分散，彼此之间受到相互制约的作用就越强，固位效果越好。

（6）利用大气压力、吸附力和表面张力：当缺失牙过多，基托面积大时，应充分利用大气压力、吸附力和表面张力来增强义齿固位。

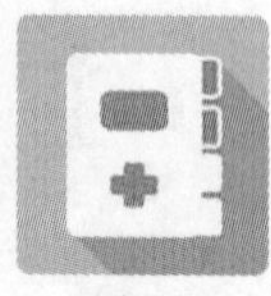
Note

3. 义齿的稳定 可摘局部义齿的固位与稳定是义齿发挥良好功能的两个重要因素。固位是指义齿在行使功能过程中不向𬌗向或就位道反方向脱位。稳定是指义齿在行使功能过程中无翘起、下沉、摆动及旋转。

义齿的稳定表现在行使功能时，始终保持平衡而无局部脱位，不存在义齿明显地围绕某一支点或转动轴发生旋转等不稳定现象。固位良好的可摘局部义齿不一定稳定作用也良好，而良好的稳定作用有利于义齿的固位和咀嚼功能的发挥。义齿若不稳定，不但影响义齿的功能，还可能造成基牙和基托下组织的损伤。

(1) 义齿不稳定的临床表现：义齿的不稳定在临床上表现为翘起、下沉、摆动及旋转。常见于游离端缺损的义齿上。

(2) 义齿不稳定的原因：可摘局部义齿的支持组织包括基牙、黏膜以及黏膜下的牙槽骨，这些组织具有不同的可让性。另外，义齿本身的某些部件在天然牙或基托组织上形成支点或转动轴，在咬合力或食物粘着力作用下，义齿就会出现不稳定现象。义齿不稳定的原因有以下几个方面。

①支持组织存在可让性：支持组织黏膜的可让性，使义齿发生向黏膜方向的移位，此不稳定现象称为下沉。如远中游离端义齿末端在承受𬌗力时可发生下沉现象。

②支持组织之间可让性的差异：支持组织基牙与牙槽嵴黏膜间的可让性不同，以及牙槽嵴不同部位黏膜组织的可让性(厚度)存在差异，导致义齿在承受功能性作用力时，出现以卡环、𬌗支托或上颌硬区等为支点翘动等不稳定现象。

③作用力与平衡力之间的不协调：对于游离端义齿，如果后牙缺失多，余留牙少，则义齿行使功能时作用力较大，如果设计的平衡力矩与之不协调，将会导致义齿发生下沉或转动等现象。

④可摘局部义齿结构上形成转动中心或转动轴：当义齿受到功能性作用力时，𬌗支托和卡环体部位于基牙𬌗方非倒凹区，起到支持作用，将力量传导至基牙，同时在基牙上形成支点。义齿鞍基近、远中基牙和牙弓左右两侧基牙上的支点相连可形成四边形或三角形的面式分布，也可为线式分布。当义齿的支点为面式分布，且其中心与义齿几何中心一致时，义齿稳定。而对于线式分布，义齿会有以此支点线为中心或轴产生旋转、翘动的可能。

4. 消除义齿不稳定的方法 针对义齿出现不稳定现象的原因，可采用以下几种方法消除义齿的不稳定。

(1) 增加支持力，补偿支持组织的可让性：在可让性较大的黏膜支持组织同侧增加支持力。例如，在设计游离缺失的义齿时，加大游离端基托面积以获得更大面积的牙槽嵴黏膜支持。

(2) 加大平衡力矩以增加平衡力：通常平衡力加在支点线的对侧，即在支点线对侧设置间接固位体，使义齿保持平衡。原则上间接固位体放置的位置距离支点线越远，平衡力矩越大越好，但临床上还需考虑余留牙自身的支持能力大小以及美观等因素，因此很难达到此理想条件。

(3) 适当减小不稳定的作用力：对于游离端义齿，随着后牙缺失数目的增多，义齿出现不稳定现象的作用力也越来越大，为了实现稳定，可考虑人工牙减数排列以减小作用力，或者降低人工牙的牙尖高度以减小侧向力。

(4) 消除支点：如果义齿的转动性不稳定是由可摘局部义齿的某些部件与口腔组织间形成支点造成的，应消除支点。义齿存在的支点有两种，一种是𬌗支托、卡环等在余留牙上形成的支点；另一种是义齿的基托或连接体与其下组织形成的支点，如上颌硬区、颧突区、下颌隆突区等，应用咬合纸或义齿定位糊剂进行检查，予以磨除支点。

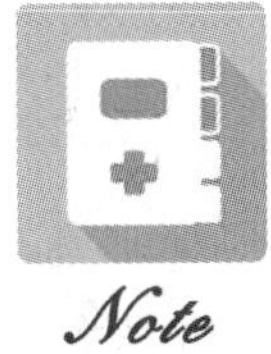

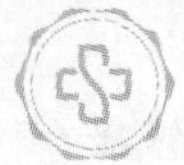

5. 义齿不稳定现象的临床处理方法

(1) 下沉:义齿发生下沉是游离端义齿修复中的突出问题,常由此造成牙槽嵴黏膜的压痛和基牙的损伤,应重点加以防止。其措施如下:尽量伸展义齿游离端区的基托面积,充分利用牙槽嵴区的对抗作用;增加平衡基牙,加大义齿平衡力矩,可加大抗下沉的力量;利用前牙区设置邻间钩、舌隆突支托、切支托等间接固位体来抗衡游离端的下沉;游离端缺牙区如留有牙根或种植体,可选作覆盖基牙以增加对义齿的支持力。在咬合设计时,要合理安排力的作用点,尽可能靠近邻缺隙侧基牙,缩小人工牙的近远中径,以减轻游离端的𬌗力,减轻义齿的下沉。

(2) 翘起:在支点的平衡侧设置间接固位体并尽量加大其与支点线的距离,以增加平衡力矩,同时可利用靠近缺牙区基牙的远中倒凹固位或远中邻面的制锁作用来阻止义齿末端翘起。

(3) 摆动:在支点或牙弓的平衡端加设直接固位体或间接固位体增加平衡力矩。单侧游离端义齿可在游离端相对的对侧牙弓的天然牙上设置直接固位体,控制义齿游离端的颊舌向摆动。双侧游离端义齿可利用两侧缺牙区舌侧基托或铸造支架的对抗臂等的相互对抗作用来控制义齿游离端的摆动。另外,排牙时选择牙尖斜度小的人工牙,以减小侧向力,通过调整咬合减小在咀嚼过程中的侧向𬌗力,以减少义齿的摆动。

(4) 旋转:当支点呈线式分布时,义齿在行使功能时易发生沿横线或斜线轴旋转现象。防止义齿发生旋转的措施有以下几种。减小人工牙𬌗面的颊舌径,加宽𬌗支托,使𬌗面功能尖到𬌗支托连线的距离缩短,即缩小了𬌗力矩。利用卡环体部环抱稳定作用或义齿一端邻面基托的制锁作用等减少义齿的旋转。

6. 义齿稳定的设计原则

(1) 应用对角线二等分原理:在支点线的二等分处,作垂线,在此垂线所通过的牙齿上安放间接固位体。临床上可根据此牙是否适合安置间接固位体,再就近选择合适的牙齿和部位。

(2) 应用三角形原理:按三角形放置固位体。

(3) 应用四边形原理:按四边形放置固位体。四边形结构的稳定作用优于三角形结构。

(4) 尽量使义齿固位体连线形成的平面的中心与整个义齿的中心一致或接近,使义齿获得最佳的稳定效果。支点呈纵线式分布时,支点线的中心应与义齿中心基本一致。

(赵志华)

第六节　口腔准备与基牙牙体预备

一、口腔准备

经过口腔检查了解牙列缺损患者的口腔状况并做出诊断和制订治疗计划,在牙体预备前进行必要的口腔处理,为可摘局部义齿的制作提供有利条件。情况复杂的牙列缺损患者的口腔处理可以分为修复前准备和修复治疗两个阶段。

(一) 修复前准备

1. 外科准备

(1) 拔牙:余留牙是否要拔除既要考虑其病变的程度、治疗的可行性和预后效果,还要考虑保存与拔除该余留牙对修复效果的影响。妨碍义齿就位的畸形牙、错位牙,根尖周病变过大的残根、残冠,预后不佳者,牙周病变严重、Ⅱ度以上松动、牙槽骨吸收 2/3 以上的牙,有根折、

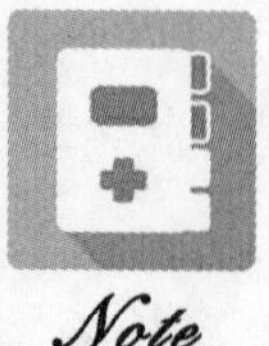
Note

根裂的牙等应尽快拔除，以免影响修复。

(2) 外科手术

①牙槽嵴修复术：预测修复会导致义齿压痛的牙槽嵴骨尖、骨突和过大的组织倒凹可通过外科手术修正牙槽嵴形态，使其表面平整、无倒凹。

②软组织成形术：唇颊舌系带附着过高，影响义齿基托伸展和固位的可行手术矫正。影响义齿稳定和支持的牙槽嵴黏膜下层增生(松软牙槽)，可通过手术切除增生的黏膜下层。缺牙区牙槽嵴低平，前庭沟过浅可以采用前庭沟加深术，增加牙槽嵴相对高度。

2. 牙体、牙髓、牙周治疗　余留牙存在龋病、楔状缺损、牙髓病变和根尖周病变者，应进行完善的充填或根管治疗；余留牙有牙龈炎、牙周病者，修复前应进行系统的牙周治疗，必要时进行深部刮治和牙周手术治疗。

3. 正畸治疗　牙列缺损者余留牙倾斜、移位、伸长，导致牙间隙异常，排列、咬合关系异常，修复空间不理想等问题，应在修复前通过排齐余留牙，矫正倾斜牙，压低伸长牙，管理牙间隙，改善咬合关系和修复空间。

4. 黏膜疾病治疗　口腔黏膜有炎症、糜烂、溃疡、增生物、肿瘤等病变，应治疗后再考虑义齿修复。长期戴用不良义齿或口腔卫生情况差导致的慢性萎缩性念珠菌病(托牙性口炎)患者应进行抗真菌治疗，必要时停戴旧义齿。

(二) 修复治疗

1. 拆除或停戴不良修复体　对于设计不合理、质量低劣的不良修复体或者已经破损、固位和稳定效果不佳的修复体，应予以拆除或停戴，从而便于对口内软硬组织病变进行治疗。

2. 咬合调整　调整伸长的、过锐的牙尖和边缘嵴，减小牙尖斜度、斜面接触面积，消除不均匀磨耗、殆干扰，避免早接触。

3. 暂时性(过渡性)义齿修复　牙列缺损患者在进行正式义齿修复前需要做一系列准备工作。例如，从拔牙后 3 个月才能开始永久可摘局部义齿修复，因牙列缺损对患者咀嚼功能、美观等有影响，在永久可摘局部义齿修复前的准备治疗阶段，有必要对患者进行暂时性义齿修复。

暂时性义齿修复不但能恢复患者的咀嚼功能、美观，减轻余留牙的负担，保护余留牙健康，使基牙和牙槽嵴等支持组织得到功能性锻炼，还有诊断意义。暂时性义齿修复可以让患者初步体会可摘局部义齿的修复效果。医生可根据患者口腔组织对暂时性义齿修复的反应，对暂时性义齿进行调整，以此为依据设计永久义齿。

4. 牙体缺损修复　余留牙存在牙体缺损者可采用嵌体、全冠等牙体缺损修复方式进行修复。

5. 固定或种植修复　牙列缺损可采取的修复方式包括固定义齿、种植固定义齿、种植覆盖可摘局部义齿和常规可摘局部义齿。根据每位患者的具体情况，选择最适合的修复方式，也可以是组合的修复方式。

例如，Kennedy 第一、二类缺损基牙为孤立牙，容易受扭力作用而导致牙槽骨吸收和松动，若将该孤立基牙与前方余留牙先进行固定义齿修复，则可增强抵抗扭力和侧向力的能力。前、后部都有缺牙者，若前部缺隙的基牙健康、缺牙数目少，前部缺隙可以采用固定义齿修复，后部缺隙可以采用可摘局部义齿修复，不仅美观、效果好，还可减小可摘局部义齿的修复范围和体积。如果患者能够接受种植修复，则不仅能达到更好的修复效果，还可避免固定义齿对健康基牙造成的损害。

对于缺失牙较多、牙槽骨吸收多、支持条件差的 Kennedy 第一、二类缺损患者，即使不能完全采取种植固定义齿修复，也可以在游离端远中植入种植体，采取种植覆盖可摘局部义齿修

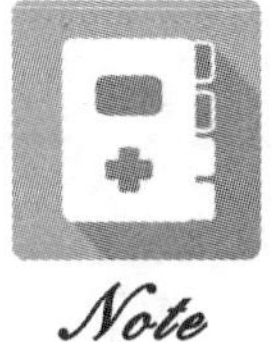

Note

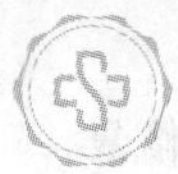

复。在游离端远中增加种植体支持和固位，将修复效果不佳的游离端缺失一次性转化为余留牙和种植体共同支持的 Kennedy 第三类义齿，可显著改善修复效果。

二、制订最终的设计方案

(1) 经过口腔准备，余留牙和软组织外形出现明显改变，应再次制作诊断模型。

(2) 观测新模型并修改设计方案。

(3) 可修改最初诊断，确定最终可摘局部义齿设计方案。

三、基牙牙体预备

在诊断模型上模拟预备基牙及余留牙的导平面、𬌗支托凹等，利用预备好的诊断模型作为引导，根据可摘局部义齿修复的原则和要求，精心、细致地进行口腔内实际的牙体预备。

(一) 基牙和余留牙的调改

(1) 调磨过度伸长牙、过高牙尖和锐利的边缘嵴，去除𬌗干扰，恢复正常的𬌗平面和𬌗曲线。

(2) 调整基牙倒凹的深度和坡度：根据就位道用金刚砂车针调磨基牙邻面，改善基牙固位倒凹的位置，使基牙倒凹深度达到不同材质卡环臂的要求（钴铬合金卡环臂进入基牙倒凹深度 0.25 mm，金合金卡环臂进入基牙倒凹深度 0.5 mm，弯制钢丝卡环臂进入基牙倒凹深度 0.75 mm），倒凹坡度不应小于 20°。牙齿磨改区应进行抛光处理。

(3) 牙齿外形重建：前牙和第一双尖牙作为基牙，特别是上颌牙弓设计半圆形卡环臂可能会很接近𬌗缘或切缘，不美观；后牙的圆环形卡环固位臂的起始部分和所有平衡对抗的卡环臂位于外形高点线以上，而后牙外形高点线常常非常接近于𬌗面，卡环臂有可能与对𬌗牙之间产生干扰，需通过磨改基牙进行外形重建，以便使卡环的起始部不影响咬合与美观。

下颌舌板与下前牙邻面之间产生干扰时磨改牙齿外形，以避免前牙切角处产生邻面倒凹。如果处理不当，将导致舌板的密合性差，造成基托上缘线与牙齿之间的食物嵌塞。

当磨牙上设计舌侧 I 型杆时，由于牙齿移位及倾斜，近中舌侧的倒凹通常比较大，观测线会很接近𬌗面，在没有磨改外形的磨牙上放置 I 型杆，将导致卡环臂的起始部位于口底近中，造成食物滞留或舌的不适感，磨牙外形重建将降低外形高点，降低固位倒凹区，使舌侧 I 型杆接触臂更接近于剩余牙槽嵴的舌侧。

(二) 导平面的预备

在口内必须完全按照模型观测的就位道与设计方案进行导平面的预备。

1. 基牙邻面导平面的预备 应在𬌗支托凹预备之前进行，不影响𬌗支托凹的深度、宽度与形态。如果预备顺序颠倒，则𬌗支托凹可能会过度靠近边缘嵴，使边缘嵴过锐或过低。

一般用柱状金刚砂车针或钨钢钻预备导平面。导平面应与就位道、摘出道平行，并且相互平行。

对于 Kennedy 第一类和第二类缺损的基牙，应在牙齿的邻面预备一个带状平面，该平面沿着天然牙颊舌向曲度平行于就位道，形成龈𬌗向的导平面，长度为临床牙冠长的 1/2～2/3，为 3～4 mm，在预备的导平面龈方留一小间隙。这个小间隙发挥生理性缓冲作用，在游离缺失区基托的功能性运动（龈向下沉运动）期间，防止导平面紧靠约束基牙，对基牙产生不利影响。

基牙导平面预备时，从邻面向舌侧适当延伸，稍微越过舌侧邻面角，邻舌轴角处磨圆钝。远中邻面板延伸出固位或平衡卡环臂能发挥平衡对抗的作用。

如果基牙倾斜严重，在牙齿的颈部区域不能磨出导平面，必要时可考虑通过改变卡环类型

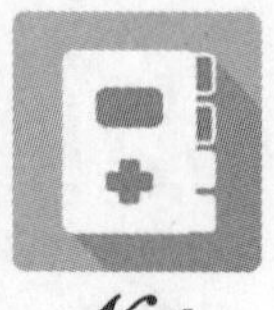

Note

或基牙做冠来改变外形。

2. 小连接体的导平面预备 Kennedy 第一类和第二类缺损的基牙导平面与小连接体平行相接触，在修复体的远中功能运动时，可以帮助卡环发挥重要的稳定作用。若选择应用 RPI 卡环，I 型杆固位臂尖放置在近远中最大曲点上，虽可以确保固位，但两个导平面不能控制就位确切的方向，如果能够预备近中舌侧导平面，就可以防止修复体的远中移位。

在牙支持式的可摘局部义齿上，通常有较多、较大的牙齿导平面与金属接触，小连接体的导平面作用相对不太明显。

3. 舌板及平衡、卡抱部分的导平面预备 下颌后牙的外形高点线接近殆面时，制备舌侧导平面 2～3 mm，这一区域使舌板或刚性舌侧臂发挥真正的平衡对抗作用。

4. 为达到美观效果的导平面预备 对于 Kennedy 第三类和第四类的牙列缺损，在进行模型观测后，前牙邻面舌侧仅在其妨碍人工牙就位以及为取得与邻牙天然外形一致效果的情况下才进行预备。由于磨除的部位严重影响美观，最好的办法是在研究模型上模拟牙体预备，并制作牙体预备模板，以利于在口内完成精确的牙体预备。

5. 消除干扰的导平面预备 下颌双尖牙向舌侧倾斜并干扰大连接体的就位时，可在双尖牙舌侧面预备与就位道平行的导平面。

（三）殆支托凹的预备

1. 预备原则

（1）殆支托凹预备在缺隙两侧基牙殆面的近远中边缘嵴处、尖牙的舌隆突以及切牙的切端处。

（2）殆支托必须位于基牙上预备过的殆支托凹内，不应该位于倾斜的牙面上，尽可能使殆支托沿着基牙的长轴传递殆力。

（3）殆支托凹应尽量利用天然间隙，不磨除过多的牙体组织。

（4）殆支托不能妨碍咬合。若上、下颌牙齿咬合过紧，或对殆牙过长、下垂，或牙齿殆面磨损而牙本质过敏，则不应勉强磨出殆支托凹，必要时可磨对颌牙。

（5）如果殆支托凹预备暴露了牙本质，应用砂纸片或橡皮轮高度磨光预备面，定期进行氟化物治疗，嘱患者保持良好的口腔卫生，尽量避免殆支托下方形成龋坏。

（6）游离缺失的可摘局部义齿的殆支托在殆支托凹内有少量的功能性运动，以免对基牙产生过大扭力，因为基牙的支持与牙槽嵴及黏膜相比更没有弹性。

（7）倾斜基牙（如下颌磨牙）的牙齿预备范围要向牙齿的中部延伸，将殆力方向转换成更为轴向的方向，降低牙齿进一步倾斜的可能性。

（8）如果上、下颌磨牙无咬合接触可用殆垫式殆支托修复殆面降低的部分或全部，用窝沟封闭剂进行殆面窝沟封闭防龋。

2. 预备方法

（1）切端殆支托凹的预备：用有锥度的金刚砂车针或钨钢车针预备圆形、沟形（呈切迹状）横过前牙近中切缘顶部，凹的中部必须低于近远中牙体组织。切端殆支托凹的预备应为 1～1.5 mm 深，1.5～2 mm 宽，并且距牙齿的近中切角或远中切角至少 1 mm。周边圆钝，不应留锐利线角。不要放在牙磨损的表面上，也不要放在较大的邻面修复体上。

（2）殆支托凹的预备：用球形或杵状的车针在基牙的釉质上按殆支托的要求磨出殆支托凹的外形和深度，铸造殆支托凹在基牙边缘嵴处最宽，是颊舌径的 1/3～1/2，向殆面中部逐渐变窄。长度为基牙近远中径的 1/4～1/3。殆支托凹与基牙长轴垂直或与斜面成 20°角，预备时可用口镜及探针随时观察和探测，亦可用咬蜡片的方法观察殆支托凹的外形和深度，使之达到预备要求。铸造殆支托应呈没有锐边、没有线角、没有垂直壁的匙形或圆三角形。

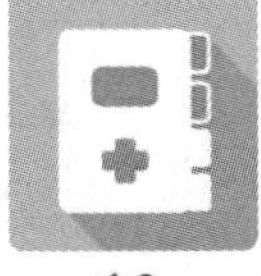
Note

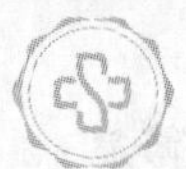

(3) 舌隆突支托凹的预备：铸造舌隆突支托凹时，可以先用圆钨钢钻或圆头金刚砂车针或火焰状车针进行上、下颌尖牙舌隆突浅沟的初步预备，然后用大圆头的金刚砂车针将沟侧壁及舌侧牙体组织磨圆钝及平整。舌隆突支托凹应位于舌隆突上方中央区，颈 1/3 和中 1/3 交界处，侧方观察圆钝呈“V”字形。近远中径长 2.5～3 mm，唇舌径宽 1.5～2 mm，切龈径深 1～1.5 mm。

如果舌隆突支托用 18 号扁钢丝制作，则舌隆突支托凹的宽度可略窄一些，深度在 1 mm 左右。

（四）隙卡沟的预备

1. 预备原则

(1) 钢丝弯制卡环，隙卡沟深度以 0.9～1 mm 为宜；铸造间隙卡环（联合卡环），隙卡沟深 1.5～2 mm，宽 1.5～2 mm。

(2) 隙卡沟不要破坏两个相邻牙的接触点，避免形成楔力使基牙移动。

(3) 间隙卡环通过隙卡沟时应无殆干扰（特别是侧方殆）。

(4) 两侧基牙设计联合卡环时，近卡环处需制备殆支托凹，同时注意加大邻殆间隙，以免连接体过细而折断。

2. 预备方法 按照隙卡沟预备原则用锥形或细柱状车针沿基牙与邻牙的殆外展隙区颊舌方向和近远中方向移动磨切釉质，使其与卡环外形一致且圆钝，最后用刃状橡皮轮或砂纸轮磨光卡环沟和对殆牙尖。

（孙雪梅）

第七节 可摘局部义齿的印模、模型与颌位关系

一、取印模

牙列缺损患者的印模不仅要取得基牙和余留牙的准确形态，还要取得余留牙周围、缺牙区牙槽嵴及所有义齿覆盖区域精确完整的组织形态以及软组织的功能状态，并翻制成与口腔形态完全一致的模型，才能保证制作出准确高质量的义齿。

（一）印模的种类

1. 解剖式印模 适用于牙支持式义齿和黏膜支持式义齿。解剖式印模是用稠度小的弹性印模材料在义齿承托区软硬组织处于静止状态下取得的印模，为无压力印模，可准确印记余留牙及牙槽嵴的解剖形态。在不妨碍义齿功能活动的前提下，印模边缘应尽量伸展并做肌功能修整。

2. 功能性印模 适用于混合支持式义齿，特别是基于 Kennedy 第一类和第二类缺损而制作的义齿。功能性印模是在一定压力状态下取得的印模，也称选择性压力印模。功能性印模取得的是牙槽嵴黏膜受压变形后的形态，因此可弥补基托游离端下沉过多的问题，使游离端牙槽嵴功能负荷均匀分布，并减少末端基牙受到的扭力。

（二）印模托盘的选择

1. 成品托盘 成品托盘为平底多孔的托盘，用于制取解剖式印模和功能性印模的初印模。成品托盘要尽量与患者牙弓形状协调一致，托盘与牙弓内外侧应有 3～4 mm 间隙，以容

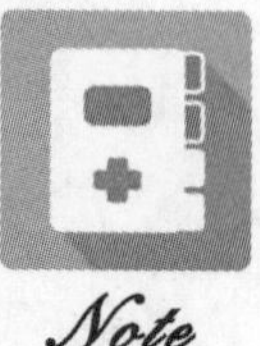
Note

纳印模材料。其翼缘距黏膜皱襞 2 mm，不应妨碍唇、颊和舌的活动，在其唇、颊系带部位有切迹。上颌托盘后缘应盖过上颌结节和颤动线，下颌托盘后缘应盖过最后一个磨牙或磨牙厚垫区。如果成品托盘某个部位与口腔情况不太适合，可以用技工钳调改，或用蜡、印模膏增加托盘边缘长度。

2. 个别托盘 适用于制取混合支持式义齿的功能性印模和黏膜支持式义齿的解剖式印模。

个别托盘能更准确地取得余留牙解剖形态、牙槽嵴黏膜功能形态和印模边缘伸展的准确位置和形态。制作方法详见第三章印模与模型技术。

（三）印模材料的选择

可摘局部义齿印模常用的印模材料有藻酸盐印模材料和硅橡胶印模材料。藻酸盐印膜材料适用于制取解剖式印模，或与印模膏合用代替个别托盘制取功能性印模。

硅橡胶印模材料适用于制取一次性的解剖式印模，或作为终印模材料与个别托盘一起制取功能性印模。用硅橡胶印模材料制取印模精细、准确，但价格较贵。

（四）取印模的方法

1. 调整体位 将椅位调整到合适的位置，既要使患者感觉舒适，又要便于医生操作。患者坐靠在治疗椅上，头枕在头托上。取上颌印模时，其上颌与医生的肘部相平，张口时上颌牙弓的平面约与地平面相平行，应避免印模材料流向患者咽部导致恶心不适。取下颌印模时，患者的下颌与医生的上臂中份大致相平，张口时下颌牙弓的平面约与地平面平行。

应告知患者取印模的操作过程及可能出现恶心等不适，让患者放松，在取印模过程中保持身体和头部位置稳定。指导患者练习在取印模时需要做的边缘整塑动作。

2. 制取解剖式印模方法

（1）选择成品托盘。

（2）托盘就位：将调拌好的印模材料置于印模托盘内，术者左手持口镜牵开患者口角，右手持托盘，快速旋转放入患者口内并使托盘后部先就位，前部后就位，托盘柄要对准面部中线，使过多的印模材料从前部排出。

（3）印模边缘功能整塑：功能整塑可通过唇颊舌周围组织的主动或被动模拟的功能运动，来确定印模边缘的伸展位置和边缘形态。避免义齿在唇颊舌侧过度伸展而妨碍唇颊舌系带及其他周围组织的正常功能活动。印模边缘的功能整塑包括被动功能整塑和主动功能整塑。

被动功能整塑时，由医生牵拉患者的肌肉来模仿组织的功能运动。托盘在口内完全就位后，在印模材料凝固前完成印模边缘功能整塑动作。取上颌印模时，轻轻牵拉患者上唇向下，牵拉左、右颊部向下前内，完成唇颊侧边缘整塑。取下颌印模时，轻轻牵拉下唇向上，牵拉左、右颊部向上前内，完成唇颊侧边缘整塑。主动功能整塑时，患者在医生的指导下自主进行功能运动。如嘱患者闭口做吸吮动作，可整塑上、下颌唇颊侧边缘；伸舌舔上唇，并用舌尖分别舔两侧口角，可整塑舌系带及口底黏膜皱襞处印模边缘；嘱患者做闭口咬合动作，可整塑远中咀嚼区；嘱患者微闭口时下颌向左、右侧方运动，可整塑上颌颊侧后部边缘高度。

被动肌功能修整时，患者须放松肌肉，并与术者密切合作。在整塑过程中保持托盘位置稳定，避免移动，直至印模材料完全凝固。

（4）印模取出：印模材料完全凝固后，轻轻翘动托盘，使印模脱位，然后旋转托盘从口内取出，并检查印模质量。牙列印模应取得牙列及周围组织的完整形态，印模表面光滑、清晰、完整，边缘伸展适度，无缺损和气泡，无变形或脱模现象。

3. 个别托盘制取功能性印模

（1）个别托盘边缘整塑：将专用的边缘整塑印模膏烤软后粘在制作好的个别托盘边缘，在

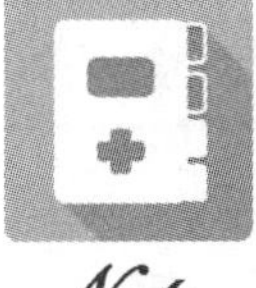

Note

整塑材料软化时，将托盘放入口内进行边缘整塑，方法如前所述，可分段进行。边缘整塑时必须保证托盘完全就位和稳定不动，印模膏不能进入托盘组织面与黏膜之间，进入组织面的印模膏可用锐利的雕刻刀刮除。没有基托的边缘部分不需要整塑。调拌终印模材料，用调刀将其均匀地涂布于托盘整个组织面，直至托盘边缘的外侧。将托盘旋转放入口内，轻压就位（托盘组织面支点与余留牙接触）并保持稳定，在印模材料硬固前，进行边缘整塑。待印模材料硬固后，从口内取出。

（2）局部个别托盘制取功能性印模：首先需取初印模灌注石膏模型，在模型上制作游离端或长缺隙区的局部托盘，托盘边缘需离开余留牙，先用整塑用印模膏或硅橡胶取得缺牙区以手指加压模仿咬合时的压力印模，所取得的印模下面的黏膜组织有一定程度的下沉移位。修去托盘边缘和伸展到余留牙上的多余印模材料，使印模留在原位不动。再用成品托盘加弹性印模材料取整个牙弓及相关组织的印模，并将两次印模完整取出。此即为游离鞍基区在咬合压力下所取得的功能性压力印模。

（3）模型修正技术：先选择合适的成品托盘，制取游离端缺失的解剖式印模，灌注工作模型，制作可摘局部义齿的金属支架。支架在口内试戴合适后，戴回到原工作模型上，在游离端的网状小连接体上用自凝树脂制作暂时基板。然后戴入口内，在保证支架完全就位的情况下，进行基板边缘整塑，使基托边缘成形。并在局部个别托盘上添加硅橡胶印模材料制取终印模。

将原工作模型游离端部分切除，然后将义齿支架及局部印模重新在模型上完全就位，再在游离端印模处灌注石膏，新灌注的游离端部分与原工作模型结合成新的完整的工作模型。最后去除义齿支架上的个别托盘部分，将支架戴回新的工作模型上完成义齿制作。

（五）印模的消毒

为防止交叉感染，从患者口内取出的印模在灌注模型前要消毒，可用碘伏、次氯酸钠等进行消毒，推荐使用喷雾法消毒。印模经过水冲洗、消毒、再次冲水即可灌注模型。

二、灌注模型

在橡皮碗中按水粉比例要求调拌石膏，先取少量调好的石膏，放在印模组织面最高处，手持托盘柄，放在振荡器上或轻轻震动托盘，使石膏缓缓流至印模各处，同时将气泡排出。逐渐添加石膏至一定的厚度。下颌模型应灌出口底部分，不要形成马蹄形，以防模型折断。灌注模型时应特别注意孤立牙的保护，灌模前可先在该牙处插一个金属钉或小竹签加强石膏牙，以免分离模型时将石膏牙折断。对于游离端缺失的病例，灌注时应该保证模型后缘或磨牙后垫区的完整性。待石膏完全硬固后，用手握紧托盘柄，顺模型上石膏牙的长轴方向，轻轻地将印模松动后取下，模型应完整、清晰，无缺损，组织面无小瘤，无气泡，模型基底最薄处厚度不小于10 mm。修整模型基底多余部分，使底面及侧面平整，应保护模型后缘和磨牙后垫区。上、下颌模型应能够准确对合，然后画出标记线。

三、颌位关系记录

确定颌位关系是制作可摘局部义齿不可缺少的重要步骤之一，由于缺失牙的数量、部位及余留牙的状态不同，牙列缺损患者的咬合关系会呈现不同的状态。可摘局部义齿修复时𬌗关系的确定主要有以下3种方法。

（一）模型上利用余留牙确定正中𬌗关系

适用于缺失牙不多，余留牙存在正常咬合关系，上、下颌模型可以利用余留牙的咬合接触，准确确定正中𬌗关系并保持稳定者。用有色铅笔在模型的对应位置上画线，即可作为校对义齿𬌗关系时的参考。

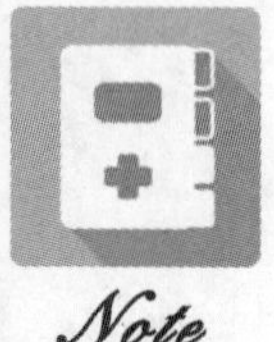

(二)利用𬌗记录确定颌位关系

对于缺牙数目较少的非游离端缺失,口内有余留牙能维持垂直关系,但是在模型上正中𬌗对合不准确或不稳定者,可采用𬌗记录确定颌位关系。蜡型材料遇热后有回复倾向,可导致蜡𬌗记录变形,影响可摘局部义齿的精确性。为了精确记录颌位关系,可以使用专用的硅橡胶咬合记录材料或热塑片。将硅橡胶咬合记录材料或热塑片弯成牙弓的弧度并置于上、下颌牙列之间,让患者正中咬合,待硅橡胶咬合记录材料硬固后取出,对合在上、下颌模型之间,使上、下颌模型获得稳定的咬合关系。

(三)利用𬌗堤记录颌位关系

对于单侧或双侧游离端缺失者,可在模型上制作暂基托形成蜡𬌗堤,将蜡𬌗堤烤软后戴入患者口内咬合确定正中𬌗关系,同时需利用蜡𬌗堤确定𬌗平面、中线和前牙丰满度等。

对于缺牙多、不能确定颌位关系的患者,需参照全口义齿修复确定正中𬌗关系和垂直距离的方法来确定上、下颌的正中𬌗关系和适当的垂直距离,并确定𬌗平面、前牙丰满度和人工前牙排牙标志线等。

四、上𬌗架

可摘局部义齿工作模型上𬌗架的方法有两种,缺失牙少者可选择铰链式𬌗架或平均值𬌗架等简单𬌗架。缺失牙多,义齿人工牙需建立平衡𬌗者,应选择半可调𬌗架。

(一)上简单𬌗架

先用水浸泡模型底部,将上、下颌模型与𬌗记录固定在一起。然后调拌石膏置于模型底面和𬌗架的架环上,分别将模型固定在𬌗架上。中线应对准切导针,𬌗平面平行于上、下颌体,并平分上、下颌间距(𬌗平面对准切导针的"0"刻度线)。

(二)上半可调𬌗架

对于缺失牙多,义齿人工牙需建立平衡𬌗者,需进行面弓转移,将模型上半可调𬌗架。关于模型上半可调𬌗架的方法详见全口义齿修复的模型上𬌗架部分。

五、在工作模型上确定最后设计

用特定的颜色在可摘局部义齿工作模型上画出精确的设计图,采用可摘局部义齿所涉及的颜色标码,用标准颜色在模型上画出可摘局部义齿的特定部分,有助于区分可摘局部义齿各部分的边界。标记颜色如下:①观测线(黑色);②倒凹区,所有组织的缓冲区、卡环固位臂尖的位置(红色);③义齿基托边界范围(蓝色);④标记可摘局部义齿金属支架边界及模型的解剖特征(棕色)。

将观测和标记好的参考模型,上好𬌗架的模型、设计单、画好的设计图交给义齿加工厂进行义齿制作。

(孙雪梅)

第八节 可摘局部义齿的制作过程

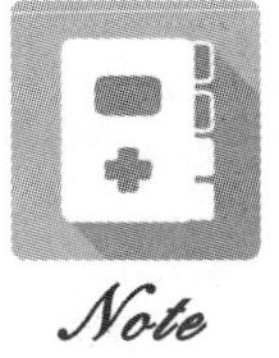

可摘局部义齿按制作方法可分为铸造支架式可摘局部义齿、塑料胶连式可摘局部义齿。

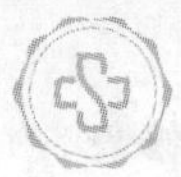

可摘局部义齿的制作过程包括支架的制作、排牙及塑料基托的制作。

本节主要介绍带模整体铸造的方法。先用耐高温材料复制铸造用耐火模型，在上面制作蜡型塑形，然后连同模型一起用同种耐火包埋材料制成铸模。在高温条件下，金属支架的蜡铸型或塑料铸型气化挥发，称为高温除蜡，形成铸模空腔，再注入熔化的金属，形成金属支架。此法主要用于制作大中型的复杂铸件，需要将铸造支架各部分连在一起进行整体铸造。

弯制法制作支架和卡环是指根据义齿支架的设计要求，利用各种手工器械对成品不锈钢丝和金属材料进行冷加工，形成各种卡环、支托、连接杆的制作方法。金属部分可用锡焊法或用自凝树脂胶连法先连接成整体。塑料胶连式可摘局部义齿的排牙和基托蜡型的制作方法与铸造支架式可摘局部义齿基本相同。

一、模型预备

技师依据设计单确认设计，填补倒凹，在基牙上制作卡环托台，制作缓冲区，制作组织终止点，放置铸道锥体。

（一）填倒凹

消除模型上所有不需要的牙齿倒凹和软组织倒凹。填倒凹的材料有填倒凹蜡、加色石膏和磷酸锌水门汀。

1. 填塞部位

（1）近缺隙侧基牙邻面倒凹。

（2）基托覆盖区内余留牙舌、腭面倒凹区及龈缘区。

（3）妨碍义齿就位的组织倒凹。

（4）义齿覆盖区域内的小气泡或缺损。

（二）在基牙上制作卡环托台

在卡环固位臂尖所处的位置（与卡环中部移行，固位臂末端 1/3 区），精确刮除倒凹区内的部分填倒凹蜡，其下方形成一个卡环托台，顶部的宽度应正好能容纳固位臂尖，在耐火模型复制后可复制出这一卡环托台。

（三）缓冲区的制作

在工作模型上特定的区域贴附一定厚度的缓冲蜡片，使金属支架制作完成后与覆盖的组织间能保留适当的间隙。

（1）在 Kennedy 第一类和第二类牙列缺损的可摘局部义齿舌杆、舌托与模型之间制作缓冲区，下颌前方舌侧面近于垂直时，需缓冲量最小的一薄层熔蜡。如果远中游离区基托长，缺牙区组织活动性大，一般采用厚缓冲蜡片。

（2）在支架的金属基托固位网与组织面之间，必须为与金属固位网相结合的树脂基托留出足够的缓冲空间，以确保缓冲蜡能建立内终止线（组织面终止线）。

（3）在杆形卡环延伸臂经过的组织区域缓冲，以保证延伸臂有足够的厚度，防止在铸造后再磨薄进入组织倒凹区，影响杆形卡环的强度。

（4）其他重要缓冲区的制作：使用舌托时，要检查所有被舌托覆盖牙齿的龈缘，用薄蜡缓冲较深的牙龈间隙，填塞所有牙齿邻间隙的倒凹，使用上腭大连接体时，注意对过深的腭皱凹陷进行缓冲处理。

（四）组织终止点的制作

Kennedy 第一类和第二类牙列缺损时，在游离缺失的上颌结节或磨牙后垫牙槽嵴顶的缓

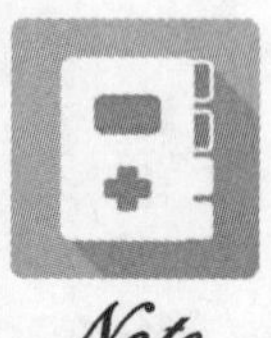

Note

冲蜡层上刻出一个直径约 2 mm 的洞，金属支架铸造完成后，形成金属支架与组织接触点，也称为组织终止点，保证金属支架在可摘局部义齿制作过程中与模型稳定接触，在义齿基托装胶过程中，使义齿基托固位网的其他部分与模型保持适当距离。

(五) 放置铸道锥体

铸道是在铸造过程中使融化金属迅速流入铸模腔内的通道，还可作为融熔金属的储金库发挥作用。铸道锥体为预先支撑主铸道形态的替代物。

二、复制耐火模型

(一) 翻制琼脂阴模

将工作模型浸泡在饱和硫酸钙溶液中 20～30 min，取出后用吸水纸吸去多余溶液备用。组装好专用复制型盒的底座、体部和入口圈，将泡好的工作模型放在复制型盒底座的中央。让熔化的琼脂基水胶体流入复制型盒。待复制型盒冷却后取出工作模型。

(二) 灌注耐火模型

调拌磷酸盐包埋材料，灌注耐火模型。先将少量包埋材料放置在牙与牙槽嵴的区域，边振荡边使之流入阴模至充满，静置 1 h，再将模型从胶体印模材料中完整取出。

(三) 耐火模型表面处理

将耐火模型放在通风的干燥箱(85～90 ℃)内烘干 1 h 脱水。将脱水处理后的耐火模型放于熔化的蜂蜡中进行浸蜡处理或表面涂以熔蜂蜡，使耐火模型表面光滑致密，在第二次包埋过程中不再吸水。

三、带模铸造的熔模制作

将工作模型上的义齿设计转移到耐火模型上。制作金属支架的铸型可以用蜡或塑料，常把它们称为支架蜡型或熔模。采用蜡件组合法和滴蜡法在模型上制作熔模。

1. 蜡件组合法 将各种类型的成品蜡件如半成品蜡条、蜡片、蜡网及卡环、杆、固位网、圈、板等软化后，按设计要求贴附在模型支架相应的位置上，轻压蜡片与模型使它们紧密贴合并形成一个整体支架形态。此法更加方便及标准化。

2. 滴蜡法 用蜡刀将熔化的铸造蜡型按设计图滴在耐火模型上，经修正后形成支架蜡型应有的形态和结构。

所有成形的熔模必须牢牢地贴合在耐火模型上，最终用微火吹光蜡型表面。

四、金属支架的铸造与研磨

(一) 安装铸道

主铸道针比较粗，可由直径 4～6 mm 或 6～8 mm 的圆形蜡条做成，一端直接连接分铸道或通过横铸道加分铸道连接固定在整个铸型上，另一端固定在蜡型底座上。辅助铸道针或分铸道针可用直径 1～1.5 mm 圆形蜡条做成。带模铸造的铸道按设置方式分为正插铸道、反插铸道、垂直铸道和螺旋铸道等，以前两种铸道较为常用。

铸道的位置选择如下。

(1) 正插铸道：主铸道针放在铸型的上方，分铸道针放在舌杆或腭杆的两端，即置于两侧固位体、连接体或网状支架上。

(2) 反插铸道：主铸道针插在蜡型所在耐火模型的底部，在上腭顶部或下颌口底的中心安放浇铸口成形器，分铸道和横铸道的设计则根据熔模的大小、形状和位置的特点来确定具体数

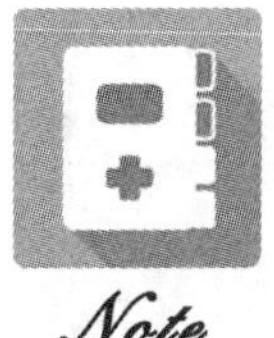
Note

目和方向。

(3) 垂直铸道:位于熔模的后方,适用于铸造大面积基托者,只需要设置单一粗大的主铸道,常用于上颌腭板的铸造。

(4) 螺旋铸道:按顺时针方向将单一主铸道设置在熔模一侧的后端,另一端加辅助排气的逸气道。

(二) 包埋蜡型

义齿支架熔模装好铸道后,用耐火的铸造包埋材料包裹熔模及模型,仅暴露少部分主铸道末端,形成铸模腔,利用包埋材料的加热膨胀特性,补偿铸造后金属回到室温下的体积收缩量,使铸件的体积和蜡型完全一致。

(三) 焙烧

熔模的加热挥发简称焙烧。在可以控制加热时间及温度的烘箱及烤箱中进行加热,在733～900 ℃时,材料自身挥发,形成铸模腔,既保持了铸造蜡型的形态,也产生了所需要的热膨胀。

(四) 铸造

目前最常使用高频离心铸造,铸造合金材料有钴铬合金、镍铬不锈钢、金合金等。

(五) 喷砂、打磨

1. 喷砂　开圈去除铸件周围的包埋材料,将铸件放在喷砂打磨机内,利用压缩空气的压力,带动100～150目的金刚砂(氧化铝及碳化硅)以50～70 m/s的速度喷射铸件表面,除去高熔合金铸件表面的氧化膜和黏附残留在铸件表面的包埋材料。

2. 打磨　在适当的压力和速度下,用各种磨平器材(砂、石针、砂轮、砂纸圈、金刚砂橡皮轮等)磨除铸件表面的不平整部分,磨头由粗到细,循序渐进。最后用绒布轮或者皮轮加抛光脂进行抛光。

(六) 电解抛光

将铸件埋入50～60 ℃电解液中电解6～10 min。电解后铸件表面平滑光亮。

(七) 模型上试戴金属支架

在模型上试戴铸造支架,模拟检查咬合关系,检查戴入支架后的正中𬌗、前伸𬌗、侧方𬌗咬合干扰点。如果支架存在咬合干扰点,排牙后牙齿的位置不很准确,应适当调磨。

(八) 抛光清洗支架

用细磨头、橡皮轮及尖橡皮轮研磨卡环臂、腭皱与组织面,用高亮度的抛光膏进行最后抛光,使支架表面高度光亮美观,用超声清洗机清洗或刷洗干净。

(九) 整铸支架的铸造缺陷及对策

1. 整铸支架的可能铸造缺陷

(1) 支架铸造不全:钴铬合金熔化时黏度大,铸造不全常发生于支架的远端和薄弱处。

(2) 支架变形达不到设计的精确度:支架试戴时发现卡环无固位力或者适当调磨后无固位力。

(3) 铸件表面缺陷:较常见的有表面粗糙、粘砂、砂眼和缩孔等。

2. 预防措施

(1) 正确掌握复制模型的方法,排除使蜡型变形的因素;在整个铸件制作过程中应注意支架熔模的保护,避免用微火反复吹光熔模和在模型上反复多次试戴熔模支架。

(2) 选择合适的耐高温包埋材料,改进设计或改用收缩较小的金属。

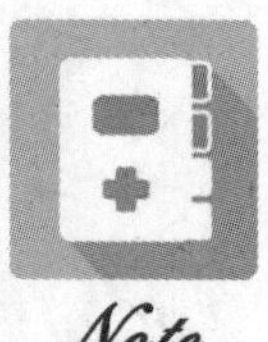

Note

(3) 正确掌握铸造方法，采用高频离心铸造时，注意离心力大小的调整，选择合适的铸造时间，铸造时应放置足够量的铸造合金。

(4) 正确掌握打磨铸件的方法，间歇散热，防止机械损伤引起的支架变形。

五、医生试戴金属支架，制作蜡殆记录及选牙

医生试戴金属支架，检查支架是否能够准确就位，有无不稳定性因素存在，支架可做少量调整，如果支架变形严重或调改过多，需重新取印模灌注模型，制作金属支架。如果余留牙能确定殆关系并作为美观参考，则不需蜡殆堤作为殆记录，若不能准确确定殆关系，可将支架戴入口内重取殆记录。医生也可以排列人工前牙，以便检查排牙后的唇部丰满情况和笑线并加以调整。将蜡殆堤及殆记录、支架、设计单交给技工室进入下一流程。

六、排列人工牙

可摘局部义齿的特点是口腔内有余留牙存在，一方面给排牙提供了一定的依据，另一方面，邻牙、对殆牙的存在限制了人工牙的排列，因此需根据前、后牙缺失的部位，余留牙及对殆牙的关系进行排列。技师根据余留牙和缺牙间隙（缺隙）的情况，排列人工牙。前牙如有反殆，应尽量排成浅覆殆、浅覆盖或对刃关系。

（一）前牙排列

个别前牙缺失时，可参照邻牙或对侧同名牙及对殆牙来排列人工牙的唇舌向、近远中向倾斜度和与殆平面的关系，以求协调和对称。若缺隙处的牙槽嵴丰满，可不做唇侧基托。缺隙过窄时，可将人工牙减径，减数，或做适当的扭转、倾斜、重叠排列。缺隙过宽时，可选大号牙，或加大人工牙近远中倾斜度，或遗留适当小间隙。中线应对正，尽量达到前伸殆平衡。保证前牙排列后能发挥切割、辅助发音和使面容美观的功能。

（二）后牙排列

排列人工后牙时以恢复咀嚼功能为主，不应排在上颌结节或磨牙后垫区。个别后牙缺失、空间足够者可以排成品复合树脂牙，近远中向和颊舌向的倾斜度可根据对殆天然牙的位置、倾斜度以及磨损情况对人工牙进行调磨，以达到上、下颌牙广泛的咬合接触。Kennedy 第一类和第二类牙列缺损时，应按总义齿要求排牙，应注意减径、减数、降低牙尖斜度、减轻殆力。后牙工作尖应排在牙槽嵴顶上，若上颌牙槽骨吸收较多，牙槽嵴顶出现腭侧移位，应排成浅覆殆、浅覆盖，在牙槽嵴上过偏颊侧排列，会加速牙槽骨吸收，并影响义齿固位。

七、完成可摘局部义齿

（一）完成基托蜡型

人工牙排好后，经口内试戴修改合适，再将蜡型放回模型上，完成基托蜡型。

（二）装盒

1. 装盒的目的 在型盒内形成基托蜡型的阴模，最终以塑料替换原有蜡型。

2. 装盒的要求 卡环、支架、人工牙必须牢固包埋，不能移位；蜡型充分暴露，下层型盒与模型包埋后，不能有倒凹和气泡，使上、下型盒容易分开。

3. 装盒方法

(1) 正装法：将卡环、支架、人工牙的唇面用石膏包埋固定于下层型盒，只暴露人工前牙的舌腭面和蜡基托。此法的优点是人工牙和支架不移位，咬合关系稳定，便于在下层型盒内填塞塑料，适用于前牙缺失且唇侧无基托的可摘局部义齿。

(2) 反装法：修整模型时将石膏基牙修复出，卡环悬空，并暴露支架、人工牙、蜡基托，装下

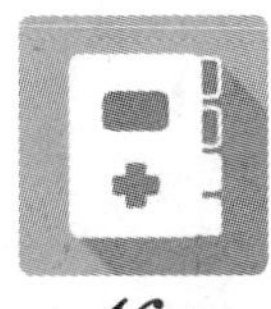
Note

层型盒时仅将模型用石膏包埋起来，涂分离剂后装上层型盒。此法的优点是便于涂分离剂和在上层型盒内填塞塑料，缺点是支架容易移位。适用于缺牙多、余留牙少的可摘局部义齿和全口义齿装盒。

(3) 混装法：装下层型盒时将模型与支架包埋固定于下层型盒内，暴露人工牙和蜡基托。开盒去蜡后，人工牙被翻置于上层型盒内。该方法的优点是支架和模型被包埋在一起，填塞塑料时支架不易移位，填塞牙冠塑料和基托塑料分别在上、下型盒内进行，便于修整人工牙颈缘，使人工牙颈缘与基托分界清楚。混装法是可摘局部义齿最常用的一种装盒方法。

(三) 去蜡

将型盒内模型上的蜡型去除干净，为填塞塑料准备好阴模。

(四) 填塞塑料和热处理

1. 填塞塑料 调拌热凝树脂，在其处于面团期时把适量热凝树脂捏揉均匀压入上、下层型盒。

2. 热处理 将固定好的型盒放入盛有温水的锅内，水面淹没型盒，慢慢加热，使水在1.5～2 h达到沸点，保持0.5～1 h，热处理使热凝树脂聚合，待其自然冷却后开盒。

3. 填塞塑料过程中常见的问题及原因

(1) 产生气泡的原因：①塑料填塞不足或填塞过早；②热处理升温太快，在基托腭侧最厚处，常见有较大的气泡；③牙托水过多或调拌不匀，在单体聚合后其体积收缩，在表面产生气泡，其特点是形状不规则；④塑料粉（聚合体）质量差，含有过多的“含泡聚合体”或催化剂等，也易出现气泡；⑤压力不足。

(2) 卡环、连接杆等移位的原因：①包埋所用的石膏强度不够；②未将卡环等包埋牢固；③开盒时石膏折断；④填塞塑料过多、过迟。

(3) 咬合增高的原因：①填塞的塑料已达橡胶期，过硬；②型盒未压紧；③型盒内石膏强度不够。

(4) 基托颜色不一样的原因：①热凝树脂调拌不匀；②塑料过硬；③单体挥发；④操作者手不干净；⑤反复多次增添热凝树脂。

(5) 人工牙与基托结合不牢固的原因：①填塞人工牙和塑料基托时，二者相隔时间太长，单体挥发；②填塞时型盒未压紧；③关闭型盒时，在人工牙及塑料基托间未涂布单体。

(五) 义齿的开盒与磨光

待型盒完全冷却后开盒，将义齿浸泡在30%枸橼酸钠溶液内数小时至24 h以去除石膏，磨光义齿。

1. 粗磨 磨除塑料飞边、小瘤，基托过长、过厚部分，使基托的大小、长短、厚薄合适，并使基托的边缘圆钝，磨除应由粗到细进行，碳化硅、钨钢磨头、砂纸片、砂条等都可以使用。磨除时要特别小心，防止连接区覆盖的塑料全部被磨除或变形。

2. 细磨 用细粒度的氧化铝磨头、钻针平整修复体表面的粗糙面，消除所有磨痕。

3. 抛光 用纱布卷磨平表面纹路、用布轮蘸石英砂（或浮石粉）糊剂细磨基托磨光面及边缘。用黑毛刷蘸浮石粉糊剂细磨人工牙的各面及牙间隙区，白毛刷最后抛光。磨光时需不断加浮石粉糊剂，使毛刷和布轮保持湿润，避免因摩擦热使塑料焦化和基托变形。不断变换义齿的位置和部位，不要用力过大，使基托表面受力均匀。最后进行上光上亮处理，去除所有的抛光复合物。

4. 保存 将义齿包在湿润的棉花内，装入自封袋密封好，防止义齿变形。

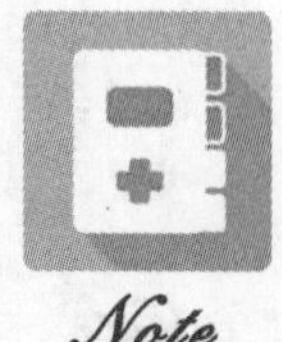

Note

(孙雪梅)

第九节 义齿制作完成后的戴用与维护

为达到可摘局部义齿在口内顺利戴入和摘出、固位良好、基托伸展适度、𬌗关系良好的效果，可在门诊初戴时适当调改。

一、初戴

(一) 义齿初戴的方法

(1) 戴义齿时应按义齿设计的就位方向试戴，轻轻施以压力，观察能否顺利就位。

(2) 对有前后牙缺失的义齿，可先使前牙就位或半就位，然后再使后牙旋转就位，或一侧先就位，再使另一侧就位，这样可使人工牙与邻牙间的间隙尽量减少。

(3) 不可强行戴入，以免造成患者疼痛和摘取困难。

(4) 如确有阻力时，用薄咬合纸垫在义齿组织面下，在口内试戴检查确定阻碍义齿戴入的部位。用直机金刚砂车针磨除义齿金属阻碍处的着色点，用直机钨钢菠萝纹车针将基托近龈缘处及进入基牙和组织倒凹区的塑料基托(如唇侧基托，靠近基牙和上颌结节、下颌内斜嵴等部位的基托)适当磨除。每次要少量调改，不能使义齿与基牙间形成间隙而引起食物嵌塞。经反复试戴和调改，直到金属𬌗支托及义齿完全就位。

(5) 如弯制钢丝卡环臂过紧，确认是由制作卡环时模型磨损所致，可调整弯制卡环松紧度，使之稍放松。

(二) 义齿初戴就位后的检查及处理

1. 义齿与基牙的适合度 卡环臂、小连接体，邻面板与基牙或余留牙牙面达到所需要的密合接触，卡环固位臂尖在倒凹区内，卡环体位于非倒凹区，𬌗支托在𬌗支托凹内应完全稳定就位，𬌗支托、卡环体部没有𬌗干扰。

调整方法：𬌗支托略高时，可磨改早接触点，但不能磨改过多，以免造成折断，必要时可磨改对颌牙。铸造支架式义齿完成后就位困难和发生翘动时应重新制作。

2. 义齿与软组织之间的关系 ①可摘局部义齿的基托、大连接体与黏膜组织之间应贴合无空隙，如果基托与黏膜组织不密贴，可能造成食物嵌塞，引起不适，要检查并磨除支点。②邻面板、小连接体、杆形卡环的延伸臂与黏膜接触过紧时可压迫黏膜产生压痛，接触区需进行微量缓冲处理。③义齿边缘伸展不能妨碍系带等软组织的活动，平稳无翘动。边缘过长，组织面在下颌隆突区缓冲不够，咬合有早接触点时𬌗力集中在某一点，均可导致咬合疼痛。

3. 𬌗关系 ①检查𬌗关系，正中𬌗前、后牙广泛均匀接触，达到最广泛的牙尖交错咬合关系。在咀嚼运动过程中，上、下颌牙列要具有适当的接触关系。牙支持式的可摘局部义齿可以在口内进行𬌗调整。混合支持式的可摘局部义齿需重新上𬌗架，在口外进行𬌗调整。观察患者反应直至没有异常感觉为止。②颌间距离检查，确认可摘局部义齿的垂直距离没有不适当的升高或降低。若个别牙无接触或𬌗低，可更换人工牙或用自凝树脂恢复咬合。

4. 美学检查 牙齿大小、形态、颜色与余留牙、面型协调一致，满足患者的要求。

(三) 铸造义齿支架变形、就位困难和发生翘动的原因

(1) 琼脂印模材料质量不好，造成印模收缩变形。

(2) 高温包埋材料质量差，热膨胀系数不够，不能补偿铸造后金属的收缩而使支架收缩变形。

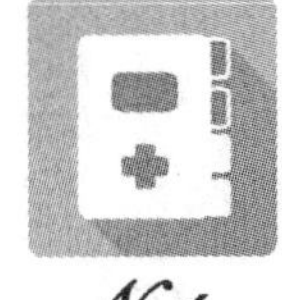

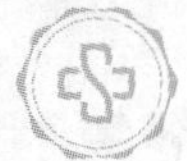

(3) 脱模铸造过程中，未能很好地控制熔模的变形因素。

(4) 铸道设计不合理，铸件未避开热中心区，造成支架各部分不均匀受损。

(5) 模型有磨损，特别是𬌗支托凹、牙冠轴面外形高点等部位有磨损或在铸造过程中𬌗支托上、卡环体部有粘砂、瘤块，都会影响义齿就位或形成支点使义齿翘动。

(6) 开盒去除包埋材料时，用力过大或方向不当造成支架变形。

(7) 打磨过程对支架的磨损，或支架从抛光轮中甩出均可造成变形。

(8) 模型设计时，共同就位道的选择不当。

(9) 不利的倒凹填塞不够，缓冲区未做处理，致使卡环体、连接体进入倒凹区，造成义齿就位困难。

(四) 戴牙须知

(1) 初戴义齿时，口内暂时会有异物感，患者出现恶心或呕吐，发音功能可能会受到影响，还有咀嚼不便等。经耐心练习，1～2 周即可改善。

(2) 摘戴义齿不熟练，应耐心练习。摘义齿时最好推拉基托而不是卡环，不要用力过大。戴义齿时不要用牙咬合就位，以防卡环变形或义齿折断。

(3) 初戴义齿时，一般不宜吃硬食、咬切食物。最好先吃软的小块食物，暂时用后牙咀嚼食物。

(4) 初戴义齿后，可能有黏膜压痛。压痛严重者，常有黏膜溃疡。可暂时取下义齿泡在冷水中，复诊前几小时戴上义齿，以便能准确地找到压痛点，以利于修改。

(5) 饭后或睡前应取下义齿刷洗干净，防止基牙龋坏。刷洗时要防止义齿掉在地上或掉入水池被冲走。为了减轻支持组织负荷，使其有一定的休息时间，最好夜间不戴义齿，清洁义齿后，将其泡在清水中。切忌在开水或酒精溶液中浸泡义齿。

(6) 若戴用义齿后有不适感，不要自己动手修改，应及时到医院复查或修改。

(7) 若义齿发生损坏或折断，应及时到医院进行修理，同时将折断的部分带到医院。

(8) 短期复查，至少复查一次，进行必要的修改调整。

(五) 随访

除了给予患者正确的维护义齿指导外，还须建议患者今后对口腔进行维护，以确保余留牙及牙槽骨的健康持久。最好每半年到一年复诊一次，注意可摘局部义齿的随诊复查和维护，长期维护要根据牙周和修复治疗情况预约并进行综合治疗。

二、义齿戴入后可能出现的问题和处理

(一) 疼痛

1. 基牙疼痛 先检查基牙有无龋病、牙本质过敏或牙周病，若基牙正常，则可能是由基牙受力过大而导致的。处理方法：若卡环、基托与基牙接触过紧，应适当放松卡环及缓冲基托。咬合过高，特别是咬到过高的金属支架(如𬌗支托、卡环体或金属基托等)者，可做调𬌗处理。

2. 软组织疼痛 ①基托边缘过长、过锐，基托组织面有小瘤等均可引起软组织疼痛。患者表现为黏膜红肿，甚至有溃疡面。处理方法：用义齿压痛定位糊剂、硅橡胶密合度检查剂等在义齿组织面或黏膜上涂布定位，找准部位进行缓冲磨改、抛光，疼痛即可消除。②牙槽嵴部位有骨尖或骨突、骨嵴，形成组织倒凹，覆盖黏膜较薄，在摘戴义齿过程中擦伤黏膜组织或义齿受力造成软组织疼痛，常见的部位有尖牙唇侧，上、下颌隆突，上颌结节颊侧和内斜嵴等处。处理方法：应查清疼痛部位，在基托组织面进行相应缓冲处理。③义齿的𬌗支托未起到支持作用。𬌗支托折断使义齿下沉压迫软组织，卡环压迫牙龈，连接杆压迫软组织，咬合高，咀嚼时义齿不稳定，均可导致大范围的弥漫性疼痛。患者表现为黏膜红肿、压痛明显。处理方法：应

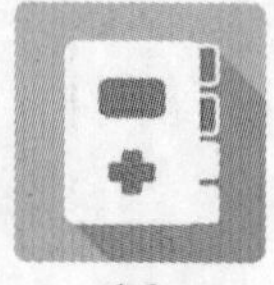

Note

增加𬌗支托，并进行间接固位，或更换折断的𬌗支托，扩大基托支持面积，调整连接杆位置，调𬌗，去除𬌗干扰等，以减轻黏膜的负荷。④若卡环位置不当（如颊侧卡环臂过低、舌侧卡环臂太高），颊舌侧力量不平衡，也可使基托压迫黏膜造成疼痛。处理方法：可修改或更换卡环。

（二）固位不良

1. 义齿弹跳 卡环固位臂端未进入基牙的倒凹区，抵住了邻牙或者咬合时基托与黏膜贴合，但开口时卡环的弹力使基托又离开黏膜。处理方法：修改卡环臂即可纠正。

2. 义齿翘动、摆动、上下动 原因是卡环体与基牙不贴合；间接固位体放置的位置不当；𬌗支托、卡环在牙面上形成支点；𬌗支托未完全就位或𬌗支托先就位，卡环无固位力。处理方法：修改卡环与𬌗支托，或重新制作卡环。

3. 基托与组织不贴合，边缘贴合作用不好 常发生在后牙游离端缺失和缺牙数目多的义齿，因没有充分发挥吸附力和大气压力的固位作用所致。处理方法：基托重衬。

4. 基牙牙冠小或呈锥形、固位差 处理方法：应增加基牙或改变卡环的类型，以利于固位。

5. 人工牙排列的位置不当 若前牙排列覆𬌗过大，在前伸𬌗时前牙区早接触，上颌义齿前后翘动。后牙若排在牙槽嵴顶颊侧，咬合时以牙槽嵴顶为支点发生翘动；若排在牙槽嵴顶舌侧，影响舌的活动。处理方法：可以按照选磨调𬌗的原则进行磨改，使黏膜支持式义齿达到类似总义齿的平衡𬌗，如无法改善，应重新排列人工牙。

6. 基托边缘伸展过长 基托边缘伸展过长影响唇颊舌系带及周围肌活动，也可使义齿固位不好。处理方法：可将基托边缘磨短，避开系带。

（三）义齿咀嚼功能差

人工牙𬌗面过小，𬌗低，𬌗关系不好，义齿恢复的垂直距离过低，都可降低咀嚼效能。处理方法：需要加高咬合，加大𬌗面，改良𬌗面形态；在𬌗面增加食物排溢道，增加牙尖斜度。如果是由基牙和牙槽嵴支持不够造成的，可增加基牙和加大基托面积以增加牙槽嵴的支持力。

（四）摘戴困难

卡环过紧，基托紧贴牙面，倒凹区基托缓冲得不够，患者没有掌握义齿摘戴的方向和方法，都可造成义齿摘戴困难。处理方法：需调改卡环，磨改基托，教会患者如何摘戴义齿。

（五）食物嵌塞

义齿与组织之间出现食物滞留，原有基托与口腔基牙软组织不密贴，卡环与基牙不贴合，均可造成食物嵌塞。处理方法：基牙和牙槽嵴存在不利倒凹时，义齿设计、牙体预备时应预备导平面，尽量减少不利倒凹，但有时不利倒凹形成的空隙不可避免，需要患者加强口腔卫生和义齿的清洗，防止天然牙发生龋病和牙周病。另外，因倒凹填塞过多和基托磨除过多而造成的不应该有的空隙应重做。

（六）发音不清晰

1. 暂时发音障碍 义齿戴用后，口腔空间缩小，舌活动受限，患者有暂时性的不适，常造成发音障碍。经过一段时间练习，多数患者可逐渐习惯，不影响发音，只需向患者解释清楚即可。

2. 义齿缺陷性发音障碍 基托过厚、过大，牙齿排列偏向舌侧时，应将基托磨薄，适当形成凹面，磨小或调磨人工牙的舌面，以改善发音，必要时重新排列人工牙。

（七）人工牙咬颊黏膜、咬舌

义齿戴用一段时间后，部分患者出现咬颊黏膜、咬舌现象。上、下颌后牙的覆盖过小，或缺牙后颊部软组织向内凹陷，天然牙牙尖锐利等，都会造成颊黏膜咬伤。处理方法：应加大后牙覆盖，调磨过锐的牙尖，加厚基托推开颊肌。咬舌多因下颌后牙排列偏向舌侧或𬌗平面过

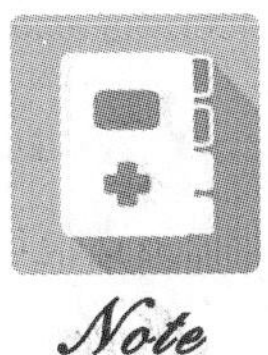

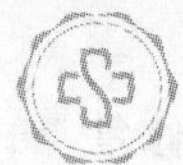

低。处理方法:可适当升高下颌龈殆平面,磨除下颌人工牙的舌面或重新排列后牙。

（八）恶心、呕吐和唾液分泌增多

恶心多见于戴上颌可摘局部义齿者,主要由基托后缘伸展过多、过厚,未与腭区黏膜移行,或咬合不平衡及基托后缘与黏膜不贴合,二者之间有唾液刺激而引起。处理方法:应磨改基托、调殆或进行重衬解决。

若唾液分泌增多,口内味觉降低,只要坚持戴用义齿,可逐渐习惯,这些现象会自然消失。

（九）咀嚼肌和颞下颌关节不适

由于垂直距离过低或过高,改变了咀嚼肌肌张力和颞下颌关节正常状态,患者常感到肌疲劳和酸痛,出现张口受限等颞下颌关节症状。处理方法:可通过加高或降低垂直距离以及调殆来解决。

（十）戴义齿后的美观问题

有的患者提出戴义齿后唇部过突或凹陷,对人工牙颜色或牙齿大小不满意等。处理方法:酌情进行修改或更换人工牙。对合理的要求,尽量满足,必要时重做。对不能达到的要求,则应耐心向患者解释。

（孙雪梅）

第十节　可摘局部义齿的重衬、基托重制与修理

可摘局部义齿戴用一段时间后,牙周组织和牙槽嵴情况的变化,金属疲劳或患者使用不当或修复设计缺陷等原因,使可摘局部义齿发生折断、损坏、基托不密合和咬合不良等,必须修理后才能继续使用。也有因邻近牙过度松动而拔除者,需增加人工牙,改变卡环位置。如果义齿没有变形,可进行局部修理,然后继续使用。若有多次折断、塑料老化、义齿基托翘动等情况,则须重做义齿。

一、基托折裂、折断的修理

（一）原因

基托强度不够,如基托过薄、过窄,无金属加固设计或有气泡,连接体位置不当,基托产生薄弱环节,基托与黏膜不密合,都可以造成基托折断。患者使用不当等也可造成基托的折裂或折断。

（二）方法

先将义齿洗净拭干,对好破折的裂缝,在磨光面上用502胶或粘蜡暂时粘接。必要时可横置数根火柴梗于裂缝两侧的基托上并用蜡固定,断裂面对位良好,无任何移位。可在口内试戴,并戴义齿制取印模。或在基托组织面涂布分离剂并灌注石膏模型,待其凝固,将义齿从模型上取下,用轮状石或裂钻将裂缝两侧的基托磨成较宽的斜面,注意不要损伤模型。再将义齿放回模型原位,弯制加强丝横跨裂缝,滴少许自凝树脂单体在折断基托表面,使其表面溶胀,调拌自凝树脂,充填折断处。待塑料固化后取下义齿,磨平抛光。

如果基托折断伴有较大的缺损或不能对位复合,则需用少量硅橡胶或藻酸盐印模材料先放在旧义齿与黏膜不够贴合的组织面上,再将旧义齿戴入口中正确位置取印模,使旧义齿位于印模内,涂分离剂,灌注石膏模型,把义齿翻制到石膏模型上,在缺损区增加新基托。义齿修好

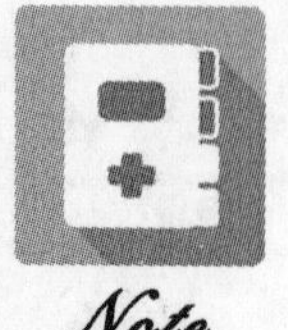
Note

后，应戴入患者口内检查，若基托与黏膜不密合或咬合不平衡，应进行重衬和调和处理。

二、人工牙折断或脱落的修理

（一）原因

充填塑料时人工牙未得到充分溶胀，分离剂涂在人工牙上或溶蜡未去除干净，人工牙排列不当等因素均可造成人工牙折断、脱落；义齿修复后拔除了余留牙，需要增添人工牙。

（二）方法

磨除残留人工牙及磨除部分舌侧基托，但须注意保存基托唇侧龈缘。选择颜色、大小、形状合适的人工牙，或者利用脱落的原完整人工牙，磨改其盖嵴使之粗糙，预备出固位倒凹。在人工牙的盖嵴部和相应的基托部分涂布单体，按咬合关系，用自凝树脂固定。修理前牙时应注意尽量少暴露自凝树脂。如果余留牙被拔除，可以在模型上或直接在口内以自凝树脂添加人工牙。如除人工牙之外还需增加卡环和基托等，则需制取印模翻制模型后，在口外修理。

三、卡环、𬌗支托折断的修理

（一）原因

𬌗支托凹及隙卡沟预备不够，弯制时损伤卡环钢丝，卡环、𬌗支托经过磨改过细、过薄而折断。

（二）方法

首先应先仔细检查卡环间隙和𬌗支托凹的情况，若间隙不够，应重新进行牙体预备，然后将残留的卡环、𬌗支托和连接体磨除，在义齿上形成一条沟，用蜡暂封。先用少量硅橡胶或藻酸盐印模材料放在旧义齿与黏膜不够贴合的组织面上，再将旧义齿戴入口中制取印模，使旧义齿位于印模内，涂分离剂，灌注石膏模型，把义齿翻制到石膏模型上，在模型上弯制或铸造卡环和𬌗支托，用自凝树脂或热凝树脂固定。

四、义齿𬌗低的处理

（一）原因

义齿在使用过程中，由人工牙𬌗面磨耗或牙槽嵴吸收萎缩而造成义齿下沉，上、下颌牙齿无咬合接触或接触不紧，致使咀嚼效率降低。

（二）方法

个别后牙𬌗低，用自凝树脂在口内直接加高，适当加热处理。若咬合间隙较大，则应在人工牙𬌗面上加烤软的蜡，在口内做正中咬合，必要时利用蜡𬌗记录上𬌗架，在模型上雕刻人工牙外形，按常规装盒装胶，用热凝树脂恢复正常咬合关系，或重新排牙，按常规完成义齿制作。

五、重衬

义齿戴用一段时间后，牙槽骨的吸收会使基托组织面与黏膜组织不密合，食物嵌塞，基托翘动，咬合不平衡，甚至造成基托折断，此外，对游离端缺失的义齿，为使基托组织面与黏膜更贴合，宜采用义齿基托重衬处理。

义齿基托重衬是用新的义齿基托材料重新形成组织面，使义齿基托与其下方的口腔组织更贴合的方法。

（一）直接法重衬

将义齿组织面均匀磨除一层，使之粗糙，刷洗干净，擦干，用小棉球蘸单体涂在组织面上。

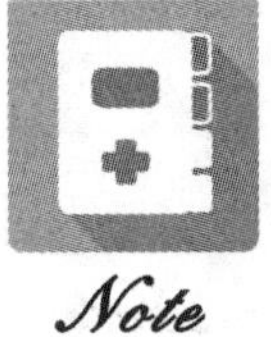

Note

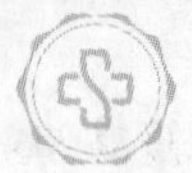

调拌基托色自凝树脂，达黏丝早期时，将其涂布于组织面上。用棉球蘸液状石蜡或藻酸钠分离剂涂于患者需做重衬区的黏膜上。将义齿戴入口内，使义齿初步就位，嘱患者自然咬合。检查卡环和支托，应与隙卡沟和𬌗支托凹密合。让患者做功能性运动进行边缘整塑，使多余的塑料从基托边缘挤出，形成良好的边缘贴合。在塑料初凝未完全硬固之前，从口内取出义齿，待塑料完全硬固后，磨改消除倒凹区及多余塑料，磨光。在塑料未完全硬固之前，必须从口内取出义齿，否则塑料进入倒凹区的部分变硬后，义齿便无法从口内取出。从口内取出的义齿，可置于温水中浸泡，加速完成聚合作用。但最好不要用过热的水，防止单体挥发过快，出现大量小气泡。

（二）间接法重衬

此法适用于需要重衬且范围较大的义齿。在义齿基托组织面放置印模材料，在口内取印模、灌模、装盒、去除印模材料，按常规填塞树脂，进行热处理、打磨和抛光。

小　结

可摘局部义齿是一种患者可以自行摘戴的用于部分牙缺失（牙列缺损）的修复体。义齿主要通过固定在余留天然牙上的卡环等固位装置和基托，保持义齿在牙列中的位置，利用天然牙和缺牙区剩余牙槽嵴做支持，恢复缺失牙及其周围缺损组织的解剖形态和生理功能。与固定义齿比较，可摘局部义齿的优点是适应证范围广泛，很多不适合采用固定义齿修复的情况可采用可摘局部义齿修复，但可摘局部义齿的功能恢复效果不如固定义齿好。

戴用可摘局部义齿后，患者可能会有不适感或出现义齿损坏等问题，应及时到医院检查、调改或修理，每半年到一年定期复查，及时发现和处理余留牙和义齿可能出现的问题，维护余留牙的健康和保证义齿的正常使用。

近年来，随着固定义齿与种植义齿修复技术的发展，可摘局部义齿修复在口腔修复中所占比重有所下降。但是，可摘局部义齿修复的水平也有了较大提高，功能与美观恢复更加完善，舒适度更加理想。

目标检测

1. 可摘局部义齿的适应证及其相对于固定义齿的特点是什么？
2. 牙列缺损分类及可摘局部义齿分类的具体内容是什么？
3. 可摘局部义齿的基本组成及其主要作用是什么？

（孙雪梅）

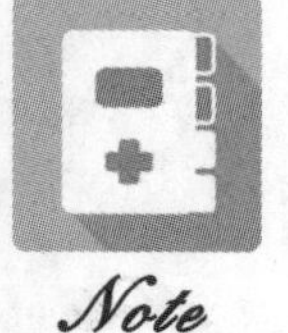

Note

第七章　牙列缺失的全口义齿修复

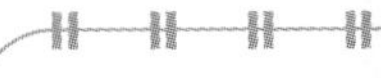

本章 PPT

学习要点

1. 全口义齿的概念，牙列缺失对患者的影响，无牙颌的解剖标志，无牙颌组织结构的特点。

2. 全口义齿的固位和稳定，全口义齿修复前的准备。

3. 全口义齿的制作过程，全口义齿的初戴、复诊常见问题及处理。

4. 即刻全口义齿的适应证，单颌全口义齿的修复原则。

5. 全口义齿的修理方法。

第一节　概　　述

一、概念

牙列缺失是指整个牙弓上不存留天然牙或牙根。为牙列缺失患者制作的义齿称全口义齿(complete denture)，又称为总义齿。全口义齿由人工牙和基托两个部分组成，为黏膜支持式义齿。如果仅上颌或下颌牙列缺失，所制作的义齿称单颌全口义齿。

由天然牙根支持的全口义齿称覆盖全口义齿，由种植体支持的全口义齿称种植全口义齿。目前应用较多的是由黏膜及黏膜下组织支持的普通全口义齿。

二、牙列缺失的病因及影响

(一) 牙列缺失的病因

牙列缺失是一种多见于老年人的常见病，其主要病因是龋病和牙周病，此外，老年人生理性退行性改变，如牙龈萎缩、牙槽骨吸收，也可造成牙齿松动脱落。遗传因素、外伤、不良修复体及一些全身性疾病等也可导致牙列缺失。

(二) 牙列缺失的影响

1. 影响咀嚼功能　正常情况下，食物进入口腔后，机体通过切咬、咀嚼将食物磨碎。此过程对口腔组织也起到一定的刺激作用，通过神经反射，一方面促进胃肠液的分泌，另一方面促进胃肠蠕动，有利于消化吸收。当牙列缺失后，咀嚼功能丧失，胃液分泌减少，胃肠蠕动减慢，加之未嚼碎的食物进入胃肠，加重了胃肠系统的负担。久而久之，将导致胃肠功能紊乱，影响人体对营养物质的吸收，有损身体健康。

2. 影响面容和美观　面容在人体美中占有重要的地位，牙齿又是影响面容的重要器官。

Note

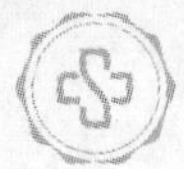

牙列缺失后唇颊部因失去软硬组织的支持，向内凹陷，导致口角下垂，鼻唇沟加深，皮肤皱褶增多，面下 1/3 距离变短，患者呈现苍老面容。

3. 影响发音 牙齿是发音的辅助器官，牙齿与舌、唇、颊肌相互配合，控制着气流经过口腔的路径和流量，从而发出不同的声音。牙列缺失可导致与牙齿有关的发音不准，语音不清，如舌齿音"此""丝"，唇齿音"福""万"等。

4. 影响心理 当患者咀嚼功能丧失，面容呈明显衰老状态，发音不清时，会影响到患者的心理状况，有的患者会产生自卑感，表现为性格孤僻，不愿见人，不想参加社交活动，这种不健康的心理状况必然影响身体健康。因此，作为口腔修复医生、技师，要懂得牙列缺失患者的心理，在与患者接触的过程中，更要体现出对患者的关心、体贴和爱护。

三、牙列缺失后的组织改变

（一）颌骨的改变

牙列缺失后上、下颌骨的改变主要表现为牙槽嵴的吸收(图 7-1)。牙槽骨和天然牙具有相辅相成的关系，牙槽骨随着牙齿的生长和行使咀嚼功能而得以发育和保持，当牙列缺失后，牙槽骨得不到正常力的生理性刺激而逐渐被吸收形成牙槽嵴。牙槽嵴的吸收与缺失牙的原因、时间、骨质致密程度、全身健康状况，以及义齿修复效果等因素有关，并且牙槽嵴的吸收是终身的。

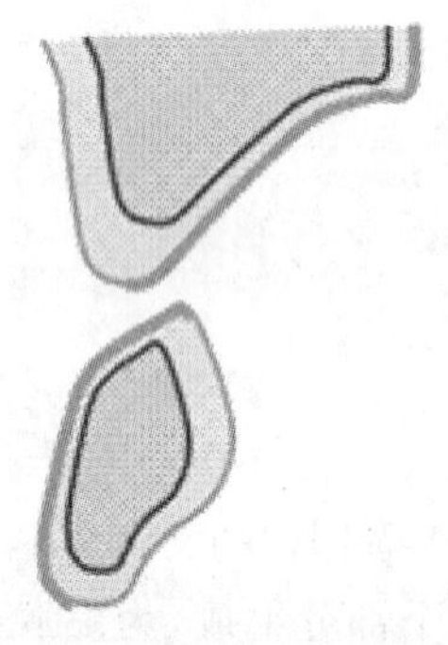

图 7-1　牙列缺失后颌骨的变化

牙槽嵴吸收的速度与缺失牙的原因、时间有关。牙周病患者拔牙后牙槽嵴的吸收明显，龋病和根尖周病患者牙列缺失后牙槽嵴的吸收相对较慢。拔牙后前 3 个月牙槽嵴吸收最快，半年后吸收减慢，拔牙 2 年后吸收速度趋于稳定。剩余牙槽嵴的吸收将稳定在每年约 0.5 mm 的水平。

牙槽嵴吸收的程度与骨质致密程度紧密相关。上颌骨外侧骨板较内侧骨板疏松，而下颌骨内侧骨板较外侧骨板疏松，因此，上颌牙槽嵴外侧骨板较内侧骨板吸收更多，吸收的方向是向上、向内，结果使上颌骨逐渐缩小；与上颌骨相反，下颌牙槽嵴吸收的方向是向下、向外，下颌弓逐渐变大。结果，上、下颌骨间的关系失去协调，甚至表现为下颌前突、下颌角变大、髁突移位等。

牙槽嵴的吸收与患者全身状况和骨质代谢状况有关。全身状况受营养、内分泌等因素的影响。全身状况差及骨质疏松患者的牙槽嵴吸收较快。此外，牙槽嵴的持续吸收情况还与是否进行全口义齿修复及修复效果有关。合适的力对牙槽嵴有良好的刺激作用，有利于牙槽嵴的血液循环和代谢；若缺少力的刺激，牙槽嵴会发生失用性萎缩；但超过生理限度的力也会促进牙槽嵴的吸收。因此，义齿修复效果不同，产生力的大小、方向、分布及频率不同，对牙槽嵴的影响不同。

及时进行良好的全口义齿修复者较没有修复及不良修复者牙槽嵴吸收慢。一般情况下，一副普通的全口义齿使用 3 年后应进行必要的调𬌗及重衬，使用 7 年后应更换。

（二）软组织的改变

牙列缺失后，面下 1/3 因失去牙列的支撑，面下 1/3 距离变短，唇颊内陷，同时由于丧失了正常的咀嚼功能，咀嚼肌发生失用性萎缩，更加重了唇颊的内陷，因此导致口角下垂、鼻唇沟加深、口周皮肤皱褶增多等软组织改变。

天然牙列存在时，舌被限制在下颌牙列内，当牙列缺失后，舌失去了限制，一部分患者的舌变大，有的甚至超过了牙槽嵴顶部，当戴用全口义齿后，舌的运动就会影响下颌义齿的固位。

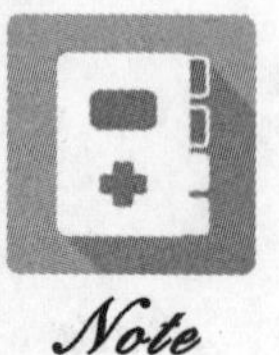

Note

有些患者牙列缺失后黏膜变薄、敏感性增强，戴用义齿后易产生疼痛，也给全口义齿的修复带来困难。

（三）颞下颌关节的改变

牙列缺失后，患者只能靠前牙区上、下牙槽嵴挤压软食，当前牙区上、下牙槽嵴相对挤压时，下颌必然过度向前、向上伸，髁突则过度向后移动而压迫神经、血管，久之会出现关节弹响、疼痛、开闭口型异常等颞下颌关节功能紊乱的症状。

（胡 洁）

第二节 与全口义齿修复有关的基本知识

一、无牙颌的解剖标志

牙列缺失患者的上、下颌称为无牙颌。全口义齿是按照无牙颌的形态制作的，深入了解无牙颌的解剖标志及生理意义，对于正确设计与制作全口义齿的基托、人工牙有着重要的指导作用，以达到理想的修复效果。

牙列缺失后，牙槽嵴把口腔分为内、外两个部分，即口腔前庭和口腔本部。下面分别介绍牙槽嵴、口腔前庭和口腔本部的解剖标志，即无牙颌的解剖标志（图 7-2）。

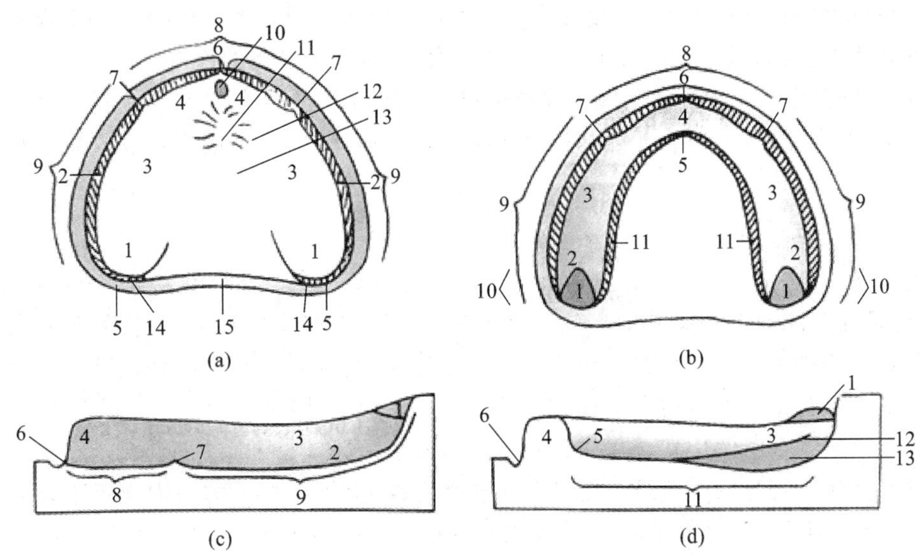

图 7-2 无牙颌的解剖标志

(a) 上颌殆面观：1—上颌结节，2—颧突，3—后牙牙槽嵴，4—前牙牙槽嵴，5—翼上颌切迹，6—唇系带，7—颊系带，8—唇侧前庭，9—颊侧前庭，10—切牙乳突，11—腭中缝，12—腭皱，13—上颌硬区，14—翼上颌韧带，15—腭小凹；(b) 下颌殆面观：1—磨牙后垫，2—颊棚区，3—后牙牙槽嵴，4—前牙牙槽嵴，5—舌系带，6—唇系带，7—颊系带，8—唇侧前庭，9—颊侧前庭，10—远中颊角区，11—舌侧翼缘区；(c) 下颌颊面观：1—磨牙后垫，2—颊棚区，3—后牙牙槽嵴，4—前牙牙槽嵴，6—唇系带，7—颊系带，8—唇侧前庭，9—颊侧前庭；(d) 下颌舌面观：1—磨牙后垫，3—后牙牙槽嵴，4—前牙牙槽嵴，5—舌系带，6—唇系带，11—牙槽嵴舌侧，12—下颌舌骨嵴，13—舌侧翼缘区

（一）牙槽嵴

牙列缺失后牙槽骨逐渐吸收形成牙槽嵴(alveolar ridge)。其上覆盖的黏膜表层为高度角

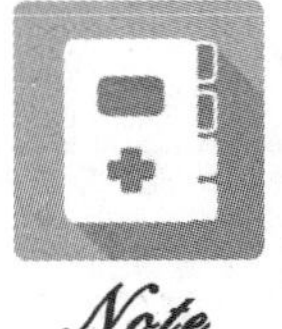

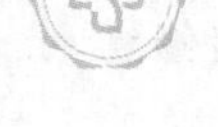

化的复层鳞状上皮,黏膜下层与骨膜紧密相连,因此能承担较大的咀嚼压力。

(二)口腔前庭

口腔前庭(oral vestibule)位于牙槽嵴与唇颊黏膜之间,容纳全口义齿的唇颊侧基托,前庭沟处黏膜下为疏松结缔组织,有利于义齿基托的边缘封闭,基托边缘在不妨碍唇、颊肌活动的情况下应尽量伸展。口腔前庭从前向后有以下解剖标志。

1. 唇系带(labial frenum) 位于口腔前庭内正中的一条扇形或线形黏膜皱襞。唇系带可随唇肌的运动而移动,因此全口义齿唇侧基托在此区应形成相应的切迹,以免妨碍唇系带的运动而影响义齿固位或产生疼痛。

2. 颊系带(buccal frenum) 位于口腔前庭内相当于前磨牙区的颊侧牙根部,呈扇形,数目不定。基托边缘在此区应形成相应的切迹。颊系带将口腔前庭分为前弓区和后弓区,唇、颊系带之间为前弓区,颊系带之后为后弓区。

3. 颧突(zygomatic process) 位于上颌后弓区内的骨突,相当于两侧上颌第一磨牙的牙根部。颧突表面的黏膜较薄,义齿基托边缘在此应适当缓冲,否则会产生疼痛或形成支点而影响义齿的稳定。

4. 上颌结节(maxillary tuberosity) 上颌牙槽嵴两侧远端的圆形骨突,表面有黏膜覆盖,颊侧常有倒凹,与颊黏膜之间形成颊间隙(buccal space)。全口义齿基托在此区应覆盖上颌结节并充满颊间隙,有助于全口义齿的固位。

当上颌结节过突、形成的倒凹过深、颊间隙窄而深时,印模不易取全,可在托盘进入口腔之前,先用食指或调刀将印模材料涂入颊间隙后再取印模。

5. 颊侧翼缘区(buccal flange area) 位于下颌颊系带与咬肌下段前缘之间。当牙槽嵴吸收严重,高度降低时,该区平坦且宽阔,又称颊棚区。此区面积较大,骨质致密,义齿基托在此区内可有较大范围的伸展,此区可承受较大的压力,并有助于义齿的稳定。

6. 远中颊角区 位于咬肌前缘下颌颊侧翼缘区的后方,是下颌全口义齿基托远中颊侧所在区域,因受咬肌活动的限制,此区基托边缘不能多伸展,否则会引起疼痛及咬肌活动时使义齿脱位。

(三)口腔本部

口腔本部在上、下牙槽嵴的舌侧,上为腭顶,下为口底。全口义齿的舌腭侧基托位于本区。

1. 切牙乳突(incisive papilla) 位于上颌腭中缝的前端,上中切牙的腭侧,为一梨形或卵圆形或形状不规则的软组织突起。切牙乳突下方为切牙孔,有鼻腭神经和血管通过,因此,覆盖该区的义齿基托组织面需适当缓冲,以免压迫神经而产生疼痛。

由于切牙乳突与上颌中切牙之间有较稳定的关系,因此,切牙乳突是排列上颌前牙的参考标志。两个上颌中切牙的交界线一般以切牙乳突为准,上颌中切牙的唇面应置于切牙乳突中点前 8～10 mm(图 7-3),上颌两侧尖牙牙尖顶的连线应在切牙乳突中点前后 1 mm 范围内。

2. 腭皱(palatal rugae) 位于上颌腭侧前部腭中缝的两侧,为不规则的波浪形软组织横嵴。当气流通过腭皱时流速可以改变,因此有辅助发音的作用。

3. 上颌硬区 位于上腭中份的前部,骨组织呈梭形嵴状隆起,又称上颌隆突(torus palatinus)。其表面覆盖的黏膜较薄,受压后易产生疼痛,因此,覆盖该区的基托组织面应适当缓冲,以防产生压痛,并可防止以此为支点义齿发生翘动或折裂。

4. 腭小凹 位于腭中缝后部的两侧,软硬腭连接处的稍后方,左、右各 1 个。上颌全口义齿基托后缘中部应位于腭小凹后 2 mm 处。

5. 颤动线(vibrating line) 位于软腭与硬腭交界处。当患者发"啊"音时此区出现轻微的颤动现象,故也称"啊"线。颤动线可分为前颤动线和后颤动线。前颤动线在硬腭与软腭的连

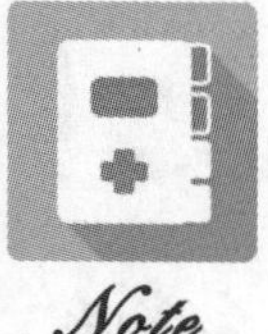

Note

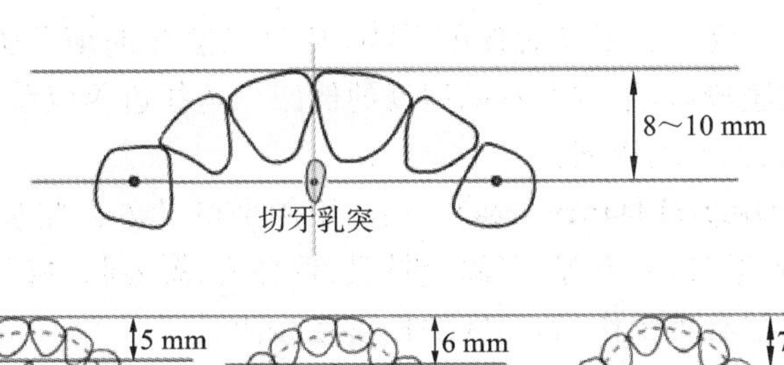

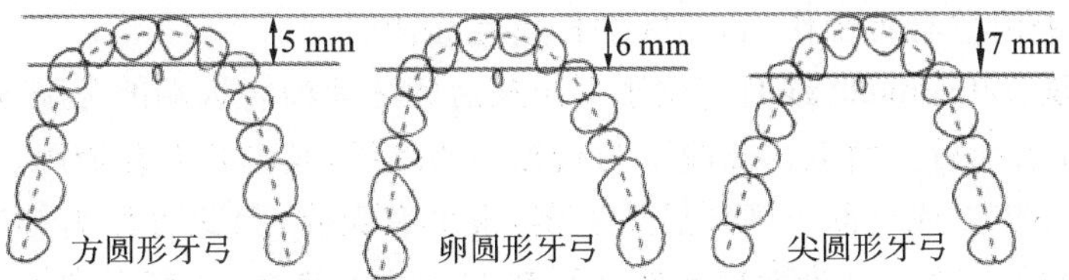

图 7-3 切牙乳突作为排列前牙的参考标志

接区，约在翼上颌切迹与腭小凹的连线上。后颤动线在软腭腱膜与软腭肌的连接区（图 7-4）。前、后颤动线之间的区域称为后堤区，此区宽 2～12 mm，平均为 8.2 mm，有一定的弹性，上颌全口义齿基托组织面在此区能起到边缘封闭作用。

6. 腭穹隆（palatal vault） 由硬腭和软腭组成，呈拱形。可分为三种类型（图 7-5）。第Ⅰ类为高拱形，腭穹隆较高，软腭向下弯曲明显，后堤区较窄，不利于义齿固位。第Ⅲ类为平坦形，腭穹隆较平坦，后堤区较宽，有利于义齿固位。第Ⅱ类为中等形，介于高拱形和平坦形之间，亦有利于义齿固位。

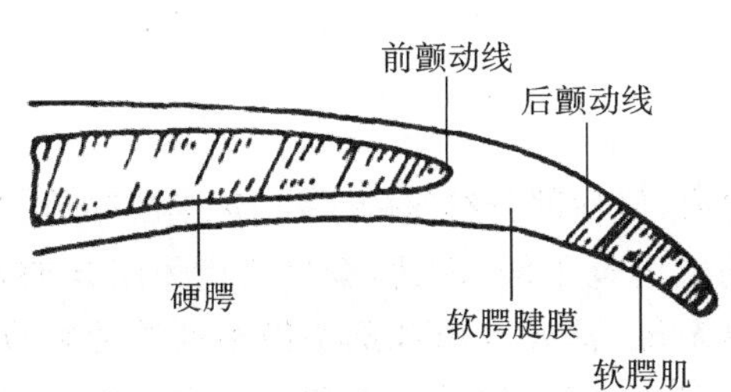

图 7-4 前颤动线和后颤动线

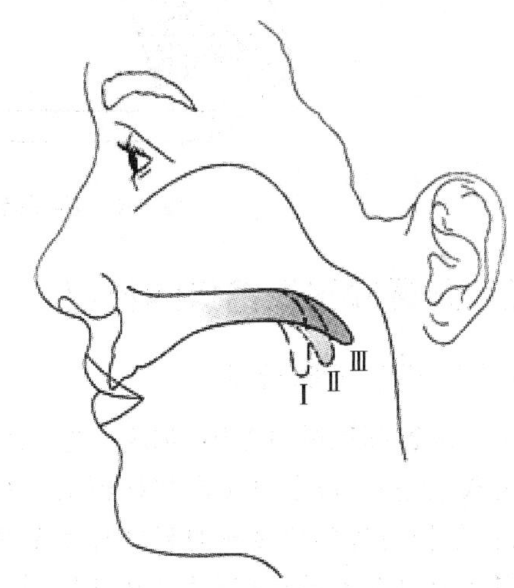

图 7-5 腭穹隆类型与后堤区的关系

注：第Ⅰ类，高拱形；第Ⅱ类，中等形；第Ⅲ类，平坦形。

7. 翼上颌切迹（pterygomaxillary notch） 位于上颌结节之后，为蝶骨翼突与上颌结节后缘之间的骨间隙。表面由黏膜覆盖，形成软组织凹陷。翼上颌切迹是上颌全口义齿基托两侧后缘的分界。

8. 舌系带（lingual frenum） 位于口底的中线处，是连接口底与舌腹的黏膜皱襞，呈扇形，随舌活动而动度较大。下颌全口义齿舌侧基托在此应形成相应的切迹。

9. 舌下腺（sublingual gland） 位于舌系带两侧，左、右各一，可随下颌舌骨肌的运动上升或下降。故此区基托边缘不应过长，否则舌运动时易将下颌全口义齿推起。

10. 下颌隆突（torus mandibularis） 位于下颌两侧前磨牙根部的舌侧，向舌侧隆起。其个体差异显著，形状、大小不等。下颌隆突表面覆盖的黏膜较薄，与之相对应的基托组织面应适当缓冲。

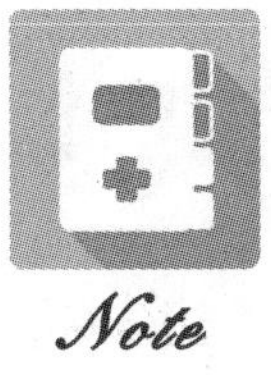

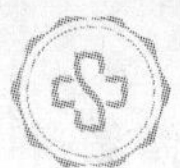

11. 下颌舌骨嵴 位于下颌骨后部的舌面，从第三磨牙向前下方斜向前磨牙区，由宽变窄。其表面覆盖的黏膜较薄，下方有不同程度的倒凹。基托边缘应盖过此区，覆盖此区的基托组织面应适当缓冲，以免产生压痛。

12. 舌侧翼缘区(lingual flange area) 指与下颌全口义齿舌侧基托边缘接触部位的解剖标志，从前向后包括舌系带、舌下腺、下颌舌骨肌、舌腭肌、翼内肌、咽上缩肌。舌侧翼缘区后部对下颌全口义齿的固位有重要作用，此区基托应足够伸展。

13. 磨牙后垫(retromolar pad) 位于下颌最后磨牙牙槽嵴远端的黏膜软垫，呈圆形、卵圆形或梨形，覆盖在磨牙后三角上。黏膜下为疏松结缔组织，其中含有黏液腺。下颌全口义齿后缘应盖过磨牙后垫1/2或全部。磨牙后垫稳定，很少有吸收，因此可作为排列人工牙的标志。从垂直向看，下颌第一磨牙的𬌗面应与磨牙后垫的1/2处等高；从前后向看，下颌第二磨牙应位于磨牙后垫的前缘；从颊舌向看，磨牙后垫的颊舌面向前与下颌尖牙的近中面形成一个三角形，一般情况下，下颌后牙的舌尖应位于此三角形区域内(图7-6)。

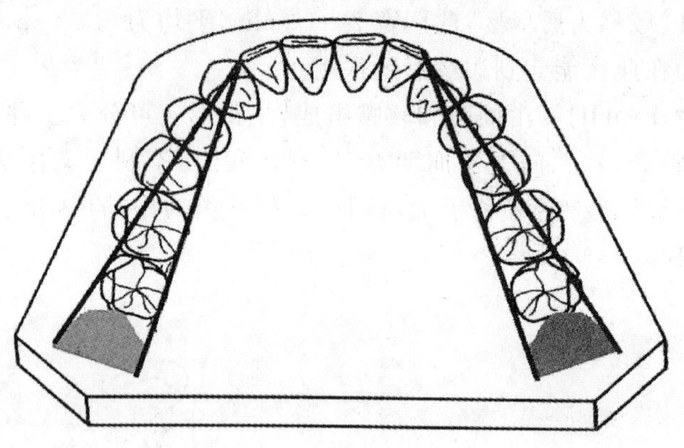

图7-6 磨牙后垫作为排列人工牙的标志

二、无牙颌组织结构的特点

(一) 无牙颌的分区

无牙颌各部位虽由黏膜、黏膜下组织和骨组织构成，但各部分组织的结构、黏膜的厚薄、弹性等有很大差异，被全口义齿基托覆盖后承受压力的能力也不同，因此，全口义齿人工牙的排列、义齿基托与各部位接触的紧密程度及基托的伸展范围，都要考虑各部位组织结构的特点，使患者戴全口义齿后具有良好的咀嚼功能。根据无牙颌组织结构的特点和全口义齿的关系，可将无牙颌分为以下四区(图7-7)。

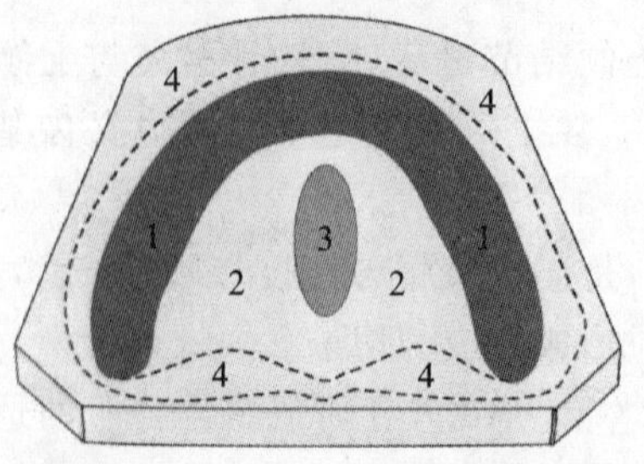

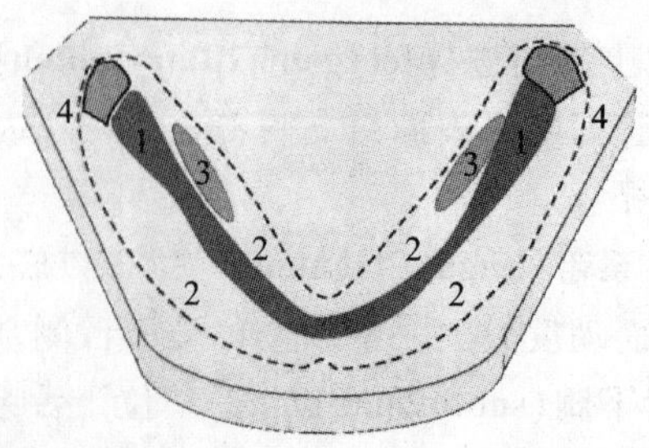

图7-7 无牙颌的分区

1—主承托区；2—副承托区；3—缓冲区；4—边缘封闭区

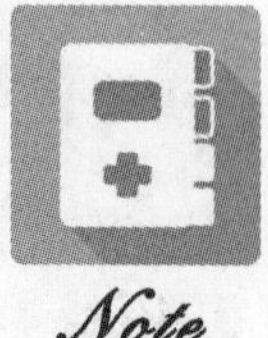

1. 主承托区(primary stress-bearing area) 指垂直于𬌗力受力方向的区域，包括牙槽嵴

顶、腭穹隆、颊侧翼缘区。该区的组织结构特点是黏膜表面有高度角化的复层鳞状上皮，其下有致密的黏膜下层所附着，因此主承托区能承受较大的咀嚼压力，人工牙应排列在牙槽嵴顶区。

2. 副承托区(secondary stress-bearing area) 指与殆力受力方向成角度的区域，包括牙槽嵴的唇颊侧和舌腭侧，但不包括上颌硬区。副承托区与主承托区之间无明显分界。该区的组织结构特点是其黏膜下组织含有脂肪和腺体，为疏松的黏膜下组织，因此该区支持力稍差，不能承受较大的压力，只能协助主承托区承担咀嚼压力。义齿基托与副承托区黏膜间也应紧密贴合。

3. 边缘封闭区(border seal area) 指与义齿基托边缘相接触的软组织部分，包括黏膜皱襞、系带附着部、上颌后堤区、下颌磨牙后垫区。此区黏膜下有大量的疏松结缔组织，因此边缘封闭区不能承受义齿基托边缘的压力。但是这些组织可以紧密地与基托边缘贴合，产生良好的边缘封闭作用，阻止空气进入基托与组织之间，从而产生负压及基托和黏膜间的吸附力，以保证义齿的固位。此区的基托边缘应制作成略厚的圆钝形(上颌后堤区的边缘不能厚，应圆钝)，并与移行黏膜相吻合，使唇、颊、舌肌在静止与活动状态时均可保证基托边缘与黏膜之间有良好的封闭作用。上颌后堤区软组织有明显的可让性，与此区相应的基托组织面可略突起形成后堤。当义齿就位后，突起的后堤会压迫该区软组织，使之轻度凹陷，当软腭向上移动时后堤区软组织受压程度减轻，但仍可与基托保持良好的接触，使得上颌义齿的后缘一直处于封闭状态。

4. 缓冲区(relief area) 指需要缓冲咀嚼压力的区域，包括上颌硬区、颧突、上颌结节的颊侧、切牙乳突、下颌隆突区、下颌舌骨嵴，以及牙槽嵴上的骨突、骨尖等。缓冲区表面黏膜较薄，不能承受咀嚼压力，义齿戴入后易产生压痛。因此与该区相应的基托组织面应适当缓冲，二者之间应有微小间隙，以免组织受压产生疼痛。

(二) 义齿间隙和义齿结构

1. 义齿间隙 口腔内容纳义齿的潜在空间(图 7-8)，又称中性区。当天然牙列缺失后，周围软硬组织不断被吸收和减少，共同形成了一个潜在的间隙，即义齿间隙。同一个体的义齿间隙也会随缺牙时间的长短而变化。

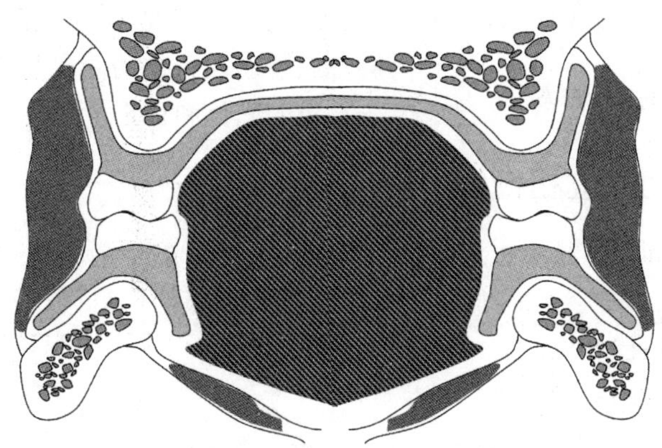

图 7-8 义齿间隙

天然牙在萌出过程中受到唇、颊肌向内的压力，舌肌向外的推力，因此，牙齿完全萌出后的位置恰位于唇、颊肌向内和舌肌向外的力量的平衡区域内。当天然牙列缺失后，牙列及周围软硬组织原来所占据的空间便形成了一个潜在的间隙(中性区)，如果通过调整全口义齿人工牙的位置和基托的厚度使义齿恰好充满中性区，义齿就可以受到唇、颊肌向内和舌肌向外基本处于平衡状态的力的作用，有利于全口义齿的固位与稳定，同时也可恢复患者由牙列缺失而造成

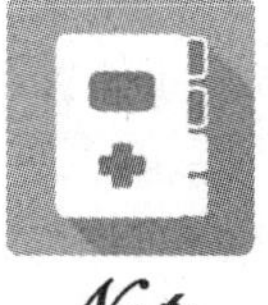

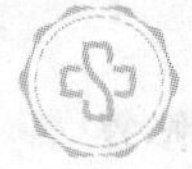

的面容改变。

2. 义齿结构 全口义齿由人工牙和基托两个部分组成。人工牙和基托共同构成义齿的三个面，即组织面、咬合面、磨光面(图 7-9)。

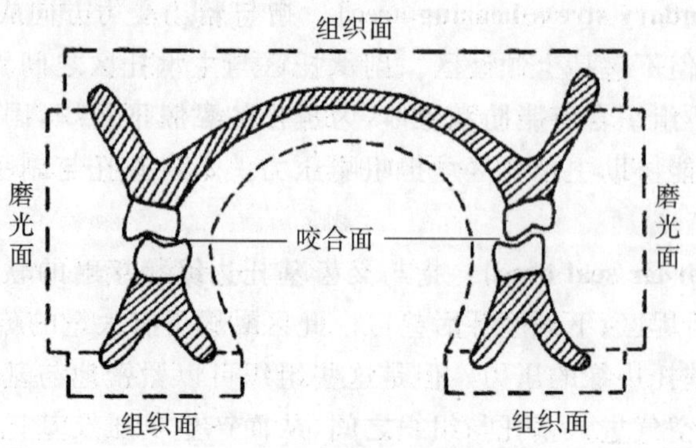

图 7-9 全口义齿的三个面

(1) 组织面(tissue surface)：组织面是义齿基托与主承托区、副承托区、边缘封闭区、缓冲区黏膜接触的一面(与缓冲区黏膜可不接触)。组织面必须与黏膜紧密贴合(缓冲区除外)，才能使基托与黏膜之间产生负压和吸附力，使义齿在口腔内获得固位。组织面应对黏膜无刺激。

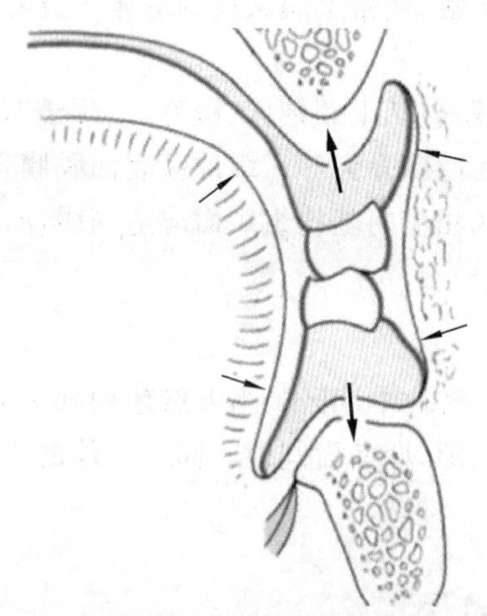

图 7-10 磨光面的形态

(2) 咬合面：咬合面是上、下人工牙列咬合接触的面。咬合面与义齿的固位、稳定有关。患者做正中咬合时上、下人工牙列咬合面要尖窝相对并均匀紧密接触，患者做前伸、侧向咬合时应达到平衡，这样有利于义齿的固位和稳定。

(3) 磨光面(polishing surface)：磨光面是义齿基托与唇、颊、舌黏膜接触的一面。磨光面一般应制成凹形斜面(图 7-10)，当唇、颊、舌肌作用于磨光面时会产生抵抗义齿脱位的作用，有利于义齿固位和稳定，否则，易使义齿脱位。磨光面应光亮，口腔黏膜与之接触时会有舒适的感觉，并且还能减小唇、颊、舌肌在行使功能时与之产生的摩擦力，有利于义齿的固位和稳定。

三、全口义齿的固位和稳定

全口义齿的固位和稳定是决定全口义齿修复效果的重要因素。固位是指义齿抵抗从口内垂直脱位的能力，即义齿不会殆向脱位。稳定是指义齿抵抗从口内水平脱位和转动的能力，即防止义齿侧向和前后向脱位。

(一) 全口义齿的固位原理

全口义齿的固位是大气压力、吸附力和表面张力等作用的结果。

1. 吸附力 吸附力是两个物体之间的相互吸引力，包括附着力和内聚力。附着力是指两种不同物质分子之间的吸引力，基托与唾液、唾液与黏膜之间可产生附着力。内聚力是指同分子之间的吸引力，唾液可产生内聚力。全口义齿的吸附力与基托面积、基托与黏膜间的密合程度及唾液的性质有关。基托面积越大，基托与黏膜越密合，唾液黏稠度高、流动性小(如果唾液过于黏稠，唾液不易形成薄膜，反而不利于吸附力的产生)，则吸附力越大。

2. 大气压力 地球表面覆盖着一层厚厚的大气层，在大气层中的物体，都要受到空气分

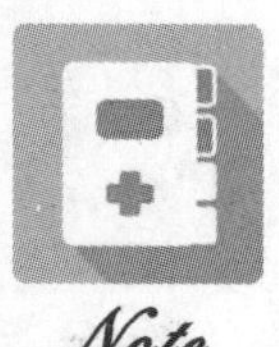

Note

子所产生的压力，即大气压力。根据物理学原理，当两个物体之间产生负压，而周围空气又不能进入时，外界的大气压力会将两个物体紧压在一起，只有破坏了负压，才能将两个物体分开。全口义齿基托与其覆盖的黏膜紧密贴合，形成良好的边缘封闭，空气不能进入基托与黏膜之间，其内部形成负压，在大气压力的作用下，基托紧贴黏膜使义齿获得良好的固位。若破坏了边缘封闭，空气进入基托和黏膜之间，全口义齿就会脱位。基托面积越大，大气压力也越大。

3. 表面张力 表面张力是存在于液体表面，使液体表面收缩的力。全口义齿基托和黏膜之间有一薄层唾液，唾液外层分子受到唾液内部分子的吸引力而趋向液体内部，形成半月形的液体表面，这是由表面张力所造成的。若要使全口义齿脱位，必须使基托与黏膜之间的唾液薄膜分成两层或破裂，即克服表面张力，空气进入基托与黏膜间。表面张力的大小与基托面积、基托与黏膜间的密合程度及唾液的黏稠度有关，基托面积越大、基托与黏膜越密合、唾液黏稠度越高，则表面张力越大。

（二）影响全口义齿固位的因素

患者的口腔解剖形态、黏膜的性质、唾液的质和量、基托面积的大小、基托边缘的伸展等因素均与义齿的固位有关。

1. 颌骨的形态 根据全口义齿的固位原理，吸附力、大气压力等固位力的大小与基托面积的大小成正比。若颌弓宽大，牙槽嵴高而宽，则基托面积大，全口义齿的固位作用好；反之，若颌弓窄小，牙槽嵴吸收后低平而窄，则基托面积小，全口义齿的固位作用就差。

2. 黏膜的性质 如果黏膜的厚度适宜，有一定的弹性和韧性，则基托组织面与黏膜易于密合，基托边缘也易于获得良好封闭，有利于全口义齿固位；反之，如果黏膜过薄，没有弹性，则基托组织面与黏膜不易贴合，边缘封闭性差，全口义齿的固位也差，并且容易发生黏膜压痛。覆盖在硬腭和牙槽嵴上的黏膜较致密，并紧密地附着在下面的骨质上，有利于全口义齿的固位。在唇、颊、舌沟处的黏膜，因含有疏松的黏膜下层组织，全口义齿边缘伸展到移行皱襞，容易获得良好的边缘封闭作用，也有利于全口义齿的固位。

3. 基托的边缘 基托边缘的伸展范围、厚薄和形状，对于全口义齿的固位非常重要。基托边缘的伸展原则如下：在不妨碍周围组织正常活动的情况下，基托边缘应尽量伸展。全口义齿基托边缘应圆钝，并与移行黏膜皱襞保持紧密接触，而获得良好的边缘封闭作用。

全口义齿基托的唇、颊、舌边缘应伸展到唇、颊、舌黏膜和牙槽黏膜之间的黏膜反折线处，在上颌结节颊侧，基托边缘应伸展到颊间隙内，唇、颊、舌系带处的基托边缘应形成切迹，上颌基托后缘应位于腭小凹后 2 mm 与两侧翼上颌切迹的连线处，下颌基托后缘应盖过磨牙后垫的 1/2 处或全部。

4. 唾液的性质 唾液的黏稠度高、流动性小，则有利于全口义齿的固位。若唾液的黏稠度低、流动性大，则不利于全口义齿的固位。唾液分泌量过多或过少均不利于全口义齿的固位。

（三）影响全口义齿稳定的因素

全口义齿的稳定是指全口义齿抵抗水平脱位的能力，防止全口义齿侧向和前后向脱位，也就是在口腔行使功能（如说话、咀嚼、吞咽）时全口义齿不会脱位。

全口义齿有了良好的固位，并不能保证在行使功能（如咀嚼、说话）时不脱落，任何施加在全口义齿磨光面和咬合面上的不利因素，均会使全口义齿受到水平向力，发生移位或翘动，从而破坏边缘封闭使全口义齿脱位。理想的全口义齿稳定要求周围组织提供抵抗水平脱位的力。因此，须从排牙、咬合关系、基托磨光面的形态三个方面注意，使其与唇、颊、舌肌功能运动协调。

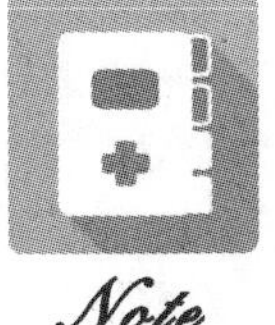

1. 咬合关系 正常的自然牙列者做正中咬合时，由于上、下颌牙列𬌗面尖窝的扣锁作用，

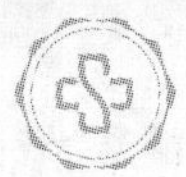

下颌对上颌的位置关系是恒定的，而且很容易重复。全口义齿戴入无牙颌患者口内时，上、下人工牙列的扣锁关系也应符合该患者自身上、下颌的位置关系，而且上、下人工牙列间要有均匀广泛的接触。只有这样，咬合力才能使全口义齿与黏膜间贴合得更紧密，才有助于全口义齿的固位。如果全口义齿的咬合关系与患者自身上、下颌的位置关系不一致，或上、下人工牙列间的咬合有早接触，患者在咬合时，不但不会加强全口义齿的固位，还会出现全口义齿翘动，甚至造成全口义齿脱位。因此，制作全口义齿时，确定正确的咬合关系与建立良好的咬合平衡极其重要。

2. 排牙　人的天然牙在萌出过程中受到唇、颊肌向内的力，同时也受到舌肌向外的力，因此牙齿完全萌出后的位置恰好位于唇、颊肌向内和舌肌向外的力量的平衡区域内。当天然牙列缺失后，牙列原来所占据的空间便形成了一个潜在的间隙，此间隙即为“中性区”。如果将人工牙排列在中性区内，人工牙列受到唇、颊、舌肌产生的侧向力而基本处于平衡状态，有利于全口义齿的固位。如果人工牙明显偏向唇、颊侧或明显偏向舌侧，唇、颊肌或舌肌运动时很容易破坏全口义齿的稳定。

全口义齿的人工牙应按一定的规律排列，形成合适的补偿曲线和横𬌗曲线。上、下颌做正中咬合时，人工牙𬌗面应有均匀广泛的接触，前伸、侧方运动时应达到平衡，才能有利于全口义齿的稳定。如果正中咬合有早接触，前伸、侧方运动未达到平衡，则咬合时全口义齿容易出现翘动、脱位。𬌗平面对全口义齿的稳定性也很重要，如果𬌗平面在前牙区高、磨牙区低，则会使上颌义齿向远中移位、下颌义齿向前方移位，反之亦然。

3. 基托磨光面的形态　患者戴入全口义齿在行使功能的过程中，唇、颊、舌肌及口底组织都参与活动，各肌肉收缩的力量大小和方向多不相同。为争取获得有利于全口义齿稳定的肌力和尽量减少不利的力量，须制作良好的磨光面形态。磨光面应制成凹形，使唇、颊、舌肌作用于磨光面时会产生有利于全口义齿固位和稳定的挟持力。若磨光面制成凸形，则唇、颊、舌肌作用于磨光面时，会产生水平向的力量而易使全口义齿脱位。

(四) 全口义齿固位和稳定的关系

全口义齿的固位和稳定是相互影响的，二者缺一不可，固位和稳定的作用在临床上常常难以区分。固位力强可以弥补稳定的不足，而由牙槽嵴萎缩等解剖因素造成的固位力差又可通过改进磨光面、咬合面的形态而弥补。良好的固位和稳定是全口义齿修复成功的基本要素。

（胡　洁）

第三节　全口义齿修复前的准备

一、病史采集

医生与患者面对面地采集病史，有助于了解患者的个性特点和社会经济状况。全口义齿修复的成功有赖于患者的合作，患者应被看作是参与者，而不仅仅是治疗对象。了解患者的情况，分析为患者制作全口义齿的有利和不利条件，确定修复设计方案，将全口义齿修复后可能发生的问题向患者说明，可使患者在思想上有正确的认识，便于积极配合，也便于建立良好的医患关系。一般主要从以下四个方面与患者交流。

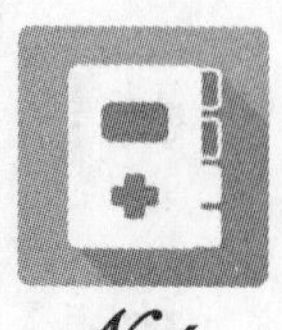

1. 患者主观要求　患者希望全口义齿所能达到的效果，对全口义齿修复过程、价格、效果

的理解程度。

2. 既往牙科治疗情况 缺牙原因、缺牙时间的长短、是否修复过、既往义齿使用情况。

3. 年龄和全身健康状况 患者的年龄越大，骨的愈合就越慢，组织越敏感，牙槽骨萎缩越多，耐受力越差，不易适应新的情况，自我调节能力也越差。

糖尿病患者因唾液分泌减少而导致口干。口干是由黏膜腺体萎缩并纤维化造成的，软组织易受损伤，在口内形成压痛点，黏膜破溃后愈合缓慢，易出现炎症。戴全口义齿后应注意口腔卫生、饮食习惯、夜间不戴义齿等。

内分泌失调的更年期女性患者，易发生骨质疏松，骨质吸收比正常人快，易出现口干、烧灼感和疼痛，情绪波动较大，耐受力和适应能力较差。

4. 性格和精神心理情况 积极乐观、富有耐心的人对全口义齿能主动适应，对全口义齿满意度较高。而性格急躁的人则比较关注全口义齿带来的不适感，对全口义齿满意度低。因此，了解患者的性格和精神心理情况，医生可有足够的心理准备，有助于正确引导患者，提高患者对全口义齿的满意度。

二、口腔检查

牙列缺失后，口腔颌面部会发生一系列的形态和功能改变，因此在制作全口义齿之前，应对患者进行系统、全面的口腔检查，根据具体情况，设计出符合其个体需要的修复形式。

（一）颌面部

患者的颌面部左右是否对称，唇的丰满度，面部比例是否协调，侧面面型是直、凹还是凸，下颌运动是否正常，下颌张口型有无偏斜和前伸，有无颞下颌关节紊乱综合征的症状。

（二）牙槽嵴

检查拔牙后伤口愈合情况，牙槽嵴吸收情况，一般在拔牙后 2～3 个月进行全口义齿修复。牙槽嵴的形态决定全口义齿固位力的大小，高而宽的牙槽嵴对义齿的固位、支持和稳定作用好，低而窄的牙槽嵴对义齿的固位、支持和稳定作用差。当牙槽嵴呈刃状时，患者戴义齿后易出现组织压痛，应选择颊舌径窄、牙尖斜度小的人工牙，以减小牙槽嵴的负荷。

（三）颌弓的形态和大小

颌弓一般分为方圆形、卵圆形和尖圆形三种形状，大小分为大、中、小三类。注意检查上、下颌弓的形状和大小是否协调，上、下颌牙槽嵴吸收情况是否一致。

（四）上、下颌弓的位置关系

上、下颌弓的位置关系是指上、下颌弓的水平关系和垂直关系。

1. 水平关系 指上、下颌弓前后左右的位置关系，一般有以下三种情况（图 7-11）。

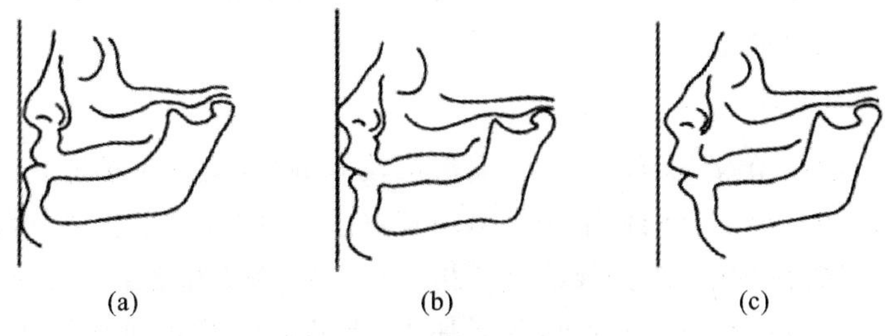

(a)　　(b)　　(c)

图 7-11　上、下颌弓的位置关系

(a) 下颌前突；(b) 正常位置关系；(c) 上颌前突

(1) 正常位置关系：上、下颌弓的形状和大小大致相同，前后位置关系正常。侧面观上、下

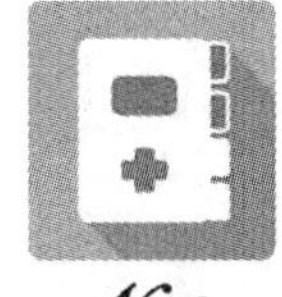

Note

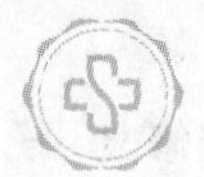

颌弓的唇面基本在同一平面上，或上颌弓位于下颌弓的稍前方。这种位置关系有利于人工牙的排列。

（2）上颌前突：上颌弓位于下颌弓的前方和侧方，上颌弓大，下颌弓小。这种位置关系对前牙的排列比较困难。

（3）下颌前突：下颌弓位于上颌弓的前方和侧方，上颌弓小，下颌弓大。这种位置关系不利于排牙。

2. 垂直关系 指上、下颌弓之间的上下位置关系。天然牙列在牙尖交错位时上、下颌牙槽嵴之间的距离称颌间距离。无牙颌颌间距离的大小与原天然牙的长度和拔牙后牙槽嵴吸收的程度有关。颌间距离一般可分为以下三种情况。

（1）颌间距离大者，方便排列人工牙，但因人工牙离牙槽嵴顶较远，容易产生不利的杠杆作用，在咀嚼时易引起义齿翘动。

（2）颌间距离中等者，表明牙槽嵴有一定高度和宽度，有利于排列人工牙及义齿的支持和固位。

（3）颌间距离过小者，表明上、下颌牙槽嵴丰满，虽然有利于义齿的固位和支持，但排列人工牙时常需磨除人工牙的盖嵴部，给排牙带来麻烦。

（五）唇、颊、舌系带的位置和肌肉的附着

检查上、下唇系带的位置是否与面部中线一致，系带的附着点距离牙槽嵴顶的距离远近情况。当系带的附着点距离牙槽嵴顶较近时，唇肌运动牵拉系带活动易造成义齿脱位。

（六）腭穹隆的形状

腭穹隆的形状与上颌全口义齿的固位和支持作用关系很大。腭穹隆的形状详见无牙颌的解剖标志。

（七）舌的位置及大小

牙列缺失后由于没有牙的限制，舌体会逐渐变大，戴全口义齿后舌会逐渐适应，恢复正常形状。

（八）对旧义齿的检查

如果患者戴用过全口义齿，应了解患者戴用旧义齿的时间和使用情况，本次重做的原因和要求，检查分析旧义齿的缺点，重新修复时予以改正。

三、修复前的外科处理

（一）去除尖锐的骨尖、骨嵴和骨突

骨尖、骨嵴和骨突是牙齿缺失后牙槽嵴不均匀吸收形成的骨质突起。如果检查时压痛明显或有明显倒凹，应进行修整。

（二）修整骨性隆突

当下颌隆突、上颌结节及下颌舌骨嵴下面形成较大倒凹，又不能通过缓冲基托组织面的方法解决时，修复前应进行修整。两侧上颌结节均较突出时，可以只选择结节较大的一侧做外科修整，另一侧可通过缓冲基托组织面及改变义齿就位方向使义齿就位，并且不产生疼痛。上颌结节下垂时有可能与下颌磨牙后垫接近，为了使上、下颌牙槽嵴之间有足够的垂直间隙，有时须将上颌结节的高度降低。

（三）修整唇、颊、舌系带

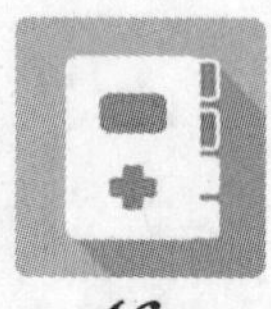
Note

当系带附着点接近牙槽嵴顶及舌系带过短时，可能会影响义齿的固位和功能，应做系带修

整，以降低系带附着点。

（四）唇颊沟加深术

牙槽嵴过度吸收导致唇颊沟变浅，影响义齿基托伸展时，应采取手术的办法使唇颊沟变深，相对加高牙槽嵴的高度，以增加义齿固位。

（五）牙槽嵴增高术

如果下颌牙槽嵴吸收较严重，残留下颌骨较少时，可采取牙槽嵴增高术（植骨等），以增加牙槽嵴的高度。

（六）松软牙槽嵴的处理

有些长期使用不良修复体的患者，由于牙槽嵴大量吸收，牙槽嵴顶被一种松软可移动的软组织覆盖，称为松软牙槽嵴。由于它不是完全没有承受力，可在取印模时采取适当方法防止松软组织受压变形。一般不主张手术切除。

（七）修复增生的黏膜组织

口腔黏膜炎症性增生，多发生在上颌唇侧前庭，也可发生在下颌唇侧前庭，呈多皱状，在裂口的底部有溃疡，称缝龈瘤。应嘱患者停戴义齿，修改基托边缘，待组织恢复正常后再重新修复。如增生的组织不能消退，须手术切除，待伤口愈合后再重新修复。

四、全口义齿与种植全口义齿

在种植义齿问世之前，普通全口义齿是无牙颌修复的唯一方法。近年来，种植义齿在病程20年以上病例中具有高达90%的成功率，表明种植义齿已成为可在临床推广应用的成熟方法。在给患者介绍时要根据患者的实际情况及当地医院的医疗条件，让患者自行选择。如果患者需要帮助做选择时，主要考虑以下问题。

(1) 患者的要求：由于种植义齿价格高，患者要进行种植手术，且种植义齿制作过程复杂，戴用义齿后的保健、随访要求也高，因此，必须让患者了解种植义齿修复的基本过程、治疗计划、可能出现的问题，患者能在经济、时间等方面高度配合，主动选择种植义齿修复。

(2) 患者的口腔条件：对下颌牙槽嵴低平，普通全口义齿修复难以满足对咀嚼功能的要求、口腔黏膜对义齿基托材料过敏者，可优先推荐种植义齿。

(3) 其他：患者的年龄、家庭经济状况及全身情况需能耐受种植手术及反复多次的就诊。

（胡　洁）

第四节　全口义齿的制作

全口义齿制作的主要步骤有取印模、灌制模型、颌位关系记录、上𬌗架、排牙、平衡𬌗调整、蜡型的试戴等。要制作一副高质量的全口义齿，每一步都要达到严格的标准。

一、取印模

制取全口义齿的印模应采用二次印模法。精确的印模与模型可使全口义齿基托与口腔黏膜高度密合、伸展合适，不影响周围软组织的功能运动，从而获得全口义齿良好的固位。取印模的具体方法参见第三章。

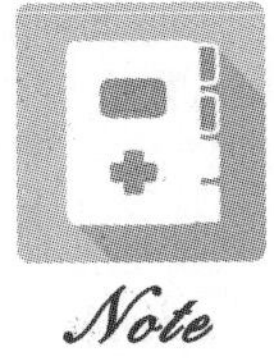

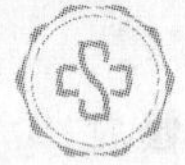

二、灌制模型

灌制模型的方法有围模灌注法和普通灌注法。灌制模型的具体方法参见第三章。

三、颌位关系记录

有了准确的印模和模型，下一步是为无牙颌患者确定并记录颌位关系。颌位是指下颌的位置。颌位关系是指下颌对上颌的位置关系，包括上下、前后、左右三个方向，即在口腔的功能运动中，下颌可在不同的高度上与上颌相对，在不同的水平位置上与上颌相对，从而构成若干个颌位关系。自然牙列者的颌位是以上、下颌的接触关系为标志来区分的，其基本颌位有以下几种。

1. 牙尖交错位(正中𬌗位) 指正常人上、下颌牙列在尖窝扣锁的咬合状态时下颌对上颌的位置关系。此时上、下颌牙列间有最广泛的面接触，髁突位于关节窝内适中的位置，两侧提颌肌群均等收缩，下颌在此位置时可发挥最大的咬合力。

2. 下颌后退接触位(正中关系位) 约有 92%的人下颌在不脱离咬合接触的情况下还可以从正中𬌗位后退少许(髁突在关节窝内后退的距离为 0.3～1.0 mm)，这时下颌对上颌处于居中的位置。

3. 下颌姿势位(息止颌位) 正常人在自然状态时上、下颌牙齿并不是咬紧的，上、下颌牙列间有 2～3 mm 的间隙，此间隙叫息止颌间隙，这时下颌对上颌的位置关系为下颌姿势位。

做颌位关系记录时，将下颌对上颌的垂直和水平位置关系采用各种测量与定位的方法在𬌗托上做出记录。颌位关系记录包括垂直颌位关系记录和水平颌位关系记录。

(一) 垂直颌位关系记录

1. 概念 确定垂直颌位关系即确定垂直距离。垂直距离是天然牙列在牙尖交错时，鼻底至颏底的距离，即面下 1/3 的距离。

2. 确定垂直距离的方法

(1) 利用下颌姿势位测定(即确定垂直距离的理论公式)(图 7-12)：正中𬌗位垂直距离＝下颌姿势位垂直距离－息止颌间隙(2 mm)。例如，测得某患者息止颌位鼻底至颏底的垂直距离为 72 mm，则该患者正中𬌗位垂直距离为 72 mm－2 mm＝70 mm。

(2) 面部比例测定法：两眼平视，将测量的瞳孔至口裂的距离作为垂直距离(图 7-13)。

(3) 面部外形观察法：垂直距离恢复正确时，上、下唇呈自然接触闭合，口裂呈平直状，口角不下垂，鼻唇沟和颏唇沟的深浅适宜，面部下 1/3 与面部的比例协调。

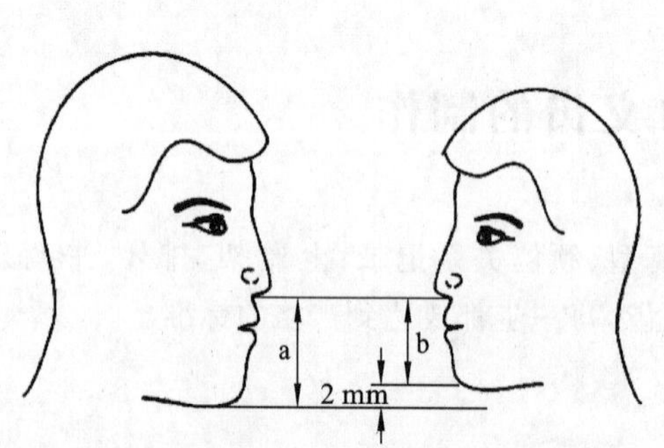

图 7-12 利用下颌姿势位测定垂直距离

a—息止颌位垂直距离；b—正中𬌗位垂直距离

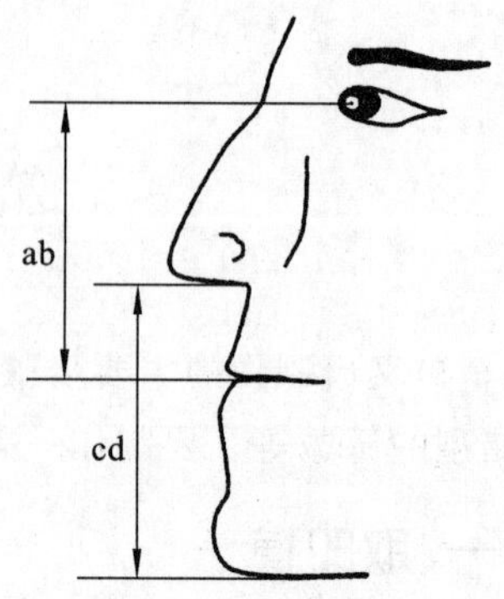

图 7-13 瞳孔至口裂的距离

(ab)约等于垂直距离(cd)

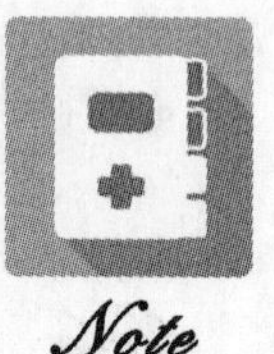

Note

3. 垂直距离恢复不正确的影响

(1) 垂直距离恢复得过大：表现为面部下 1/3 距离增大，上、下唇不能闭合，勉强闭合上、下唇时颏唇沟变浅，肌张力增加，患者容易出现肌疲劳，牙槽嵴经常处于受压状态而吸收加速，由于息止颌间隙过小，在说话和进食时可出现后牙相撞声，常需张大口进食，进食时义齿容易脱位，咀嚼效率低。

(2) 垂直距离恢复得过小：表现为面部下 1/3 距离减小，口角下垂，鼻唇沟变深，颏部前突，呈苍老面容，咀嚼肌张力减低，咀嚼无力，咀嚼效率低。

(二) 水平颌位关系记录

1. 概念 水平颌位关系是指下颌对上颌的前后、左右的位置。确定水平颌位关系即确定正中关系位，正中关系位是指下颌髁突位于关节凹中央，而不受限的生理后位。此时两侧髁突位于下颌关节凹的中央，面下 1/3 也处于合适的距离。现在的观点认为牙尖交错位(正中殆位)是全口义齿建殆的最佳颌位、最适位；在正中关系位与牙尖交错位之间建殆，为可适殆位。

2. 水平颌位关系记录的方法 为无牙颌患者确定正中关系位的方法很多，一般归纳为以下三种。

(1) 哥特式弓描记法：确定水平颌位关系时，哥特式弓描记法是唯一可客观观察下颌后退程度的方法，使用了近一个世纪。哥特式弓口外描记法是在确定颌位关系时于上、下托前方各装一长约 2 mm 的柄，上颌的柄端有一个与之垂直的描记针，下颌柄上有一个与描记针相对的描记板(图 7-14)。当下颌做前伸、侧向运动时，固定在上颌的描记针在下颌的描记板上描绘出近似"∧"形的图形，也就是说当描记针指向该图形顶点时下颌恰好处于正中关系位。这个图形与当时流行于欧洲的哥特式建筑的尖顶形态类似，因此取名为哥特式弓描记法。哥特式弓口外描记法因装置安装在殆托前端，若殆托不稳易影响描记结果，现已很少使用。哥特式弓口内描记法是将描记针和描记板分别安装在上殆托的腭中部和下殆托两侧堤的中间。哥特式弓口内描记法装置稳定，然而舌体增大者、老年人、残疾人会对其感到不适而影响结果。

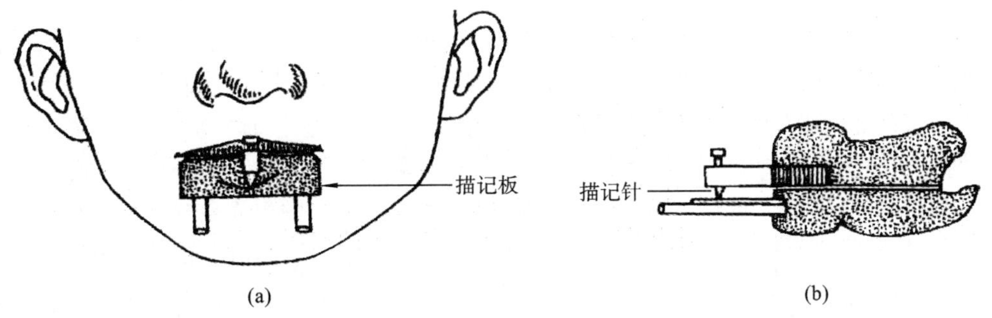

图 7-14 哥特式弓描记法

(a) 描记针在描记板上画出"∧"形；(b) 描记针分别固定在上、下殆托上

(2) 直接咬合法：直接咬合法是指利用殆堤及颌间记录材料，嘱患者下颌后退并直接咬合在一起的方法。无牙颌患者常有下颌习惯性前伸，需要采取下述方法帮助患者下颌退回至正中关系位。

①卷舌后舔法：嘱患者将口张小些，舌尖卷向后上舔抵上殆托后缘处的蜡球，然后慢慢咬合至合适的垂直距离。卷舌后舔法的操作原理是当舌卷向后上方舔抵蜡球时，舌向后上方牵拉舌骨，舌骨连带舌骨肌牵拉下颌后退，这样就使髁突处于其生理位置。

②吞咽咬合法：嘱患者吞咽唾液的同时咬合至合适的垂直距离，也可以在患者吞咽过程中，医生以手轻推患者颏部向后，帮助下颌退回至生理位置。在吞咽过程中，升颌肌群有固定下颌于正中关系位的作用。因此采用吞咽咬合法使下颌受推力后退，较容易使下颌处于其生

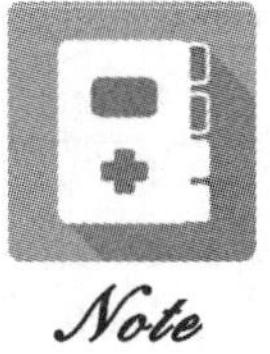

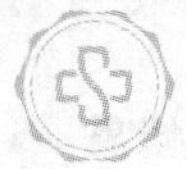

理位置。

③后牙咬合法：将上𬌗托就位，医生将两食指置于患者下颌牙槽嵴的第二前磨牙和第一磨牙处，嘱患者轻咬几下，直到患者觉得咬合能用上力量时，将粘有烤软蜡卷的下𬌗托就位于口中，仍旧先试咬医生食指，食指滑向𬌗堤的颊侧，上、下𬌗托就接触于下颌生理后位。后牙咬合法的操作原理是当后牙咬合时，颞肌、咬肌、翼内肌同时收缩，牵引下颌向后上方移动，可使髁突回到正中关系位。

(3) 肌监控仪法：肌监控仪可放出微量直流电，通过贴在耳垂前方上下约 4 cm 范围的表面电极作用于三叉神经运动支，使咀嚼肌有节律地收缩，可使咀嚼肌解除疲劳和紧张而处于自然状态。长期全口无牙颌并有不良咬合习惯者，经过肌监控仪治疗，再用直接咬合法，可使下颌自然地退至生理位置。

3. 水平颌位关系的检验方法

(1) 髁突触诊法：医生站在患者的前方，双手小拇指放在患者两侧外耳道中，指腹紧贴外耳道前壁，让患者做咬合动作。如果指腹能感觉到髁突明显向后的冲击力，且左、右两侧大小一致，说明下颌没有前伸，亦无偏斜。若冲击力不明显，说明下颌有前伸。若左、右冲击力不一致，说明下颌有偏斜(偏向冲击力强的一侧)。

(2) 颞肌触诊法：医生双手放在患者的两侧颞部，让患者做咬合动作。如果两侧颞肌收缩有力，且左、右肌力一致，说明下颌没有前伸，也没有偏向一侧。如果收缩无力，表明下颌有前伸。若左、右肌力不一致，说明下颌有偏斜(偏向有力的一侧)。

(3) 面部外形观察法：在上述检查的基础上，医生应观察患者的侧面以帮助判断下颌有无前伸。医生为患者诊治的过程中应注意患者在自然状态下的侧面轮廓，特别要注意下颌与面中部的前后位置关系。记录垂直距离后，如果从患者的侧面看，下颌的前后位置无变化，说明下颌无前伸。若发现下颌较自然状态时偏前，说明下颌有前伸。

(三) 颌位关系记录的操作步骤

(1) 制作𬌗托：𬌗托由基托和𬌗堤组成。

①暂基托的制作：常用的基托材料有蜡片、自凝树脂和光固化树脂。蜡片易变形，固位作用差，复位准确度不高。自凝树脂和光固化树脂坚硬稳定且易于密贴，是制作暂基托宜选用的材料。制作自凝树脂暂基托时，先用蜡片对模型填倒凹，在模型上涂布分离剂后，再调拌自凝树脂，将黏丝期的自凝树脂沿基托边缘线均匀涂布在模型上，厚度约 1.5 mm，自凝树脂固化后取下基托，打磨备用。制作光固化树脂暂基托时，将初步成形的光固化树脂基托板放置在工作模型上，按压使之紧密贴合，用蜡刀去除多余部分，并将边缘适当加厚，使其光滑圆钝。伸展范围与义齿基托要求一致。在需要做𬌗堤的部位即上、下颌的牙槽嵴顶处形成有利于蜡𬌗堤固位的倒刺。在光固化机内照射，硬固后小心从模型上取下，将边缘磨光备用。

②上𬌗堤的制作：将红蜡片烤软，折叠成厚 8～10 mm，前牙区宽 5～7 mm，后牙区宽 8～10 mm，且与上颌弓长度一致的蜡条，按压到基托牙槽嵴顶区，用热蜡刀将蜡𬌗堤与基托粘合在一起，趁蜡尚软时，将蜡𬌗堤与模型一起放置在玻璃板上，轻轻按压，形成平面。将上𬌗托放入患者口腔内试戴。用𬌗平面规(图 7-15)放入口内检查，正面观要求𬌗平面的前部在上唇下缘以下露出约 2 mm，与瞳孔连线平行(图 7-16)；侧面观后牙区的𬌗平面应与鼻翼耳屏连线平行(图 7-16)。基托的唇面要衬托出上唇的丰满度。

(2) 确定颌位关系。

①确定垂直距离：当患者端坐，肌肉放松，头部直立，表情自然，下颌处于自然休息状态时，用垂直距离测量尺测量出鼻底至颏底的距离。反复测量几次，即可得出下颌姿势位时面下1/3高度，此高度减去息止颌间隙均值 2 mm，即可得出牙尖交错位时的垂直距离。例如，测得某

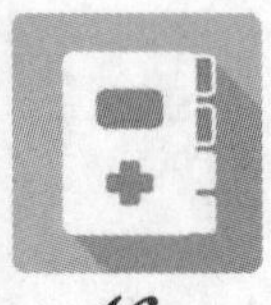
Note

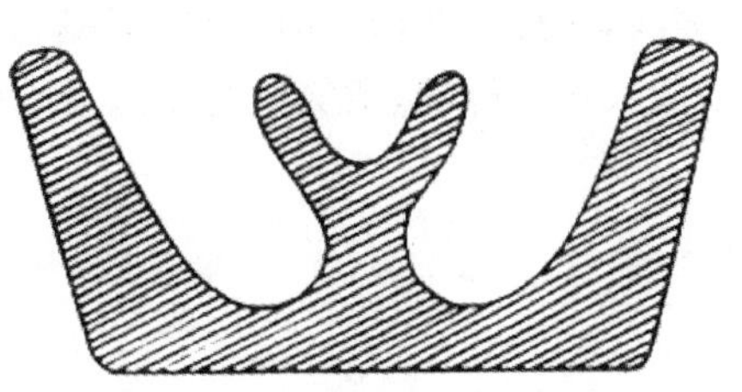

图 7-15 𬌗平面规

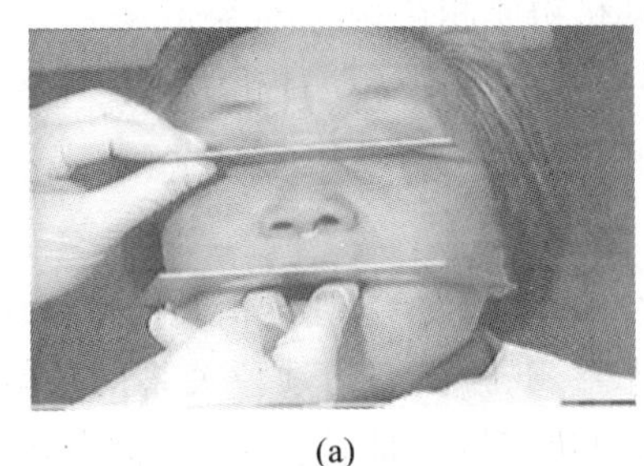

(a)

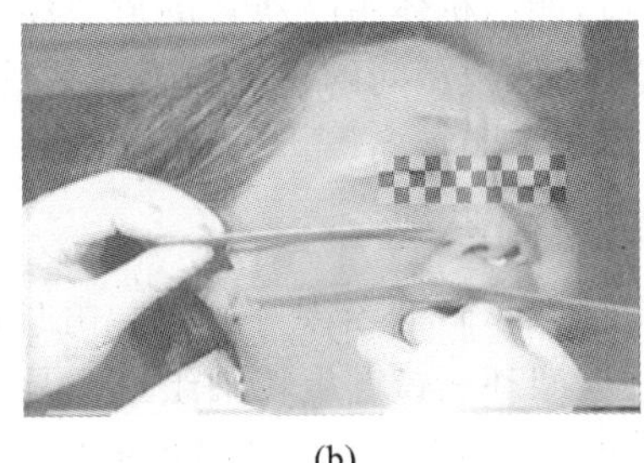

(b)

图 7-16 𬌗平面规放入口内检查，𬌗平面与瞳孔连线、鼻翼耳屏连线的关系

(a) 𬌗平面的前部在上唇下缘以下 2 mm，且与瞳孔连线平行；(b) 𬌗平面与鼻翼耳屏连线平行

患者下颌姿势位鼻底至颏底的垂直距离为 72 mm，则该患者牙尖交错位垂直距离为 70 mm。

②下𬌗堤的制作：下𬌗堤的制作方法与上𬌗堤相同，下𬌗堤的高度约相当于磨牙后垫高度的 1/2 处。

③确定垂直距离和正中关系位：趁下𬌗堤尚软，将上、下𬌗托戴入口内，嘱患者用吞咽咬合法或卷舌后舔法帮助下颌回到正中关系位，做正中咬合，当达到预测的垂直距离高度时即停止咬合，此时垂直距离和正中关系位即被确定。

(3) 核对颌位关系记录：从颌位关系记录的操作步骤可知，记录垂直距离的同时实际上也记录了水平颌位关系，只是在记录垂直距离时，有的患者不由自主地做了下颌前伸或侧向咬合动作，这就造成了颌位关系记录结果错误。因此，在记录垂直距离之后，还要认真地采用前述检查垂直距离和水平颌位关系的方法，即利用面部比例测定法、面部外形观察法检查垂直距离是否正确；利用髁突触诊法、颞肌触诊法、面部外形观察法检查水平颌位关系是否正确，以及时纠正错误的颌位关系记录。

(4) 在𬌗堤唇面画标志线：颌位关系确定后用蜡刀在上、下𬌗托唇面画出标志线（图 7-17），作为选择人工牙长度、宽度及指导人工牙排列位置的标准。

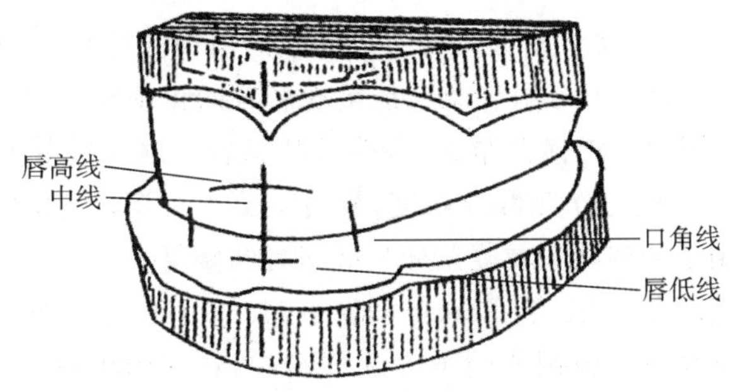

图 7-17 𬌗堤唇面画标志线

①中线：与面部中线一致，作为上颌两个中切牙邻接点的标志线。

②口角线：上、下唇轻轻闭拢时，画出口角在𬌗堤上的位置，是尖牙远中面的标志线。

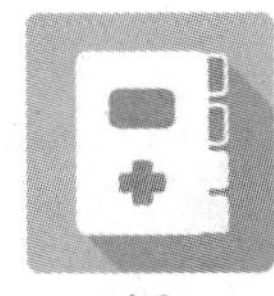

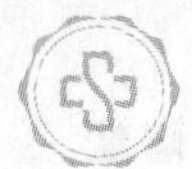

③唇高线和唇低线：又称笑线，是患者在微笑时，上唇下缘和下唇上缘相应于𬌗堤唇面的弧线。笑线可作为选择人工前牙长度的标准，微笑时约显露上颌中切牙长度的 2/3，显露下中切牙长度的 1/2。

(5) 固定并取出上、下𬌗托。

四、上𬌗架

𬌗架是在口外模拟人体咀嚼器官的一种机械装置，目的是使在石膏模型上制作完成的义齿戴入口腔后，能与机体咀嚼器官的形态结构相似和功能相协调。𬌗架能固定上、下𬌗托和模型，保持上、下颌模型间的高度和颌位关系，且具备与人体咀嚼器官相当的部件和关节，能在一定程度上模拟下颌运动。

(一) 𬌗架的类型

1. 简单𬌗架 简单𬌗架(图 7-18)由 Gariot 在 1805 年发明，其结构及操作简便。简单𬌗架由上、下颌体架环和铰链旋转轴组成。具有保持上、下颌模型间颌位关系的功能。简单𬌗架仅能做简单的铰链运动，故只能模拟患者的开闭口运动，不能模拟前伸、侧方运动，且简单𬌗架的开闭口弧与患者的开闭口弧并不等同。简单𬌗架适用于制作个别牙的缺损、缺失只需准确重复正中𬌗位即可的冠桥修复体。

2. 平均值𬌗架 平均值𬌗架(图 7-19)是具有固定的前伸髁导斜度、侧方髁导斜度、髁突间距、Balkwill 角等下颌运动诸要素平均值的𬌗架。其组成结构有上颌体、下颌体和侧柱。平均值𬌗架能在一定程度上模拟开闭口、前伸、侧方运动。其功能局限性是髁导斜度、切导斜度、髁突间距为固定的平均值；不能利用面弓转移上𬌗架，即不能反映患者上颌与颞下颌关节的固有关系。

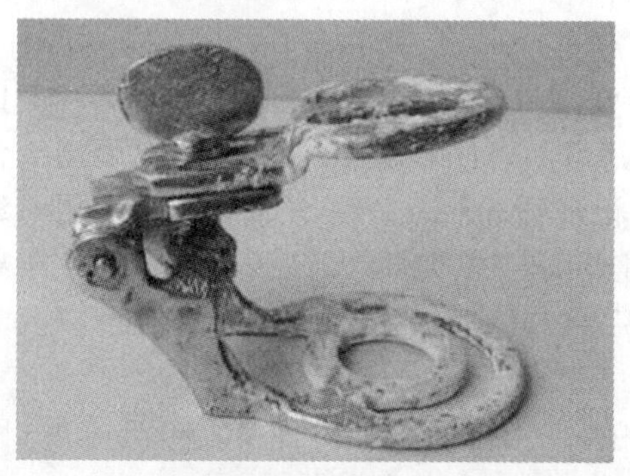

图 7-18 简单𬌗架

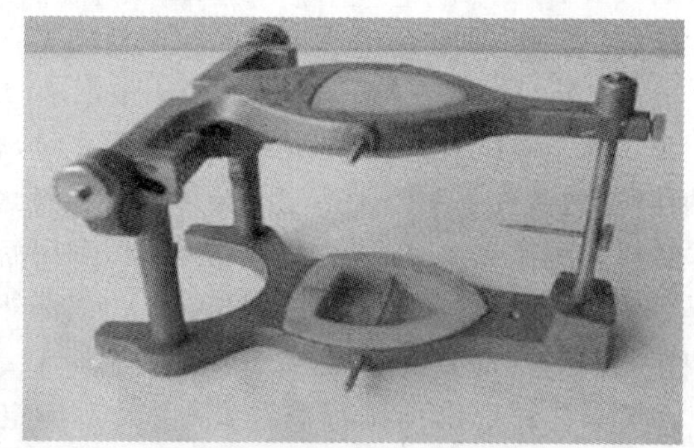

图 7-19 平均值𬌗架

3. 半可调节𬌗架 半可调节𬌗架是具有可调节的前伸髁导斜度、侧方髁导斜度、Balkwill 角等下颌运动诸要素的𬌗架。半可调节𬌗架能重现患者的正中𬌗位和开闭口运动；能近似模拟前伸、侧方运动；能利用面弓转移上𬌗架，即能反映患者上颌与颞下颌关节的固有关系。其功能局限性是不能精细调整工作侧髁导斜度；髁突间距不可调，不能模拟患者的颅颌宽度特征。半可调节𬌗架适用于牙列缺失及复杂牙列缺损者的修复。

半可调节𬌗架的代表是 1921 年 Hanau 发明的 Hanau H 型𬌗架(图 7-20)，Hanau H 型𬌗架是国际通用的用于全口义齿制作的半可调节𬌗架，在国内也较常用。它的结构由上、下颌体和侧柱等组成。

(1) 上颌体：上颌体相当于人体的上颌，呈 T 字形。其前部有上、下方向的穿孔，切导针穿过此穿孔。其中部有螺丝穿过，固定于上颌体下面的架环。其后部的横行部的两外侧端连接有髁杆，髁杆外套髁球，借髁球与侧柱的髁导盘相关联。

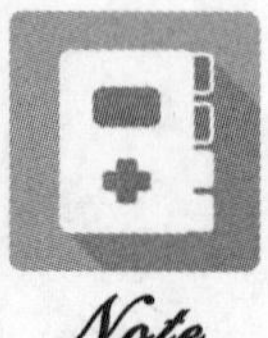

Note

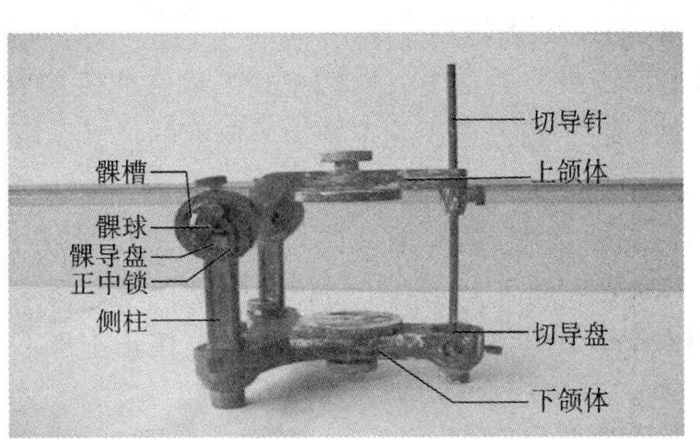

图 7-20 Hanau H 型殆架

(2) 下颌体:下颌体相当于人体的下颌,也呈 T 字形。前部连接有切导盘,切导盘上附有调节切导盘位置的螺丝。下颌体中部有固定架环。下颌体的后外侧部连接侧柱下端。内侧可见侧方髁导指标刻度(0°～20°)。在相当于下颌体的切导盘圆凹和侧柱凹的下面有三个柱脚。

(3) 侧柱:侧柱上端具有一圆形的髁导盘,其外侧面可见前伸髁导指标刻度(－40°～＋80°)。髁导盘中部有一髁槽,槽内容纳一髁球,髁球中心有髁杆穿过。当髁槽处于水平位置时,刻线指向前伸髁导指标刻度的 0°,表示前伸髁导斜度为 0°。髁导盘的后上方附有一螺丝,可改变髁槽的方向,即松开螺丝,前、后向搬动螺丝可改变髁槽的方向。当髁槽呈后高前低位时,前伸髁导斜度为正度数。髁槽与水平面平行则为 0°;髁槽呈前高后低位时,则为负度数。髁导盘外面有一正中锁,可固定髁球的位置。将正中锁的锁条抵住髁杆的后面并扭紧螺丝,可使髁球挨着髁槽前壁固定不动,据此将正中关系位固定。

4. 全可调节殆架 全可调节殆架最初由 McCollum 在 1937 年发明,具有可调节的前伸髁导斜度、侧方髁导斜度,髁突间距可调,能模拟个体的颅颌宽度特征,对下颌运动重现程度高,可完全模拟患者的下颌运动状态。全可调节殆架适用于全口咬合重建的治疗及下颌运动、颞下颌关节功能等的科学研究。

(二) 面弓

面弓(图 7-21)由叉和弓体两个部分组成,可将患者上颌对颞下颌关节的位置关系转移至殆架上,使上颌模型固定在殆架的适当位置。在弓体上有一个可以滑动的固定夹,夹内一孔容纳叉柄。弓体呈 U 形,其两端有可内外向滑动的髁梁,髁梁上面有表示滑动距离的刻线。髁梁的内侧与髁突体表位置相接触。

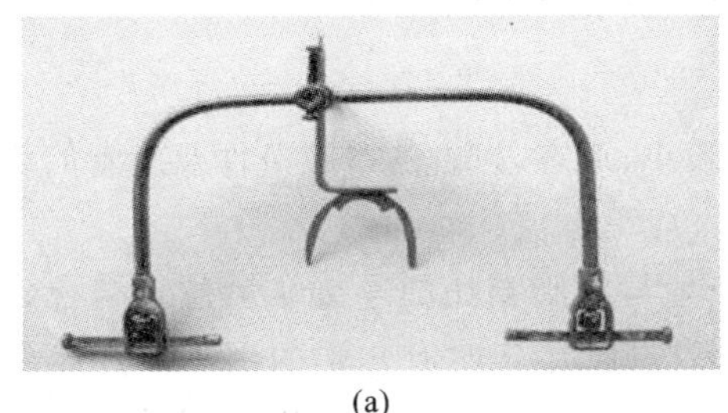

(a)

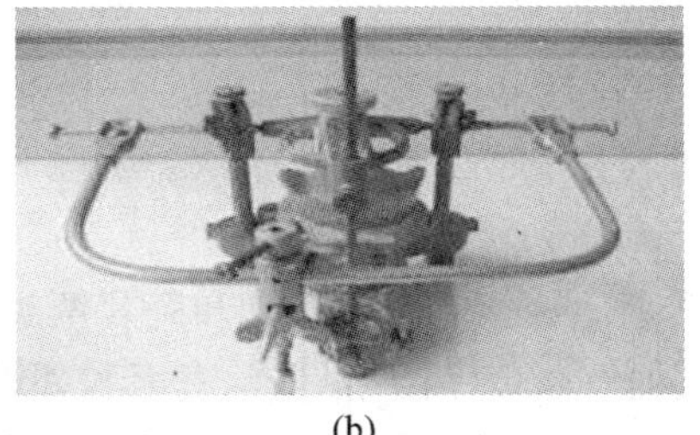

(b)

图 7-21 面弓和用面弓固定上颌模型

(a) 面弓;(b) 用面弓固定上颌模型

(三) 上 Hanau H 型殆架的方法和步骤

(1) 调整殆架。固定切导针上刻线于与上颌体上缘平齐的位置;固定切导盘面为水平位;将两侧前伸髁导斜度固定在 30°,使髁球紧贴髁槽前壁,扭紧固定正中锁;将侧方髁导斜度固定

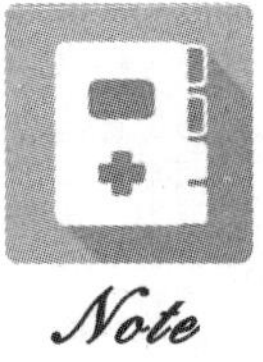

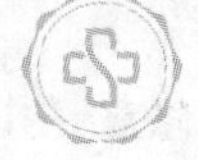

于15°；扭紧螺钉使架环紧贴于上、下颌体上。

(2) 标记出髁突外侧面中央部的位置。以两中指抵触在髁突的大致位置上，嘱患者做开闭口运动数次，髁突运动时撞击中指，便于确定髁突外侧面的位置。用变色铅笔标记髁突外侧面中央部的位置。

(3) 将𬌗叉尖烧热插入𬌗堤内，𬌗叉的叉体与𬌗平面平行，约距平面5 mm，叉柄上的中央刻线对准上𬌗堤的中线，要求𬌗叉柄垂直于弓体的中段。

(4) 将下𬌗托和附有𬌗叉的上𬌗托分别就位于口中，按正中𬌗位记录使上、下𬌗托咬合在一起。

(5) 将固定夹的穿孔套过叉柄，两髁梁内侧抵于髁突外侧面中央部的标记上，调节两侧髁梁使其刻度相同，扭动螺钉固定髁梁。扭紧螺钉固定叉柄。

(6) 松开固定髁梁的螺钉，将𬌗叉固定在弓体上的上𬌗托自口中取出。将两髁梁的内侧端分别套在𬌗架的髁杆外侧端上，调整两髁梁于相同刻度后，扭动螺钉固定髁梁于髁杆上。

(7) 将上𬌗托平面调节至与水平面平行的位置，并使平面前缘与切导针下刻线平齐。

(8) 将上颌模型就位于上𬌗托上，调拌石膏固定上颌模型于上颌架环上。

(9) 按𬌗堤的颌位记录，将下颌模型与𬌗托按位置关系记录就位于上𬌗托上，用石膏将下颌模型固定在𬌗架下颌体的架环上。

(10) 拆去面弓。

(11) 确定前伸髁导斜度。烤软蜡片，卷叠成宽为7～8 mm、厚为3～4 mm的蜡片，并将其弯成马蹄形放在下颌蜡堤上。将上、下𬌗托放入患者口内，嘱患者下颌向前伸约6 mm时轻咬住𬌗托，上、下𬌗堤中线应保持相对，待蜡片变硬后取出。将上、下𬌗托放回模型上，并将有前伸记录的蜡片放于下𬌗堤上。放松一侧固定髁导盘的螺钉，使髁导盘得以前后移动，并带动上𬌗托也前后活动。调节上、下𬌗堤的平面，使之与前伸记录印迹完全贴合，拧紧固定髁导盘的螺钉，此时髁导盘所指示的度数，即前伸髁导斜度。同法调节另一侧的前伸髁导斜度。

(12) 确定侧向髁导斜度。放松固定侧柱的螺钉，调节侧柱至公式所计算出的度数后，拧紧固定螺钉。侧向髁导斜度可用Hanau公式计算得出，公式如下：

$$侧向髁导斜度(L)=前伸髁导斜度(H)/8+12$$

五、排牙

排牙是全口义齿恢复美观、发音和咀嚼功能的重要步骤。排牙要达到咀嚼和发音的功能要求，恢复患者有个体特征的自然外观，保存剩余组织结构。

(一) 选择人工牙

选择人工牙时应根据人工牙的质地、颜色、大小、形态，患者的口腔条件及患者的要求综合考虑。

1. 质地　人工牙有树脂牙和瓷牙两类。瓷牙与树脂基托的连接靠机械式结合，因此，前牙瓷牙舌面有固位钉；后牙瓷牙底面和邻面有固位孔，排牙时有一定的困难。其优点是硬度大、耐磨、光泽好，能较长时间维持稳定的垂直距离。缺点是与基托为机械式结合、易折裂、不易调磨。树脂牙以甲基丙烯酸甲酯为主要原料，其优点是质轻、韧性好、与基托为化学结合，连接牢固，易调磨。缺点是耐磨性较差。

2. 形态、色泽和大小　人工牙的形态、色泽和大小是选牙时要考虑的主要内容。

(1) 选择前牙：前牙关系到患者的面部形态和外观，要特别注意前牙和面部形态协调一致(图7-22)。

①选择大小：前牙可参照两口角线间距离来确定上前牙近远中径的总宽度。参照唇高线

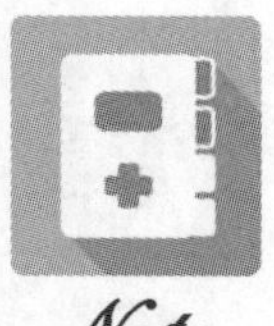

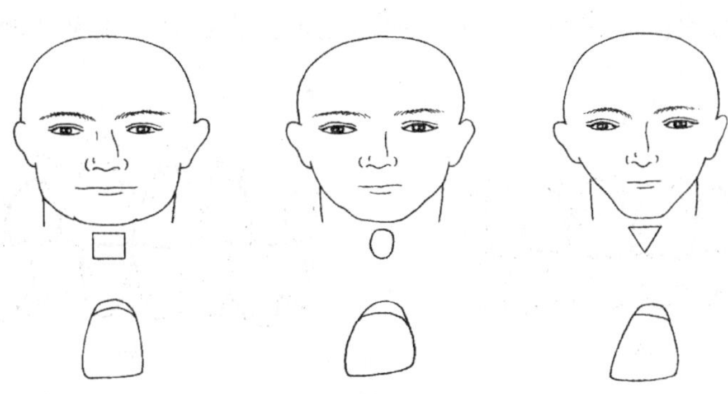

图 7-22　牙形与患者面部形态

至殆平面的距离为上颌中切牙的切 2/3 的高度，下唇线至殆平面的距离为下颌中切牙的切 1/2 的长度。

②选择形态：前牙的形态应与患者的面型、性别、个性相协调。通常根据患者面型来选择牙齿。三种主要面型为方形、尖形和卵圆形。

③选择颜色：选择颜色时应参考患者的皮肤颜色、年龄、性别。例如，皮肤较白而较年轻的患者，可选择颜色较白的人工牙；老年人可选择颜色较暗的人工牙。

(2) 选择后牙：后牙的主要作用在于完成咀嚼功能。

①选择后牙的近远中宽度：后牙可参照口角线至上颌结节前缘或磨牙后垫前缘间的距离来确定后牙近远中径的总宽度。

②选择颜色：后牙牙色与前牙牙色协调一致。

③选择后牙殆面形态：选择后牙时主要考虑咀嚼功能的恢复情况，应与患者的牙槽嵴状况相适应。后牙按牙尖斜度分为解剖式牙和非解剖式牙(图 7-23)。解剖式牙的牙尖斜度为 20°～ 33°，其特点是尖窝关系好、咀嚼功能强，但侧向力大、义齿稳定性差，适用于牙槽嵴吸收较少和上、下颌弓位置关系正常者。非解剖式牙又称零度牙、无尖牙，牙尖斜度为 0°，殆面有溢出沟，其特点是侧向力小、义齿稳定性好，但咀嚼功能差，适用于牙槽嵴吸收较多和上、下颌弓位置关系异常者。

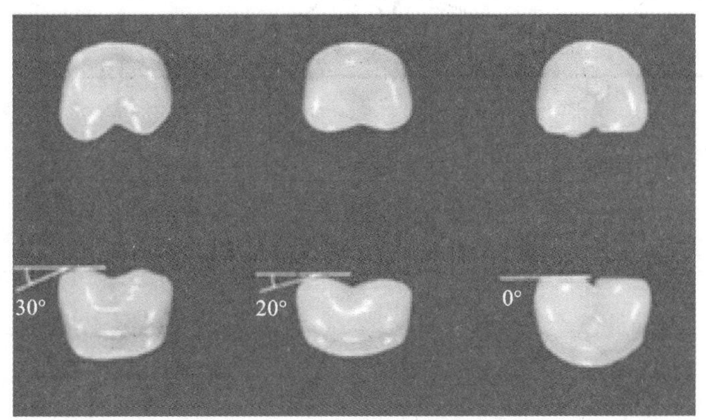

图 7-23　解剖式牙与非解剖式牙

(二) 全口义齿的排牙原则

排列全口义齿人工牙时要考虑美观、功能和组织保健这三个方面。

1. 美观原则　全口义齿能恢复患者面部下 1/3 的生理形态，达到面下 1/3 与整个面部比例和谐的效果，使人呈现出健康的容颜，显得年轻，给人以美感。全口义齿的美观主要体现在前牙的排列上。要达到美观，需注意以下问题。

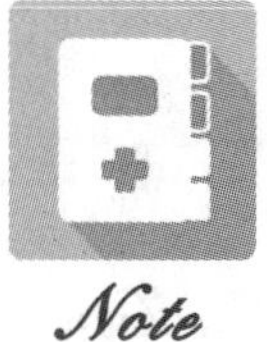
Note

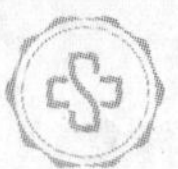

排列前牙时颈缘线的一部分过于突出或高低不平会破坏左右的平衡，并影响美观（图7-24）。

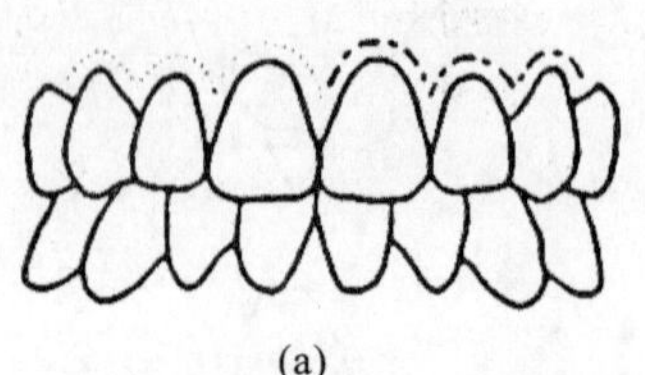

(a)

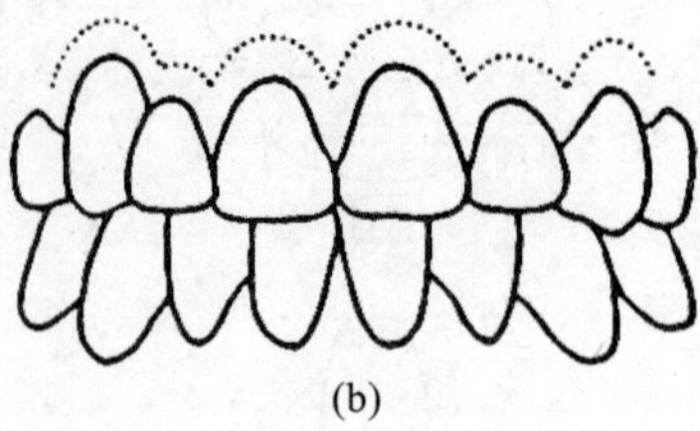

(b)

图 7-24　颈缘线走行

(a) 协调；(b) 不协调

(1) 牙列弧度要与颌弓一致。通常情况下颌弓型与面型一样，也有方形、尖形和卵圆形三种。牙弓型要与颌弓型协调一致。

(2) 上颌前牙的位置要衬托出上唇丰满度，要达到此要求有以下几点可供参考。

①上颌前牙唇面至切牙乳突中点距离一般为 8～10 mm(图 7-25)。

②年轻人上颌尖牙顶连线通过切牙乳突中点，而老年人上颌尖牙顶连线与切牙乳突后缘平齐。

③上颌尖牙的唇面通常与腭皱的侧面相距 9.5～11.5 mm。

④上颌前牙切缘在唇下露出 2 mm，年老者露出的部分较少。

(3) 牙排列要体现患者的个性。要根据患者面型、年龄、肤色和颌弓大小选牙。排牙时要注意：尽可能模仿患者原有真牙排列，可参照患者牙列丧失前的照片或拔牙前记录，或满意的旧义齿牙形。处理颈缘和切缘时要考虑年龄差异(图 7-26)，年老者人工牙的切端及尖牙牙尖可略磨平，可模仿天然牙的磨耗情况，颈部也可外露得多一些，以模仿真牙的牙龈萎缩，必要时还可模仿天然牙的某些着色。根据上、下颌骨的位置关系排列上、下颌前牙的覆𬌗、覆盖，一般要求浅覆𬌗、浅覆盖，切导与𬌗平面的交角以接近 15°为宜。另外，可模仿真牙的轻度拥挤和扭转，不要排列过齐，以免给人以“义齿面容”的感觉。

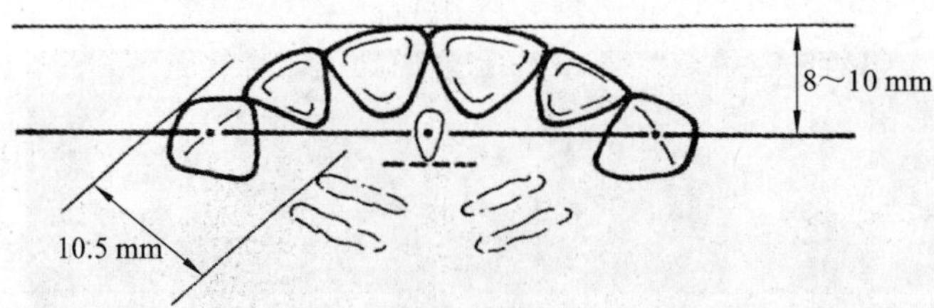

图 7-25　排列上颌前牙的位置标志

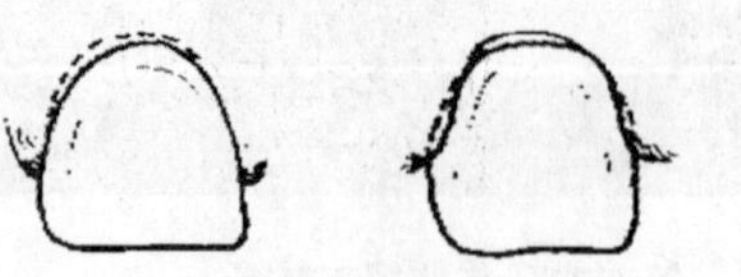

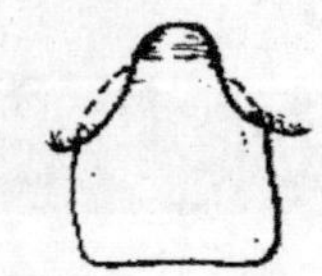

图 7-26　颈缘随年龄变化而变化

2. 组织保健原则　义齿在功能状态下的稳定，是组织保健的重要方面，而人工牙的排列与义齿在功能状态下的稳定有很大的关系。

(1) 人工牙的排列要不妨碍舌、唇、颊肌的活动，处于肌肉平衡位置。

(2) 𬌗平面与鼻翼耳屏连线平行，其高度位于舌侧外缘最突出处或略低，便于将食物送至

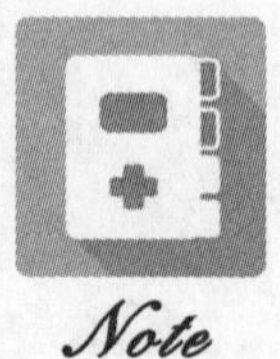

Note

后牙殆面，利于义齿在功能状态下的稳定。

(3) 后牙功能尖要尽量排在牙槽嵴顶上，使殆力沿垂直方向传至牙槽嵴(图 7-27)。

(4) 如果后牙牙槽嵴吸收较多，要根据牙槽嵴斜坡倾斜方向调整后牙倾斜度(图 7-28)，使殆力尽可能以垂直方向传至牙槽嵴，如果牙槽嵴严重吸收，则要注意将殆力最大处放在牙槽嵴最低处，减少义齿在功能状态下的翘动。

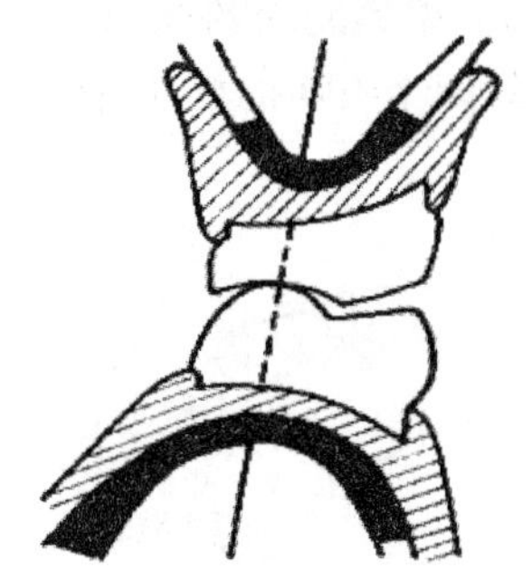
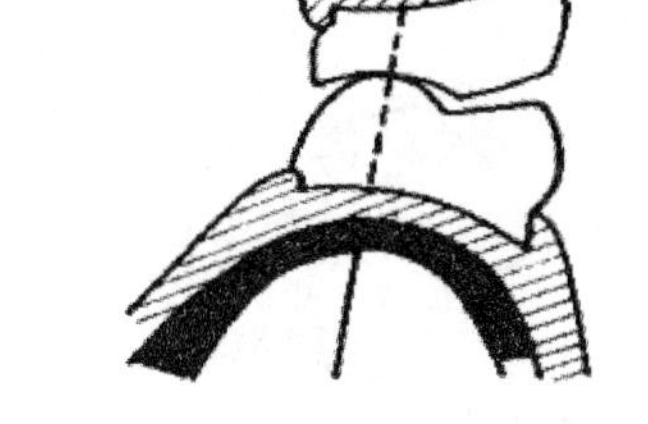

图 7-27 殆力沿垂直方向传至牙槽嵴

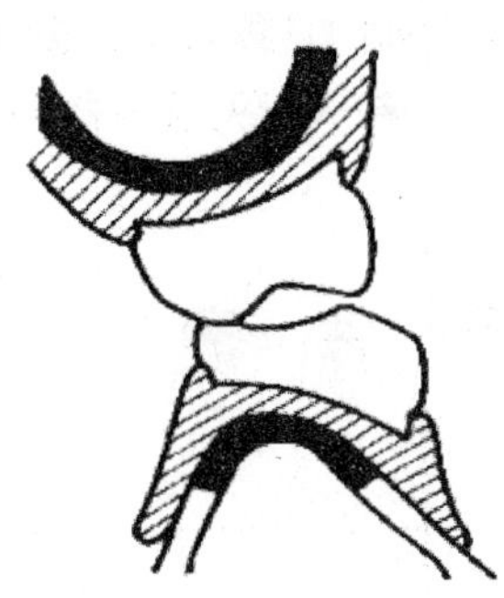

图 7-28 根据牙槽嵴斜坡倾斜方向调整后牙倾斜度

(5) 前牙要排列成浅覆殆、浅覆盖，正中殆时前牙不接触，前伸及侧方运动时在直径为 1 mm的范围内，下颌牙沿上颌牙斜面自由滑动。

(6) 后牙如果选用解剖式牙，在上、下颌牙间自由滑动时，要有平衡殆接触，即前牙对刃接触时，后牙每侧至少有一点接触，后牙一侧咬合时，工作侧为组牙接触(尖牙保护殆不适用于全口义齿)，非工作侧至少有一点接触。

(7) 减少功能状态下的不稳定因素，要适当降低非功能尖，如上颌磨牙颊尖和下颌磨牙舌尖，减少研磨食物时义齿的摆动。

3. 咀嚼功能原则 有效的咀嚼和满意的咬合是人工后牙的主要功能，要求有广泛的牙尖接触，尖窝关系要稳定，如果口腔情况允许，尽量选择解剖式牙，以便增加切割便利性，扩大接触面积，提高咀嚼效能。无尖牙尽管有广泛的平衡殆接触，可减少侧向力，但咀嚼效能差于有尖牙。

4. "中性区"原则 Wilfred Fish 认为，人的自然牙在萌出过程中受到唇、颊肌向内的压力，同时也受到舌肌向外的推力，因此，牙齿完全萌出后的位置恰位于唇、颊肌向内和舌肌向外的力量的平衡区域内。当全口牙齿缺失后，牙列原来所占据的空间便形成了一个潜在的间隙，此间隙即为"中性区"。如果将人工牙排列在中性区内，仍可受到唇、颊、舌肌向内、向外基本处于平衡状态的力，有利于全口义齿的固位。

(三) 排牙的方法步骤

在排牙前要将中线、口角线的延长线画在模型唇面，并将后牙区牙槽嵴顶连线的两端延长线转移到模型上。

1. 前牙的排列

(1) 前牙排列的基本定位：

①前后位置：前牙应排在牙槽嵴顶的唇侧，上颌中切牙唇面距切牙乳突中点 8～10 mm处。切牙乳突前缘至中切牙唇面的距离根据牙弓形状不同而不同：方形为 5 mm，椭圆形为 6 mm，尖形为 7 mm。当人工牙以正确的前后位置排列于牙槽嵴顶的唇侧时，年轻人的上颌尖牙顶连线通过切牙乳突中点，老年人上颌尖牙顶连线与切牙乳突后缘平齐。

②上下位置：上颌中切牙切缘应位于上唇下 2 mm。上颌前牙切缘所形成的弧线与微笑时下唇的弧线一致。下颌尖牙和第一前磨牙的牙尖位于口唇微开时口角处下唇的水平面上。

③左右位置：两中切牙邻接点恰在面部中线上。一般应综合考虑切牙乳突、上唇系带、鼻

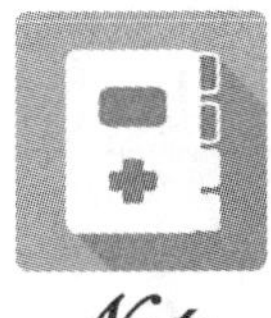

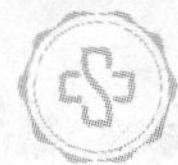

尖、人中以确定面部中线。

④前牙弓形：前牙弓形应与颌弓形态、𬌗堤唇面弧度一致，排成相应的方形、椭圆形、尖形。

⑤前牙倾斜度：根据各个前牙不同的功能特点，牙体长轴有不同程度的唇、舌方向和近远中方向的倾斜。

(2) 前牙排列的具体位置及要求：人工牙排列在𬌗架的上、下模型之间的空间里，每个人工牙都应符合与𬌗平面关系、唇舌向倾斜、近远中向倾斜、旋转度四个方面的要求(图 7-29)。

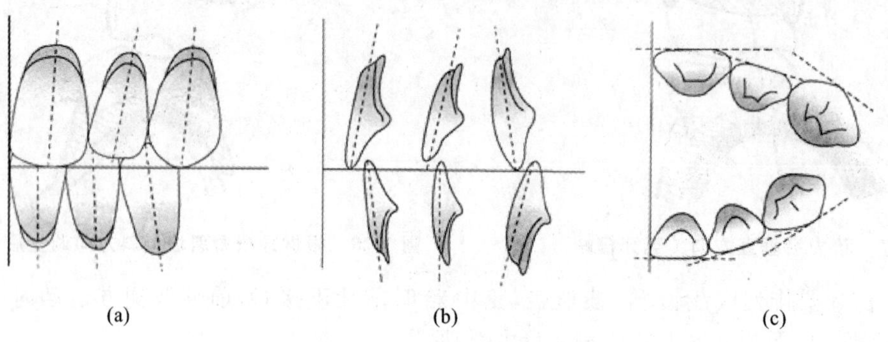

图 7-29　前牙常规排列的要求

(a) 唇面观；(b) 远中面观；(c) 切端观

①上颌中切牙：位于中线的两侧，其接触点与𬌗堤中线一致，切缘落在平面上，唇舌向接近直立或颈部微向舌侧倾斜，颈部微向远中倾斜，冠的旋转度与𬌗堤唇面弧度一致。

②上颌侧切牙：其近中面接触上颌中切牙的远中面，切缘高于平面 0.5～1.0 mm，颈部的舌向和远中向倾斜度均大于上颌中切牙，冠的旋转度与𬌗堤唇面弧度一致。

③上颌尖牙：其近中面接触上颌侧切牙的远中面，牙尖顶接触平面，颈部向唇侧微突且略向远中倾斜，倾斜度介于上颌中切牙和上颌侧切牙之间，冠的旋转度与𬌗堤唇面弧度一致。

④下颌中切牙：其近中面接触点与𬌗堤中线一致，切缘高出平面约 1 mm，与上颌中切牙建立正常的覆𬌗覆盖关系，冠部的近远中向近于直立，颈部微向舌侧倾斜，冠的旋转度与𬌗堤唇面弧度一致。

⑤下颌侧切牙：其近中面与下颌中切牙的远中面接触，切缘高出平面约 1 mm，与上颌中切牙和上颌侧切牙建立正常的覆𬌗覆盖关系，冠的唇舌向近于直立，颈部微向远中倾斜，冠的旋转度与𬌗堤唇面弧度一致。

⑥下颌尖牙：其近中面与下颌侧切牙的远中面接触，牙尖顶高出平面约 1 mm，与上颌侧切牙和上颌尖牙建立正常的覆𬌗覆盖关系，颈部向远中和唇侧倾斜，冠的旋转度与𬌗堤唇面弧度一致。

(3) 前牙排列的步骤：一般先排上颌前牙，再排下颌前牙，顺序有以下两种。①根据𬌗堤上的标志，将靠近中线两侧的蜡烫软，先排上颌两个中切牙，再排两侧的侧切牙，最后排两侧尖牙；同法再排下颌 6 个前牙。②先排一侧中切牙、侧切牙、尖牙，然后排列另一侧中切牙、侧切牙、尖牙。上颌前牙排完后，可用食指从唇侧横贴上颌前牙切缘，从切缘方向观察上颌前牙排列是否在一均匀的弧线上，与颌弓形状是否一致，左右是否对称。同法排列下颌 6 个前牙。

2. 后牙的排列

(1) 后牙排列的基本定位：

①上下定位：平面后端应位于磨牙后垫中 1/2 的水平位置上，约等分颌间距离。

②颊舌定位：根据上、下颌位的关系，后牙原则上排在牙槽嵴顶。也应考虑原自然牙列的

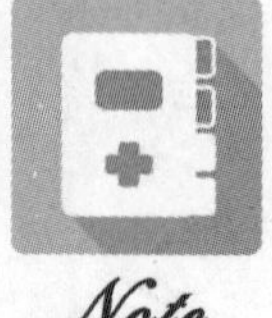
Note

位置，将上颌后牙舌尖排在牙槽嵴顶。下颌后牙舌尖则位于磨牙后垫的颊舌缘与下颌尖牙近中邻接点所构成的三角区内。

③前后定位：上颌 5、6 应位于上颌后牙区中段处的主力区上。

(2) 后牙排列的具体位置及要求(图 7-30)：

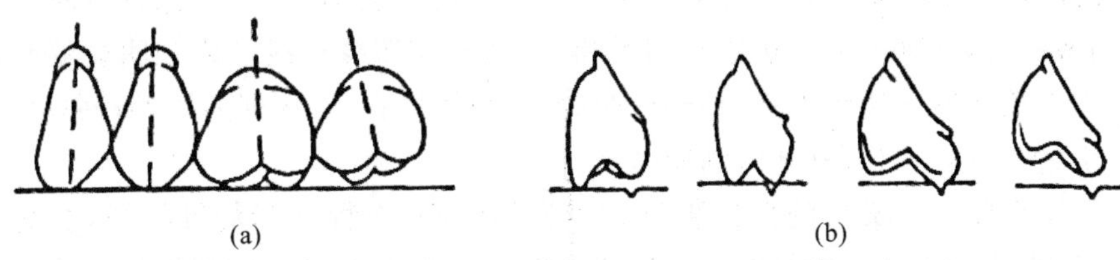

图 7-30　解剖式后牙常规排列的基本要求

(a) 颊侧观，后牙与殆平面的位置关系；(b) 远中面观，后牙颊舌尖与殆平面的位置关系

①上颌第一前磨牙：近中面与上颌尖牙远中面接触，舌尖对向下颌后牙牙槽嵴顶连线，离开平面 1 mm，颊尖与平面接触，颈部微向远中和颊侧倾斜。

②上颌第二前磨牙：近中面与上颌第一前磨牙远中面接触，舌尖对向下颌后牙牙槽嵴顶连线，颊尖和舌尖均接触平面，牙长轴垂直。

③上颌第一磨牙：近中面与上颌第二前磨牙远中面接触，两个舌尖均对向下颌后牙牙槽嵴顶连线，近中舌尖接触平面，远中舌尖、近中颊尖离开平面 1 mm，远中颊尖离开平面 1.5 mm，颈部微向腭侧和近中倾斜。

④上颌第二磨牙：近中面与上颌第一磨牙远中面接触，近中舌尖离开平面 1 mm，远中舌尖、近中颊尖离开平面 2 mm，远中颊尖离开平面 2.5 mm，颈部向腭侧和近中倾斜。

⑤下颌后牙：下颌后牙的排列与上颌后牙呈最广泛接触的关系。

(四) 个性排牙法

个性排牙法是指全口义齿的前牙，在选牙和排牙时根据患者的性别、年龄和个性，在牙色、牙形和牙齿的排列方式上进行适当调整，使制作出的义齿更富有个性，更接近自然，也更符合患者的实际情况。

典型排牙法的最大特点是左、右侧同名牙严格按照标准对称排列，排列完成的上、下颌牙列接近“理想”状态，对初学者来说是必须掌握的基本方法。但是该法不考虑患者千差万别的具体情况，结果是无牙颌患者无论男女老少、不论职业和面型都有了一口整齐对称的牙齿，让人一眼就看出是义齿。左右对称排列确实是人类自然牙列的一个普遍规律，但实际上每个人牙齿的大小、具体位置，牙列的弓形又各有其自身的特点，因此，在典型排牙法的基础上，要考虑患者的性别、个性、年龄等因素，对前牙的排列做适当的调整，有些还要模拟天然牙不整齐的状态，称为个性排牙法，其具体步骤如下。

1. 个别牙位置的调整　许多人的天然牙并不是整整齐齐地排列着的，常可见到上颌中切牙内翻或外翻；两个中切牙或中切牙与侧切牙之间有部分重叠；侧切牙舌向移位；下颌中切牙外翻、唇向移位等。把上颌侧切牙近中部分稍向腭侧移位，可与中切牙远中部分在牙弓唇面弧形上形成一个台阶，明显地增强了立体效果，很适合男性患者。尖牙颈部唇向突起且远中向倾斜度较大时，给人强有力的感觉。还可以根据患者自己的要求进行调整。例如，有的患者原来的自然牙两个中切牙近中唇向扭转并部分重叠，要求人工牙也照此排列。还有些患者希望两个中切牙之间留出一个间隙来，以模拟原来自己天然牙的排列。

2. 颈缘线和切缘的调整　随着年龄的增长，人的牙周组织逐渐萎缩，牙龈缘大约以每年 0.056 mm 的速度向牙根方向退缩，牙颈部暴露部分增多，临床牙冠变长。因此，根据患者的

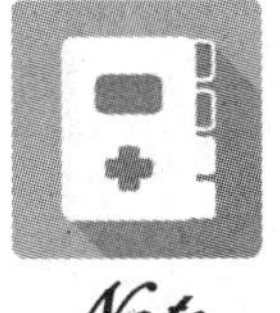

Note

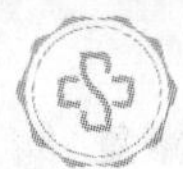

年龄，确定全口义齿人工牙颈缘向牙根方向移动的距离，可使其牙齿与其年龄相符合。中老年人牙齿的切缘、面都有不同程度的磨耗，形成磨损平面，失去了尖、嵴的正常形态。排列人工牙时也应参考患者的年龄，可使人工牙切缘形成适当的磨损面，暴露出类似牙本质的黄色，以增加义齿的真实感。

3. 唇面、切角形态和牙弓形的调整 女性的上颌前牙唇面有一定的凸度，向颈部逐渐内收明显，切角较圆钝，牙列的弓形也较圆润柔和，上颌前牙切缘连线形成较明显的凸向下方的曲线。而男性上前牙唇面比较平坦，颈部内收少，切角接近直角，牙列的弓形弯曲度小，有的接近方圆形。上述特点在选牙、排牙时均应考虑。

个性排牙法可使全口义齿的形态更符合患者的性别、个性和年龄等特征，看起来更为自然、逼真。这种方法的成功运用是医生和患者在审美认识上更高层次的体现。是否采用个性排牙法时一定要考虑患者的审美认识水平，征得患者的同意后方可采用。

（五）异常颌位关系的人工牙排列

颌位关系是指上、下颌之间的相互位置关系。自然牙列者的颌位关系有正常与异常之分，全口牙齿拔除后由于骨吸收量的不同，也可形成无牙颌的异常颌位关系。异常颌位关系给人工牙的排列带来困难，影响义齿的咬合和稳定。异常颌位关系的人工牙排列也有一些规律，遵循这些规律可以较顺利地排牙，并取得较好的效果。

1. 上颌前突型

(1) 轻度上颌前突：仍可排成正常的覆𬌗覆盖关系。可将上颌前牙的盖嵴部多磨去一部分，以使其尽量向腭侧排；也可将上颌前牙切端稍向腭侧倾斜；或将上颌前牙颈部略磨短排在前牙区牙槽嵴顶上。

(2) 明显的上颌前突：当上颌前突造成上、下颌前牙区牙槽嵴唇舌向距离相差较大时，上、下颌前牙不宜排成正常的覆盖关系。如果勉强排成正常的覆盖关系，下颌前牙势必过分倾向唇侧，即离开下颌牙槽嵴过多，下唇运动时将会影响下颌义齿的固位。此时可加大覆盖关系，使下颌前牙切缘咬在上颌前牙腭侧基托上。为了避免下颌前牙切缘位置过高，可加厚上颌前牙腭侧基托，这样既不影响美观，也可获得良好的咬合平衡。

2. 下颌前突型

(1) 轻度下颌前突：上颌前牙可略向唇侧排，下颌略向舌侧排，上、下颌牙排成正常覆盖关系。

(2) 明显下颌前突：不要勉强排成正常覆盖关系，应排成反𬌗关系。若勉强排成正常覆盖关系，上颌前牙离开牙槽嵴过远，会影响义齿的固位。排成反𬌗关系时下颌前牙的总宽度可能不够，可换成较大一号的下颌前牙。

3. 后牙区下颌弓宽于上颌弓

(1) 上、下颌弓宽度相差不大：上颌后牙可稍向颊侧排，下颌后牙略向舌侧排，排成正常覆盖关系。

(2) 上、下颌弓宽度相差较大：应排成反𬌗，排反𬌗时由于下颌弓相对长于上颌弓，故下颌可多排一个前磨牙或上颌少排一个磨牙。

4. 后牙区上颌弓宽于下颌弓 此类患者较少，排牙很困难，可采用加宽上颌后牙的方法，即上、下颌后牙常规排列后，后牙腭侧用蜡加宽，并与下颌后牙形成良好的咬合接触关系，于装盒填胶时置换成白色树脂。

六、平衡𬌗调整

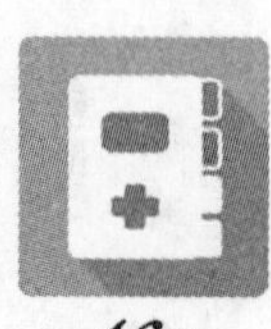

平衡𬌗是戴全口义齿的患者做正中运动、前伸运动、侧方运动时，上、下颌相关的人工牙

均能同时接触的关系。

平衡𬌗是全口义齿咬合形式与天然牙列咬合形式的主要区别。由于人工牙是借助基托成为一个整体而固位在口腔中的，因此，任何一个牙的早接触或咬合干扰都会影响整个义齿的固位和稳定，会使义齿翘动乃至脱位并使无牙颌组织产生压痛。全口义齿平衡𬌗的作用主要表现在当上、下颌义齿在咬合接触状态下做前伸和侧方等非正中滑动运动中，在食物于前牙区被咬切或在一侧后牙区被进一步咀嚼研磨时，上、下颌义齿面间有三点或多点接触，从而使义齿保持稳定。

（一）平衡𬌗的类型

1. 正中平衡𬌗 牙尖交错位时，上、下颌人工牙间有尖窝交错的最大面积的广泛均匀接触。

2. 前伸平衡𬌗 下颌从牙尖交错位前伸至上、下颌前牙切缘相对的过程中前、后牙都有接触。按后牙的接触情况，可分为三点接触、多点接触和完全接触的前伸平衡𬌗。前伸平衡𬌗至少须达到三点接触，即上、下颌前牙及左、右两侧最后磨牙的接触。前牙切割食物受力，将使义齿后部翘动，后牙尖的接触具有防止义齿后部翘动的平衡作用（图 7-31）。

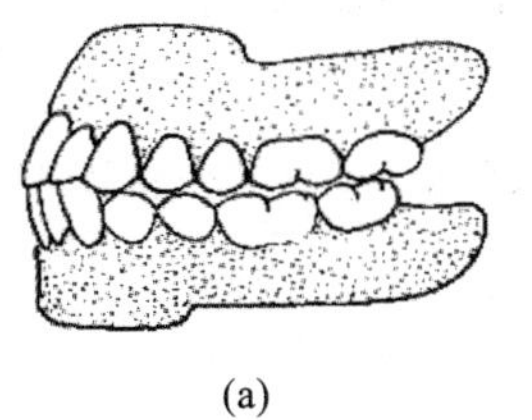
(a)

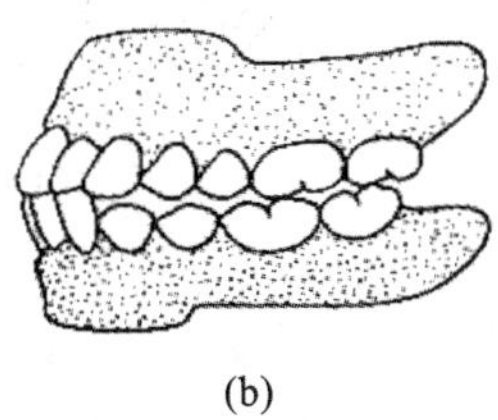
(b)

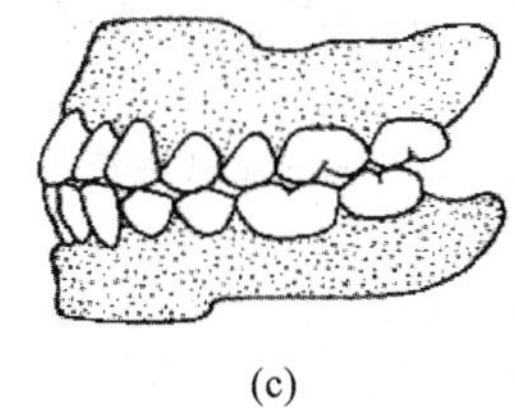
(c)

图 7-31 前伸平衡𬌗

（a）三点接触的前伸平衡𬌗；（b）多点接触的前伸平衡𬌗；（c）完全接触的前伸平衡𬌗

3. 侧方平衡𬌗 在下颌侧方运动时，工作侧上、下颌后牙接触，平衡侧上、下颌后牙也同时接触。工作侧加压嚼碎食物时，将使义齿对侧翘动，平衡侧上、下颌后牙的接触有利于义齿的稳定（图 7-32）。

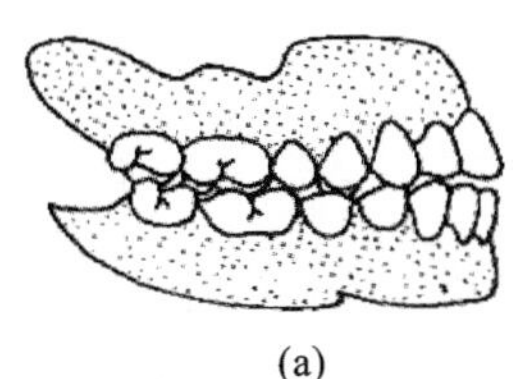
(a)

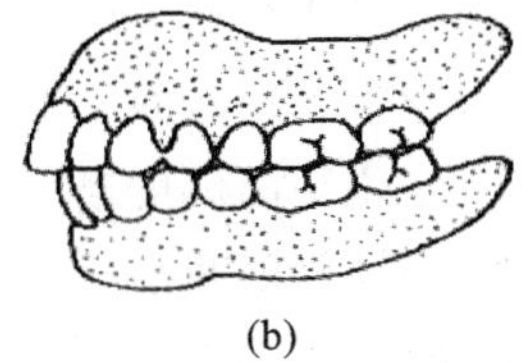
(b)

图 7-32 侧方平衡𬌗

（a）右侧后牙平衡侧（异名尖接触）；（b）左侧后牙工作侧（同名尖接触）

（二）平衡𬌗理论

Gysi 于 1908 年提出同心圆关系学说。他认为，在咀嚼运动中，当髁道、切道和人工牙的工作斜面恰为同心圆上的一段截弧时，即可获得前伸平衡𬌗。同心圆关系学说的主要内容是五因素十定律。

1. 五因素

（1）髁导斜度：髁道是下颌前伸运动时，髁突在关节窝内运动的路线。髁道与眶耳平面的夹角称为髁道斜度。髁导是髁球在髁槽内滑动的路线。髁导斜度是髁球沿髁槽运动的轨迹与水平面的夹角。

（2）切导斜度：切道是下颌前伸运动时，下颌前牙切缘沿上前牙舌面滑动的路线。切道与

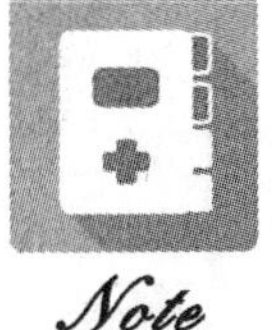
Note

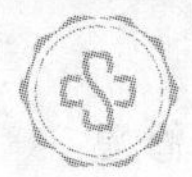

眶耳平面间的夹角称为切道斜度。切导是切导针在切导盘上滑行的路线。切导斜度是切导与水平面的夹角。

(3) 补偿曲线曲度:全口义齿上颌后牙颊尖的连线为凸向下的曲线,称为补偿曲线。补偿曲线曲率半径的倒数称为补偿曲线曲度(图 7-33)。

(4) 牙尖工作斜面斜度:牙尖斜度是人工牙牙尖斜面与牙尖底的夹角。牙尖工作斜面是指下颌做前伸运动时,相互摩擦的牙尖斜面,即下颌后牙牙尖的近中斜面和上颌后牙牙尖的远中斜面。牙尖工作斜面斜度是牙尖工作斜面与水平面的夹角(图 7-34)。

(5) 定位平面斜度:定位平面是通过上颌中切牙近中切角与上颌两侧第二磨牙远中颊尖的假想平面。定位平面斜度是定位平面与水平面间的夹角。

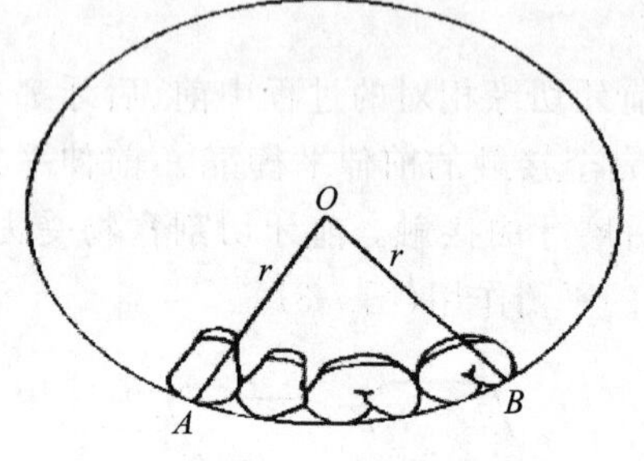

图 7-33 补偿曲线曲度

注:O—圆心;r—半径;

A—尖牙牙尖;B—第二磨牙远中颊尖。

图 7-34 牙尖斜度和牙尖工作斜面斜度

2. 十定律 根据同心圆关系学说可知五因素间的关系,即髁导斜度和切导斜度间为反变关系,补偿曲线曲度、牙尖工作斜面斜度和定位平面斜度间为反变关系,髁导斜度或切导斜度与其余任何一因素都是正变关系。五因素间的相互关系可归纳为十定律。

(1) 髁导斜度增大,补偿曲线曲度增大。

(2) 髁导斜度增大,牙尖工作斜面斜度增大。

(3) 髁导斜度增大,定位平面斜度增大。

(4) 切导斜度增大,补偿曲线曲度增大。

(5) 切导斜度增大,牙尖工作斜面斜度增大。

(6) 切导斜度增大,定位平面斜度增大。

(7) 髁导斜度增大,切导斜度减小。

(8) 补偿曲线曲度增大,牙尖工作斜面斜度减小。

(9) 补偿曲线曲度增大,定位平面斜度减小。

(10) 牙尖工作斜面斜度增大,定位平面斜度减小。

为了方便记忆,可采用五因素十定律的比喻记忆法(图 7-35),即将五因素比作五个砝码,将成反变关系的因素砝码放置于同一侧砝码盘中,以两侧砝码的相等看作达到平衡。当某一砝码加重,为了取得天平的平衡,必须增加或减小另一砝码的重量。

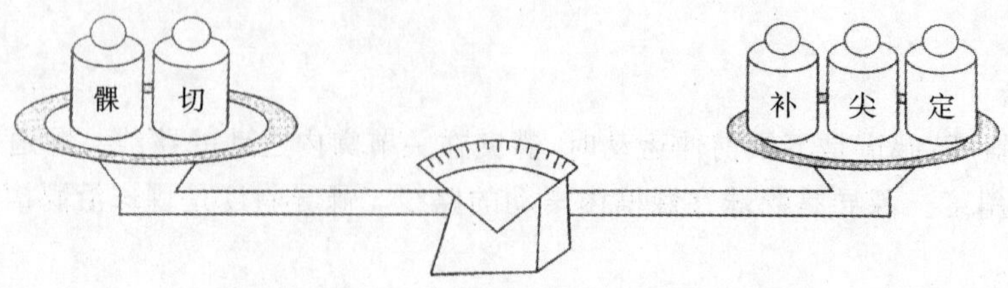

图 7-35 五因素十定律的比喻记忆法

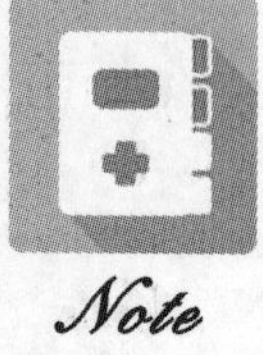

Note

(三) 平衡𬌗理论的应用

全口义齿排牙完成后,应在𬌗架上检查并调整咬合关系,使全口义齿达到正中平衡、前伸平衡和侧方平衡。未达到平衡时,应通过调整补偿曲线曲度和横𬌗曲线曲度(即调整牙长轴的倾斜度)和切导斜度(即牙位的高低)来达到前伸和侧方平衡𬌗。

(1) 前伸时,上、下颌前牙接触而后牙不接触。

原因:补偿曲线曲度过小(牙尖工作斜面斜度过小),切导斜度过大。

处理:增大补偿曲线曲度(牙长轴的近远中向倾斜度),减小切导斜度(减小前牙覆𬌗或增大前牙覆盖)。

(2) 前伸时,上、下颌前牙不接触而后牙接触。

原因:补偿曲线曲度过大(牙尖工作斜面斜度过大),切导斜度过小。

处理:减小补偿曲线曲度(牙长轴的近远中向倾斜度)。

(3) 侧方运动时,工作侧接触而平衡侧无接触。

原因:横𬌗曲线曲度过小。

处理:增大横𬌗曲线曲度(牙长轴的颊舌向倾斜度)。

(4) 侧方运动时,工作侧不接触而平衡侧接触。

原因:横𬌗曲线曲度过大。

处理:减小横𬌗曲线曲度(牙长轴的颊舌向倾斜度)。

七、蜡型的试戴

全口义齿排牙之后,初步形成蜡型,应在患者口内试戴,此时发现问题应及时修改,因为此时义齿还处在蜡型阶段,容易修改,以免造成全口义齿的最终失败。试戴时应注意以下几个方面的检查。

(一) 义齿在𬌗架上的检查

1. 检查基托 义齿基托边缘伸展是否适当,基托在模型上是否稳定,如果是蜡暂基托,基托是否在下舌侧、上腭侧做了适当的加固措施。

2. 检查排牙 前牙是否有正确的覆𬌗覆盖关系,后牙是否排列在牙槽嵴顶连线的适当位置,两侧是否对称协调,从颊侧和舌侧观,后牙是否有良好的尖窝关系。

(二) 义齿戴入口腔后的检查

1. 检查局部比例是否协调 义齿戴入后的第一印象非常重要。嘱患者站立或端坐在椅位上,从正面和侧面观察患者外形是否自然协调,鼻唇沟、口角线是否与患者年龄适当。

2. 检查颌位关系 医生的双手手指分别放在患者的两侧颞部,嘱患者反复做正中咬合动作,若能感到双侧颞部肌肉收缩的明显动度,说明下颌没有前伸,若双侧肌肉动度一致,表明下颌没有偏斜。如果发现下颌前伸或偏斜,则应返工。

3. 检查前牙 检查前牙的形状、位置、排列、中线、前牙切嵴线,以及前牙与唇的关系。前牙与唇的关系包括在正中咬合位、休息位、发音和微笑时的情况。

检查下颌前牙与下唇的位置关系,下颌前牙应略偏向唇侧,唇侧基托应略有凹陷,与口轮匝肌的位置关系应适当。

4. 检查后牙 后牙位置排列是否适当,平面是否在舌侧缘或略低处。

从颊侧观,后牙在正中𬌗是否有稳定的尖窝接触关系,将拇指和食指分别放在上颌蜡托双尖牙区颊侧,让患者仅做咬合动作,蜡托应平稳不翘动,如果蜡托随咬合动作有前后或左右方向翘动,表明该部位有早接触。还可拉开口颊,用镊子或雕刻刀分别插入上、下颌人造牙之间,检查是否有稳定的咬合。

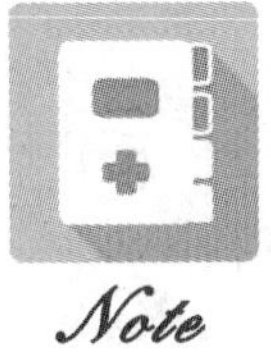
Note

从正面观，下颌后牙的殆平面应等于或略低于舌背的粗糙面和侧缘的移行部舌侧缘处。

检查义齿是否稳定，可用器械轻轻在下颌后牙中央窝及上颌后牙舌尖处加压，检查义齿在功能状态下是否稳定。

5. 检查基托 检查基托边缘是否合适，尤其是上颌后缘、下颌磨牙后垫处。检查后堤区是否已制作。如取印模时尚未在后缘区加压，此时可根据后缘可压迫状态进行模型修整。

检查基托是否影响唇、颊、舌肌的活动。上唇的支持应主要靠上颌前牙唇侧，而不是主要靠上唇基托，因后者会使患者面部不协调、不自然。

6. 检查垂直距离和发音 用发音法检查垂直距离之前，需再次检查上颌前牙腭侧蜡型是否合适。嘱患者发含"嘶"的舌齿音。此时上、下颌牙间应有最小的间隙。如垂直距离确定过高，则发这些音会有困难。嘱患者迅速数数或说出含"嘶"音多的句子，观察是否发音清晰，迅速发音的目的是防止患者出现为克服垂直距离不适而努力发音的情况。

若试戴中发现问题要及时纠正。必要时重新确定颌位关系，重新排牙。

八、全口义齿的完成

（一）蜡型的制作和完成

1. 蜡型的制作范围 在模型上的基托边缘线范围内铺一层软蜡片。其范围是上、下颌唇颊、舌侧黏膜反折线处，让开系带，上颌后缘位于腭小凹后 2 mm 与两侧翼上颌切迹的连线处，下颌后缘在磨牙后垫的前 1/3～1/2 处。

2. 蜡型的厚度 全口义齿的基托厚度一般约 2 mm，基托边缘厚度约 2.5 mm，边缘呈圆钝状。前牙区牙槽嵴吸收多者，可适当加厚唇侧基托蜡型，以满足唇部的丰满度要求，上颌前突者可减小唇侧基托蜡型的厚度。

3. 蜡型的形态

（1）磨光面外形：基托的磨光面应形成凹形，使基托外形与唇、颊、舌肌的作用方向相适应，从而有利于义齿的固位。

（2）牙龈外形：在人工牙的唇颊面应雕刻出与天然牙相似的龈缘线和牙龈外形。龈缘线的位置形态应考虑患者的年龄和性别，龈缘线包绕牙冠颈部应形成约 0.5 mm 宽的斜边，龈缘应薄，紧贴牙颈缘，龈乳突以下应适当内收形成深浅适度的龈外展隙，从而使牙冠立体感较强的同时也不易滞留食物。

（3）牙根外形：在基托唇颊面相当于人工牙牙根的部位，顺着各个牙根的自然趋势形成微微隆起隐约可见的牙根外形。近牙冠处宽且明显，向根尖方向逐渐变细且不明显，在塑形时应使其似有似无，达到真实的效果，过长或过凸都会显得不自然，也影响磨光效果，甚至可能影响义齿的固位。上颌前牙根部外形以上颌尖牙最长，中切牙次之，侧切牙最短；下颌前牙为尖牙最长，侧切牙次之，中切牙最短。后牙根部外形不宜太明显，逐步往后形成短浅的根部外形。

（4）腭皱外形：在上颌腭侧基托上应形成一定的腭皱外形，可使患者口感舒适并能缩短戴用义齿后的发音适应期。

4. 蜡型的完成 将雕刻成形的蜡型用酒精喷灯进行喷光处理。应注意酒精喷灯的正确使用方法，在使用酒精喷灯时应掌握火焰的大小、距离和方向，火焰尖端应尖而细，注意移动火焰，让蜡型表面呈熔而不流的状态。酒精喷灯距蜡型表面不能太近，以免将人工牙烧焦或使其变色。火焰方向在牙间隙处可垂直走向，边缘和舌侧可水平走向。

（二）装盒

全口义齿的装盒采用分装法，即模型包埋固定于下层型盒内，暴露蜡基托和人工牙，然后灌注上层型盒，人工牙翻到上层型盒中。全口义齿装盒的具体步骤如下。

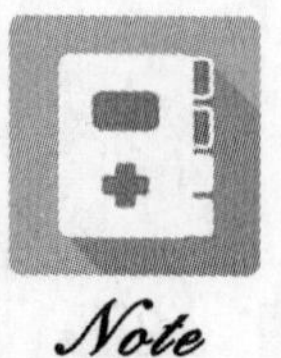

Note

(1) 选择大小合适的型盒，将模型浸泡水中 10 min，使之吸足水分。

(2) 用石膏修整机修整模型，模型与型盒顶应有 10 mm 以上的距离，与型盒边缘应有 5～10 mm 的距离。

(3) 调拌适量石膏注入下层型盒内，将带有蜡型的模型压入石膏浆中，沿基托边缘线包埋工作模型，暴露基托磨光面和人工牙。

(4) 在石膏半凝固状态时，用手指蘸水轻抹包埋石膏表面，冲去多余的石膏，使其表面光滑，形成圆缓的坡面。

(5) 用小排笔或雕刻刀去除人工牙外展隙、颈缘、面及型盒边缘和基托表面残留的石膏。

(6) 石膏硬固后，将分离剂涂在石膏表面，盖上上层型盒并仔细对位，调拌石膏，从型盒一侧边缘注入型盒内，同时边倒石膏边振动型盒，以排出气泡。石膏灌满后，盖上型盒盖，并适当加压，然后除去型盒外多余的石膏，完成装盒步骤。

(三) 去蜡

去蜡的目的是将型盒内模型上的蜡型去除干净，为填塞塑料准备好阴模。

1. 去蜡的方法

(1) 烫盒：待型盒内的石膏完全硬固后，将型盒浸泡于 80 ℃以上热水中 5～10 min，使蜡型软化。然后取出型盒，用石膏调刀轻轻撬开型盒，用雕刻刀去除软化蜡质，并修去石膏型腔周围锐薄的边缘，以免填胶时石膏锐边破碎压入塑料内。

(2) 冲蜡：烫盒完成后，将型盒放在漏网上，用沸水彻底冲净型盒中的余蜡和石膏碎屑。趁型盒还未完全冷却时，立即在石膏型腔表面涂以分离剂，以备填胶。

2. 注意事项

(1) 烫蜡和冲蜡时间不宜过长，并且一定要用干净的开水冲蜡，不要用烫蜡的水冲蜡，否则熔化的蜡浸入石膏表面，会影响分离剂的涂布。

(2) 若烫盒时间过短，蜡型软化程度不够，分离型盒时易损坏石膏或使人工牙移位。

(3) 冲蜡时水温应高，并有一定的冲击力，才能将残余的蜡质去除干净。

(4) 冲蜡时勿使人工牙移位，如有松动或脱落，不要丢弃，待蜡冲净后，再放回原处对位。

(四) 填胶

填胶是指将塑料填入型盒去蜡后的型腔内的整个过程。

1. 填胶前的准备

(1) 器材准备：填胶前要准备好玻璃纸、分离剂、热凝牙托粉、单体、毛巾、清水、调拌杯、玻片、小刀、充填器、雕刻刀、压榨器等。

(2) 涂布分离剂：型盒经去蜡后，用气枪吹去型盒内的石膏碎屑和水分，用毛笔蘸藻酸钠分离剂，沿一个方向在型盒的石膏型腔表面进行涂布，目的是防止充填塑料时石膏吸收单体，保证义齿经热处理后组织面光滑并容易与石膏分离。要求分离剂涂布均匀，不能涂在人工牙上，如人工牙上不慎涂上分离剂，可用蘸有单体的棉签擦去。

(3) 调拌塑料：根据义齿蜡型的大小，取适量的热凝牙托粉置于调拌杯中，从调拌杯的边缘慢慢滴入单体，直至热凝牙托粉完全浸湿，然后立即调拌，使其混合均匀，颜色一致。调拌杯应加盖，防止单体挥发。粉和单体调和后形成的聚合体发生溶胀，开始聚合反应，变化过程大致分为六个期：湿砂期—稀糊期—黏丝期—面团期—橡皮期—硬固期。其中，面团期为最佳充填时期，也称填塞期，此期有丝而不黏器械，在压力下有一定的流动性和可塑性。由于调拌后塑料的变化快慢与室温的高低有密切关系，在室温 20 ℃时，塑料调拌后 15～20 min 进入面团期，所以应注意掌握好填塞时间。

2. 填胶的方法 填塞塑料前首先将手洗净，再取适量面团期的塑料，捏揉均匀后压入基

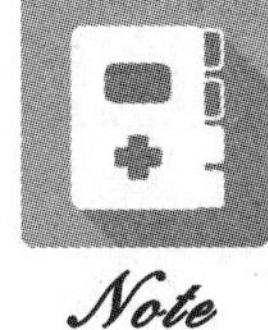

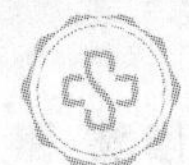

托部分的石膏空腔内，在上、下层型盒之间隔以湿润玻璃纸后盖好上、下层型盒，将其置于压榨器上逐渐加压，使塑料在压力下填紧、填满，直到上、下层型盒完全对位密合，多余的塑料从上、下层型盒之间的缝隙溢出。保持该压力状态 1 min，打开上、下层型盒，去除玻璃纸，检查塑料的用量是否足够，若边缘无塑料挤出，并且塑料表面不光滑，出现皱纹，表明塑料不足，则应补加塑料后再次隔以湿润玻璃纸关闭型盒加压。若边缘有多余的塑料挤出，塑料表面光滑无皱纹，表明塑料的量已足够。然后打开型盒，用雕刻刀去除基托边缘多余的塑料，取出玻璃纸，分离剂若有脱落，可再补涂一次。将上、下层型盒对位闭合，用压榨器压紧，放在型盒夹内夹紧固定或以型盒螺丝固定，以备热处理。

3. 注意事项

(1) 填胶用具、手和桌面均应清洁，以免污染塑料而影响义齿的美观。

(2) 塑料调和后，调和器皿应加盖，以防单体挥发。

(3) 一定要在面团期填塞塑料。若填塞过早，塑料聚合后可出现散在的小气泡；而填塞过迟，塑料变硬，可塑性变差，易压坏模型或造成人工牙移位。

(4) 加压型盒时应缓缓施力，使多余的塑料能从型盒边缘溢出，不至于压坏模型和型盒。

(5) 塑料用量应合适。填塞的塑料过多会压坏模型，导致基托增厚、咬合升高；填塞的塑料过少则可造成基托质地松软、强度下降、基托内出现散在的小气泡或缺损。

(6) 用型盒夹固定型盒时，上、下层型盒的边缘必须压紧，密合固定后再进行热处理，否则会使义齿变形、咬合升高。

(7) 关闭型盒前切记取出玻璃纸，以免影响人工牙与塑料基托的结合。

(五) 热处理

热处理的目的是使塑料在一定的温度和压力下逐渐完成聚合反应，变成坚硬的固体，使义齿成形。

1. 热处理的方法 将固定好的型盒置于盛有冷水或 50 ℃温水的锅内，水面淹没型盒，慢慢加热至 65～74 ℃，恒温 0.5～1.0 h，然后加热至沸点维持 0.5～1.0 h，待其自然冷却后开盒。

2. 注意事项 热处理时切忌升温过快、过高，以免在基托内形成气泡而影响义齿的质量。热处理完成后应撤离热源，让型盒继续浸泡在热水中，待其自然冷却后再打开，不能骤然冷却，也不能在型盒冷却前开盒，否则易引起义齿变形。

(六) 开盒

开盒是指经过热处理塑料硬固并冷却后，将义齿从型盒内取出的过程。

1. 开盒的方法 待型盒完全冷却后，先拧松型盒螺丝或型盒夹，用小刀插在上、下层型盒之间轻轻撬动，使之分开。用木槌敲打型盒周围，使整块石膏从型盒内脱出。用石膏剪、工作刀等工具将义齿从模型石膏中分离出来。用小刀刮除附在义齿上多余的石膏，用流水冲刷。若仍有石膏未去掉，可将义齿浸泡于 30% 枸橼酸钠饱和溶液中数小时，不超过 24 h，则石膏被溶解，极易洗刷干净。

2. 注意事项 开盒时应注意首先了解义齿在型盒中的位置，细心操作，避免损伤义齿；剪石膏时应先剪模型外围石膏，再剪模型石膏；注意石膏剪用力方向，防止基托折断和义齿变形；切忌在下颌义齿舌侧正中剪石膏，以免造成基托中部折裂。

(七) 磨光

磨光可使义齿磨光面光亮平滑、边缘圆钝，基托厚薄适当、外形美观。

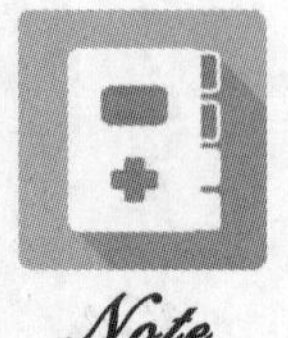
Note

（胡　洁）

第五节　全口义齿的初戴

技师操作的每一步骤都需达到严格的标准，才能制作出一副高质量的全口义齿。但由于全口义齿是完全覆盖在口腔黏膜软组织之上的，不同的患者对压力的耐受程度不同，故一副制作精良的全口义齿初戴时也可能会出现局部的不适合。如果制作中误差较大，初戴全口义齿时就可能出现更多的问题。另外，任何殆架也不能精确复制患者的实际颌运动，因此，初戴全口义齿时要按步骤认真检查，发现问题时要及时处理。

一、义齿就位

无牙颌全口义齿戴入时一般能顺利就位。少数不能就位者多因基托局部有明显的倒凹，其边缘受过凸的唇颊侧牙槽嵴阻挡，须磨改后才能就位。磨改的程度要经细心观察而定，以免因磨除过多而影响义齿的固位。常见的须磨改的部位是上颌结节和上、下颌前牙区唇侧。如遇双侧上颌结节都很丰满者，可缓冲义齿一侧相应部位的基托组织面，戴义齿时先戴倒凹大的一侧，稍做旋转即可将另一侧顺利就位。

二、检查义齿的平稳度

义齿就位后要检查义齿是否平稳。检查时双手的食指分别放在两侧的前磨牙面，左右交替向下按压。上颌义齿左右翘动，常由上颌硬区相应的基托组织面未做缓冲引起；下颌义齿左右翘动，多因下颌舌隆突区基托组织面未做缓冲引起。经过适当缓冲，翘动仍不消失，则要考虑义齿错戴、基托制作过程中发生变形或印模、模型不准等原因。

三、检查基托

检查基托时需要检查基托的边缘长短和磨光面形态。

基托边缘过长、过短都会影响义齿的固位。过长的部分压迫软组织易引起疼痛，还会受唇、颊、舌肌运动的影响而破坏固位，应该磨去过长的部分。基托边缘过短，既减少了基托与黏膜的接触面积，也影响了边缘封闭性，亦不利于义齿的固位，常见于上颌义齿的颊侧翼缘区后部和下颌义齿舌侧翼缘区的后部。基托边缘过长或过短都与印模不够精确有关。过长的部分可以磨改，过短的部分可以用自凝树脂延长。

基托的磨光面应呈凹形，有利于唇、颊、舌肌对义齿的挟持固位作用。如果呈凸形，唇、颊、舌肌运动时义齿将受到破坏义齿固位的力，须磨改其过凸的部位。但磨光面的凹度不可过分，否则容易积存食物，不易自洁，尤其是下颌的颊侧翼缘区。

四、检查颌位关系

患者戴入上、下颌全口义齿做咬合动作时，如果上、下颌牙列对合良好，而且反复咬合位置恒定，表明颌位关系是正确的。如果出现下列现象，则表明颌位关系不正确。

(1) 下颌义齿后退：表现为上、下颌前牙间呈水平开殆状，上、下颌后牙间呈尖对尖接触状态，垂直距离增高，表明下颌全口义齿与上颌全口义齿相比呈后退状。原因是确定颌位关系时患者在下颌前伸位做了咬合动作。依靠这种前伸状态的蜡堤记录转移颌位关系于殆架上并完成的义齿，让患者戴用，当下颌回到正确的位置时，就会出现下颌义齿后退的现象。后退严重时须重做上颌或下颌义齿。

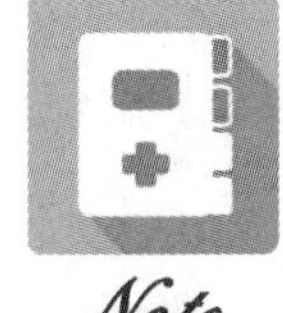

Note

(2) 下颌义齿偏斜:表现为上、下颌牙列中线不一致,下颌义齿偏向另一侧。原因是确定颌位关系时,患者在下颌偏向一侧的位置做了咬合动作,依靠这种偏斜状态的蜡堤记录转移颌位关系于架上并完成的义齿,让患者戴用,当下颌回到正确的位置时,就会出现下颌义齿偏向另一侧的现象。偏斜严重时须重做上颌或下颌义齿。

(3) 前牙开𬌗:表现为戴义齿咬合时上、下颌后牙接触而前牙不接触。原因是咬合记录有误,或上𬌗架过程中移动了咬合记录,致使𬌗架上后牙区的颌间距离大于口内后牙区的颌间距离。这种情况须重做义齿。

五、检查咬合关系及调𬌗(选磨)

咬合关系与颌位关系是不同的两个概念。颌位关系表示上、下颌之间的位置关系。咬合关系表示上、下颌牙列间的接触关系。咬合关系良好是指戴用全口义齿咬合时能达到正中平衡、前伸平衡和侧方平衡。在颌位关系正确的基础上才能获得良好的咬合关系。咬合关系不良可通过磨改早接触点得以改正,因此,调𬌗(选磨)的意义是改善咬合关系、达到平衡。

全口义齿的调𬌗与在可调式𬌗架上的调𬌗,虽然都是为了改善咬合关系、达到平衡,但两者所采用的方法是有根本区别的。可调式𬌗架上的调𬌗是在义齿蜡型上进行的,主要通过改变人工牙的倾斜度和人工牙位的高低来达到平衡。全口义齿的调𬌗是在全口义齿制作完成之后,主要通过调磨早接触点来达到平衡。

全口义齿调𬌗的原则是保护支持尖。支持尖包括有维持义齿高度作用的上舌尖和下颊尖。选磨时应注意保持垂直距离,避免选磨支持尖而降低垂直距离;保持𬌗面形态,避免调磨过多而将人工牙面的牙尖和沟窝形态磨除;选磨时应单颌调磨,每次调磨量要少,每次调磨后要重新检查咬合,调磨过的接触点应保持接触,避免使高点变低,越调磨接触点越多,要逐渐达到多点接触甚至完全接触平衡。具体的选磨方法举例如下。

(一) 选磨正中𬌗的早接触

情况 1:①正中𬌗时,左侧下颊尖与上中央窝有早接触。

②侧方𬌗,左侧为平衡侧时,下颊尖与上舌尖无早接触。

选磨方法:磨改上中央窝(图 7-36)。

情况 2:①正中𬌗时,左侧下颊尖与上中央窝有早接触。

②侧方𬌗,左侧为平衡侧时,下颊尖与上舌尖有早接触。

选磨方法:磨改下颊尖(图 7-37)。

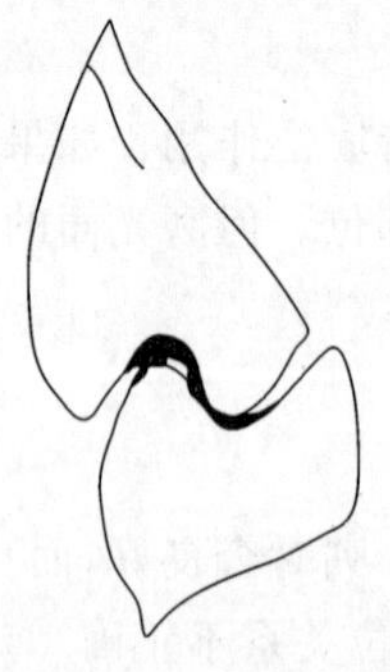

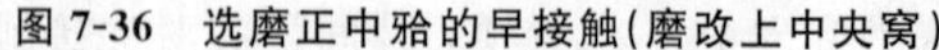
图 7-36 选磨正中𬌗的早接触(磨改上中央窝)

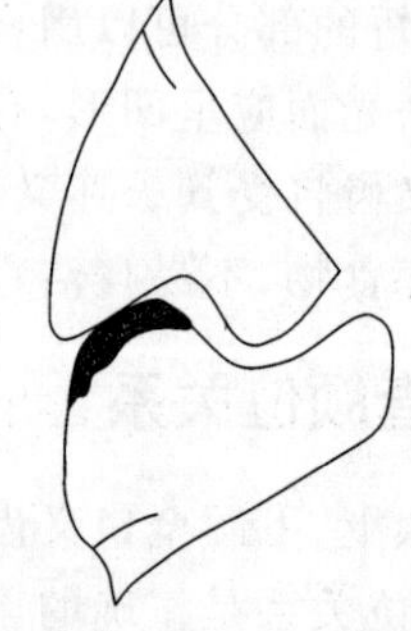

图 7-37 选磨正中𬌗的早接触(磨改下颊尖)

(二) 选磨侧方𬌗的早接触

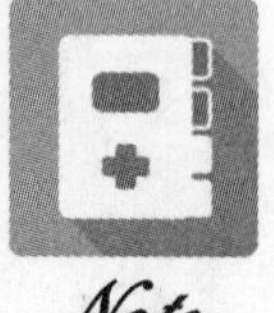
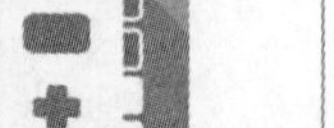

情况 1:工作侧上、下颊尖有早接触,平衡侧上、下颌牙无接触。

选磨方法:磨改工作侧上颊尖(图 7-38)。

情况 2：工作侧上、下舌尖有早接触，平衡侧上、下颌牙无接触。

选磨方法：磨改工作侧下舌尖（图 7-39）。

情况 3：工作侧无接触，平衡侧上舌尖与下颊尖有早接触。

选磨方法：磨改平衡侧的上舌尖颊斜面或下颊尖舌斜面（图 7-40）。

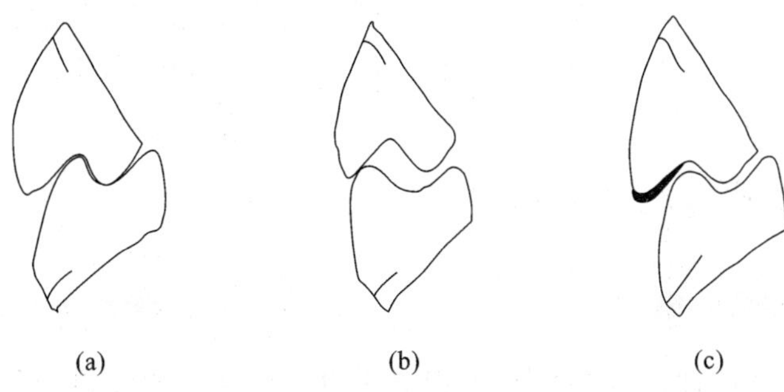

图 7-38 选磨侧方殆的早接触（1）

（a）正中殆无早接触；（b）工作侧上、下颊尖有早接触；（c）磨改工作侧上颊尖

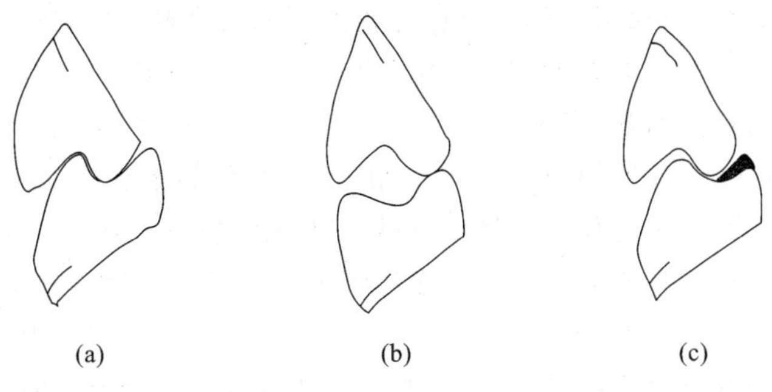

图 7-39 选磨侧方殆的早接触（2）

（a）正中殆无早接触；（b）工作侧上、下舌尖有早接触；（c）磨改工作侧下舌尖

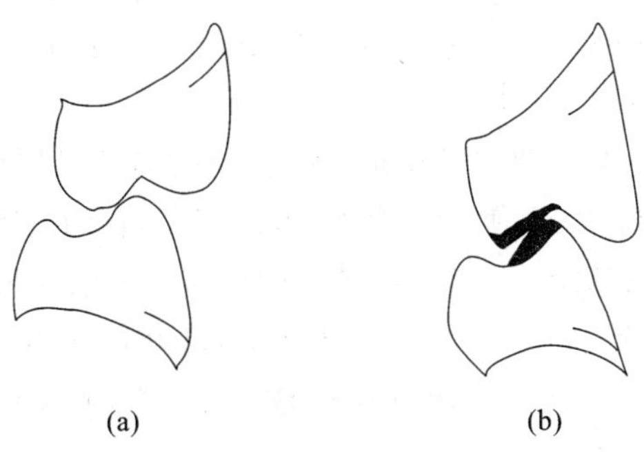

图 7-40 选磨侧方殆的早接触（3）

（a）平衡侧上舌尖与下颊尖有早接触；（b）磨改平衡侧的上舌尖颊斜面或下颊尖舌斜面

（三）选磨前伸殆的早接触

情况 1：前牙有早接触，后牙无早接触。

选磨方法：磨改上颌前牙舌面或下颌前牙唇面（图 7-41）。

情况 2：前牙无早接触，后牙有早接触。

选磨方法：磨改上颌后牙牙尖的远中斜面或下颌后牙牙尖的近中斜面（图 7-42）。

六、戴牙指导

为了使患者尽早适应义齿，以发挥义齿的有效功能，医生应帮助患者提高对义齿的认识，

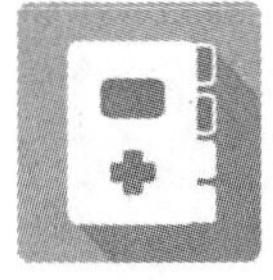

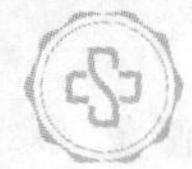

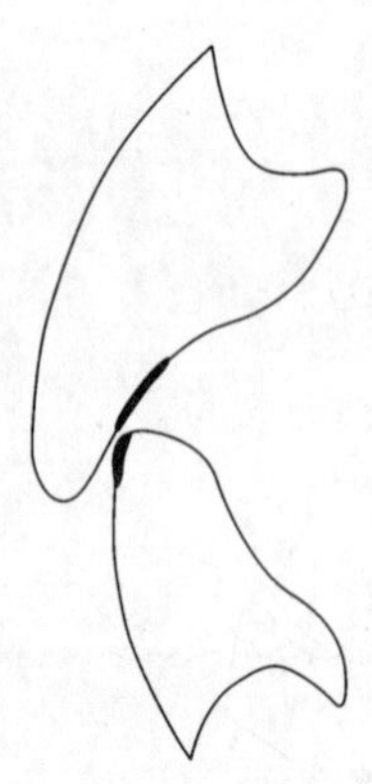

图 7-41　选磨前伸𬌗的早接触(1)

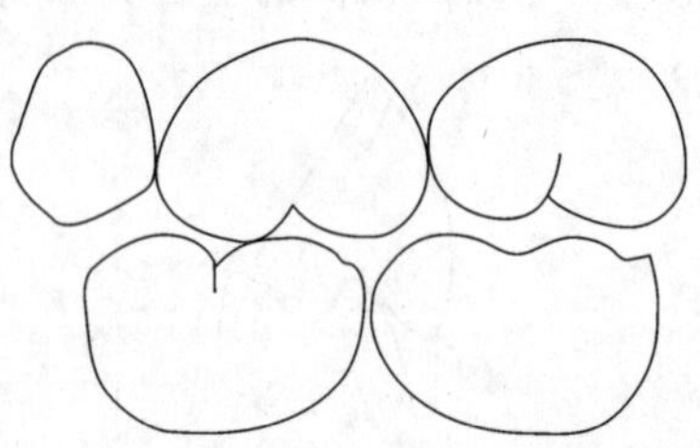

图 7-42　选磨前伸𬌗的早接触(2)

使患者了解对义齿的适应性是因人而异的，提高患者使用义齿的信心。因此，初戴义齿时，以下问题必须向患者交代清楚。

1. 增强使用义齿的信心　戴牙后多数患者会感到明显不习惯，出现异物感、恶心、发音不清等情况，要事先让患者知晓，有足够的思想准备。应鼓励患者多练习使用，逐渐习惯。鼓励患者建立信心，尽量将义齿戴在口中练习使用。

2. 对不良咬合习惯的纠正　长期缺牙或长期戴用不合适的旧义齿，可导致患者形成下颌前伸或偏侧咀嚼习惯，患者因不易咬到正确的正中位置而影响义齿固位和咀嚼功能的恢复。应教会患者正确的咬合方法，先做吞咽动作，再用后牙咬合并逐渐适应。

3. 发音问题　应纠正患者不良的发音习惯，待患者适应义齿、改正口腔不良习惯以后，发音问题也会相应解决。

4. 进食问题　一些口腔条件差、适应能力差而又有不良咬合习惯的患者，不宜过早戴用义齿咀嚼食物。初戴的前几天，只要求患者练习戴义齿做正中咬合和发音。当患者完全适应了义齿，并已纠正了不良咬合习惯以后，逐渐从少到多、从软到硬进食。开始时先吃软的小块食物，咀嚼速度要慢，用两侧后牙咀嚼食物，不要用前牙咬切食物。锻炼一段时间后，再逐渐吃一般食物。

5. 对口腔组织的保护　患者进食后应取下义齿及时清洗，以免残留的食物刺激黏膜。睡觉前应将义齿取下，浸泡于冷水中，使牙槽嵴休息，以利于口腔组织的健康。由义齿刺激造成黏膜破损时，应摘下义齿使组织恢复，并及时请口腔科医生修改义齿，患者切忌自行修改义齿。

6. 对义齿的保护　义齿应每日用牙膏彻底清洁，最好每次饭后都刷洗，防止口腔矿物质沉积而加速义齿的老化。义齿不戴时，应将其浸泡在清水中，避免用热水、强酸、强碱浸泡。不要长期在干燥环境中放置义齿。

（胡　洁）

第六节　修复后常见的问题及处理

初戴全口义齿一段时间后，由于各种原因，可能出现很多问题，要及时进行处理，以便保护余留口腔组织的健康。要合理安排患者复诊时间，医生首先应认真听取患者叙述戴全口义齿后出现的问题，然后进行认真检查，找出原因，及时进行处理。

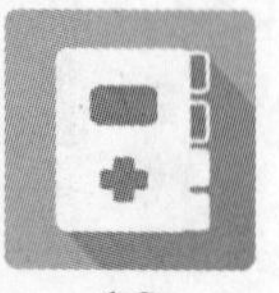
Note

一、疼痛

疼痛是戴全口义齿后最常见的问题，产生疼痛的原因有很多，主要包括以下方面。

（一）基托边缘伸展过长或边缘过锐

全口义齿基托边缘伸展过长或边缘过锐，压迫系带及黏膜皱襞，导致压迫区充血红肿、溃疡。严重者出现黏膜切割伤。造成基托边缘过度伸展的原因：①选择的无牙颌托盘边缘太长，取印模时推开黏膜皱襞，进行边缘修整时无法获得功能性边缘。②在制取印模时边缘修整不够。③模型上的全口义齿基托边缘线范围过宽。④旧义齿边缘伸展过长，引起局部软组织增生，这可能是由牙槽骨吸收，或由慢性炎症刺激而引起。

处理方法：在伤处涂着色剂，将义齿组织面吹干后戴入口内并使其完全就位，在红肿和受伤处相对应的基托组织面会着色，然后选用合适的磨头将着色部位的基托组织面磨除少许，使基托组织面与患处有一定的间隙，缓冲基托对黏膜的刺激，最后将义齿磨光。需要注意的是，由于受伤的软组织处于肿胀状态，在调磨基托时不能磨除太多，以免炎症消除后基托边缘过短而破坏边缘封闭。

（二）组织面局部问题

在牙槽嵴上有骨尖、骨嵴的部位，上颌隆突、上颌结节的颊侧，舌隆突等骨质隆起处，有组织倒凹的区域，下颌舌骨嵴覆盖黏膜较薄的区域等，受力后容易造成组织压伤。全口义齿在戴上或取下时，基托边缘常造成倒凹区黏膜的擦伤。

处理方法：在磨伤或压伤的黏膜上涂着色剂，将义齿组织面擦干，戴入口中，在压伤部位相应的基托组织面上显示相应颜色，用桃形或轮形砂轮将着色处的基托组织面磨除少许，使基托组织面与组织之间有适当的空隙，这种处理称为缓冲处理。

（三）义齿在正中𬌗和侧方𬌗时有早接触或干扰

𬌗力分布不均匀，在牙槽嵴顶上或嵴的斜面上，出现弥散性发红的刺激区域。若在牙槽嵴顶上，则是由牙尖早接触过大的压力造成的。若在牙槽嵴的侧面上，则是由侧方运动时牙尖的干扰造成的，有时离刺激处较远。例如，在正中𬌗时，第二磨牙有早接触，使下颌义齿向前滑移，进而使下颌前部牙槽嵴的舌侧黏膜破溃，常被误认为是舌侧基托边缘过长造成的。将边缘磨短，而症状仍然存在时，则必须注意检查和分析问题的所在。

处理方法：检查时，将下颌义齿戴在患者口中，医生用右手的拇指和食指或两手的食指放在下颌义齿两颊侧基托上，使下颌义齿固定在下颌牙槽嵴上，然后让患者下颌后退，在正中关系位闭合，嘱患者上、下颌牙有接触时不动，然后咬紧，若医生发现下颌义齿或下颌有滑动或扭动，表示咬合时有早接触点，必须找出早接触点部位，给予磨除以达到𬌗平衡。也可在口内取下正中𬌗蜡记录，将上、下颌义齿固定在𬌗架上，进行选磨调𬌗。

（四）义齿不稳定

在义齿行使功能时，由于义齿不稳定或义齿在正中咬合和侧方咬合时有早接触、力分布不均匀，口内会形成多处压痛点，在牙槽嵴顶上或嵴的斜面上，出现弥散性发红的刺激区域。检查方法：将义齿组织面吹干，涂少许压力指示糊于疼痛部位相应的义齿组织面，然后将义齿戴入口中，手指按压使其就位。片刻后取出，观察有无压力指示糊被挤出的痕迹，如果有被挤出的痕迹，且与疼痛部位相对应，说明该处疼痛是由局部压迫造成的。

处理方法：在分析疼痛原因时，需认真鉴别诊断。鉴别疼痛是由义齿基托组织面局部压迫造成的，还是由咬合因素使义齿移动而摩擦造成的。鉴别方法除了用肉眼观察有无咬合后义齿的移动现象，或用手指扶住义齿，感觉有无咬合后义齿的滑动和扭动外，还可用压力指示糊进行检查。具体方法：将义齿组织面吹干，涂少许压力指示糊于疼痛部位对应的义齿组织面，

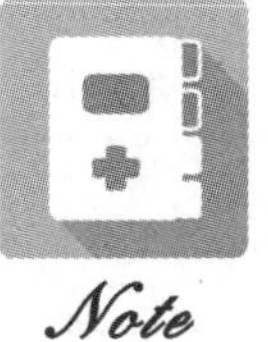
Note

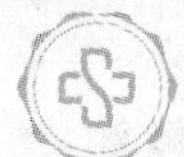

然后将义齿戴入口内，手指用力使其就位。片刻后取出，观察有无压力指示糊被挤出的痕迹，如果有被挤出的痕迹，且与疼痛部位相对应，说明该疼痛是由局部压迫造成的。可用桃形砂轮将该部位缓冲，吹干，再涂少许压力指示糊，放入口内，反复上述过程，直到没有被挤出的痕迹。

如果将压力指示糊涂于义齿组织面，戴入口内，手指用力使其就位，取出后并无压力指示糊被挤出的痕迹，则可再次放入口内，嘱患者咬合，然后取出义齿，可见该部位有压力指示糊被挤出的痕迹，说明该部位的疼痛是因咬合后义齿微小移动而造成的。需要进行选磨调𬌗，而不能用局部缓冲的方法解决。用这种方法进行鉴别诊断和处理往往能收到立竿见影的效果。

（五）垂直距离过高

患者戴义齿后，感到下颌牙槽嵴普遍疼痛或有压痛，不能坚持较长时间戴义齿，面颊部肌肉酸痛，上腭部有烧灼感。而检查口腔黏膜无异常表现。这种情况多是由𬌗的垂直距离过高或夜磨牙所致。

处理方法：当前牙覆𬌗不大时，可在重新排列下颌后牙时降低垂直距离，或重新做全口义齿。

二、固位不良

全口义齿固位不好多见于下颌，原因有多个方面。一方面的原因是患者口腔条件差，如牙槽嵴因吸收变得低平，黏膜较薄，唇、颊向内凹陷，舌变大等，在这种情况下，需要患者坚持戴用义齿，适应和学会使用全口义齿后，全口义齿的固位程度会逐渐加强。另一方面的原因是全口义齿本身的问题。全口义齿固位不良常见的现象如下。

(1) 当口腔处于休息状态时，义齿容易松动脱落。

原因：基托组织面与黏膜不密合或基托边缘伸展不够、边缘封闭作用不好。

处理方法：采用重衬或加长边缘的方法解决。

(2) 当口腔处于休息状态时，义齿固位尚好，但张口、说话、打呵欠时义齿易脱位。

原因：基托边缘过长、过厚，唇、颊、舌系带区基托边缘缓冲不够，影响系带活动；人工牙排列的位置不当，排列在牙槽嵴顶的唇颊或舌侧，影响周围肌肉的活动；义齿磨光面外形不好等。

处理方法：磨改基托过长或过厚的边缘，缓冲系带部位的基托，形成基托磨光面应有的外形，或适当磨去部分人工牙的颊舌面；减小人工牙的宽度等。

(3) 固位尚好，但在咀嚼食物时，义齿容易脱位。

原因：𬌗不平衡，牙尖有干扰，使义齿翘动，破坏了边缘封闭。在下颌磨牙后垫部位基托过厚，与上颌结节后缘基托相接触或接近。上颌𬌗平面较低，当下颌向前伸时，上、下颌基托后缘相接触或上颌第二磨牙远中颊尖与下颌磨牙后垫有早接触，使下颌义齿前部翘起而影响义齿就位。

处理方法：进行选磨调𬌗，消除早接触和牙尖的干扰，或将基托边缘磨短或磨薄。

三、发音障碍

一般情况下，全口义齿初戴时，患者常发音不清楚，但很快就能够适应和克服。例如，人工牙排列的位置不正确会使发音不清或有哨音。哨音的产生是由后部牙弓狭窄，舌活动间隙减小，舌活动受限，舌背与腭面之间形成很小的空气排逸道而造成的。基托前部的腭面太光滑，前牙舌面过于光滑也可导致哨音的产生。

处理方法：在义齿制作过程中，使上颌基托前部形成腭皱和切牙乳突的形态，或将下颌前牙稍向唇侧倾斜，将下颌舌侧基托磨薄，使舌活动空间加大。

四、恶心

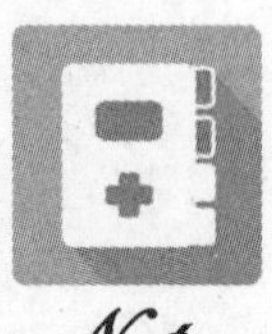
Note

有些患者在初戴义齿时常出现恶心，甚至呕吐。常见的原因是上颌义齿后缘伸展过长或义齿基托后缘与口腔黏膜不密合。由唾液刺激黏膜而引起恶心;上、下颌前牙接触而后牙牙尖没有接触,义齿后端翘动而刺激黏膜,也会使患者感到恶心;上颌义齿后缘基托过厚,下颌义齿远中舌侧基托过厚而挤压舌也可引起恶心;更年期患者往往容易出现戴义齿时恶心的症状。

处理方法:应根据具体情况将基托后缘磨短,若基托后缘与黏膜不密合,可用室温固化塑料重衬,加强上颌义齿后缘的封闭作用;若接触不好,调𬌗消除前牙早接触点;修改上、下颌义齿基托的厚度等。

五、咬颊、咬舌

后牙缺失时间过久、两颊部向内凹陷,或舌体变大可造成咬颊或咬舌现象。患者戴用一段时间后,常可自行改善。必要时可加厚颊侧基托,将颊部组织推向外侧。

若因后牙颊侧排列覆盖过小而出现咬颊,可磨改上颌后牙颊尖舌侧斜面和下颌后牙颊尖的颊侧斜面,加大覆盖,解决咬颊现象;若因后牙舌侧排列覆盖过小而出现咬舌,则磨改上颌后牙舌尖舌侧斜面和下颌后牙舌尖颊侧斜面,解决咬舌现象。

有时颊部软组织也会被上颌结节和磨牙后垫部位的上、下颌基托夹住,在这种情况下,可将基托磨薄,增加上、下颌基托之间的空隙,不需要将基托磨短。

六、咀嚼功能不良

全口义齿咀嚼功能不良的常见原因为上、下颌牙的接触面积小,或在调磨咬合过程中,磨变了应有的𬌗面解剖学形态。由于垂直距离低,患者在进食时感到用不上力、进食慢等。

处理方法:调𬌗增加𬌗面接触面积,形成尖窝解剖外形和食物溢出道。如果是垂直距离不够,需增加义齿的垂直距离时,取正中𬌗记录,将上、下颌义齿按正中𬌗记录固定在𬌗架上重新排牙,重新完成全口义齿。

七、心理因素的影响

许多患者认为戴全口义齿后,应和天然牙一样,说话、进食都没有任何问题。但是戴用全口义齿后,发现和原来想象的不完全一样。初戴全口义齿时,全口义齿容易松动脱位,患者不会用其进食,发音不清楚,口水多。患者会认为医生技术不好而要求重做义齿。对于这种情况,医生应该细致地检查全口义齿是否有问题,如确有缺点,应仔细加以修改,如果原因是患者不适应或不会使用义齿,应耐心进行解释。全口义齿是需要患者参与配合的一种治疗方法。患者的积极使用、主动练习、耐心适应等都是非常重要的。医生在对待全口义齿患者时要有耐心,积极主动地与其沟通,使其能够更好地使用全口义齿。

(胡 洁)

第七节 全口义齿的修理

一、基托折裂和折断

(一) 原因

(1) 不慎将义齿摔坏,或因咬过硬食物而造成义齿基托折裂和折断。

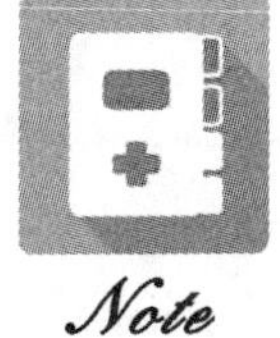

(2) 𬌗力不平衡。

①人工牙排列不合要求:两侧后牙排列在牙槽嵴顶的外侧,咬合时以牙槽嵴为支点或上颌硬区为支点,造成义齿的𬌗力不平衡,这样不仅影响义齿的固位,还会造成义齿基托的纵向折裂。

②前伸𬌗或侧方𬌗不平衡:牙尖有早接触或者干扰,使咬合不平衡。

(3) 牙槽嵴的吸收使基托组织面与口腔软组织之间不密合,义齿翘动而折裂。

(二) 修理方法

按照折裂情况和部位不同,按照以下方法进行修理。

1. 义齿纵折的修理 患者戴用全口义齿后,上、下颌义齿多在中间部分出现裂纹或折断。可采用以下材料与方法进行修理:①热凝树脂。将义齿拼合在一起,用数根火柴横贯折断线,两端用蜡固定,调拌石膏灌注模型。石膏凝固后,若能将义齿从模型上取下,则用轮形石加宽基托的折断面并达到组织面,模型上涂分离剂,然后将义齿按原来位置放好。当组织面有倒凹,义齿不能从模型上取下时,可用轮形石将折断处两侧基托磨去一部分,深达组织面,但不能损坏石膏模型。折断处用蜡恢复外形,装盒时,只需露出用蜡恢复的基托,义齿的其余部分全部用石膏包埋,常规热处理,完成义齿修理。②自凝树脂。可直接将自凝树脂放在折断处,待其硬固后,将义齿和模型分离后磨光。

在修理过程中需注意将基托的折断面磨除后,放回模型上时位置要准确,特别是下颌基托面积较窄小时,基托磨除后,两断端难复位,容易造成基托修理失败。还要特别注意不要让自凝树脂进入基托组织面。

2. 唇、颊侧基托折断的修理 如患者仍保留折断的唇或颊侧基托,其修理方法同上。

如果唇或颊侧基托已丢失或破碎,不能拼合成原来的基托,可用蜡或者印模膏放在基托折断部位,在口内恢复缺损的基托外形,然后灌注模型、装盒,在模型上直接用自凝树脂恢复缺损部位。也可以用热凝树脂修复。

如果是𬌗力不平衡或基托组织面与口内黏膜组织之间不密合导致的折断,修理好之后,还需做口内调𬌗,必要时重衬。

二、人工牙折断或脱落

根据人工牙的不同材料可采取不同的修理方法。

如果人工牙是塑料牙,可先用轮形石将折断的人工牙残余部分及其舌侧基托磨除,保留原有的唇侧龈部基托,以免唇侧新旧塑料颜色不一致而影响美观。

如果人工牙是瓷牙,可用喷灯的小火焰在折断人工牙的周围加热,使塑料部分变软,用蜡刀将瓷牙从基托中撬出。也可以用裂钻从舌侧龈缘处磨除塑料,将瓷牙从基托中拔出。然后,按照人工牙的形状、颜色、大小选择相类似的人工牙,经磨改后按要求排列在牙弓上,用蜡将其与邻牙的唇面黏着固定,按常规方法热处理,或用调拌好的自凝树脂,从舌侧磨去的基托部位填入,塑料完全硬固后,去除蜡,磨光后完成。

如需修补的牙数目较多,可先按要求将人工牙排好,用蜡将其固定,再做石膏模型,去除蜡后,将牙固定在型盒内,用热凝树脂按照常规方法处理。对后牙破裂、折断或脱落的修理,要注意咬合关系,不要形成早接触点。

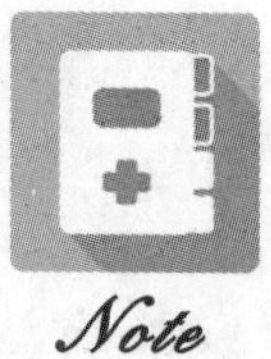
Note

三、全口义齿重衬

全口义齿使用一段时间后,在义齿基托的组织面与口腔黏膜之间会形成一定的空隙,导致空气和食物残渣进入,从而影响义齿固位,且易造成基托的破裂、折断。

重衬是在全口义齿的组织面上添加上一层塑料,使其充满上述间隙,进而使口腔黏膜与基托组织面紧密贴合,增加义齿的固位。

重衬适用于初戴义齿时固位不良者。由基托不密合而导致的义齿折断,修理后也需要进行重衬。

重衬的方法有以下两种。

(一) 直接法重衬(自凝树脂重衬法)

义齿刷洗干净,将需要重衬的组织面均匀地磨去约 1 mm,使其表面粗糙。为了避免塑料粘在牙面和磨光面上,可在牙面及磨光面上涂凡士林或蜡,在基托组织面和边缘涂单体,患者口腔黏膜上涂液状石蜡或其他油剂,将调和好的自凝树脂放于义齿的组织面上,将义齿戴入患者口内,让患者做正中咬合,并做肌功能整塑。待自凝树脂稍变硬时,将义齿从患者口内取出,为了防止取下时义齿变形,可让患者漱口使义齿松动而取下。检查边缘及组织面有无缺损及缺损部位,如有则在此区域加上自凝树脂,再戴入口内修整,也可在上颌后缘加少量重衬材料,嘱患者做吞咽动作而达到后缘封闭效果。自凝树脂硬固后,去掉表面多余的材料,将义齿浸泡在温水中 3~5 min,然后将边缘及表面磨光,最后戴入患者的口内,检查义齿的固位、稳定和咬合。

用直接法重衬时,事先要询问患者有无过敏史,因为在口内采取大面积的自凝树脂重衬,易引起过敏反应。重衬时,应及时取下义齿,如过迟,自凝树脂硬固时放热,易灼伤黏膜。

(二) 间接法重衬(热凝树脂重衬法)

间接法重衬适用于义齿基托边缘短,基托组织面和黏膜之间空隙大,重衬面积大,对自凝树脂过敏者。

(1) 首先将义齿清洗干净,组织面的处理同直接法重衬。

(2) 调拌适当的弹性印模材料置于义齿基托组织面,戴入患者口内,嘱患者正中咬合,并做肌功能整塑。印模材料量不宜过多、过稠,以免影响义齿垂直距离和正中关系。

(3) 印模材料凝固后,为了将印模顺利取出,可让患者漱口或在义齿基托边缘处注水,破坏其边缘封闭,将义齿顺利取出。去除多余的印模材料,直接装盒。或者灌注石膏模型后装盒。注意灌注模型时,组织面不要有气泡形成。

四、自凝软衬材料重衬

自凝软衬材料是一种有韧性、有弹性的高分子材料,它能与义齿基托牢固结合,可在口内直接进行重衬,无刺激性。自凝软衬材料的缺点是不宜抛光,易老化。适用于牙槽嵴呈刃状和黏膜较薄的无牙颌患者。全口义齿重衬后,可改善义齿的固位,消除压痛和其他不适,还可以提高患者的咀嚼效率。

重衬时,先将患者义齿冲洗拭干,将义齿基托组织面均匀磨除一层,然后涂自凝软衬材料单体。将一定比例的自凝软衬材料的粉和单体调和均匀,呈糊状时即可使用。将调拌好的糊状混合物均匀涂布在基托组织面上,将基托置于口内,嘱患者正中咬合,并做肌功能整塑。取出义齿后,检查其表面是否光滑、清晰,如有缺损需添加材料。

(张　潇)

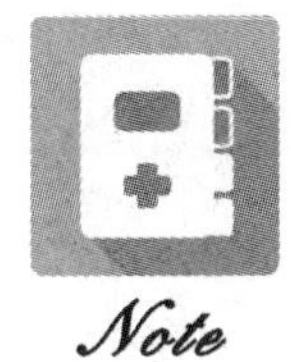

Note

第八节 即刻全口义齿

即刻全口义齿是指在患者的全口余留牙尚未拔除时，预先制作完成，待余留牙全部拔除后立即戴入的全口义齿。

一、即刻全口义齿的优缺点

（一）即刻全口义齿的优点

（1）保护患者的面部外形、语言和咀嚼功能。可以免除患者缺牙的痛苦，还可在患者颌面部肌肉、颊舌软组织以及颞下颌关节等尚未发生改变的情况下，立即戴入义齿。因此，患者可以很快习惯新义齿。

（2）容易求得正确的颌位关系。在制作即刻全口义齿时，因患者口内尚有部分天然牙，可以保持原有的咬合关系和颌间距离，同时颌面部肌肉的张力和颞下颌关节也未发生改变，所以比较容易确定颌位关系。

（3）对拔牙创口施加压力，有利于止血，还可以保护伤口，使其不至于受食物的刺激而引起感染，减轻患者的疼痛，并加快伤口愈合。

（4）减小牙槽嵴的吸收。拔牙后立即将义齿戴入患者口腔，能立即恢复生理的功能性刺激，保护牙槽嵴健康，防止失用性萎缩。

（5）便于选择和排列人工牙。医生可以参照患者口内存留的天然牙，选择形状、大小、颜色相似的人工牙，根据天然牙的位置、牙弓的形状来排列人工牙。

（二）即刻全口义齿的缺点

（1）戴入即刻全口义齿后，需进行较长时间的观察和必要的处理。这是由于戴牙初期，牙槽嵴吸收迅速，义齿基托与牙槽嵴之间会出现间隙，必须做重衬处理。

（2）制作即刻全口义齿的患者，一次需要拔除较多牙，并且同时修整牙槽骨，而拔牙、手术和戴牙一次完成，需要较长的诊治时间，因此年龄较大和体弱的患者必须慎重考虑是否适宜。

二、即刻全口义齿的适应证和禁忌证

（1）适用于对外观、发音要求较高的患者，特别适用于教师、演员等人群。

（2）适用于局部及全身健康状况良好的患者，可以一次经受拔除较多牙的中、青年患者。

（3）患有心脏病、血液病、糖尿病、结核病等慢性病的患者或局部患有急性根尖周炎、牙槽脓肿、急性牙周炎等的患者，不宜采用即刻全口义齿修复。

三、即刻全口义齿的制作

即刻全口义齿一般适用于口腔内存在不能保留的前牙而后牙缺失的患者。若口腔内尚存在多数后牙，则应先拔除后牙，只保留前牙和有正常咬合接触的前磨牙，作为制作即刻全口义齿时确定𬌗关系的依据。其步骤如下。

1. 留记录 拔牙前保留口腔内真实情况并做详细的颌位关系记录十分重要，是制作过程中不可缺少的参考资料。在牙拔除前，制取全口记存模型。详细检查并记录余留牙的龈袋深度、垂直距离及𬌗关系等口腔情况。对余留牙做X线检查，了解根尖周有无病变和牙槽骨的吸收情况。然后用蜡堤记录正中𬌗位和颌间距离，作为以后确定颌位关系和排牙时的参考。

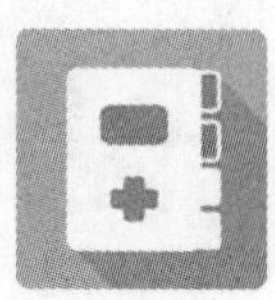

Note

2. 取印模 即刻全口义齿的取印模要求和方法与一般全口义齿基本相同。但由于余留牙的高度和缺牙区牙槽嵴的高度相差较大，所以最好选用无牙颌托盘或一般局部义齿托盘，在相对缺牙区牙槽嵴处放置印模膏取印模，使其获得良好的边缘伸展，然后将余留牙舌侧和印模边缘的组织倒凹去除。取模时，保证压力均匀和印模材料有均匀厚度。如一次印模法效果不好，可制作个别托盘，采用二次印模法，以求获得准确的功能性印模，然后灌注石膏模型。

3. 确定颌位关系 可以根据口腔内尚存的天然牙记录颌位关系。其方法是在模型上制作蜡基托，并在缺牙区基托上放置适当高度的蜡堤，将蜡堤烫软放入患者口腔内，嘱患者做正中咬合，记录颌位关系。

4. 试戴 模型上𬌗架后，可按照上、下颌牙关系，优先排列缺失的后牙。排牙的方法和要求与全口义齿排牙相同。将排好后牙的基托戴入口内，检查咬合关系是否准确，如有不恰当之处，应予以及时修正。

5. 排牙 排好后牙的蜡基托，经口内试戴合适后，放回𬌗架的上、下颌模型上。在排列前牙之前，要削除模型上的余留牙，同时还应对模型做适当的修整，一般有以下两种方法。

(1) 将模型上的余留牙削除一个，在修整模型后，排上一个人工牙，按此法依次排其余的牙。也可一次将一侧的几个余留牙削除，修整模型后，排好一侧人工牙，再按此法排另一侧人工牙。这种方法适用于原来天然牙的位置基本正常，唇颊侧牙槽骨的倒凹较小，不需做牙槽骨修整，或只需做较少牙槽骨修整的患者。此种排牙方法因有邻牙和对侧同名牙作为排牙参考，所排的人工牙与原天然牙的形状和位置都较接近。

(2) 将全部模型上的余留牙同时削除，修整模型后，再排列人工牙。此法适用于牙槽骨倒凹较大，需做较多牙槽骨修整的患者。并且修整模型比较方便和准确。排牙时可用全口记存模型作参考。

削除和修整模型的方法：在削除模型上的余留牙之前，将中线、余留牙的龈缘线、龈沟的深度等，用铅笔画线标记在模型上。对需要做牙槽骨修整的患者和不需要做牙槽骨修整的患者，模型修整的要求和方法是不同的。

(3) 对不需做牙槽骨修整的患者，可平齐龈乳头连线削除模型上的余留牙，然后根据各个牙的龈袋深度和 X 线片显示牙槽骨吸收的程度，在模型上修整牙槽嵴。一般唇颊面的削除应多于舌腭侧，龈沟正常者唇侧可修刮 2～3 mm 的深度，龈沟深者修刮可达 5 mm 或更多。舌腭侧削除一般不超过 2 mm，最后再将唇舌侧两斜面修整成圆钝形牙槽嵴。

(4) 对需做牙槽骨修整的患者，除按照上述的要求修整模型外，还要修去唇颊侧骨隆突区的石膏，以消除组织倒凹。

义齿预成区模型修整完毕后，根据上、下颌间关系排列前牙，调整前、后牙的咬合，并使其达到平衡接触。

6. 完成义齿 按常规方法完成义齿制作后，打磨抛光，将义齿浸泡在消毒溶液内备用。

为了保证牙槽骨修整的准确性，可预先制作一个薄的透明塑料导板，在手术时，如有尖锐骨突、骨尖等，很容易及时检查出来。导板的制作是在型盒内已修整好的模型上用透明自凝树脂采用直接法或间接法完成的。

7. 外科手术和义齿戴入 即刻全口义齿完成后，即可拔除余留牙，修整牙槽骨，并即时戴入义齿。

(1) 牙槽嵴唇颊侧有骨突而形成明显倒凹者需做牙槽骨修整术，但应以尽量保留骨组织和义齿基托恰好戴入为原则。在拔除余留牙后，可采用骨间隔切除术消除倒凹，用骨钳去除牙槽间隔，使牙槽骨的内、外骨板之间形成沟槽。再用裂钻从各牙槽窝内的骨外板内壁将骨外板钻穿，但不要伤及龈组织。然后从牙槽嵴唇侧加压，使唇侧骨板折裂塌陷与骨内板接触，以消除牙槽嵴唇颊侧的倒凹。

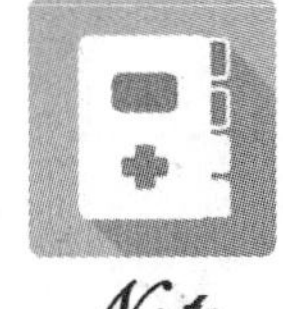
Note

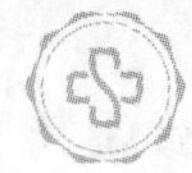

(2) 牙槽嵴唇颊侧无明显倒凹的患者：只需拔除余留牙，而不需做牙槽骨修整术。

(3) 上颌前突或前牙深覆殆患者：需切除唇侧骨板和骨间隔，降低牙槽窝腭侧壁的高度。牙槽骨修整时，应以修整模型的量为参考。

在做牙槽骨修整时，可用透明导板作参考，随时戴入患者口内检查。若导板下局部黏膜受压发白，则表示该处需加以修整。直到透明导板能完全戴入，并与牙槽嵴黏膜接触合适为止。

伤口缝合以前，应去除多余的龈组织，使余留的龈组织恰好完全覆盖牙槽嵴。若去除过多，则骨质暴露，易受感染。但若不去除过多的龈组织，伤口愈合后可形成松软的龈组织而影响义齿的固位。

外科手术完成后，将浸泡消毒的义齿取出，用生理盐水冲洗干净，戴入患者口内。如有压痛或义齿不能完全就位时，可适当进行磨改，直到义齿顺利就位，并初步调磨咬合。

8. 手术后的护理

(1) 患者初戴义齿 24 h 以内，最好不要摘下义齿，以免影响血凝块形成，而且手术后组织有水肿现象，取下义齿后再戴入比较困难，会刺激伤口引起疼痛。必要时服用镇痛消炎药或者在面部做冷敷。

(2) 患者初戴义齿 24 h 以内，不要吃较硬和过热的食物，以免刺激伤口引起疼痛，或引起术后手术区域出血。

(3) 次日复诊，摘下义齿，用温盐水冲洗伤口，了解并检查患者使用义齿的情况，调磨义齿的压痛区，调整咬合。

(4) 5 天后可拆除缝线，再次检查和调磨义齿。

(5) 2 月后定期进行检查。此时牙槽嵴吸收基本稳定，若基托与牙槽嵴之间出现间隙，则应及时进行重衬处理或重新制作义齿。

（张　潇）

第九节　单颌全口义齿

单颌全口义齿，是指上颌或下颌为全口义齿，其对颌为天然牙列或牙列虽有缺损已用可摘局部义齿或固定义齿修复。

一、单颌全口义齿修复中的问题

与全口义齿比较，单颌全口义齿修复有以下两个主要的难点。

1. 无牙颌牙槽嵴负荷大　天然牙与无牙颌的负荷能力相差较大。天然牙通过单颌全口义齿作用于无牙颌牙槽嵴的殆力较大，容易导致牙槽嵴的压痛和过度吸收。

2. 获得单颌全口义齿的平衡殆较困难　由于对颌天然牙列的存在，单颌全口义齿的平衡殆较普通全口义齿的平衡殆要更复杂。这主要是因为天然牙列的殆曲线和牙尖斜度均不规则，导致排牙困难和难以达到平衡殆的要求。另外，由于上、下颌牙弓位置不协调，人工牙不能排列在牙槽嵴顶，对单颌全口义齿的稳定有不利的影响。

二、单颌全口义齿的修复特点

1. 天然牙调殆　因为天然牙列通常不存在平衡殆，但可能存在某种程度的深覆殆、低位牙、高位牙、倾斜高位牙、错位牙以及切缘和殆面严重磨损等，有时还可见到异常的殆曲线。单颌牙列缺失的患者，一旦对颌的天然牙存在上述不利于全口义齿固位的因素，可以通过进行

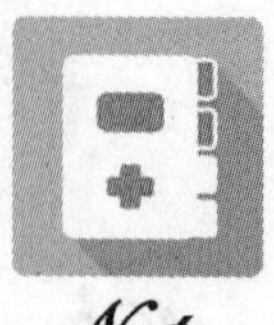

Note

调㕡等准备工作来改善㕡曲线。

2. 尽量达到平衡㕡 单颌全口义齿和对颌天然牙列的复杂㕡关系不利于义齿的固位。即使对颌的牙列缺损，采用可摘局部义齿或固定桥修复，单颌全口义齿也常出现平衡㕡障碍而容易脱位。单颌全口义齿排牙时，在一定程度上受对颌天然牙列的限制，尤其在功能运动中，单颌全口义齿需要与天然牙列相适应，排牙时注意减小前牙覆㕡，以利于获得前伸㕡平衡；也可修改后牙㕡面形态，减小侧向㕡力。

3. 控制咬合力 通过人工牙减数或减径、牙尖斜度降低、义齿基托充分伸展以及义齿基托组织面使用软衬材料来降低或分散咬合力。

4. 患者原有的对颌天然牙容易保持原有咀嚼习惯 有的患者仍有喜爱吃较硬食物或咀嚼快咽的习惯，将会影响单颌全口义齿的固位。

5. 增加义齿强度 由于对颌天然牙的㕡力大，单颌全口义齿基托容易沿中线折裂，同时人工牙也易磨损。因此需要在树脂基托中加衬金属网或使用金属基托，人工牙宜选择质地较硬、耐磨损的硬质树脂牙或采用金属㕡面牙。

三、单颌全口义齿的修复方法

1. 上颌全口义齿 适用于上颌牙列缺失，而下颌牙列完整或有牙列缺损者。如果下颌牙列属于游离缺失，只剩下前牙，下颌牙常有伸长，在咬合时㕡力主要集中在前牙区，则上颌前部受力较大；或在排列上颌前牙时，为了追求美观，将上颌前牙排列过度唇倾，以致加速上颌前牙区牙槽嵴吸收，而形成松软黏膜组织。下颌余留的尖牙、前磨牙，最好两侧均有保留的天然牙，使㕡平面一致。在余留两侧磨牙时，特别是两侧下颌第二磨牙和下颌第三磨牙时，注意是否过长呈台阶状；或两侧下颌第三磨牙过长接近上颌结节，当下颌做前伸运动时，推动上颌全口义齿由远中向近中移动，或侧方运动时，义齿可发生翘动而影响义齿固位和稳定。

制作上颌全口义齿时应注意以下几点。

(1) 调㕡：调磨过长的下颌前牙唇斜面，降低牙冠的高度，调磨过高、过锐的后牙牙尖及锐利边缘。后牙由于磨损形成颊尖低、舌尖高的反横㕡曲线，此时应降低舌尖的高度。

(2) 取功能性印模：要取得良好的功能性印模，以达到适当的边缘伸展及封闭效果，必要时需做个别托盘。

(3) 适当的覆㕡、覆盖：排前牙时要减少覆㕡，适当地增大覆盖，可将上颌前部㕡平面适当地加高，有利于前伸㕡平衡、义齿的固位和功能。后牙尽可能排在牙槽嵴上，必要时后牙排成尖对尖或反㕡，以减少杠杆力量，防止义齿的纵向折裂。

(4) 改善㕡曲线和㕡平面：若两侧余留牙㕡平面一高一低，或余留牙呈台阶状，可通过调磨降低牙尖高度来增大颌间距离。低位牙采用高嵌体、㕡垫修复来改善㕡曲线。

(5) 上颌基托要采取增加强度的措施，如增加金属网等。

2. 下颌全口义齿 适用于下颌牙全部缺失，而上颌牙是天然牙或存在牙列缺损者。由于下颌承托区面积小，而对颌为天然牙，㕡力大，患者戴义齿后常常产生疼痛感和黏膜破溃，下颌全口义齿的固位作用差。

制作下颌全口义齿时应注意以下几点。

(1) 调磨上颌个别伸长牙、尖锐牙尖及锐利边缘，减小侧向㕡力。

(2) 取功能性印模，获得适当的边缘伸展和良好的边缘封闭，两侧后缘应盖过磨牙后垫的1/2或全部，下颌两侧舌侧远中翼缘伸展到内斜线下，以利于下颌义齿的固位。

(3) 排列人工牙使㕡力集中在牙槽嵴上，当牙槽嵴低平或较窄时，黏膜较薄，为减小㕡力，可采取人工牙减数或减径排列，牙尖斜度不宜过大。

(4) 形成良好的磨光面外形，以利于下颌全口义齿的稳定。

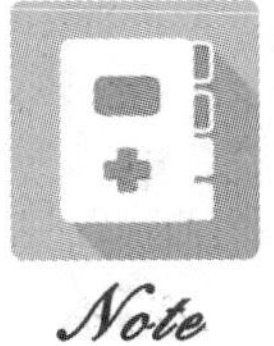
Note

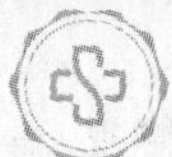

小　结

全口义齿修复治疗是临床上针对牙列缺失患者最常用的治疗手段。本章节主要从无牙颌患者的检查和修复前准备、全口义齿的制作与初戴、常见问题的处理及修理等方面进行了论述。牙列缺失患者如不及时治疗，不仅会影响患者的基本饮食，还会使患者呈现苍老面容和牙槽嵴快速吸收，甚至可能会导致患者出现一定的心理问题，因此，在临床上一定要建议牙列缺失患者尽早进行牙列缺失的修复。

目标检测

1. 无牙颌有哪些主要的解剖标志？
2. 全口义齿排牙时如何确定垂直颌位关系和水平颌位关系？
3. 全口义齿修复后常见的问题有哪些？

（胡　洁　张　潇）

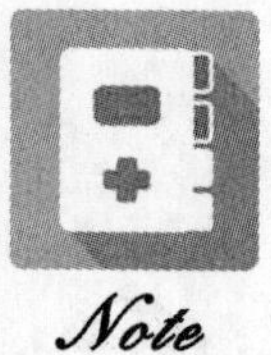

Note

第八章　牙列缺损/缺失的覆盖义齿修复

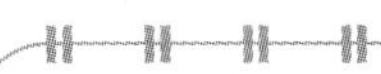

学习要点

1. 覆盖义齿修复的生物学基础。
2. 覆盖义齿的基牙预备。

本章 PPT

第一节　概　　述

覆盖义齿是指义齿基托覆盖在天然牙、已治疗的牙根或种植体上，并由它们支持的一种可摘局部义齿或全口义齿。这些被覆盖的牙或牙根称为覆盖基牙。覆盖基牙的保留可以有效地阻止或减缓剩余牙槽嵴的吸收，同时也有助于义齿的固位、支持与稳定。

一、覆盖义齿修复的生理学基础

覆盖义齿保留了天然牙作为义齿支持的一部分，因此其较普通黏膜支持式义齿具有更为优越的性能。保留的牙根不仅能改善覆盖义齿的支持和固位，在维持牙槽骨高度和保留牙周膜本体感受器方面有独特的作用，还能提高覆盖义齿的咀嚼功能。同时覆盖义齿的固位形式对基牙本身也有保健作用，基牙的垂直受力能改善基牙的牙周状况，延长基牙寿命。

（一）牙根、牙周膜与精细感觉的关系

牙周膜是参与咀嚼活动的重要组织器官之一，其内有丰富的本体感受器，也叫压力感受器，能接受机械刺激信号。这些信号经传入神经传递给神经中枢，神经中枢经分析处理后传出相关信号，调节机体相应的组织器官，做出对刺激的恰当反应，避免机体组织器官受到损伤。

临床研究证实，无论是天然牙还是死髓牙，只要有牙周膜存在，机体就能辨别食物团块的大小、厚度、质地等。覆盖义齿是支持在天然牙或牙根上的修复体，当义齿行使功能时，𬌗力的刺激可通过牙根的牙周膜本体感受器传递到神经中枢，同时可反射性调节𬌗力大小，避免过大的𬌗力造成覆盖基牙及其牙周组织的破坏。牙根及牙周膜的存在使戴用覆盖义齿的患者具有较强的辨别能力，能感觉出力的方向，控制力的大小，提高咀嚼效率。

（二）牙槽骨的吸收与保存

1. 牙与牙槽骨的相互依存　牙槽骨随牙的生长、萌出而发育，依赖牙及牙周组织的健康和功能而得以保持。一旦牙周组织发生炎症或创伤，牙槽骨就开始吸收。若牙由于某种原因而被拔除，牙槽骨的吸收、改建、萎缩则更加快速，其宽度和高度随即发生变化。虽然影响牙槽骨吸收的因素很多，但以牙的存在与否影响最大。牙缺失后牙槽骨的吸收、改建就立即开始，且在失牙初期，牙槽骨的吸收速度快，以后逐渐减慢，大约半年后趋于稳定。但其吸收仍持续

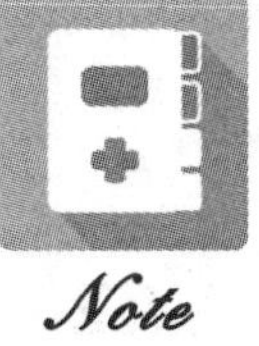

进行，直至牙槽骨吸收殆尽。临床上可见底平或凹陷的颌骨，尤以下颌骨多见。临床上常可见到患者口腔中失牙部位的牙槽骨吸收明显，而有牙或残根、残冠的部位牙槽骨丰满，这充分说明了保留天然牙或牙根对牙槽骨的保存有重要意义。

2. 戴用覆盖义齿与牙槽骨吸收 覆盖基牙的牙周膜缓冲了覆盖义齿传递到牙槽骨的力量，大小适宜的𬌗力刺激可促进牙槽骨和牙根的健康。通常情况下，当𬌗力过大时，咬合压力会影响静脉血回流，增加代谢废物聚集，改变骨的代谢平衡，造成破骨细胞的活性大于成骨细胞的活性，引起牙槽骨吸收加快。如果牙弓内保留有覆盖基牙，因牙周膜的纤维具有极好的弹性，能减缓𬌗力对牙槽骨的不良作用，保护牙槽骨的健康，延缓其吸收。

3. 改变冠根比例与牙槽骨吸收 冠根比例是指牙冠与牙根的长度之比，有临床冠根比例和解剖学冠根比例两种。通常所说的冠根比例是指临床冠根比例，最理想的冠根比例是1∶2。牙周组织的增龄性变化或牙周组织的炎症，常导致临床牙冠增长，其旋转中心逐渐向根尖方向移动，杠杆臂（牙冠至旋转中心的距离）逐渐加长，承受𬌗力时其水平分力绕旋转中心作用于牙槽骨边缘，加速牙槽骨的进一步吸收。临床牙冠变长，旋转中心进一步下移，形成恶性循环。覆盖义齿修复时，常需降低覆盖基牙临床牙冠的高度，即减小了冠根比例，缩短了杠杆臂，义齿在行使功能时，减轻甚至完全消除了基牙上的扭力和侧向力，从而减小了对基牙的创伤，有利于牙周组织的健康，使原来认为不能保留的牙得以保留（图8-1）。通过临床观察和比较X线片发现，保留牙冠的牙周组织健康状况有明显改善，炎症减轻，牙槽骨致密，骨小梁增多且呈功能性排列。

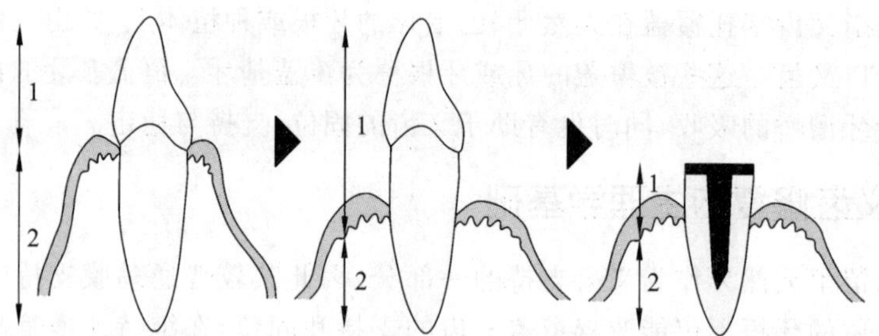

图8-1 患有牙周病的牙齿，截冠后冠根比例减小，有利于组织健康

二、覆盖义齿的分类

（一）根据覆盖义齿制作时机的不同分类

1. 即刻覆盖义齿 在一些特殊病例中，余留牙的牙周状况较差而尚未拔除，或患者不能有缺牙时间，或拟作为覆盖基牙的牙体尚未完成预备，为使患者早日戴用义齿，可预先制作即刻覆盖义齿，待覆盖基牙完成预备或拔除无法保留的患牙后即可戴入。

2. 过渡性覆盖义齿 可摘局部义齿基牙出现病变无法保留牙冠时，可将该基牙截冠并行牙体、牙周治疗，再将原可摘局部义齿修改为过渡性覆盖义齿继续使用。

3. 永久性覆盖义齿 又称长期性覆盖义齿。患者使用即刻覆盖义齿或过渡性覆盖义齿一段时间后，已比较适应，此时制取印模，用良好的材料制作新的覆盖义齿，即为永久性覆盖义齿，这种覆盖义齿更符合口腔的生理需求并可长时间使用。

（二）根据覆盖基牙的功能不同分类

由于覆盖基牙的高度、外形和固位装置不同，所起到的支持、稳定、固位作用也不同。根据覆盖基牙的功能不同，可将覆盖义齿分为如下几类。

1. 简单覆盖义齿 经过完善的根管治疗，断面在龈上且留有一定高度（1.5 mm以上）的

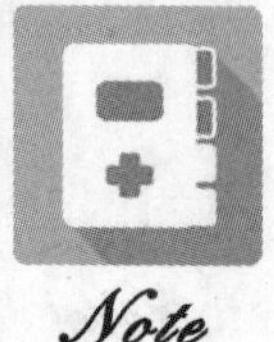
Note

残根可以用作覆盖基牙。修整根面并将根管口用银汞或树脂充填后，不再进行进一步的处理，在其上制作的覆盖义齿，称为简单覆盖义齿。这种覆盖义齿的基牙仅能起到支持作用，能保持根周牙槽骨的高度。一般用于基牙条件较差，牙根较短，松动度明显不适于进一步治疗者；或因为经济原因而不希望进一步花费者。口内余留牙较多，或无牙区牙槽嵴条件较好，估计义齿有足够固位力时，也可对基牙仅做简单覆盖处理。

2. 根帽式覆盖义齿 基牙经过完善的根管治疗，截冠处理后，在其外表制作一个具有保护作用的金属根帽，然后在金属根帽上制作的覆盖义齿称为根帽式覆盖义齿。这种覆盖义齿的基牙仅能起到支持作用，能保持根周牙槽骨的高度。根帽式覆盖义齿对基牙有一定的保护作用。因为基牙经过截冠、修改外形后，暴露的牙本质容易产生继发龋。

3. 套筒冠式覆盖义齿 基牙外表制作有垂直外壁或有一定聚拢度外壁的金属内冠，义齿基托组织面安放与内冠高度吻合的金属外冠，靠内、外冠之间的摩擦力产生固位作用的覆盖义齿称为套筒冠式覆盖义齿。这种覆盖义齿的基牙不仅有支持作用，还有稳定和固位作用。制作套筒冠式覆盖义齿时，制作者一般需要有良好的研磨冠制作技术，同时使用较好的贵金属材料，因此费用较高。

4. 附着体式覆盖义齿 基牙根面安放附着体(如根帽式附着体、杆卡式附着体、磁性附着体等)以增加固位作用。制作附着体式覆盖义齿时需要有附着体预成件，如果与套筒冠技术同时使用，也需应用研磨装置。

(三) 根据覆盖义齿的范围不同分类

根据覆盖义齿的范围，可将覆盖义齿分为全口覆盖义齿和可摘局部覆盖义齿两类。前者是指义齿覆盖在整个牙弓上，外形如全口义齿，保留的天然牙仅有牙根；后者是指义齿覆盖在部分牙弓上，尚有部分天然牙保留完整牙冠，外形如可摘局部义齿，保留的天然牙上放置或不放置固位体。

三、覆盖义齿的特点

(一) 覆盖义齿的优点

(1) 修复效果理想，固位和稳定性好，咀嚼效果好。

(2) 可以保留一些难以利用的牙根，免除患者拔牙的痛苦和缩短拔牙创口愈合的时间，及时修复。

(3) 保护口腔软硬组织的健康，牙根的保留可防止或减少牙槽骨的吸收，保护牙周膜免受创伤。

(4) 保留牙周膜本体感受器和神经传导途径，保留了对咬合力大小、方向及食物性状的辨别能力。

(5) 覆盖义齿易于修理和调整。若覆盖基牙因某种原因必须拔除时，只需在拔牙区做衬垫术，即可改变成为常规义齿而不需重新制作。

(二) 覆盖义齿的缺点

1. 基牙易龋坏或患牙周炎 基牙被覆盖在义齿基托下，几乎受不到口腔自洁作用的影响，另外，食物残渣有时存留在义齿基托下，细菌易于生长繁殖。如果患者口腔卫生不良，龋病和牙周炎的发病率就会增高。

2. 增加了治疗周期、治疗费用和制作难度 由于需对保留的牙齿做一系列处理，治疗时间和治疗费用增加。如果基牙上安放附着体或套筒冠，则增加的治疗时间和费用更多。义齿

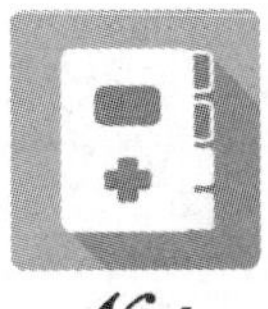
Note

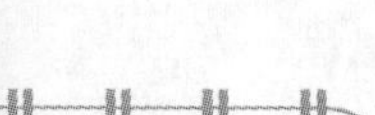

制作难度也增加，为防止义齿折断，不仅需要采取有效的加强措施，还要考虑固位体的安放是否会影响美观等问题。

因此，修复时要权衡利弊，详细考虑各种因素，做出最佳设计方案。

（李　红）

第二节　覆盖义齿修复的适应证及禁忌证

一、适应证

覆盖义齿修复适用于口腔内余留牙少不能做固定义齿修复，而基牙条件差又无法直接用作可摘义齿的基牙时。有下列情况者适合使用覆盖义齿。

(1) 至少有 1 个牙可保留，这些牙的位置对义齿的支持、固位和稳定有益处。

(2) 口腔卫生状况良好，或通过清洁达到良好的口腔卫生状况，从而延缓或防止覆盖基牙进一步龋坏或发生牙周损害。

(3) 有重度牙槽嵴吸收、口干燥症，对口腔异物反应敏感、缺乏学习能力等，直接戴用全口义齿效果可能不佳。

(4) 余留牙条件差（如冠根比例不协调），若应用其他治疗方法，余留牙会出现更严重的损害。

(5) 考虑价格性能比及最终义齿的修复效果后，没有其他更好的修复治疗方法时。

最初设计拟保留的牙，经过牙体、牙髓及牙周治疗后发现进一步修复有难度或不必要时，也可暂且留作覆盖基牙。

二、禁忌证

(1) 患有牙体、牙髓、牙周疾病而未治愈，或残根、残冠都不能作为覆盖基牙者。

(2) 丧失维护口腔卫生能力、有全身性疾病者。

(3) 癫痫病患者或有严重精神障碍者慎用。

（李　红）

第三节　覆盖义齿的设计

一、临床评估

1. 牙的全局重要性　一个牙的全局重要性，体现在如果失去该牙会在多大程度上影响修复体的设计。余留牙越少，单个牙的全局重要性就越大，就越适合用作覆盖义齿的基牙。在复杂的病例中，为了延缓无牙颌的发生，要认真衡量每个牙的全局重要性。

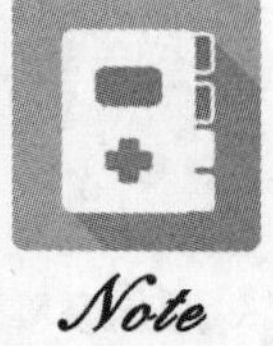
Note

2. 基牙的负担 覆盖基牙所要承担的负荷与能保留的牙齿数目和位置有关，这也说明它的全局重要性。

3. 口腔卫生状况 良好的口腔卫生状况将增加保留牙齿的希望。口腔卫生状况和全局重要性相比，后者更重要。例如，当覆盖义齿被用作一种训练性过渡性义齿，为将来所必需的全口义齿做准备时，口腔卫生状况则成为次要的因素。

4. 基牙在保留前所需要的花费 最后需要考虑的是保留基牙所需要花费的时间和费用。

二、覆盖基牙的选择

1. 牙周情况 牙龈无炎症或出血；有至少 5 mm 的骨支持，如果骨支持少于 5 mm，则预后明显变差；有至少 3 mm 的附着龈，少则不良反应增加；如果牙周袋深度超过 2 mm 且牙龈健康状况差，应给予牙周治疗。

2. 牙髓情况 牙髓治疗预后较好的牙，优先选为基牙。

3. 覆盖基牙的数目 一般无严格要求，较理想的是单颌保留 2～4 个牙。但若仅有 1 个余留牙也有保留价值，但基牙与无牙区黏膜之间较难维持均匀的咬合力。

4. 覆盖基牙位置 覆盖基牙在牙弓中的位置，对覆盖义齿的受力状况，力的产生、传递与分布及义齿基托下软硬组织的健康至关重要。合理的覆盖基牙位置可以使咬合力分布均匀。一般而言，覆盖基牙的位置取决于口内余留牙的位置和健康状况，最理想的位置是牙弓的前后、左右均有基牙且咬合力最大的位置，尽量避免斜线式支点线(图 8-2)。

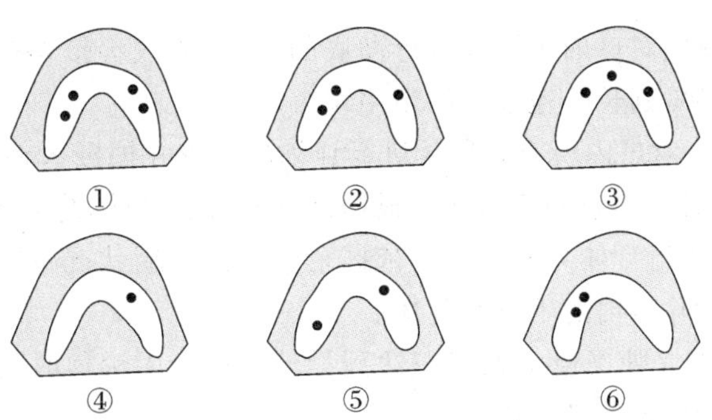

图 8-2 覆盖基牙的位置

①②③有利于义齿稳定；④⑤⑥不利于义齿稳定

5. 基牙的外形 理想的覆盖义齿的基牙外形是圆平顶形。圆平顶形有利于取印模，且在不损伤覆盖基牙的情况下允许覆盖义齿有一定的运动范围。

6. 基牙的高度 理想的基牙高度在上颌牙弓为 2 mm，下颌牙弓为 3 mm，这是从相邻的牙槽嵴到基牙切缘或𬌗面进行测量的。2～3 mm 的高度即可提供足够的支持，既增大了侧方稳定性，又降低了基牙损伤的风险。

7. 金属根帽的适应证 基牙没有足够的高度或外形不能直接用修复材料修复(如严重磨损、颈部有充填体或龈下龋等)时，应使用金属根帽。当覆盖基牙对颌为天然牙时，也应该用金属根帽，其可防止覆盖基牙磨损或折裂。

8. 种植覆盖基牙的选择 种植覆盖基牙是以种植体及其上的附件为支持制作的覆盖义齿。种植体及其上的附件相当于覆盖基牙和其上的固位部分。特点是可依据患者缺牙的部位、剩余牙槽嵴吸收的程度、颌间距离、义齿的设计要求等，选择种植体植入的部位、方向和数量，根据医生和患者的意愿制作出修复效果最佳的覆盖义齿。当覆盖基牙数量过少时，增加种植覆盖基牙会收到良好的修复效果。具体内容详见种植义齿相关章节。

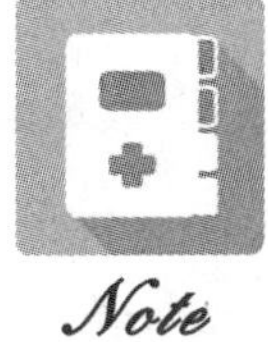

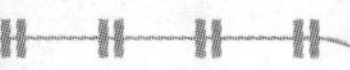

三、覆盖义齿附着体的选择

当简单覆盖义齿不能满足患者的修复需求或附着体已作为原有可摘局部义齿的固位体，患者希望义齿有非常好的固位稳定性时，可以选择附着体义齿修复。在覆盖义齿修复中可以使用的附着体种类很多，其详细介绍参见附着体义齿相关章节。

（李　红）

第四节　覆盖义齿的制作

一、制订覆盖义齿治疗方案

制订正确而完善的治疗计划是覆盖义齿治疗成功的重要保证。在修复治疗前，应对患者进行全面系统的检查，对口内余留牙较少的患者，必须充分考虑并确定可保留的牙和确定保留牙对义齿固位的必要性，综合各种因素制订修复方案。

二、覆盖基牙的准备与治疗

做覆盖义齿修复前应对口内余留牙进行彻底的治疗，以改善拟作为覆盖基牙的余留牙的牙周状况，提高修复效果，延长覆盖基牙的使用寿命。

1. 余留牙的准备　对口内所有余留牙进行详细的检查并拍摄 X 线片，参照覆盖基牙的基本要求，拔除无法保留或不理想的余留牙。根据覆盖义齿的设计，绝大多数覆盖基牙应进行根管治疗，患病余留牙应进行牙体牙髓治疗。依据余留牙的牙周状况进行牙周基础治疗和(或)牙周外科治疗。尽早拆除口内的不良修复体。

2. 修复准备　目的是使义齿承载组织达到最佳状况。无论何时均应避免自然牙列患者直接变为全口义齿或全口覆盖义齿患者。

(1) 制作临时覆盖义齿：调整患者戴用的可摘局部义齿中无用或造成组织损伤的部件，如无对抗臂的卡环、舌侧连接体及有害基托，使其得到牙根的支持而变为临时覆盖义齿。垂直距离过低需要升高咬合者，也应先制作临时覆盖义齿升高咬合，待患者适应后再进行覆盖义齿修复。

(2) 制作即刻覆盖义齿：可以缩短患者的缺牙期，避免从自然牙列直接过渡到全口义齿或全口覆盖义齿。

三、覆盖基牙预备与顶盖制作

(一) 简单覆盖义齿的牙根预备

1. 截短牙冠　截除的量由牙根预期作用及空间位置关系决定。如果牙根仅用于支持义齿，可以截短至龈上 1.5 mm 水平；如果牙根还要用于抵抗侧向力，则要至少保留 3 mm 高度。注意不能将牙根截至龈嵴顶以下。

2. 调磨过锐边缘　调磨过锐的牙体边缘，将根面修成光滑的圆顶状，根管口调磨成小平面。

3. 封闭根管口　可用银汞合金、光固化树脂等充填材料封闭根管口并将根面打磨抛光。

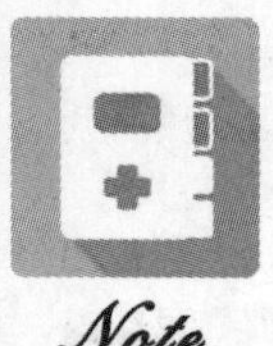

Note

（二）金属顶盖的制作

金属顶盖有单层顶盖与双层顶盖之分，可依据覆盖基牙牙体、牙周组织的健康状况，义齿对固位、支持、抗力的要求设计制作。

1. 单层顶盖 覆盖并粘固在整个覆盖基牙牙冠表面上的冠帽。可根据需要通过调整金属顶盖的轴面形态来调节义齿固位力的大小。例如，牙周组织健康者，其轴面聚合度可较小，反之则大。其制作与铸造金属全冠相同。

2. 双层顶盖 在单层顶盖（内层顶盖）上再制作一个金属冠帽（外层顶盖），并在其近远中及舌侧颈部各制作长为 4～5 mm 的装置以利其固定于覆盖义齿的组织面。双层顶盖具有缓冲𬌗力的作用，其制作类似于套筒冠的制作。

（三）直接应用预成固位装置的牙根预备

直接应用预成固位装置可以直接旋入或粘固于已行根管治疗的牙根，它不需制作顶盖。其使用简单，价格便宜，尤其适用于临时覆盖义齿的固位。基本形式是一个球形突起连于一个螺纹桩上。

（四）桩-根帽的牙体预备

桩-根帽牙体预备时必须截冠以便为固位装置提供足够的间隙，但同时还要保留足够的牙体组织，为根帽提供足够的固位力。为减少对牙龈的影响且边缘易于清洁，尽量设计龈上边缘。预备根面外壁应与桩长轴平行。为了防止桩水平折断，要扩大桩、根帽结合区域，形成一个平行于内壁的𬌗面箱形，但不应过度减小根截面直径，以防根折。

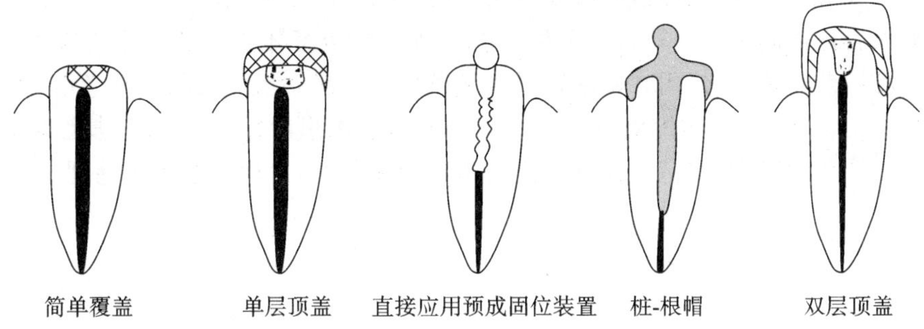

图 8-3 基牙预备示意图

四、制取印模及灌注模型

简单覆盖的牙齿和放置预成固位装置的牙齿可以直接制取全牙弓印模；有金属顶盖和放置桩-根帽的牙齿需先制取基牙印模。具体方法可参照固定冠桥、可摘局部义齿及全口义齿印模制取和模型灌注方法。

五、颌位关系记录及上𬌗架

依据缺牙部位、数目、余留牙咬合情况，参照可摘局部义齿或全口义齿颌位关系记录与转移的方法和要求，完成覆盖义齿的颌位关系记录与转移。

六、基托设计

覆盖义齿是有牙参与支持的可摘局部义齿或全口义齿，基托下有覆盖基牙，基托的设计形式与覆盖基牙牙周组织的健康，义齿的功能、美观和使用寿命有密切关系。因此，覆盖义齿基托的设计与可摘局部义齿或全口义齿既有相似之处，也有差异。

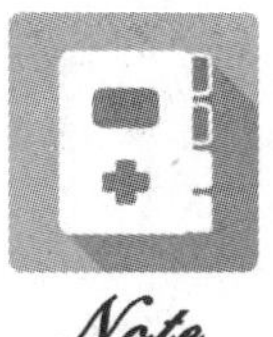

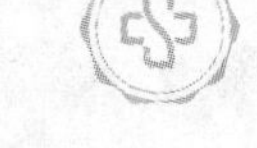

1. 基托设计标准 不引起菌斑堆积;不对边缘龈造成机械创伤;不影响口腔卫生和口腔健康;不干扰舌、唇和颊肌的正常功能;不影响美观或发音;可进行修改或必要时可添加。

2. 暴露牙周的基托设计 基托不覆盖牙龈,对人工牙进行预备使其可直接安装在牙根或桩-根帽上。目前认为,这种设计有利于覆盖基牙牙体、牙周组织的健康。暴露牙周的基托设计也有缺点,如基托折断的风险大、影响美观及发音等。因此,基牙周围是否暴露应权衡利弊后再决定,其基本原则是尽可能少地覆盖龈边缘;以金属为邻面边缘;基牙数目越多,预后越好,基托暴露可越多。

3. 覆盖基牙区基托的设计 义齿基托既要补偿由拔牙后骨吸收造成的组织丧失,又不能影响功能和外观。覆盖基牙区的牙槽骨吸收不明显,牙槽嵴较丰满,因此,义齿基托常不需覆盖基牙的唇颊侧,这样可保持唇颊的正确位置以及它们与剩余牙槽嵴的自然关系。

4. 无牙区覆盖义齿基托的设计 在无牙区,覆盖义齿基托在伸展和形态上与总义齿基托相近,但有以下改变:要避免过度伸展;在容易看到的部位,人工牙要与无牙区牙槽嵴直接相接触,以取得较好的美观效果;基托要终止于牙槽嵴的观测线(外形高点),因为过分伸展会造成倒凹区食物嵌塞。

七、人工牙的选择与排列、试戴,义齿完成及初戴

覆盖义齿人工牙的选择与排列、试戴等与常规可摘局部义齿或全口义齿类似。初戴时还需检查义齿基托与根帽是否吻合,缓冲基托边缘过度伸展的部分,调整正中𬌗及非正中𬌗直至达到咬合平衡。另需注意覆盖基牙是混合支持式义齿的𬌗力承受区,易形成支点,影响义齿的稳定或造成义齿基托的折裂损坏,初戴义齿时应对局部酌情调磨缓冲。

义齿戴入后还需向患者进行口腔卫生宣教。所有覆盖基牙四周及牙龈均应彻底清洁,清洁邻间隙时可用牙间隙刷,使用含氟凝胶或含氟漱口液预防龋齿。夜间停戴义齿,用牙刷及牙膏清洗义齿并用0.2%氯已定溶液浸泡10～15 min。要求患者每3～6个月复诊做常规检查,以了解义齿的使用情况,检查基牙及其牙周组织的健康状况,发现问题及时处理。

(李　红)

第五节　覆盖义齿戴入后可能出现的问题及处理

一、基牙问题

覆盖义齿戴入后,基托与基牙及黏膜之间可形成新的、特殊的生态环境和滞留区,细菌易聚集、生长,导致基牙龋坏或出现牙周问题。一般建议患者戴牙后每3～6个月复诊检查一次,发现问题,尽早治疗。如预后不良,建议拔除患牙。

二、牙槽骨问题

覆盖义齿戴入后个别患者的覆盖基牙会出现快速牙槽骨吸收现象,其原因如下。

(1) 患者自我护理能力较差,也未使用有效药物,导致基牙上菌斑聚集,引起炎症。

(2) 义齿咬合关系差,尤其是戴用义齿4个月后,义齿下沉不均匀,导致咬合不协调。

(3) 义齿基托与个别覆盖基牙间存在支点,导致义齿咬合力首先传递到该基牙,引起基牙负荷过重,牙槽骨快速吸收。

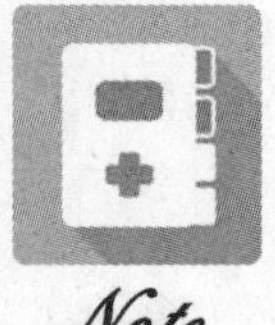

Note

针对以上原因，应及时采取有效预防措施，避免牙槽骨的快速吸收。

三、覆盖义齿的问题

戴入覆盖义齿后，若患者出现疼痛、发音不准、咀嚼障碍等问题，可参考全口义齿及可摘局部义齿戴入后问题的处理方法。

无铸造加强支架的覆盖义齿在附着体附近的基托容易发生折断。方向不正确的力常引起附着体附近的树脂出现裂纹，而不是使整个基托折断。此时，应重衬或调殆以消除过大的应力，防止更大的损坏。

所有附着体在使用过程中都有磨损，通常几年后才会影响到固位，可通过更换附着体重新获得固位力。

四、将覆盖义齿改为总义齿

当失去最后一个基牙后，覆盖义齿就要改为总义齿。可通过自凝树脂直接重衬或是用间接印模法进行重衬。修改基牙周围开放的金属支架覆盖义齿较困难，如果义齿基托唇舌侧要增加的部分太多，则需要制取印模。另外，当原基牙区的金属舌板不能为所加的树脂提供足够固位力时，需要在支架上焊接附加的固位环。

小　　结

覆盖义齿是指覆盖在牙冠或经完善治疗的牙根上的义齿。覆盖义齿对保留牙根进而保留牙槽骨的高度、增加义齿的支持作用有重要意义。覆盖义齿与普通的可摘局部义齿和全口义齿的区别主要在于覆盖基牙的选择、利用、修复体的设计等方面。本章介绍了覆盖义齿的概念、分类、设计，制作过程及覆盖义齿戴入后可能出现的问题及处理。

目标检测

1. 覆盖义齿与可摘局部义齿有何异同？
2. 请给戴用覆盖义齿的患者做一次口腔卫生宣教。

（李　红）

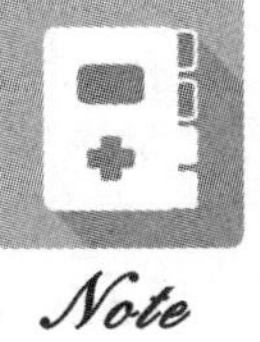

第九章　牙列缺损/缺失的固定-可摘义齿联合修复

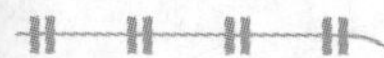

学习要点

本章 PPT

1. 了解附着体义齿的定义、分类及组成。
2. 了解套筒冠义齿的组成、适应证及固位原理。

第一节　附　着　体

一、附着体的定义

附着体通常由阴性结构和阳性结构两个部分组成，其一部分与基牙或种植体结合，另一部分与义齿的可摘部分结合，对义齿起到良好的固位、稳定作用(图 9-1)。

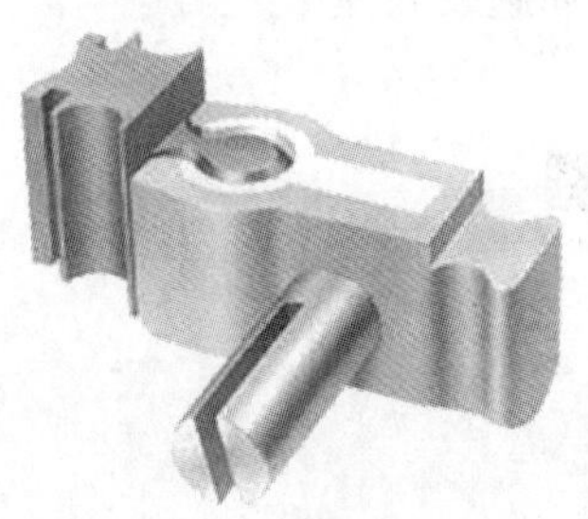

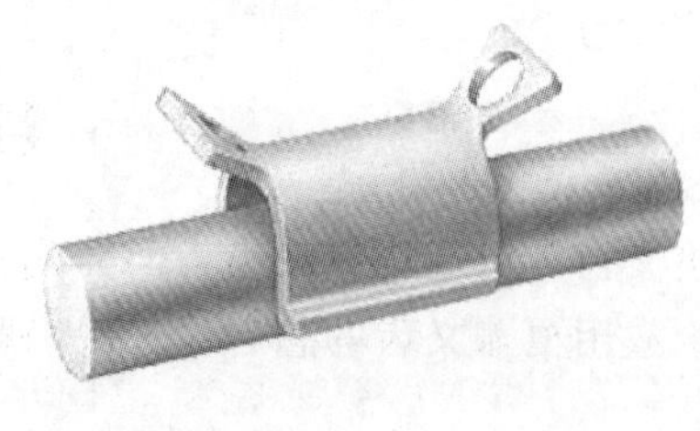

图 9-1　附着体

二、附着体的分类

(一) 根据放置部位分类

1. 冠内附着体　附着体阴性结构镶嵌在基牙牙冠内，阳性结构安置在相对应的义齿支架上，附着体阴性结构与阳性结构结合，置于基牙牙冠内，组成冠内附着体。

2. 冠外附着体　安置在基牙上的一部分附着体结构部分或全部突出于牙冠，另一部分附着体结构安置在相对应的义齿支架上，附着体两个部分结构结合，组成冠外附着体。

3. 根面附着体　根面附着体的阳性结构安置在基牙牙根的根面上或根面内，阴性结构安置在相对应的义齿基托组织面内，组成根面附着体(图 9-2)。

(二) 根据加工精度分类

1. 精密附着体　精密附着体的阴性结构和阳性结构均为金属成品件，精密附着体的两个

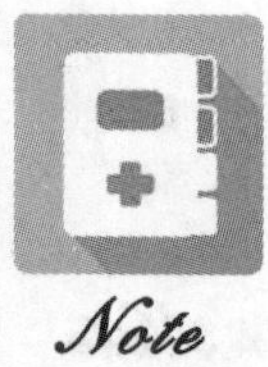

Note

部分结构结合紧密。其金属成品件用焊接、粘接或物理固位方法固定于基牙和义齿支架上。

2. 半精密附着体 半精密附着体的阴性结构或阳性结构中一部分是树脂熔模件预成品，另一部分为金属成品件。其精密程度比精密附着体低。

（三）根据附着体阴性结构和阳性结构之间的结合形式分类

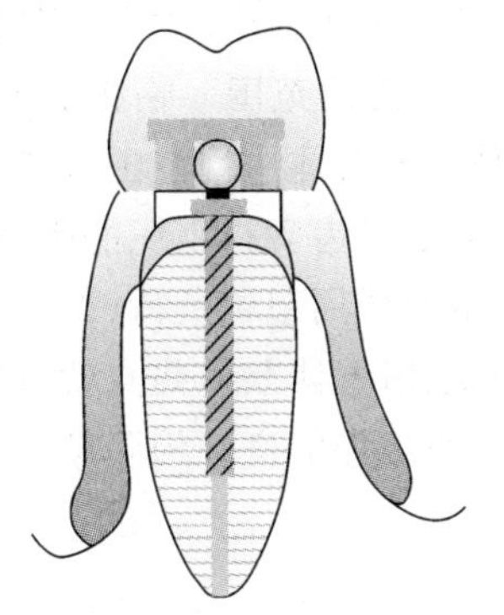

图 9-2 根面附着体

1. 刚性附着体 刚性附着体的阴性结构和阳性结构接触紧密，除与就位相反方向，刚性附着体的阴性和阳性结构可以分离外，其余方向无任何活动度，在义齿中起较强的支持作用。

2. 弹性附着体 弹性附着体阴性结构和阳性结构结合后，两者之间有一定方向和一定量的活动度，可以多方向旋转活动，也可以沿一个方向做铰链活动。此类附着体可减轻基牙承受的负荷，而增加缺牙区基托下支持组织受力。

（四）根据附着体固位原理分类

1. 机械式附着体 又可将其分为制锁、摩擦式附着体，定位锁式附着体和球铰链式附着体。

2. 磁性附着体 磁性附着体通过衔铁与永磁体的磁引力形成固位力。

三、附着体与义齿的连接方式

附着体的部件与基牙金属冠、根帽、种植体的基桩、金属支架和基托连接，有以下几种连接方式。

（一）整体铸造

当附着体或其中一个部件为树脂或蜡型预成件时，常采用整体铸造法使附着体与金属支架、基牙金属冠、根帽连接。

（二）焊接

当附着体为金属成品件时，常采用焊接方法使成品附着体与金属支架、基牙金属冠、根帽连接。

（三）粘接

采用自凝树脂将成品附着体固定部分与金属支架粘接，义齿制作完成后附着体部件的固位部分被包裹在塑料基托中，以达到固定附着体部件的目的。

（四）螺丝固定

常用于附着体与基牙金属冠或根帽的连接，如杆与根帽的连接，种植体与上部结构的连接等。

四、常见附着体的特点与适应证

（一）附着体的特点

1. 固位方式 采用附着体固位的义齿与采用卡环固位的义齿的固位原理不同。前者通过阴性结构与阳性结构的结合形成固位力，而后者主要通过卡环与天然牙之间的卡抱力达到固位效果。附着体可利用机械嵌合作用、锁结作用、弹簧珠嵌合作用、磁引力作用等获得固位

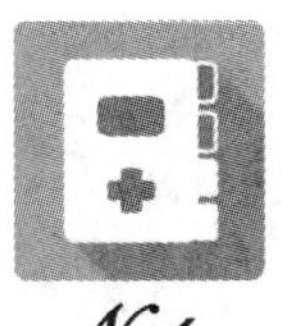

Note

力，固位效果比卡环强，并且能保持较久的固位力。

2. 应用范围 临床上可根据附着体安置的部位、附着体的结构和固位原理选择不同的附着体。附着体应用范围较广。牙列缺损时选择附着体义齿修复，可增加义齿的稳定性和固位力，减少义齿支持组织的受力，有利于健康；多基牙的固定义齿修复，通过附着体可造成应力中断，减轻牙周组织负荷(图 9-3)；当牙列缺损者采用固定义齿修复，在无法取得共同就位道时，可利用附着体获得共同就位道。因此，在制订牙列缺损或牙列缺失治疗方案时，可选择附着体为修复体提供良好的固位。

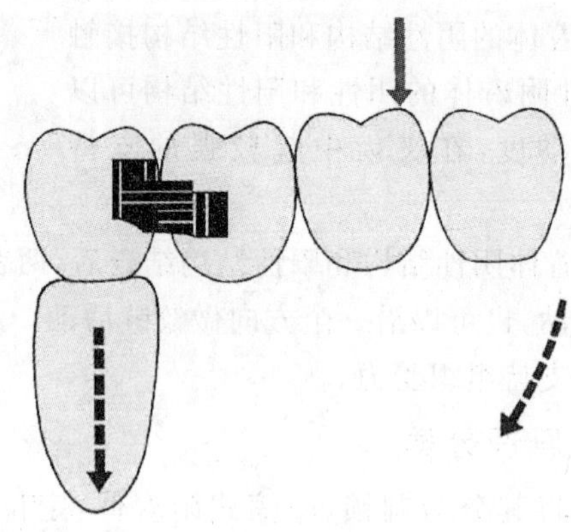

图 9-3 附着体可增加义齿稳定性和固位力，可造成应力中断，减轻受力

3. 制作工艺 附着体制作精度要求高，制作工艺复杂，需要使用相关设备。附着体义齿制作周期较长，所需费用昂贵。

（二）常见附着体的适应证

1. 冠内附着体 大多为精密附着体，如 Crismani 冠内附着体、Stern G/A 冠内附着体、Schatzmann 冠内附着体等。一般情况下，只要基牙的条件允许，如基牙的𬌗龈径大于 4 mm，且有足够的颊舌径等，可采用冠内附着体作为固位体。冠内附着体主要应用于下列情况。

(1) 作为牙列缺损修复体的固位体，如游离端缺失和非游离端缺失时。

(2) 作为固定修复体的连接体。

(3) 作为长固定桥的连接体，如长固定桥无法取得共同就位道时。

2. 冠外附着体 大多为精密附着体，如 Dalbo 冠外附着体和 Ceka 冠外附着体等。主要受到牙槽嵴高度和宽度的影响，要求颌间距离大于 5 mm，颊舌径大于 4 mm。适用于以下情况。

(1) 单、双侧游离端缺失的可摘局部义齿。

(2) 在固定义齿修复中调整就位方向。

(3) 在种植义齿修复中作为支持结构和应力中断结构。

3. 杆卡式附着体 主要是作为覆盖义齿的固位体(图 9-4)，适用于余留牙数量较少，采用常规的卡环固位体往往对基牙的损伤较大，且义齿的固位和稳定效果不理想者；余留牙的牙周健康状况差，适合牙周夹板固位者。

4. 球帽型附着体 作为覆盖义齿的固位体，余留牙的牙周健康是其使用所必不可少的条件。当缺失牙较多，余留牙健康状况较差，无法采用固定修复时，可将余留牙进行适当处理后，放置球帽型附着体。也可在杆卡式附着体的杆上放置球帽型附着体，替代杆卡的固位形式。

5. 磁性附着体 磁性附着体的适应证范围广，凡是符合基牙条件的保留牙根及残冠都可放置磁性附着体，但患者的上、下颌关系应基本正常，牙列可排于牙槽嵴顶。单颌义齿的颌间距离不少于 6 mm，以便有足够的空隙放置磁性附着体及有一定厚度的塑料覆盖磁性附着体。

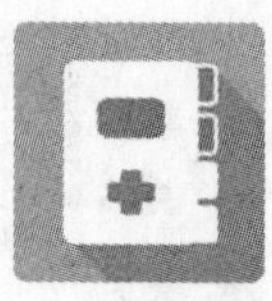
Note

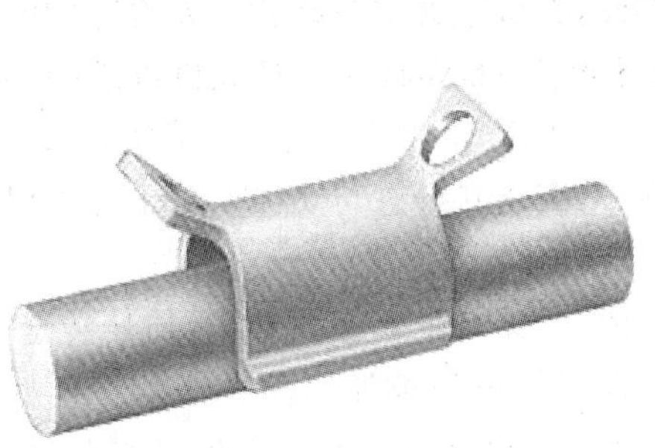
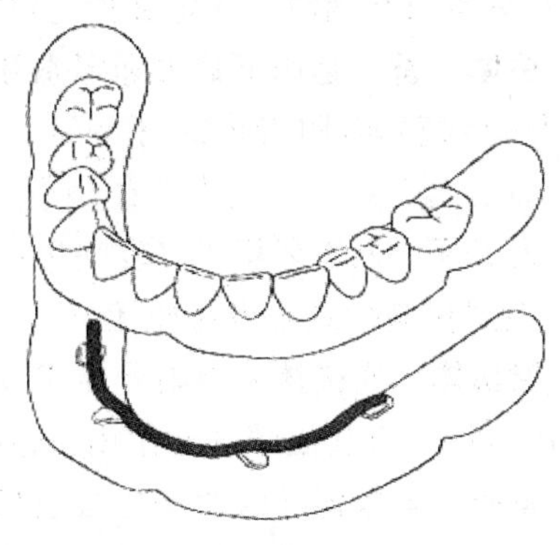

图 9-4 杆卡式附着体

6. 套筒冠 套筒冠是一种由内冠和外冠构成的双重冠。内冠为金属全冠，以粘接剂固定于基牙上，外冠则依靠摩擦力镶嵌于内冠上。适用范围较广泛，同一般固定义齿和可摘局部义齿。

7. 螺钉式附着体 固定义齿各部分之间的螺钉称为螺钉式附着体。固位的作用来源于内螺纹和外螺纹。螺钉式附着体有钉管系统、套筒冠螺钉、冠内螺钉、根内螺钉等。

（李 琰）

第二节 附着体义齿

附着体义齿是以附着体为主要固位体的可摘局部义齿或固定-可摘联合修复义齿。

一、附着体义齿的组成

临床修复方案不同，附着体义齿组成部分也有所不同，包括附着体、桥体、人工牙、连接体、基托等（图 9-5）。

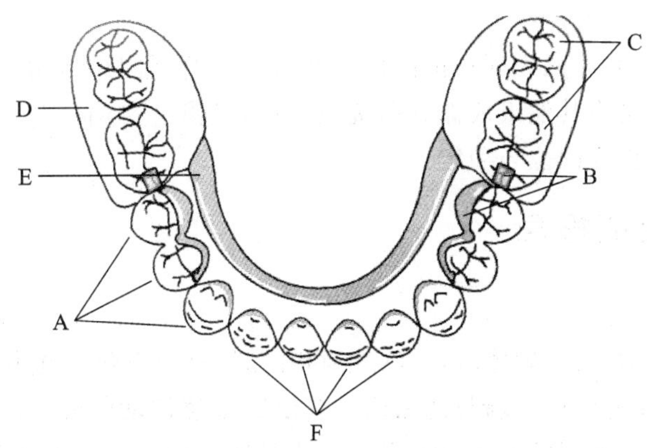

图 9-5 附着体义齿的组成

注：A—基牙；B—附着体；C—人工牙；D—基托；E—连接体；F—桥体。

1. 附着体 附着体作为义齿的固位体，起固位与支持作用。附着体的一部分结构与基牙的牙冠连接形成整体，另一部分结构与义齿桥体支架或基托处相对应部分结合。附着体义齿

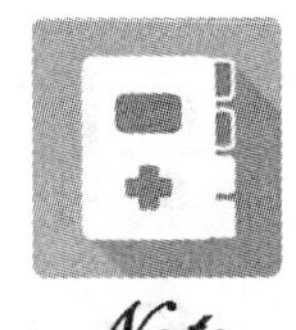

的可摘部分可自行摘戴。固定义齿可以通过附着体连接，解决无法取得共同就位道的问题。

2. 桥体 桥体是修复缺失牙形态和功能的部分，类似于固定桥结构。附着体的一部分结构与桥体形成整体，附着体的另一部分结构与基牙连接，形成具有可摘式桥体结构的附着体义齿。

3. 人工牙 人工牙用于修复缺失牙区的天然牙，恢复其形态与功能。人工牙可以是成品树脂牙、金属树脂牙或金属烤瓷牙。

4. 连接体 连接体是指附着体义齿的大连接体，在义齿中起分散𬌗力、加强义齿强度，以及连接附着体义齿其他部分的作用。包括腭杆、腭板、舌杆、舌板等。

5. 基托 附着体义齿的基托起连接附着体、人工牙和金属支架等义齿组成部分，以及固位、传递和分散𬌗力的作用。根据修复设计要求，可选用金属基托或树脂基托。选用树脂基托时基托内必须设计金属支架，使附着体有良好的结合力并增强基托强度。

二、附着体义齿的设计

（一）附着体固位的可摘义齿

牙列缺损选用附着体为固位体的可摘义齿，在设计修复方案时，可根据牙列缺损情况如缺损牙数目、基牙承受𬌗力等选择相应的附着体类型。如：单侧下𬌗第二磨牙缺损，可考虑单侧修复设计，在第一磨牙远中设计冠外附着体，而在第一前磨牙设计冠内附着体；如双侧末端游离缺失，考虑𬌗力分布，选用缓冲型附着体，义齿受力时减少基牙的负荷。

（二）附着体固位的覆盖义齿

覆盖义齿选用的附着体主要为根面附着体。使用附着体固位，能显著提高义齿稳定性，有效恢复患者咀嚼功能。根据基牙情况可选用杆卡式附着体、球帽型附着体等。

（李　琰）

第三节　套筒冠义齿

套筒冠义齿是指以套筒冠为固位体的可摘义齿。套筒冠固位体由内冠和外冠组成，内冠粘固在基牙上，外冠与义齿其他组成部分连接成整体，义齿通过内冠与外冠之间的嵌合作用，产生固位力，有利于义齿的固位与稳定。

一、套筒冠义齿的特点

（一）固位方式

不同刀刃角度的刀在楔入物体时，虽然外力相同，但是刀刃角度越小，楔入物体越深，撤出越困难。套筒冠固位体的固位原理与此相似。套筒冠固位体就位时，外冠沿内冠轴面滑行并与内冠吻合，义齿就位后外冠仍紧紧包围内冠，外冠与内冠之间保持着固位力。套筒冠内冠的内聚度越小，固位力越大。

（二）组织保存

1. 牙周组织的维护 套筒冠义齿基牙由高度抛光的金属内冠覆盖，义齿摘下后，内冠表面容易清洁，菌斑不易附着，基牙牙周组织保持良好的卫生状态，防止龈缘炎的发生。

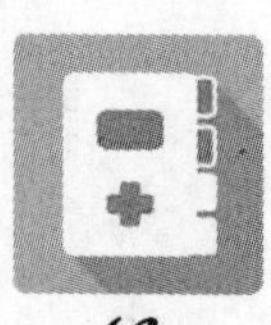

Note

2. 牙周夹板的效果 套筒冠义齿就位后，基牙之间连接成整体，起到牙周夹板的作用，义齿受力时，修复前的单个牙运动，转变成基牙的整体运动，提高了基牙承受殆力的能力，可保护基牙牙周组织健康。

3. 牙槽骨的保存 套筒冠义齿在承受殆力时，殆力先通过固位体传递给基牙，再通过基托传递至牙槽骨的黏膜，并将殆力分散，这样就不会使口腔软硬组织因受力过大而引起牙槽骨的吸收、黏膜的萎缩或增生。相反，生理刺激有利于牙槽骨高度的保存。

（三）应用范围

套筒冠义齿适用范围较广。患牙周病或牙周病伴牙列缺损，经牙周病基础治疗后，需夹板固定的患者；多数牙缺失、少数牙残存的牙列缺损患者；牙列殆面和切缘严重磨损或牙列缺损长期未修复，引起缺牙区邻牙倾斜移位，对殆牙伸长，导致咬合运动受阻，需咬合重建的患者等，通过套筒冠义齿修复能达到良好的修复治疗效果。

二、套筒冠义齿的组成

以套筒冠义齿为例，套筒冠一般由套筒冠固位体、人工牙或桥体、基托、连接体等部件组成。

1. 套筒冠固位体 套筒冠固位体由内冠和外冠组成。内冠粘固在基牙上，外冠与内冠之间嵌合形成固位力。套筒冠固位体按内、外冠之间的接触形式分为缓冲型套筒冠固位体和非缓冲型套筒冠固位体。缓冲型套筒冠固位体的内冠与外冠之间存在一定间隙，用于牙周支持组织条件略差的基牙。而非缓冲型套筒冠固位体的内冠与外冠之间密切嵌合，用于牙周支持组织条件较好的基牙。

2. 人工牙 人工牙在套筒冠义齿中起恢复缺失牙解剖形态和功能的作用。树脂牙用于缺失牙较多的患者；金属烤瓷牙用于缺失牙较少的有固定桥结构的患者；金属树脂牙用于缺失牙较多的牙列缺损患者或有类似固定桥结构的患者。

3. 基托 套筒冠义齿的基托起连接修复体各组成部分，分散殆力的作用，可分为金属基托和塑料基托。

4. 连接体 套筒冠义齿连接体起到分散殆力、加强义齿强度和连接义齿各组成部分的作用。连接体分为大连接体和小连接体，大连接体与可摘局部义齿相同，小连接体将固位体与其他组成部分形成牢固连接。小连接体的强度要求较高，应能防止连接体折断。

三、套筒冠义齿的临床应用程序与注意事项

套筒冠义齿主要通过固位体内、外冠的嵌合和摩擦产生固位力，所以套筒冠的制作关键是，既要为义齿提供足够的固位力，又能保证义齿顺利就位。以下介绍套筒冠义齿的制作。

（一）修复前的准备

1. 口腔检查

（1）余留牙的情况：余留牙的数目、位置，有无龋病、牙髓牙周疾病、畸形错位；余留牙是否倾斜或伸长；牙结石情况等。尤其是设计为基牙的牙体，是否为活髓牙，是否应先治疗等。

（2）缺牙区的情况：缺牙的位置和数目；残根情况；缺牙区的长短；牙槽嵴有无骨突、骨刺，骨质是否致密，有无吸收；黏膜组织有无炎症等。

2. 修复前的准备

（1）余留牙的准备：龋病、牙髓牙周疾病患者必须进行完善的口内治疗；影响修复的畸形错位牙应该拔除；倾斜或伸长牙应得到修正；去净牙石；去除不利倒凹。套筒冠固位体基牙预备量多于全冠基牙的预备量。容易伤及牙髓或影响牙髓活力时，可考虑预防性杀髓。

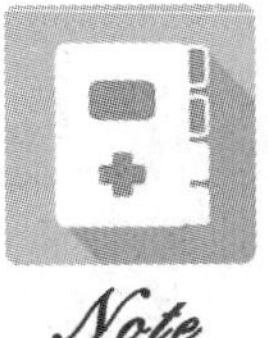

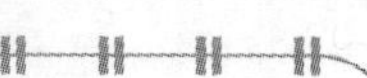

(2) 缺牙区的准备:残冠、残根应拔除;影响修复的骨突、骨刺需通过外科手术修整。此外,牙槽软组织的异常增生、黏膜系带的异常附着,都必须通过手术矫正。

(二) 义齿制作

套筒冠义齿的制作方法有多种,常见的有两种。一种是在工作模型上同时制作内冠、外冠和修复体,临床初戴时粘固内冠;另一种是在工作模型上先制作内冠,并粘固在基牙上,然后制作外冠和修复体,再进行临床初戴。本节介绍套筒冠义齿的后一种制作方法。

1. 基牙预备 按基牙内冠的内聚度设计要求进行牙体预备,内冠的要求是 0.3 mm,牙体预备量为内冠轴壁与外冠外形所需的厚度之和,牙体预备量大。牙体预备时,多基牙间必须有共同就位道。有时为精确和方便起见,需制取研究模型,在观测仪上研究分析,确定共同就位道,据此进行牙体预备。预备后的基牙颈缘必须留出 0.3 mm 宽的斜面肩台,使内冠的边缘位于龈缘下,且与游离龈有合适的接触关系。对于已做根管充填的基牙牙根,牙根制备后根据要求制作桩核,粘接并固定于牙根上。

2. 印模和暂时冠的制作 基牙预备完成后,取合适的托盘,用硅橡胶印模材料制取全颌印模,要求印模准确、清晰,尤其颈缘须完整清晰。灌注石膏模型。为了恢复基牙的咀嚼功能和保持𬌗龈距离,需要制作基牙暂时冠,可为塑料暂时冠或临时义齿修复体,并进行暂时冠试戴、调𬌗、初戴。

3. 内冠的制作 修整石膏模型,去除多余的小瘤,注意不能破坏正常的邻接关系,用常规方法完成可摘戴型的制作。取下基牙可摘戴型,涂布分离剂。以压蜡法或滴蜡法完成内冠蜡型,蜡型厚度保持在 3～4 mm,颈缘封闭。可摘戴型复位到工作模型上,按定位标志将工作模型固定在研磨仪的工作台上。在研磨仪上用专用刀具修整蜡型,使内冠轴面平整和达到所要求的内聚度,然后安插铸道、包埋、铸造、研磨、抛光,完成内冠的制作。

牙列中基牙数多,基牙之间会有不同的倾斜角度,临床需要通过牙体预备和调整基牙各轴面的内聚度,获得固位力和共同就位道。

4. 内冠粘固 把金属内冠放置在基牙上试戴,检查内冠颈缘与基牙颈缘是否密合,连接是否平整,是否过长,有无缺损。如内冠颈缘与基牙颈缘不密合或有缺损,需重新制作,过长颈缘可做修改。内冠试戴合适,粘固于基牙上,粘固剂固化后,去除颈部多余粘固剂。

5. 外冠和修复体的制作 内冠粘接完成后,用硅橡胶印模材料制取印模,印模要求同内冠;印模内灌注石膏形成工作模型,制作可卸代型;将工作模型与对颌模型根据咬合记录转移至𬌗架。

按金属烤瓷外冠基底层的要求,雕塑套筒冠固位体外冠蜡型和唇颊面颈缘的金属保护线;按修复体支架的设计完成网状结构和基托蜡型;在外冠蜡型近中或远中轴面用蜡塑形小连接体;再把固位体蜡型与支架蜡型连接成整体,若固位体与支架以焊接方式连成整体,可不连接固位体蜡型与支架蜡型;将整体蜡型按常规方法安插铸道、包埋、铸造、研磨和抛光等,完成修复体的金属支架的制作。

6. 套筒冠义齿初戴 将套筒冠义齿戴入口内后,检查义齿的固位力与稳定性,基牙与黏膜之间的密合度,修复体外冠形态和人工牙是否与脸形协调,人工牙色泽是否与对颌牙或邻牙协调,咬合关系是否正确等。

7. 复诊与随访 套筒冠义齿初戴一周、一个月后应进行复诊,此后每隔六个月复诊一次。主要检查基托组织面有无压痛、压迹、溃疡,咬合关系是否需要调整等。

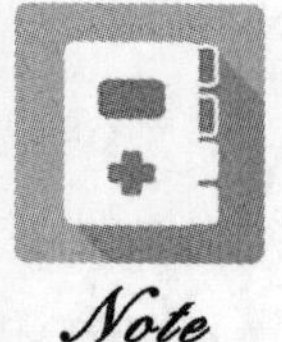

Note

(李　琰)

第四节 固定-可摘义齿联合修复的发展现状与展望

随着口腔技术和材料的飞速发展，针对临床治疗中的特殊病例，治疗方式已经从固定义齿修复方式，逐步发展到固定-可摘义齿联合修复方式，这种修复方式对于复杂的牙体、牙列缺损有良好的修复效果。

固定-可摘义齿联合修复在临床上已经得到越来越广泛的应用。固定-可摘义齿联合修复兼有固定桥和可摘局部义齿的优点，对牙体缺损和牙列缺失有良好的修复效果。该类修复方法拥有良好的固位和稳定性，有着特定的临床价值。修复体的设计符合口腔生物力学原理，能减少基牙的创伤，缓冲𬌗力，使𬌗力沿基牙的长轴方向传递，有利于保持基牙的健康；固定-可摘义齿联合修复在牙周病的修复治疗中可起到牙周夹板的作用，能延长天然牙的寿命；在咬合紊乱的病例中，能去除咬合干扰，达到重建的功效；同时，此类修复方式符合美观要求，与可摘局部义齿的卡环相比，有不可比拟的优越性。固定-可摘义齿联合修复的修复方式较多，一般将单基牙或多基牙的固定修复体与缺牙区的可摘局部义齿通过特殊的固位体连接后形成固定-可摘义齿联合修复体，进而修复牙列缺失或牙列缺失伴牙体缺损。基于临床实用性，以下主要从精密附着体义齿、套筒冠义齿和磁性附着体义齿三个方面进行论述。

1. 精密附着体义齿 精密附着体义齿是一类以精密附着体为主要固位体的固定-可摘联合修复义齿。精密附着体义齿种类繁多，适用于各种类型的牙列缺失，为临床应用提供了多种选择，进而提高了修复效果。根据精密附着体义齿的固位体放置在基牙上的位置，可分为冠内精密附着体义齿和冠外精密附着体义齿。

冠内精密附着体义齿的精密附着体的阴性部件必须位于基牙牙冠固有解剖外形内，阳性部件为凸形结构，与义齿支架或桥体相连。冠内精密附着体义齿的优点在于基牙所受的杠杆力较小，当力作用于基牙时，可沿牙体长轴传导。但当基牙牙冠较小时，难以预备出足够的空间放置精密附着体，因此冠内精密附着体义齿尤其适合于老年患者以及临床牙冠长、基牙髓腔小的患者。此外，当采用 2 个或 2 个以上冠内精密附着体义齿时，应注意共同就位道的问题。

冠外精密附着体义齿的附着体完全置于基牙牙冠之外，阳性部件的应用几乎不受基牙大小的影响，主要受牙槽嵴高度和宽度的影响。因此，冠外精密附着体义齿能够保留牙冠的外形，切削牙体组织少，对活髓基牙患者尤其适用，而且患者取戴也比较方便；但是，患者维持口腔清洁卫生较为困难，当力作用于基牙时，基牙所受杠杆力较大，故多采取双基牙联冠设计。近年来，临床常用的冠外精密附着体义齿是 Dalbo 冠外精密附着体义齿、栓体-栓道冠外精密附着体义齿等。

栓体-栓道冠外精密附着体义齿利用放置在人造冠上的栓体与放置在可摘局部义齿内的栓道，通过两者的机械嵌合作用将义齿固定在患者口内。义齿在摘戴过程中对基牙基本不产生侧向力的作用，可以减少对基牙的损伤。主要适用于游离端缺牙（多颗后牙拔除）的患者，也可用于非游离端（最后 1 颗磨牙不缺失）缺牙的患者。

此外，种植支持式活动义齿也拓宽了附着体修复的适用范围。

2. 套筒冠义齿 套筒冠义齿是以套筒冠为固位体的可摘局部义齿，由内冠和外冠组成，通过内、外冠之间的嵌合作用产生固位力，使义齿获得良好的固位和稳定。此类修复方式的固位力可以调节，还可以保护基牙，特别是松动的基牙，避免一些基牙被拔除，保存了牙槽骨，能更好地维护牙周组织的健康。但其牙体磨除量大，易显露颈缘金属线，内冠金属暴露会影响美观。早在 20 世纪 20 年代，人们就已经将套筒冠作为可摘局部义齿的固位装置来应用。随着

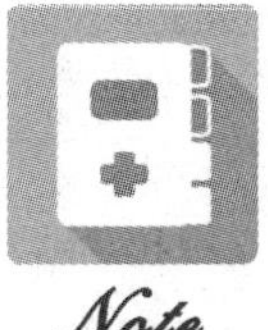

Note

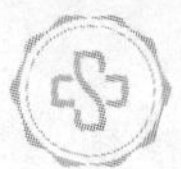

口腔医学技术的发展，套筒冠内冠由普通合金、贵金属合金内冠，发展到如今利用计算机辅助设计与制作技术制作的纯钛、全瓷内冠。

套筒冠义齿固位体根据内冠轴面和𬌗面与外冠之间是否有一定的间隙，分为缓冲型套筒冠固位体和非缓冲型套筒冠固位体。

(1) 缓冲型套筒冠固位体：此类固位体的内冠轴面和𬌗面与外冠之间有一定的间隙，其间隙大小按患者牙槽嵴顶黏膜弹性而定，一般轴面为 0.03 mm、𬌗面为 0.3 mm。临床中，常用于基牙牙周支持组织条件略差的患者，可减轻基牙承受的力，起到牙周夹板的作用。在受力初期，内冠轴面与外冠轻度接触，而𬌗面不接触；当受力加大，基托下组织被压缩到一定程度后，内、外冠面才接触，起到缓冲效果。

(2) 非缓冲型套筒冠固位体：此类固位体的内、外冠之间不应形成间隙，内冠轴面和𬌗面应与外冠组织面紧密嵌合，以保证固位体的固位力，主要用于牙周支持组织条件较好的基牙。

3. 磁性附着体义齿 磁性附着体是利用磁性材料的磁力将修复体吸附到基牙或种植体上，使修复体获得固位和稳定的装置，通常由一个安置在患者口内余留牙根或种植体上的衔铁和一个设置在义齿基托上的磁铁两个部分组成，利用两者间的磁引力使义齿牢固地保持在患者的牙槽嵴上。磁性附着体突出的特点是在修复体摘戴或行使功能时，能减小基牙或种植体所受的侧向力和损伤，有利于基牙或种植体骨界面的健康。

磁性附着体义齿在临床中有多种应用形式，包括磁性附着体固位全口及局部覆盖义齿、磁性附着体固位可摘局部义齿、磁性附着体与卡环共同固位可摘局部义齿等，临床上以磁性附着体固位全口及局部覆盖义齿较多见。磁性附着体义齿现已成为后牙游离缺失患者不可缺少的修复方式之一。

随着口腔医学技术的快速发展，固定-可摘义齿联合修复必将成为口腔临床修复的新的发展趋势。由于此类修复方式所采用的结构部件大部分比较精密，如何在制作工艺方面提高部件的精密度，以及根据适应证如何正确选择修复体的类型，依然是值得深入探讨的问题之一。

小　结

固定-可摘义齿联合修复是用于牙列缺损/缺失的一种修复方式。与传统的用卡环固位的可摘局部义齿不同，固定-可摘联合修复义齿是用各类附着体或套筒冠作固位体的可摘义齿。由于这种修复义齿结合了固定义齿的稳定、舒适、体积小和可摘局部义齿适应证范围广的优点，它适用于缺牙数目较多，不能直接用固定义齿修复，而又希望义齿的稳定性、功能性、美观性好于一般可摘局部义齿的患者。随着口腔医学技术的快速发展，固定-可摘义齿联合修复必将成为口腔临床修复的新的发展趋势。

目标检测

1. 简述附着体义齿的定义、分类及组成。
2. 简述套筒冠义齿的组成部分。
3. 套筒冠义齿在临床上主要适用于哪些患者？
4. 简述套筒冠义齿的固位原理。

（李　琰）

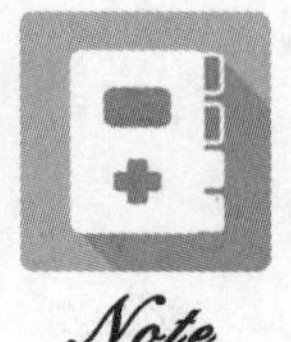

Note

第十章　种植义齿修复

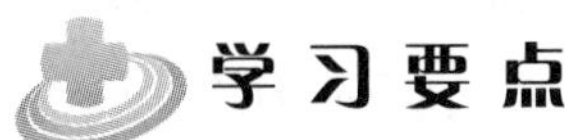

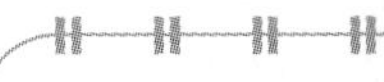

1. 种植义齿修复的治疗原则、并发症和防治。
2. 种植义齿的口腔健康维护。
3. 口腔种植手术的流程及外科切口特点。

本章 PPT

第一节　概　　述

一、种植义齿发展概况

口腔种植技术经历了漫长的发展过程，早期由于失败率较高，其发展和临床应用受到很大限制。20 世纪 60 年代，有学者进行了关于种植材料和骨-种植体界面的研究，创立了“骨结合”理论，奠定了现代口腔种植学的理论基础，形成了较为完善的理论知识和临床技术，大大推动了口腔种植技术的发展。近年来，种植技术日趋成熟，种植义齿的应用逐步普及，口腔种植及其相关医疗工业蓬勃发展，以种植义齿为主的口腔种植学已经成为近 20 年来口腔医学中发展非常快的一门学科。

二、种植义齿的优势

口腔种植义齿的优势：维持骨量；提高咀嚼功能，稳固，外形逼真，美观牙龈；减少邻牙磨损，使邻牙不受影响；减少甚至免除基托，使患者戴用舒适，避免固定修复时预备基牙；解决无牙颌全口义齿修复的固位问题等。

三、种植义齿成功的标准

1. 影响种植成功的三大因素　①无菌观念。②温度：在整个植入过程中，温度不能高于 47 ℃。冷却装置——内冷式、外冷式。③微动：种植体一旦产生微动，血块就不易吸附在种植体上，不利于骨愈合。微动的产生与患者本身的骨质和手术过程中制备的窝洞偏大有关。

2. 种植成功的标准　Albreksson 和 Zarb 1986 年制定的标准如下：①种植体稳定。②种植体周围无 X 线透射区。③术后第 1 年内骨吸收小于 2 mm，1 年以后平均每年骨吸收小于 0.2 mm。④无疼痛、感染、神经损伤和感觉异常，无神经管损伤，修复体美观满意。⑤5 年成功率大于 85%，10 年成功率大于 80%。

目前简单的标准如下：①种植体在发挥支持和固位作用的条件下，无任何临床活动度。

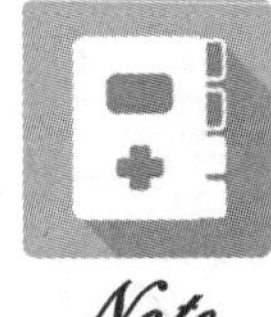

Note

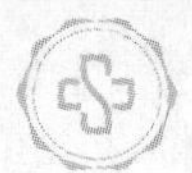

②放射学检查显示，种植体周围骨界面无透射区。③垂直方向的骨吸收不超过手术完成时种植体在骨内部分长度的1/3。④种植后无持续或不可逆的下颌管、上颌窦、鼻底组织的损伤、感染，以及疼痛、麻木、感觉异常等症状。

四、种植体材料

Branemark 教授发现钛金属与骨能发生非常坚固的骨结合，钛金属外观似钢，具有银灰光泽，是一种过渡金属，在过去一段时间内人们一直认为它是一种稀有金属。钛并不是稀有金属，钛在地壳中的总量是铜、镍、铅、锌总量的16倍。钛的强度大，密度小，硬度大，熔点高，抗腐蚀性很强；高纯度钛具有良好的可塑性，但当其有杂质存在时变得脆而硬。

钛属于化学性质比较活泼的金属。加热时能与 O_2、N_2、H_2 等非金属作用。但在常温下，钛表面易生成一层极薄的致密的氧化物保护膜，可以抵抗强酸甚至王水的作用，表现出较强的抗腐蚀性。因此，一般金属在酸性溶液中变得千疮百孔而钛却安然无恙。

根据动物实验、组织学研究及临床观察，种植体在骨内的组织反应分为以下三个阶段。

第一阶段：种植体植入后，其表面被血块包绕，骨髓内的蛋白质、脂质等生物高分子吸附到种植体上，从而形成保护层。

第二阶段：术后7天时，部分成骨细胞活动，骨吸收与骨形成同时进行，术后1个月，骨组织破坏与增生同时发生。

第三阶段：植入3个月后，在种植体周围开始有胶原纤维形成，进而形成网状纤维结构，骨细胞附着，逐步完成骨结合。

种植体与软组织之间会产生生物性结合膜。龈上皮与钛种植体接触后，通过氧化膜上的糖蛋白膜，上皮细胞以半桥粒结构与种植体连接，深部富于血管，在成纤维细胞周围有强大的胶原纤维网络，起到袖口封闭效果，这与天然牙的正常龈附着极为相似。

种植体和种植义齿的概念：利用人工材料(如金属、陶瓷等)制成人工牙根，以手术方法埋入缺牙部位的牙槽骨内，经过一段时间(一般为3～6个月)，人工牙根就会与周围骨组织发生骨结合；然后利用该人工牙根作为支持，在人工牙根上通过一些特殊的连接装置接上义齿，使义齿获得与自体牙相似的形态和功能。这一植入颌骨内的人工牙根称为种植体，而以种植体作为支持和固位结构的义齿称为种植义齿。

常用的种植体材料——钛合金(钛含量99.6%)(临床视为"纯钛")生物相容性好、强度高、比重低、弹性模量低、机械加工性能良好、化学稳定性好。"纯钛"一旦与空气接触就会被氧化，氧化层厚度一般为100 nm，非常稳定，几乎不被骨组织吸收；同时氧化层有利于与骨组织中的羟基结合，因此，与骨组织真正发生结合的实际上是氧化钛。

生物陶瓷材料，如羟基磷灰石(HA)、磷酸钙复合物(TCP)，它们能与骨组织发生化学结合，其化学性能优于金属材料，但其物理性能则不如金属材料。常见种植体的表面处理方式见表10-1、图10-1至图10-6。

表10-1 常见种植体的表面处理方式

品　牌	处理方式
NanoTite	纳米级表面处理
OsseoTite	双重酸蚀
RBM	喷砂
HA	等离子喷涂
SLA	喷砂+酸蚀
TiUnite	电解

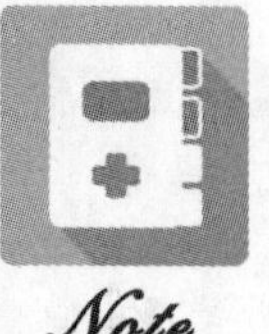

Note

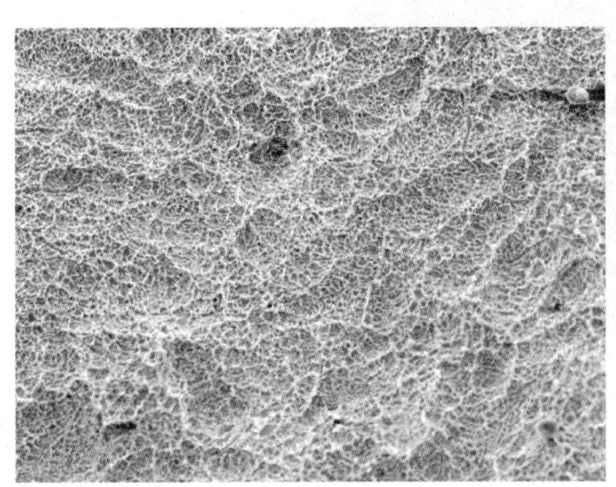
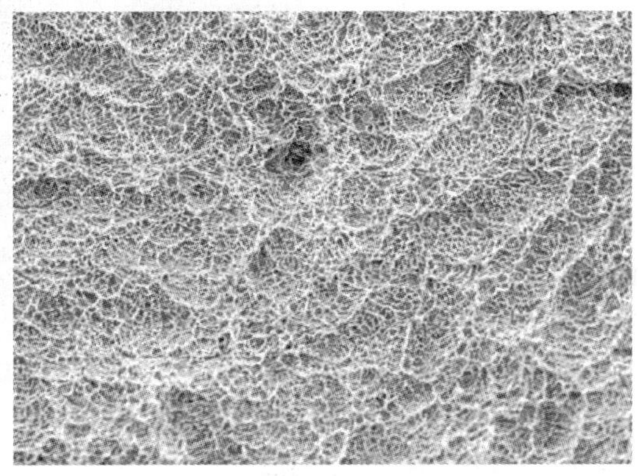

图 10-1 RBM:以具有生物相容性的羟基磷灰石/磷酸钙对种植体表面进行喷砂

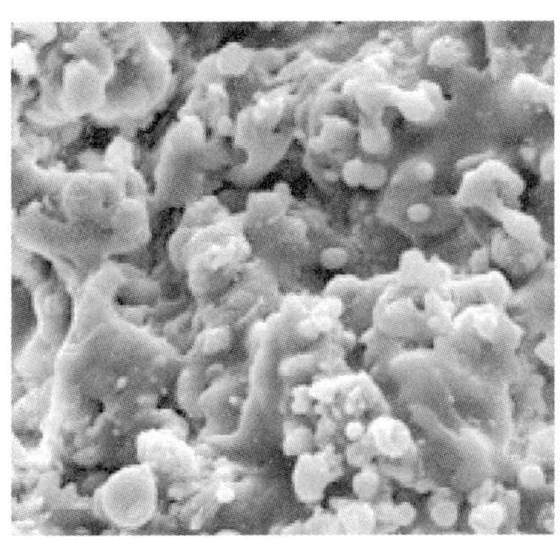

图 10-2 HA:羟基磷灰石结晶熔融雾化后高速均匀喷射在种植体表面

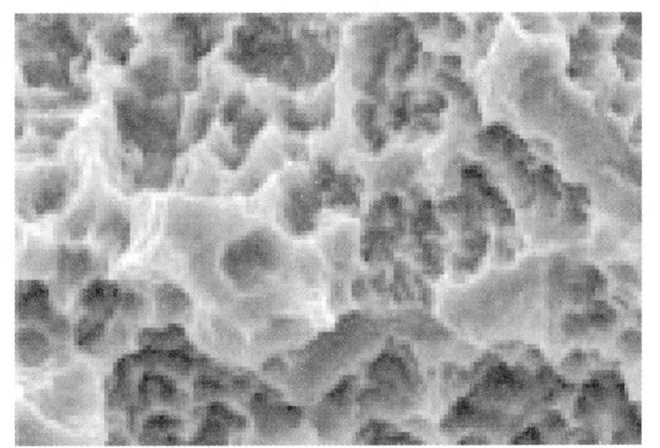

图 10-3 SLA:喷砂+酸蚀减少非生物性材料在种植体表面残留

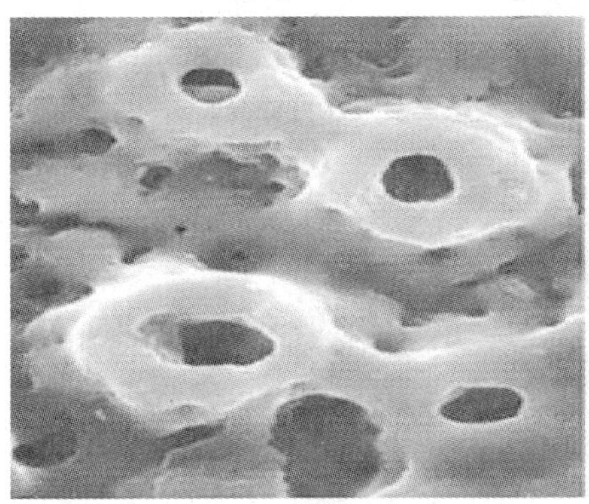

图 10-4 TiUnite:以酸性溶液为电解质,电解和氧化作用使种植体表面粗糙

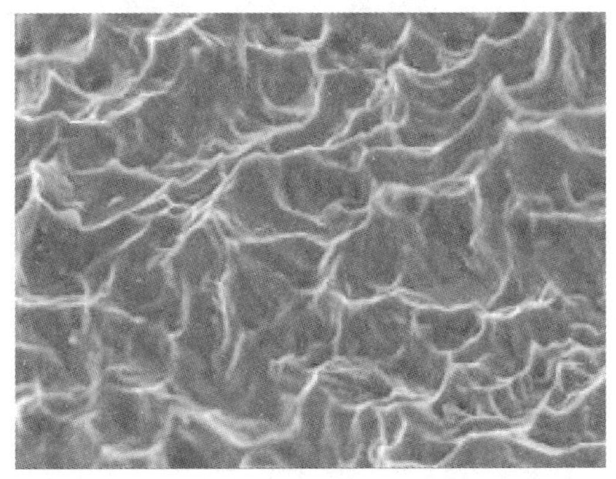

图 10-5 OsseoTite:双重酸蚀处理种植体表面的 1～3 μm 峰-峰、5～10 μm 峰-谷特征

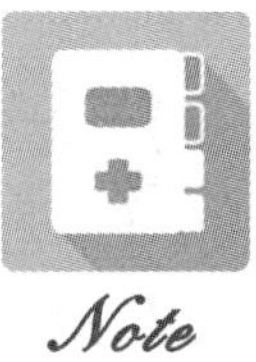

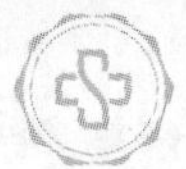

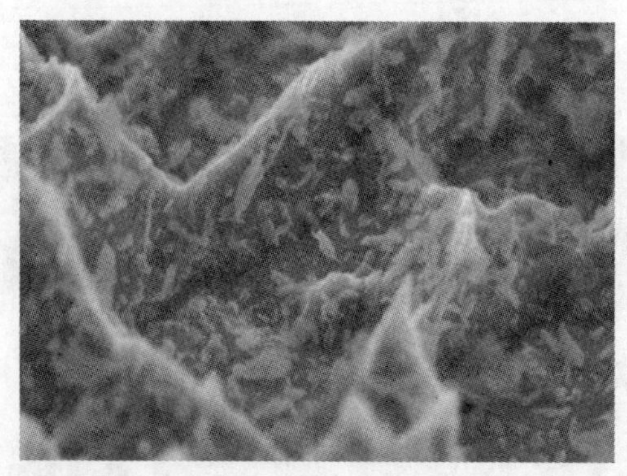

图 10-6　在双重酸蚀处理种植体表面的基础上进一步进行纳米级磷酸钙晶体的沉积

（马严俊）

第二节　种植体的种类

一、种植体分类

1. 常用的种植体分类方法　种植体可按有无螺纹、基台连接方式、形态进行分类（图 10-7 至图 10-9）。

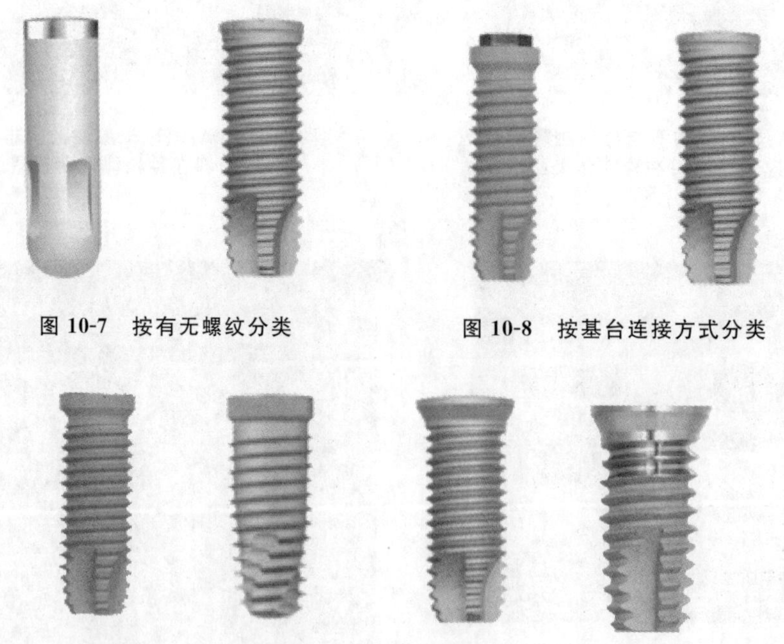

图 10-7　按有无螺纹分类

图 10-8　按基台连接方式分类

图 10-9　按形态分类

2. 种植配件　如图 10-10 所示。

二、种植的分类

（1）按照修复体的类型分类：分为可摘种植和固定种植两种。

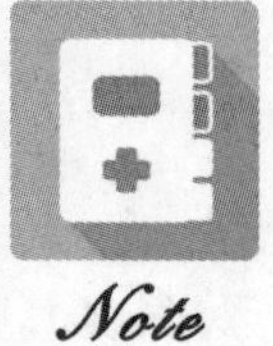
Note

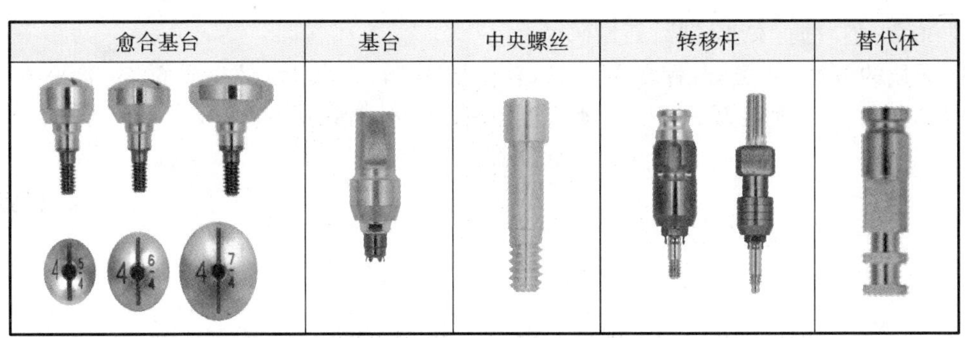

图 10-10 种植配件

(2) 按照修复体的覆盖类型分类:分为部分覆盖种植和全牙弓覆盖种植两种。

(3) 按照种植体负重分类:分为延期(3～6 个月)负重种植,早期(6～8 周)负重种植,即刻(术后 72 h 内)负重种植,渐进负重种植。

(马严俊)

第三节 种植义齿修复的治疗原则

一、种植义齿的设计原则

无论修复体是何种固位方式(螺栓固位或粘接固位),保证修复体各部件的被动就位是非常重要的。将修复体支架安装在种植体上时应不产生任何应力,否则将会引起各种修复并发症(螺栓松脱、折断),甚至会影响种植体的骨结合。

从生物力学的层面来看,理想的咬合力传递方向应与种植体的长轴平行,然而在一些特殊情况下,如骨过度吸收部位或上颌前牙区的种植则很难遵守这一原则。

种植义齿颈部应位于龈下 2～3 mm,不可超越此深度。与种植体连接的部件必须是预制或在预制的金属基底上铸造完成的,这些部件与种植体之间的密合程度及穿龈部位的表面抛光精度对保持种植体周围软组织健康非常重要。

二、选择种植体的基本原则

(1) 种植体颈部边缘与天然牙的距离至少为 1.0 mm。

(2) 种植体与种植体之间的距离至少为 3.0 mm。

(3) 种植体周围颊舌侧的骨量至少为 1.5 mm,前牙区唇侧至少为 1.8 mm。

(4) 咬合距离:螺丝固位 4 mm,粘接固位 6 mm。以直径为 3.25 mm 种植体为例,与天然牙的近远中距离最小为 5.5 mm,颊舌向距离为 5.5 mm。

三、种植义齿的适应证与禁忌证

1. 适应证 ①单颗或多颗牙缺失。②单侧或双侧游离端缺失。③有固定修复的基牙。④活动义齿固位不良者。⑤戴活动义齿不适者。⑥拒绝戴活动义齿者。

2. 禁忌证 绝对禁忌证:生长发育期的年轻患者、明显精神异常患者、甲状旁腺功能亢进患者、血液疾病(如红细胞增多症、严重贫血)患者;癌症治疗期患者等。相对禁忌证:高血压,

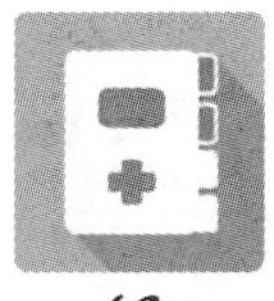

糖尿病，心脏病，肾病，女性经期、妊娠期等。

3. 骨质的分类 1类骨：骨皮质90%，骨松质10%。2类骨：骨皮质60%，骨松质40%。3类骨：骨皮质40%，骨松质60%。4类骨：骨皮质10%，骨松质90%。

（马严俊）

第四节 口腔种植手术外科切口的设计

常规H形切口，适用于潜入式和非潜入式手术（图10-11）。优点：翻瓣后可充分暴露术区；有利于探查是否存在颊、舌的骨缺损情况。

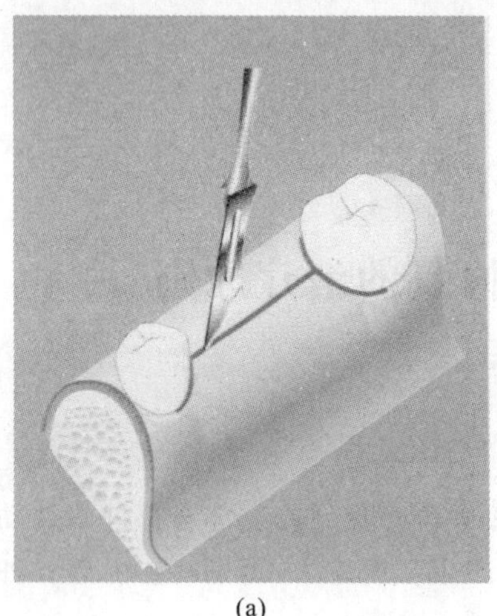

(a)

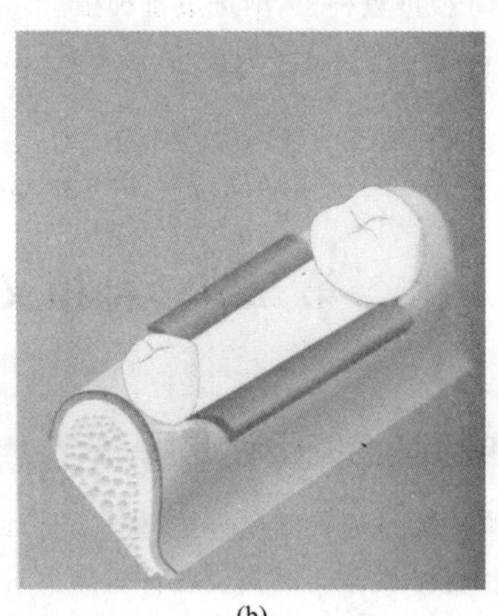

(b)

图10-11 H形切口

T形切口，适用于潜入式和非潜入式手术（图10-12）。优点：保护一侧牙龈或两侧牙龈。

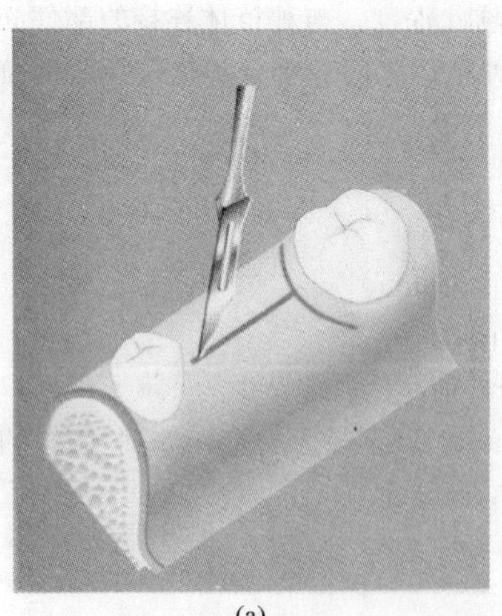

(a)

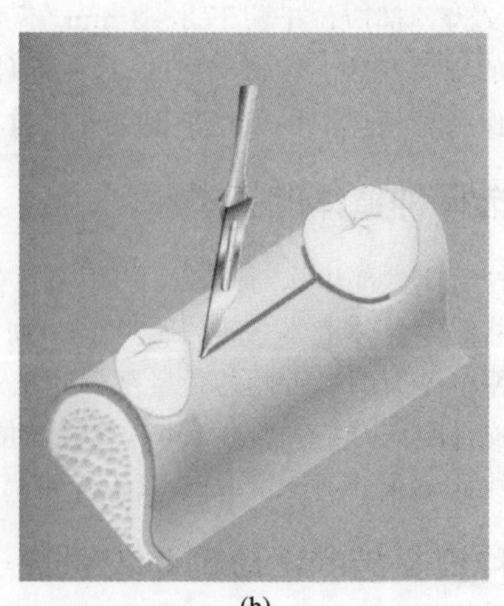

(b)

图10-12 T形切口

梯形切口，常用于GBR手术（图10-13）。优点：可做松弛切口，减小黏膜张力。

一字切口，用于种植二期手术或游离端缺失者（图10-14）。优点：对黏膜损伤小。

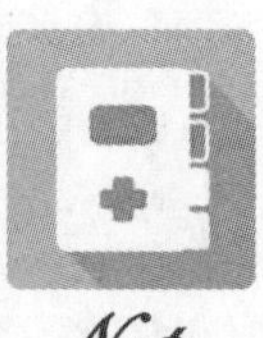

Note

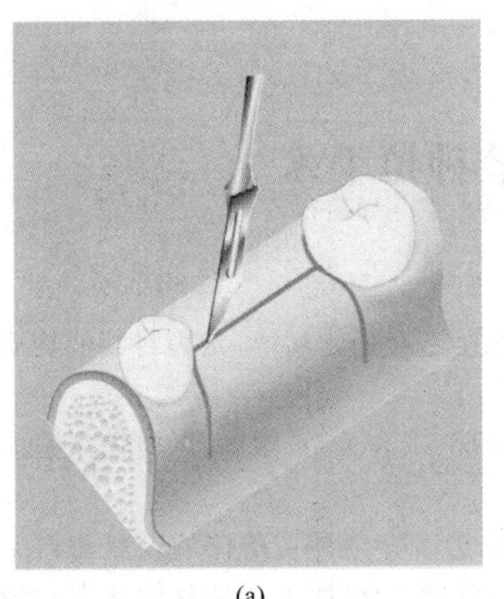

(a)

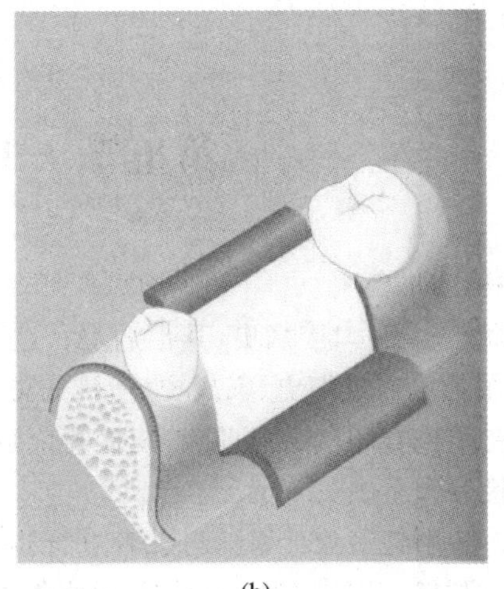

(b)

图 10-13 梯形切口

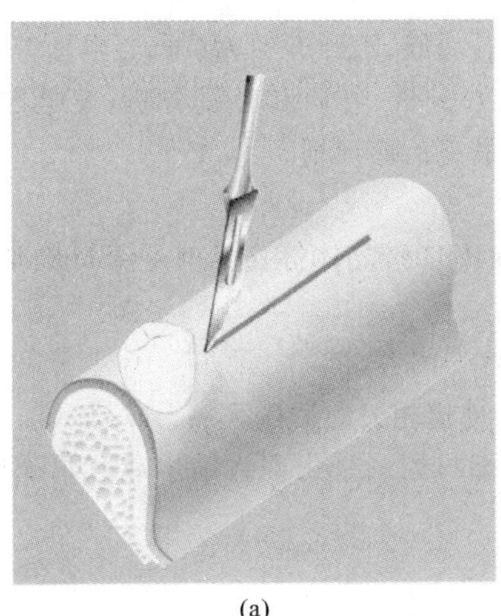

(a)

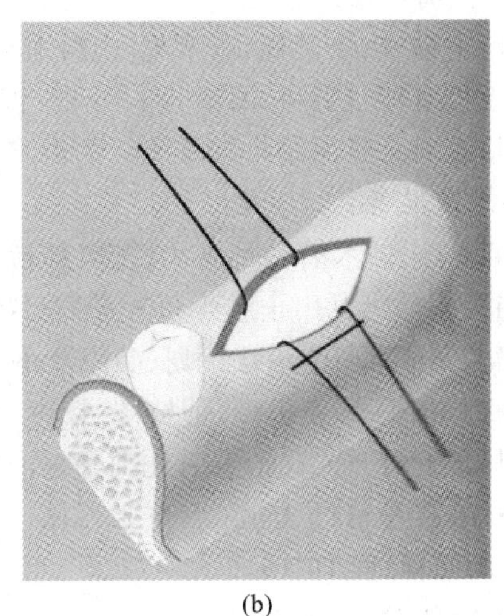

(b)

图 10-14 一字切口

牙槽嵴顶切口(图 10-15),适用于附着龈严重萎缩者,牙槽嵴顶加唇侧纵向松弛切口,多用于下颌或附着龈丰满者。优点:可以减小黏膜张力。

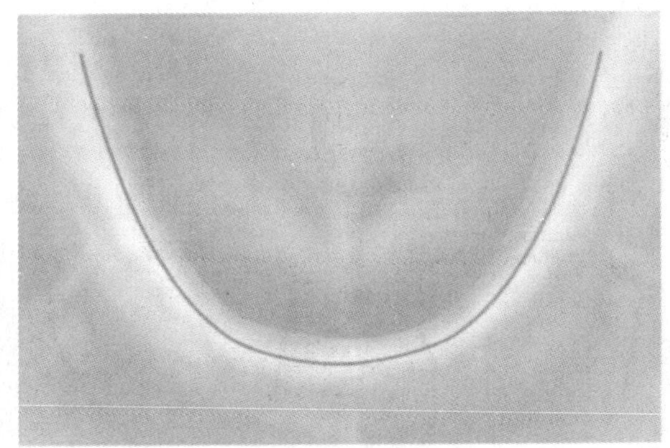

图 10-15 牙槽嵴顶切口

(马严俊)

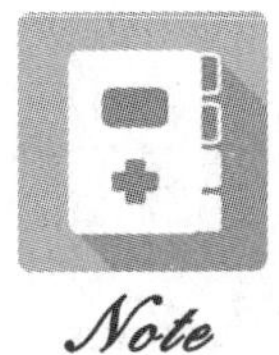

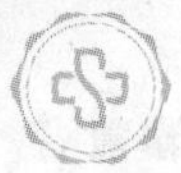

第五节　口腔种植手术

1. 种植前准备

(1) 询问病史:口腔病史、其他病史。过敏史:是否对药物过敏,是否对其他物质过敏。是否有长期服药史。吸烟史、家族史、遗传病史等。

(2) 初步检查和诊断:口腔常规检查余留牙状况、咬合关系、龋病、牙周状况等。

(3) 检查颞下颌关节情况。

(4) 初步制订治疗计划。与患者进行沟通,向患者介绍种植治疗的发展和临床治疗过程及其优点和风险,比较种植义齿与其他修复方式的利弊。根据患者的具体条件对种植后的远期效果进行推测,使患者有合理的期望。

(5) 种植前检查:

①实验室检查:血常规、尿常规、出凝血时间、肝功能、乙肝五项、血压、心电图等。

②常规检查测量分析:X线检查分析、模型检查分析、骨质和骨量分析、美学因素检查分析。根据检查和分析的结果以及患者的需求制订最终治疗计划。

2. 手术前准备

(1) 患者准备:术前一周洁牙、充填龋齿、拆除不良修复体等。术前一天口服常规抗菌药物,手术当天术前可服用止痛药和激素类药物。

(2) 医生准备:介绍治疗计划、费用及手术同意书内容。

(3) 护士准备:诊室消毒、种植体、骨粉、骨膜、种植相关的器械。

采用局部麻醉方式。消毒时先消毒口内后消毒口周。采用四方铺巾或三角铺巾,术区要求铺四层。连接种植机、吸引器,准备器械。

3. 手术流程(图 10-16)

(1) 确定位置、方向、深度。

(2) 确定窝洞形态。

(3) 颈部成形、攻丝。

(4) 放置种植体。

(5) 放置覆盖螺丝、缝合。

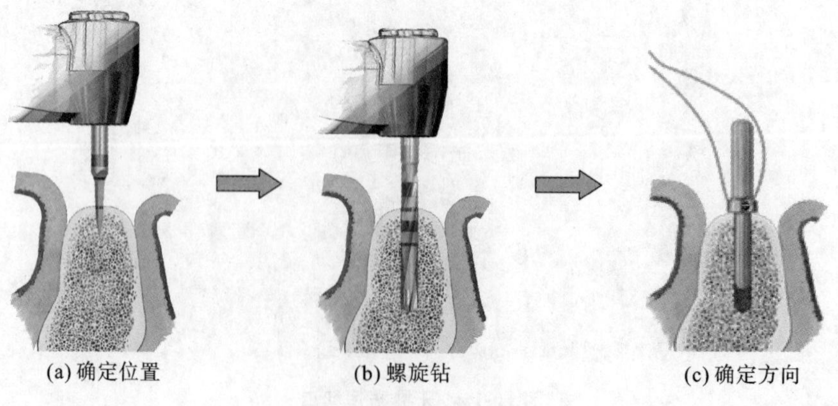

(a) 确定位置　(b) 螺旋钻　(c) 确定方向

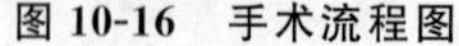
图 10-16　手术流程图

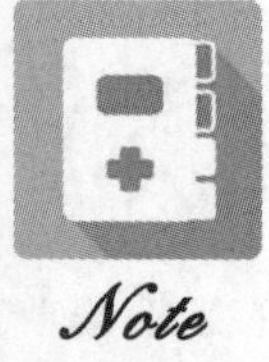
Note

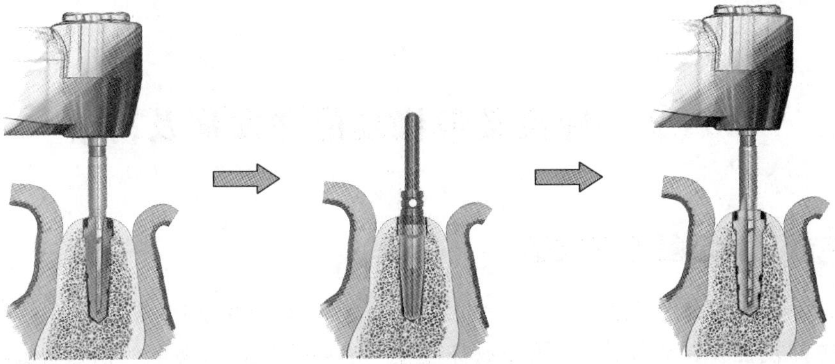

(d) 初次颈部成形、攻丝　(e) 方向、深度测量　(f) 再次颈部成形、攻丝

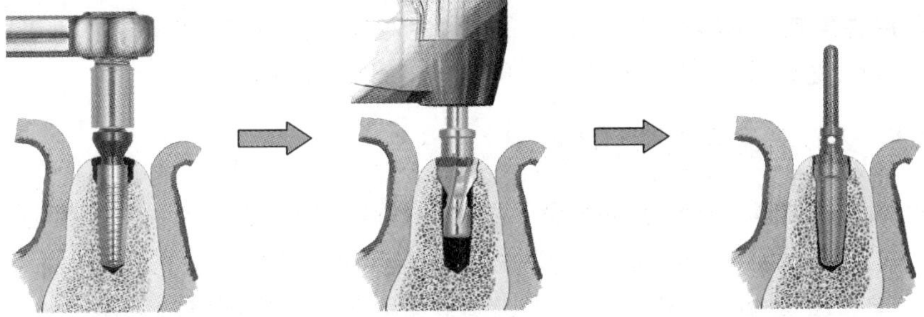

(g) 再次进行方向、深度测量　(h) 中心钻　(i) 试放种植体（可以选择）

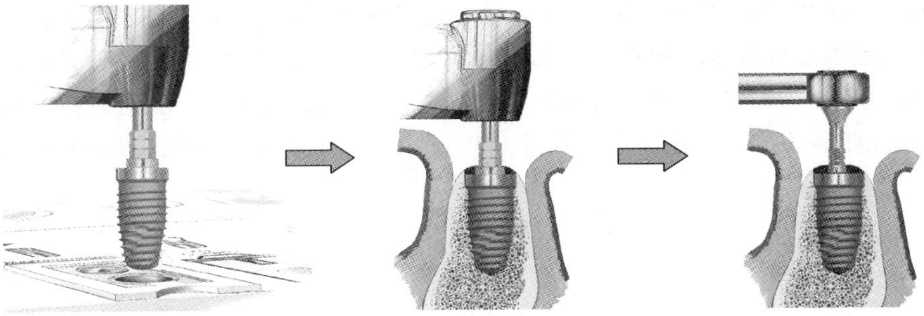

(j) 取出种植体　(k) 放置到植入区　(l) 植入种植体

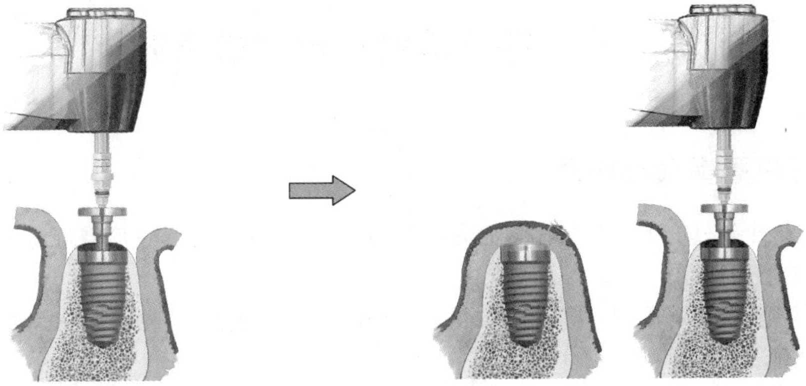

(m) 放置覆盖螺丝　(n) 组织关闭及缝合

续图 10-16

4. 种植体植入注意事项　种植体暴露时间应最短，避免其他器械接触种植体表面。根据种植体植入扭力确定手术方式。

（马严俊）

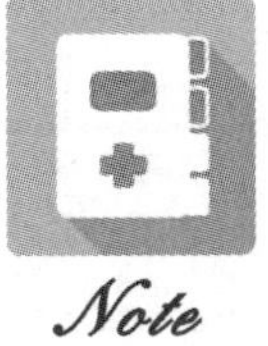

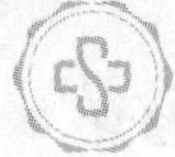

第六节　种植义齿修复的并发症及防治

一、种植义齿修复的并发症

种植义齿修复并发症可分为以下三种：术中并发症、术后并发症、修复后并发症。

1. 术中并发症　神经损伤、上颌窦或鼻腔损伤、邻牙损伤、钻折断、种植体植入位置不佳。

2. 术后并发症　常见的比较轻微的术后并发症有水肿、淤血和不适。医生手术前应该告知患者这些可能的并发症及其严重程度。严重者术后创口裂开及出现黏膜穿孔。

3. 修复后并发症　修复体就位不良、各组件的松动和折断、种植体的松动和折断、修复螺丝的松动和折断、支架断裂、软组织美学效果不佳、种植体周围黏膜炎。

二、种植义齿修复并发症的防治

1. 种植体周围黏膜炎的预防及处理　种植义齿修复后加强口腔卫生宣教，嘱患者注意保持良好的口腔卫生，及时清除嵌塞食物，避免长期刺激局部黏膜。定期复查，清洗修复体及进行口腔洁治，发现问题及时查明原因进行处理，必要时拆除修复体重新制作。

除采用以上措施外，局部应该上药冲洗，促进炎症尽快愈合。可用3%过氧化氢溶液或者0.12%氯己定溶液进行彻底冲洗，局部应用碘甘油或碘伏涂擦，严重者口服抗菌药物。

2. 种植义齿修复失败后的处理　发现种植体周围感染无法处理，种植体松动，X线片见种植体周围透射影时，即可判定种植义齿修复失败。处理：应及早拿出，对骨窝内残留的肉芽组织仔细刮除，直至暴露正常骨组织。用纱布压迫止血。严重者口服抗菌药物，2～3个月复诊。

（马严俊）

第七节　种植后的口腔健康维护

一、术后注意事项及护理

(1) 伤口上纱条轻咬半小时到1 h吐去，2 h后可进流食或软食，餐后轻轻漱口，保持口腔清洁，术后当天不可刷牙。

(2) 术后不要激烈运动，不开车，不饮酒，不吸烟和不洗热水澡，睡觉时枕头稍垫高，伤口稍有水肿或疼痛属正常情况。

(3) 术后可在种植部位冰敷以减少肿胀。

(4) 麻醉药药性过后个别患者有轻微疼痛，可服止痛药。

(5) 可用漱口液含漱，保持口腔清洁卫生，口服抗菌药物3天。

(6) 7天后拆线，如疼痛剧烈，有肿胀，及时复诊。

(7) 口腔内种植部位3～6个月不能承受压力。

(8) 3个月后复诊，3～6个月做二期修复。

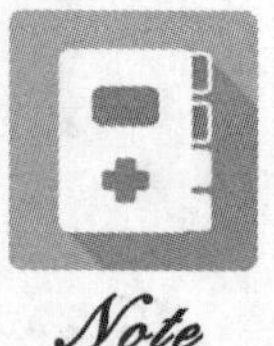

Note

二、口腔卫生的自我维护

口腔卫生的个人维护：向患者简单介绍牙周病的相关知识，以及种植义齿修复后进行种植体维护的重要性，使患者了解不良口腔卫生环境的危害性，以及正确清除菌斑的方法。告知患者应定期进行口腔检查，接受牙周洁治。针对每个患者的不同情况，分别或联合使用以下各项措施，做到有效去除菌斑。

(1) 刷牙：教会患者正确的刷牙方法，建议采用改良 Bass 刷牙法，尽量避免对种植体和牙龈的损伤。一般推荐使用软毛牙刷。

(2) 使用牙线：清除牙齿邻面菌斑的一种方法，尤其适用于牙间乳头无明显退缩的牙间隙。一般在刷牙后进行，每日一次。

(3) 使用牙缝刷：清除邻面菌斑的一种方法，一般适用于牙间乳头退缩或牙间隙增大的情况。在为种植体选择牙缝刷时，牙缝刷中间的金属部分应有尼龙外层，这样牙缝刷的金属部分才不会直接碰到种植体表面，从而避免对种植体表面产生损伤。由于牙缝刷容易折断，使用时要注意使刷头顺着牙缝的方向，分别从颊侧和舌侧进入，做颊舌向运动即可。

三、口腔种植义齿的专业维护

由于金属器械会损伤种植体表面，因此清洁种植体时不能使用常规金属器械，推荐使用下述工具对种植体进行清洁和抛光：塑料、树脂或纯钛的手用洁治器，碳纤维头的超声洁治器，橡皮杯，抛光刷，锥形橡皮尖，低磨损的抛光膏。如果种植体的上部结构可以拆卸，可以使用超声清洗机对上部结构进行清洗。

小　结

口腔种植学是一门新兴学科。它是由材料科学、生物医学工程、美学以及口腔医学各学科和其他相关学科综合发展而形成的当代口腔医学中发展非常快的学科。目前，牙种植体在临床上不仅被广泛地应用于个别牙、部分及全口牙缺失的修复与固位，同时亦用于无牙颌骨萎缩及颌骨缺损后的功能性重建与修复治疗，进而恢复口颌系统的正常形态和生理功能，促进患者的身心健康。其中，口腔种植手术流程、种植义齿修复并发症和种植后的口腔健康维护是本章需要重点掌握的内容。

目标检测

1. 口腔种植手术的流程有哪些？
2. 种植后的口腔健康维护有哪些内容？

（马严俊）

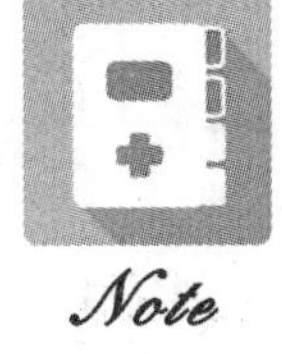

Note

第十一章　计算机辅助设计和制作义齿

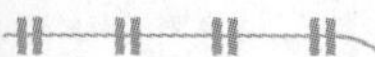

学习要点

本章 PPT

1. 计算机辅助设计和制作的概念及组成。
2. 全数字化义齿的制作流程。
3. 全数字化义齿的粘接注意事项。

第一节　概　　述

计算机辅助设计（computer aided design，CAD）和计算机辅助制作（computer aided manufacture，CAM）技术，简称 CAD/CAM 技术。CAD 技术是指以计算机作为主要技术手段、运用各种数字信息与图形信息对产品进行设计的技术，CAM 技术是指利用由计算机控制的数控加工设备，使产品自动加工成形的技术。CAD/CAM 技术是将光电子技术、计算机技术与数控机械加工技术集成于一体的新技术。

（马严俊）

第二节　牙科 CAD/CAM 系统的组成

牙科 CAD/CAM 系统主要是指椅旁 CAD/CAM 系统，患者一次就诊即可在牙医诊室完成备牙、光学取模、设计、切削、试戴、安装等全部程序。

椅旁 CAD/CAM 系统主要由数字化印模、CAD 和 CAM 制作三个子系统组成，将牙齿修复工作简化为扫描、设计、切削三个步骤。数字化印模即医生通过操作口内扫描产品的扫描头获取患者口腔内预备体形态、邻牙情况、对颌牙及咬合等图像和三维数据信息。然后通过计算机将扫描获取的三维数据导入 CAD 软件，对扫描数据进行后处理，设计出义齿数据模型。再通过 CAM 机器加工出义齿胚体。根据义齿材料的不同，进行烧结、染色或上瓷等处理，方可提供给患者试戴。整个义齿修复制作过程由常规的 7～10 天，简化为 1 天即可完成，从而大大缩短了修复体制作周期，减少了人工制作的误差，为患者提供了更加便捷和舒适的服务。

一、数字化印模

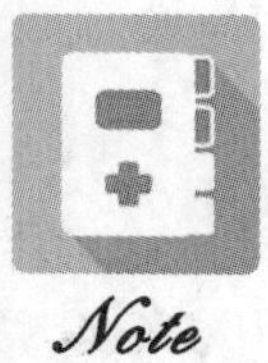

Note

制取口腔印模是牙齿修复的关键步骤，印模的精准度直接影响着义齿的戴用效果。数字化印模设备主要是指采用直接法于口腔内取模的设备，即口内数字化印模设备。与口外采集方式相比，其优势显而易见。它不但省却了大量烦琐的制模和翻模步骤，降低了材料和人工的消耗。更重要的是，口内数字化印模设备将口腔修复数字化诊疗推向了一个更高的水平。

口腔数字化印模获取技术分为间接法和直接法两类。间接法即先采用传统的方法制取印模、翻制石膏模型，然后采用桌式扫描设备对患者牙列的石膏模型进行扫描以获取数字化印模，此方法是目前临床上采用较多的方法。直接法是指应用小型探入式光学扫描探头，直接在患者口腔内获取牙齿、牙龈和相关软硬组织表面形态的三维数据的方法。

伴随着技术的不断革新，直接法的口腔数字化印模获取技术现已成为口腔医学的热点。口内数字化印模设备联合椅旁 CAD/CAM 系统的全数字化口腔诊疗模式以其便捷、高效、精准的特性正逐渐被业界所关注，成为口腔医学未来发展的方向。当前，多种形式、品牌、技术平台支持的口内数字化印模设备不断涌现，很多公司推出了口内数字化印模设备，扫描原理、性能特点各不相同。

当前市面上已有的口内数字化印模设备所选用的光源和光学原理各不相同。光源主要有激光、可见光等，工作原理有激光三角测量、平行共焦成像、光学相干断层成像、多通道三维成像等。此外，国外产品的数据输出格式大多为专用格式，只能配备固定的 CAD 设计软件和加工机。

二、CAD 系统

CAD 系统是借助计算机的数据、图形处理功能，以及系统数据库中储存的各种与修复设计相关的数据，来帮助医生完成各种修复设计的工具平台。目前分为“封闭式”和“开放式”系统两种。其中封闭式系统，数据包以 STL 格式文件发送。开放式系统，通过 CAD 程序输出通用格式的数据包，用户可自行选择所需的数控加工设备及相应的加工材料。

目前口腔专用的 CAD/CAM 系统均采用多轴数控装备，通常具有 3～5 个轴（自由度），直接在牙椅旁进行即刻修复时一般使用有 3～4 个轴的设备。

（马严俊）

第三节　椅旁 CAD/CAM 系统的义齿制作

现在以“DL-100 口内扫描仪”为例介绍操作内容。它选用 LED 白光作为口内相机部分的光源，具有微型化的扫描头设计、高扫描精度和开放的 STL 数据导出格式等，能满足医生、患者和技师的需求。数字化流程如图 11-1 所示。

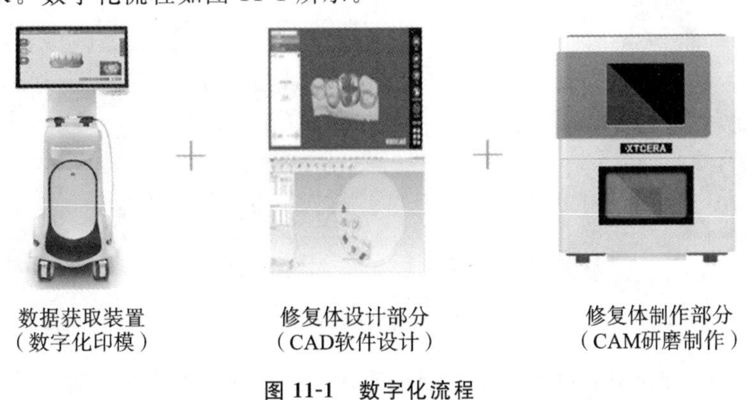

图 11-1　数字化流程

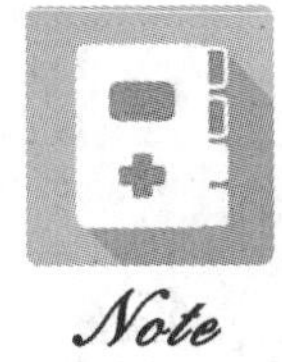

一、牙体预备

在数字取模之前,有个重要的环节是牙体预备。牙体预备的目的是消除倒凹、制备修复体所需要的空间以及制备固位形和抗力形。它需要遵循生物学原则、机械力学原则、美学原则等。牙体预备的基本步骤依次为去龋、备洞、喷砂、垫底。不同的牙位对牙体预备的要求也不同,整体而言,牙体预备的要点如下。

(1) 边缘锐利,底部平缓,内部圆钝。打磨时要注意牙体侧壁保留一定的厚度,内部结构需打磨圆钝。待修复牙体的边缘线制备应尽量光滑、保持连续。轴面不能有锐角,各个转角应圆缓光滑。为避免边缘区过薄导致的崩瓷,禁止制备短斜面(图 11-2)。

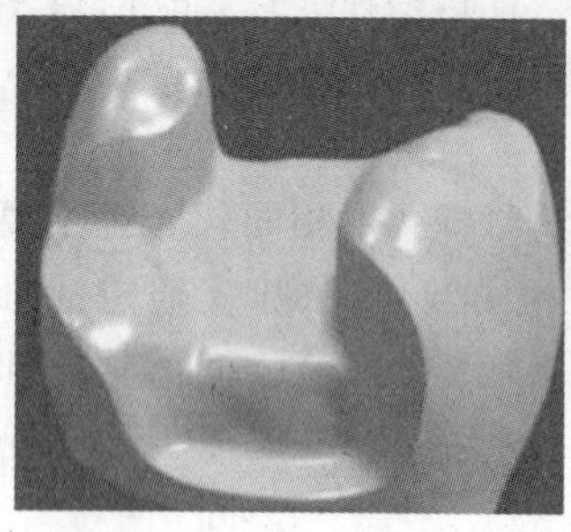
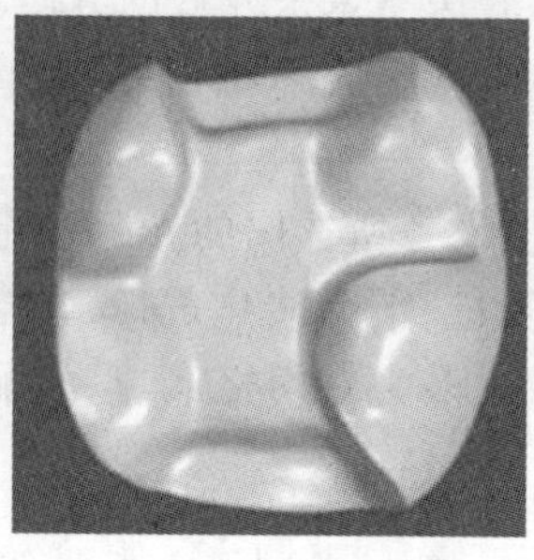
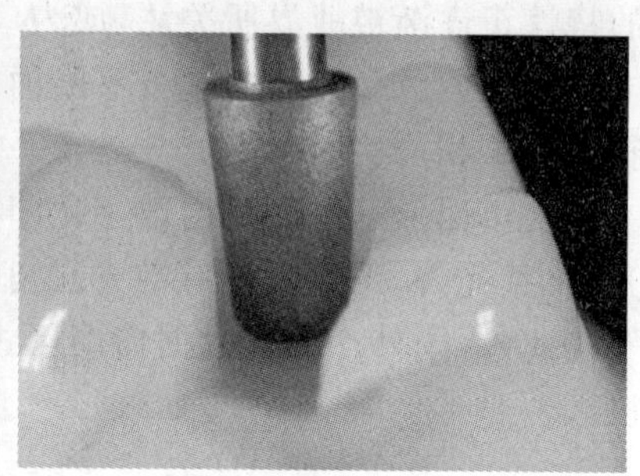

图 11-2　牙体预备 1

(2) 保障足够的牙体厚度。肩台的宽度应为 0.8 mm(贴面 0.5 mm),裂隙处至少要有 1.5 mm厚度,咬合面至少有 2 mm 的空间,嵌体峡部最窄为 2.5 mm(图 11-3)。

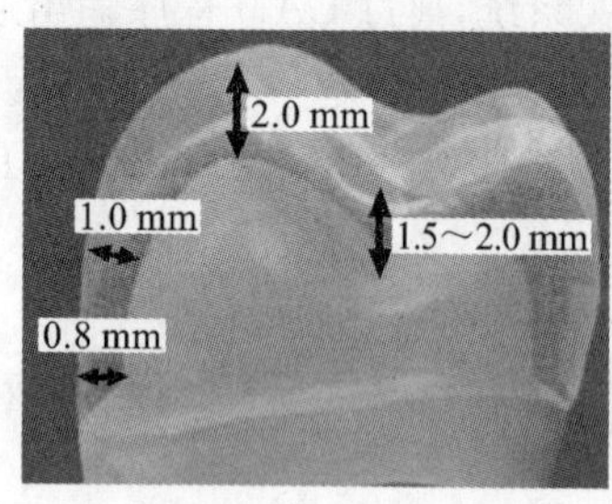

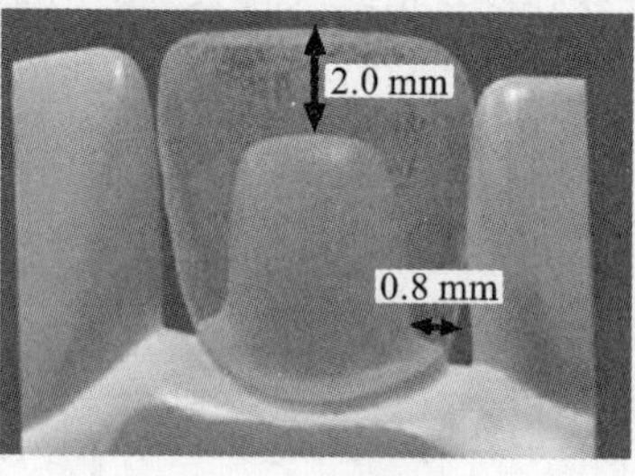

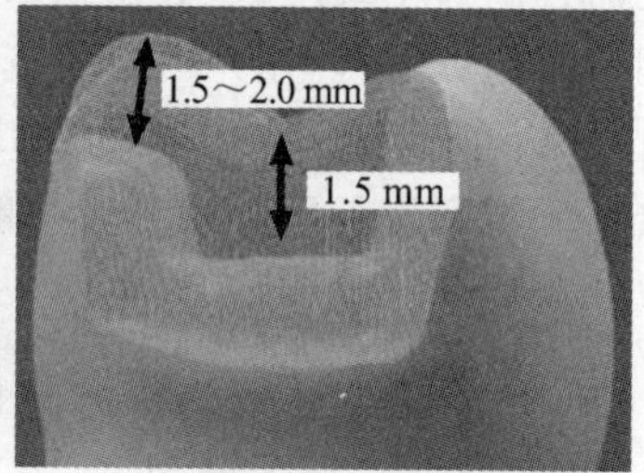

图 11-3　牙体预备 2

(3) 避免制备过窄区域。临床医生在预备牙体时,各个面之间的角度不能过小。机器研磨钻由于受到形状上的限制,不可能研磨出所要求的修复体形状。这会导致修复体不能顺利就位,或因崩瓷导致修复失败(图 11-4)。

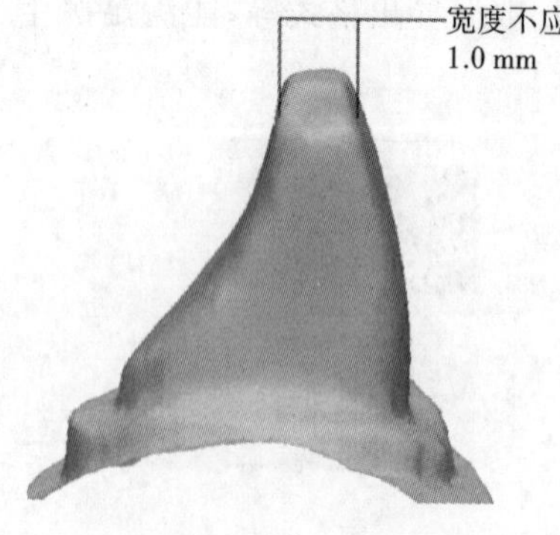

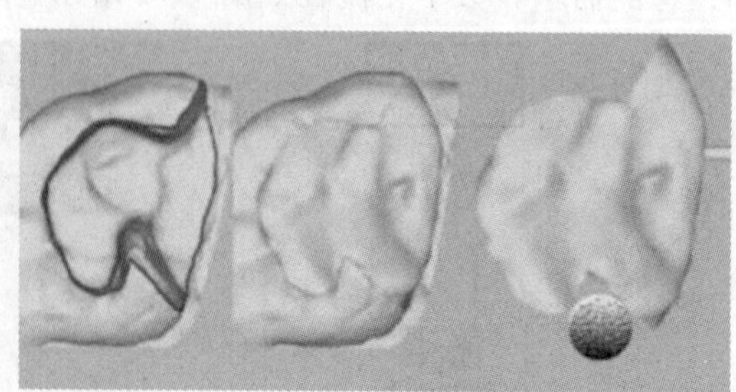

图 11-4　牙体预备 3

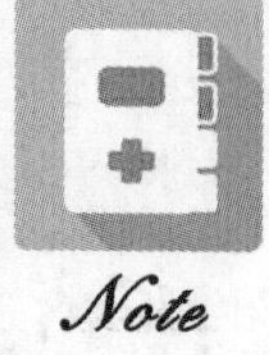

(4) 结构简单,强调粘接固位。由于目前临床上建议保留更多的健康牙体组织,对粘接的

性能要求更高，牙体预备时可不必刻意制备鸠尾等固位形。医生可以灵活地采取保留牙体组织的制备方法，如嵌体及贴面。在许多情况下，可以不必做全冠制备(图 11-5)。

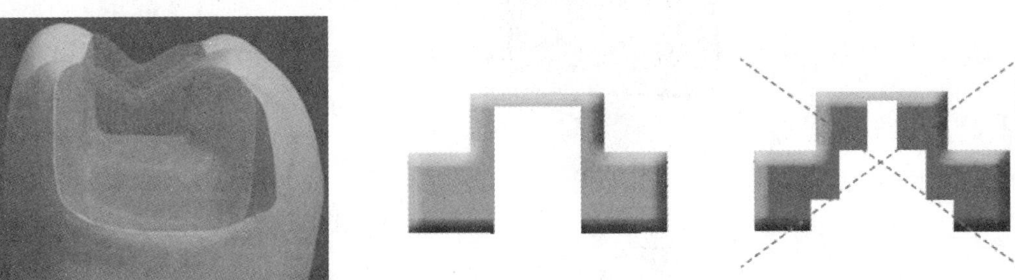

图 11-5　牙体预备 4

(5) 肩台预备。要求连续平整，应制备成带圆弧形内角的肩台(图 11-6)。

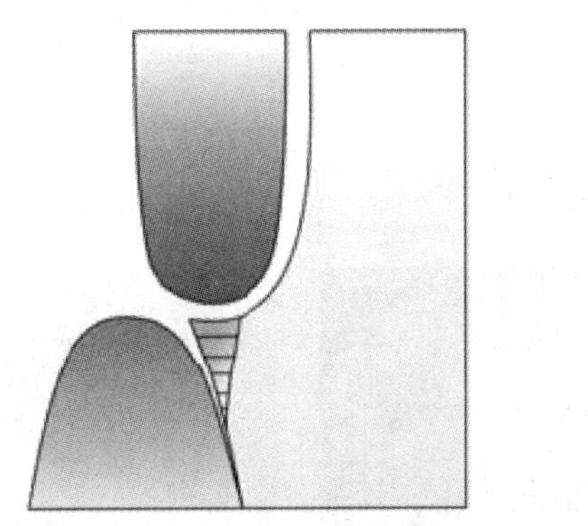
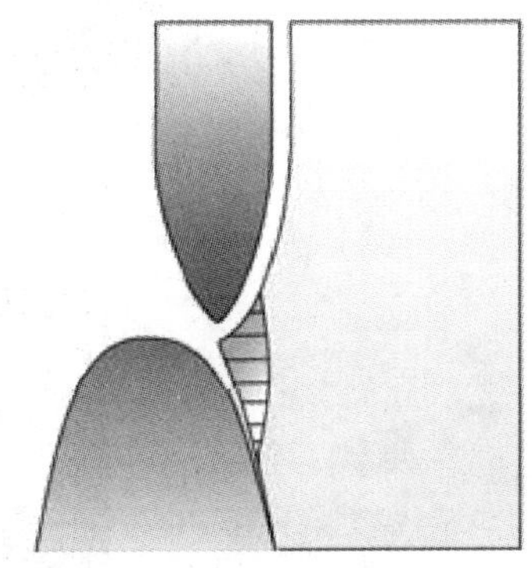

图 11-6　牙体预备 5

二、数字化印模

制取数字化印模时使用的设备是 DL-100 口内扫描仪，它主要由口内相机、显示屏及影像处理系统三个部分组成。其在使用时需要与口腔科光学喷粉一起配合使用。使用光学喷粉的目的是减少唾液对扫描效果的影响，增加特征追踪点，以辅助口内扫描仪更好地获取牙齿 3D 图像(图 11-7)。

1. 扫描前准备　术前提前半小时将 DL-100 口内扫描仪开机，以预热机器和扫描头；用酒精擦拭消毒；医生调整椅位，用橡皮障式开口器打开患者口腔；做隔湿、龈沟内置入排龈线(单、双线)；必要时止血；清洁牙面、适度吹干(图 11-8)。

2. 使用光学喷粉　光学喷粉仪需少量均匀地覆盖牙面即可，切勿覆盖过多。使用前，先均匀摇晃罐体 10～15 s，再在口外喷洒，检查喷粉效果。喷洒时按压力度适中，匀速移动，保持喷嘴与牙面 10～15 mm 的工作距离。喷洒过程中可调整喷嘴角度使光学喷粉均匀覆盖在待修复牙齿及邻牙牙面，且在同一牙面的喷洒停留时间不要超过 3 s，单次按压时间控制在 10 s 以内。扫描结束后患者仅需清水漱口即可清除口内的喷粉(图 11-9)。

3. 取光学印模　操作 DL-100 口内扫描仪的触屏显示器，打开扫描软件，进入用户登录系统，输入患者信息、牙位及修复体信息后即可扫描(图 11-10)。操作 DL-100 口内扫描仪时应特别注意保护口内相机部分。对于口内相机须做到轻拿轻放，每次扫描结束后确保口内相机放回支架位置，避免撞击。

扫描时，采用持笔式手形，根据口内扫描位置选择好操作支点。口内相机镜头与牙面保持 5～20 mm 的工作距离。先单击相机开关，通过扫描视窗观察喷粉情况，若发现遗漏则补充喷

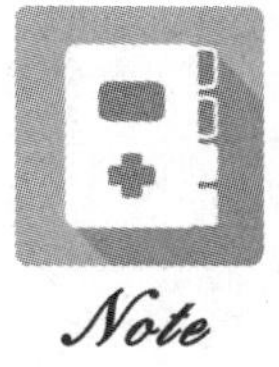

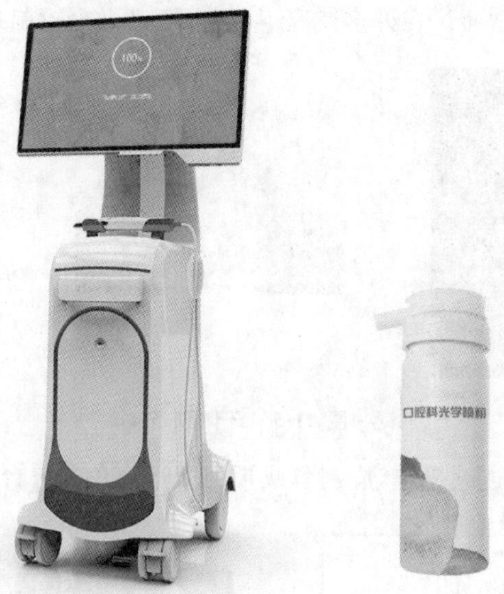

图 11-7　口内扫描仪

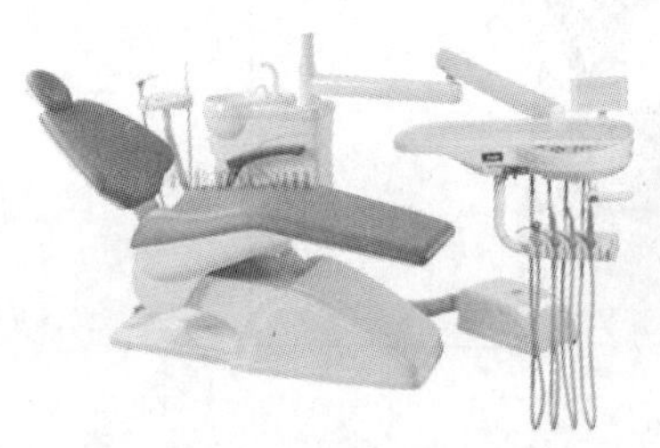
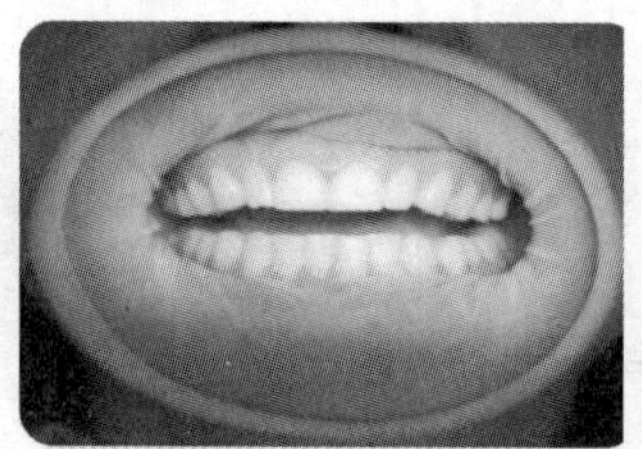
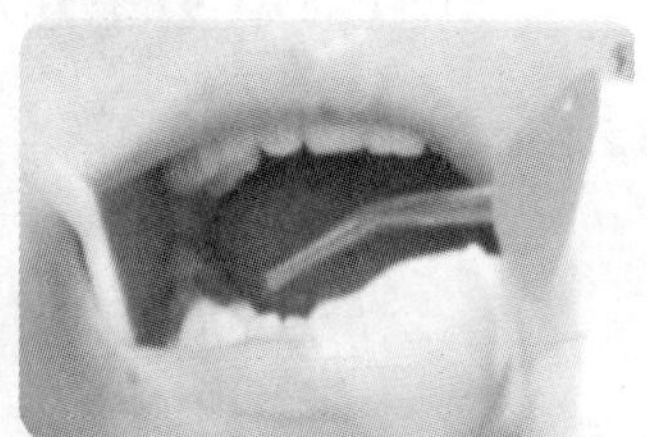

图 11-8　扫描前准备

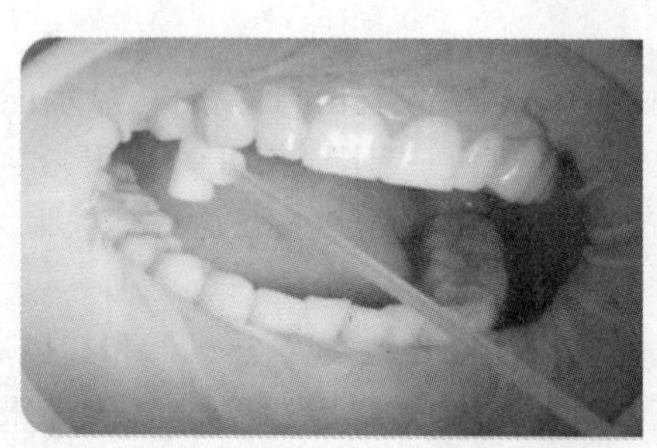
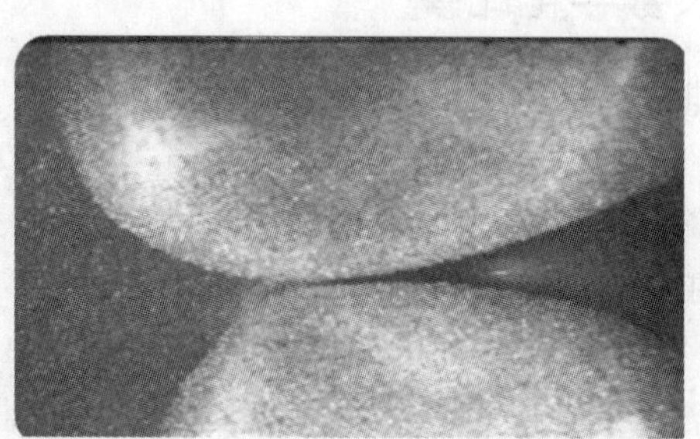

图 11-9　口腔扫描喷粉

洒。扫描时应遵循"咬合面作为主干，轴面为支干，以基牙的远中邻牙为起始牙，由远中向近中，先扫描咬合面，后唇、颊侧与舌、颚侧牙面"的操作原则。扫描范围需要超过待修复牙 1 个牙位，扫描该牙体的上腭、下腭及咬合情况(图 11-11)。

扫描过程中按照建议扫描顺序匀速进行扫描，保持口内相机窗口与牙面的距离始终处于工作距离范围内。若扫描过程中发生操作失误而引起数据丢失，只需迅速回移到之前扫描过的任意位置即可迅速复位继续扫描。对于基牙与近远中邻牙的接触面，要放慢移动速度，移动手指对口内相机的角度进行调整，确保重要区域的信息完整(图 11-12)。

4. 扫描数据上传　DL-100 口内扫描仪的数据输出格式为通用的 STL 格式，任何开放支持 STL 格式的 CAD/CAM 系统均可对本系统所扫描的模型进行设计与加工。

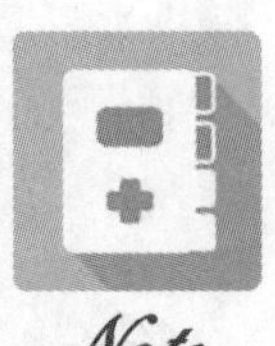

Note

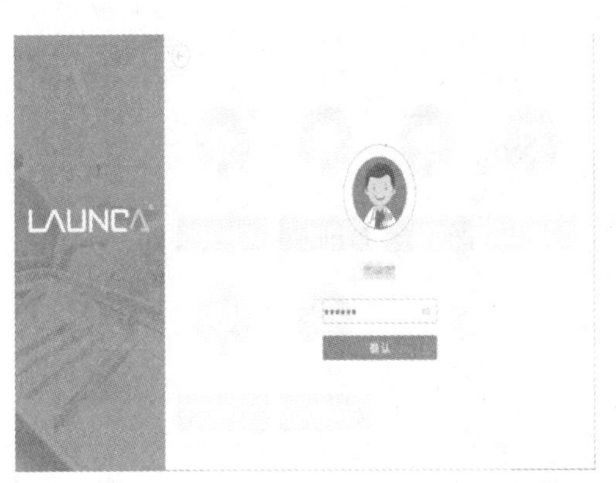
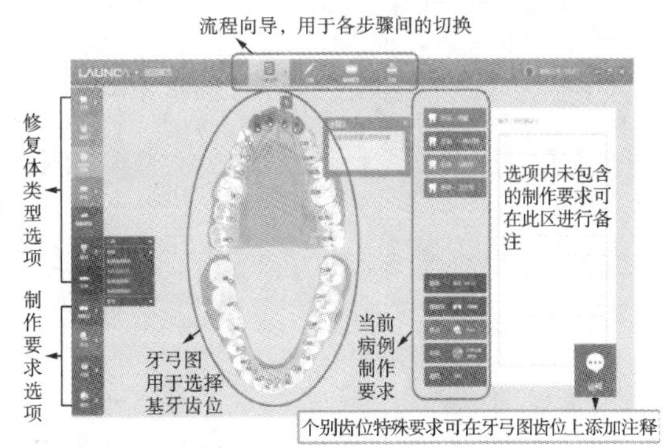

图 11-10 口内扫描界面

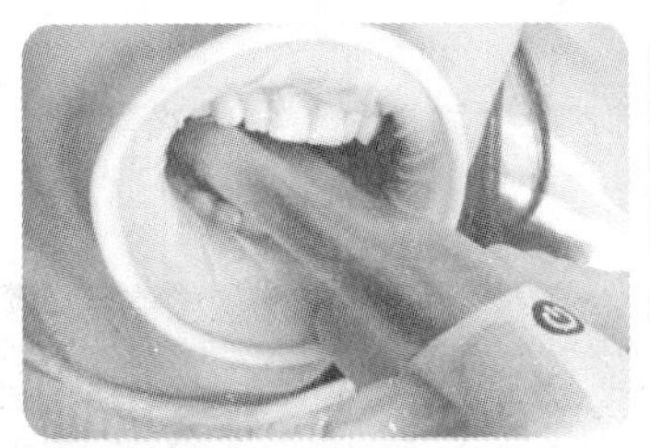
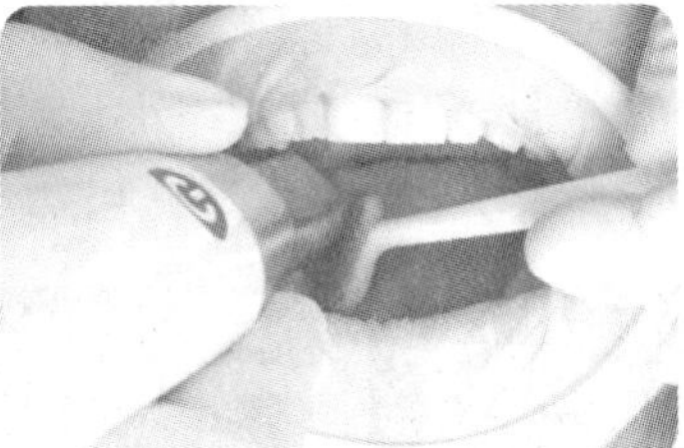
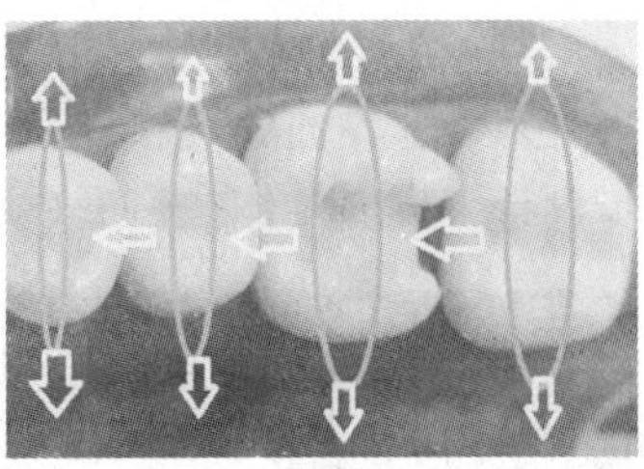

图 11-11 扫描手法

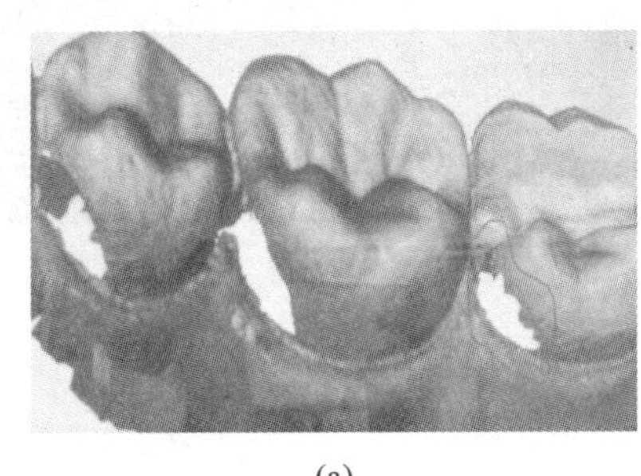
(a)

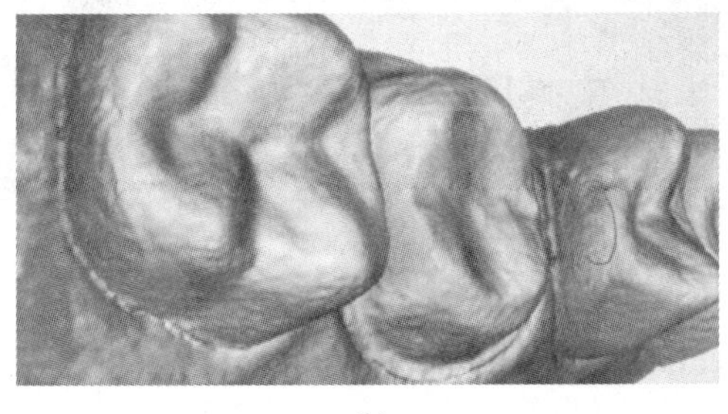
(b)

图 11-12 口内扫描图像

(a) 不完整数据；(b) 完整数据

三、CAD 软件设计

本套椅旁系统所使用的 CAD 设计软件是 EXOCAD 软件。打开 EXOCAD 软件后，先导入扫描数据，在“定义工作类型”中选择修复体的牙位，选取修复项目和材料，建立好修复体信息（图 11-13）。

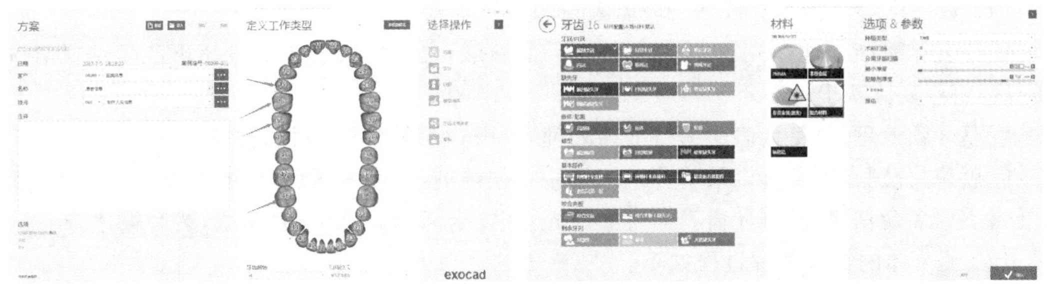

图 11-13 口内扫描后设计 1

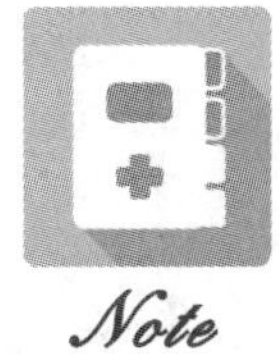

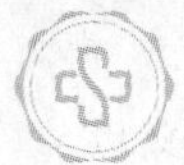

在屏幕右上角“选择操作”中点击“设计”生成设计信息(图 11-14)。

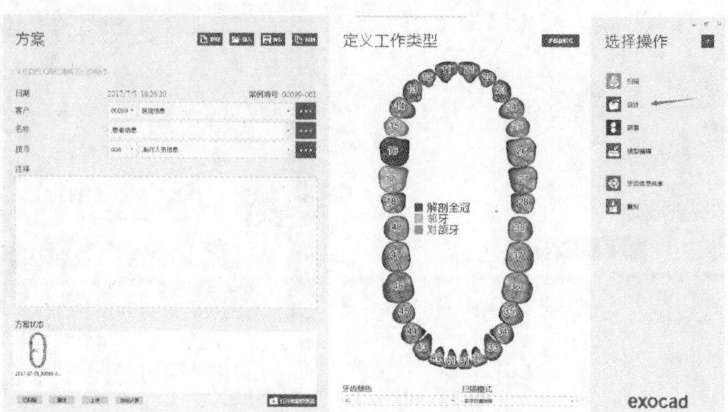

图 11-14　口内扫描后设计 2

进入设计界面后,根据左下角的“向导”框,放大缩小、上下调节扫描图,绘制边缘线位置,逐步设计生成修复体(图 11-15)。

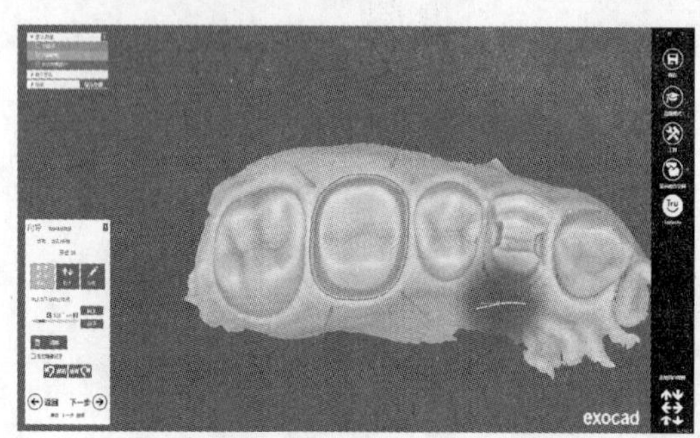

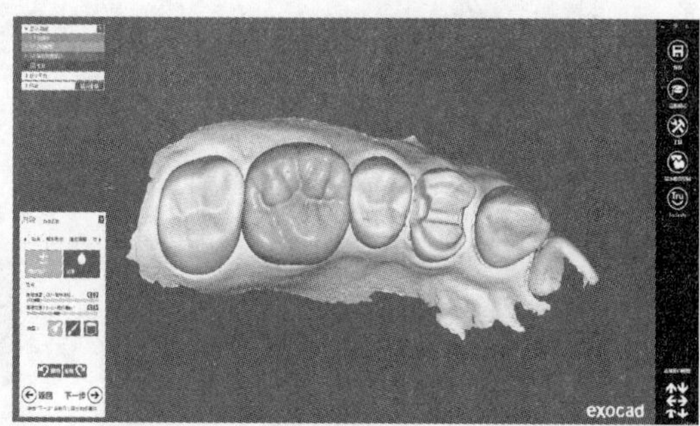

图 11-15　口内扫描后设计 3

四、CAM 研磨制作

本套椅旁系统选用 X-mill 400 四轴牙科雕铣机作为配套的加工机。这是一款高精度、高效率、高度集成的牙科专用雕铣一体化设备,外形简约小巧,操作简单智能,且配有多传感器监控及免维护设计,适合加工 PMMA 材料、玻璃陶瓷等(图 11-16)。

五、粘接

粘接是确保 CAD/CAM 修复体长期效果的先决条件,可以增加修复体的机械强度,确保精确的边缘和增加美容效果。科学证据表明,与一步粘接相比,多步粘接能够提高牙釉质和牙本质的粘接强度。

(1) 数字化即刻修复材料——玻璃陶瓷的粘接步骤如下。

①修复体酸蚀处理:用水冲洗修复体上的氢氟酸,之后将修复体放进超声波清洗机清洗 3 min 后,将修复体吹干。

②基牙预处理:对基牙表面进行酸蚀处理,1 min 后将基牙表面清洗吹干。

③就位:分别在修复体以及基牙组织面涂布粘接剂,适度按压就位,各个面光固化 20 s;去除牙齿表面多余粘接剂,对牙齿表面打磨抛光,调咬合邻接,直到患者满意,然后戴牙。

(2) 修复体的详细处理过程如下。

①在修复体组织面涂抹氢氟酸,作用时间 90 s,用水冲洗(注意戴手套操作),再用无水乙醇溶液振荡 180 s。

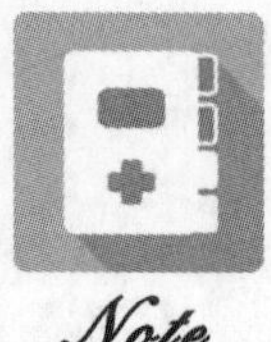

Note

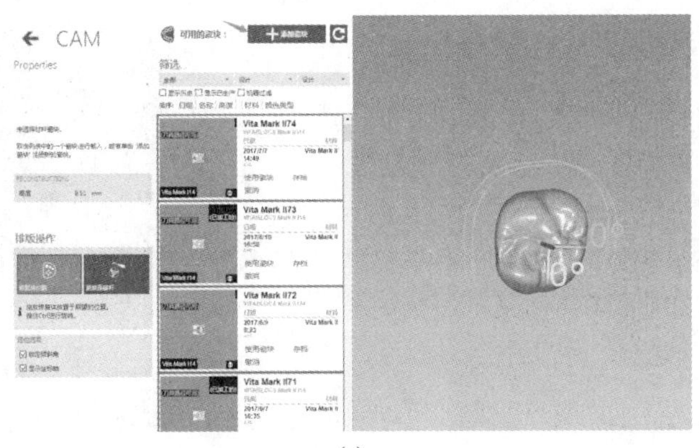

(a)

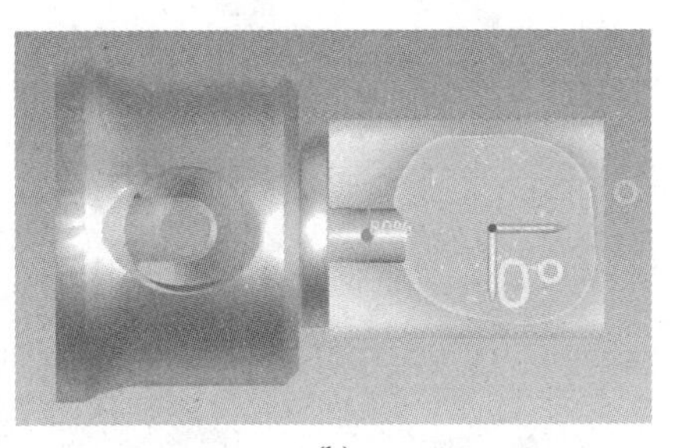

(b)

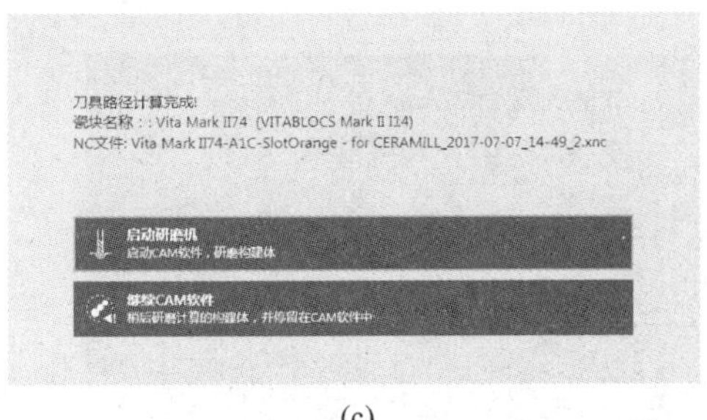

(c)

图 11-16　研磨阶段

(a) 选择修复体材料和瓷块大小;(b) 调整修复体在瓷块内的位置;(c) 启动研磨

②振荡后吹干,90 s 之内不间断涂抹硅烷偶联剂之后充分吹干(图 11-17)。

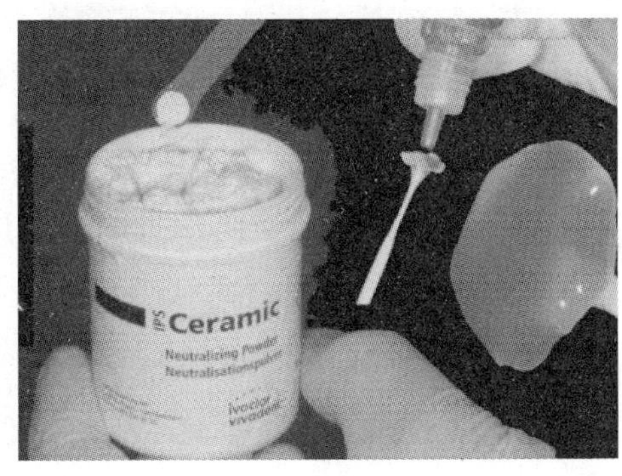

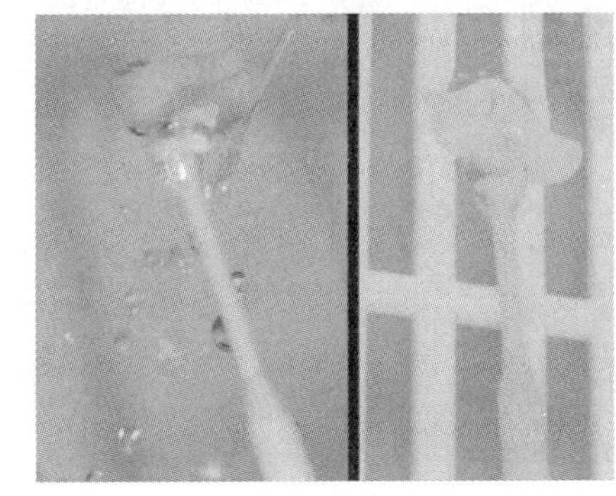

图 11-17　粘接处理 1

③将修复体表面涂抹的一层牙釉质粘接剂 Helibond(3 液)吹匀,放置在避光处待用(图 11-18)。

④涂抹 37%的磷酸凝胶于牙齿表面,静置 45 s 后将磷酸凝胶彻底冲洗干净,轻轻吹至微湿润状态(图 11-19)。

⑤在牙体粘接面使用毛刷涂抹牙本质处理剂 Syntac Primer(1 液)15 s。轻轻吹干,不要冲洗(图 11-20)。

⑥在牙体粘接面涂抹牙本质粘接剂 Syntac Adhesive(2 液)10 s,用气枪吹干(图 11-21)。

⑦涂抹牙釉质粘接剂 Helibond(3 液),涂匀吹薄,不要固化(图 11-22)。

⑧在修复体组织面涂抹 Variolink N 基质,将修复体缓慢就位,用毛刷去除多余的粘接剂材料后光固化 2 s。去除凝胶状的多余水门汀材料(图 11-23)。

⑨为了避免氧阻聚层的形成,使用氧阻聚剂 Liquid Strip 封闭修复体边缘(图 11-24)。

⑩接下来彻底光照,每个面至少 20 s(图 11-25)。

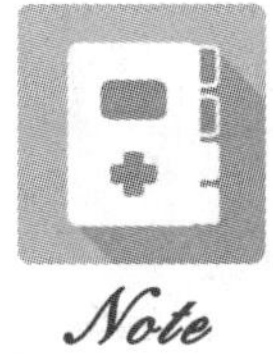

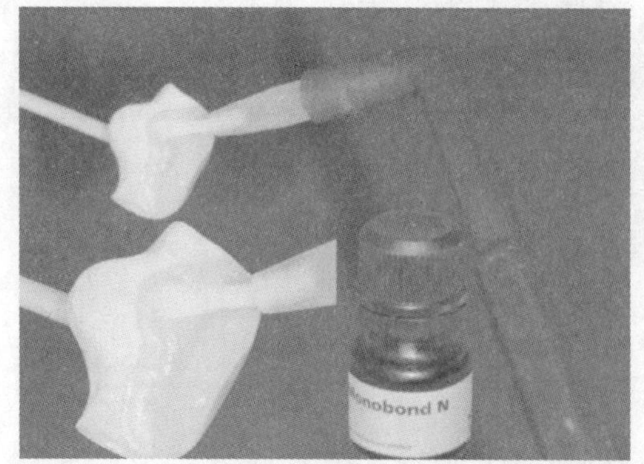

图 11-18　粘接处理 2

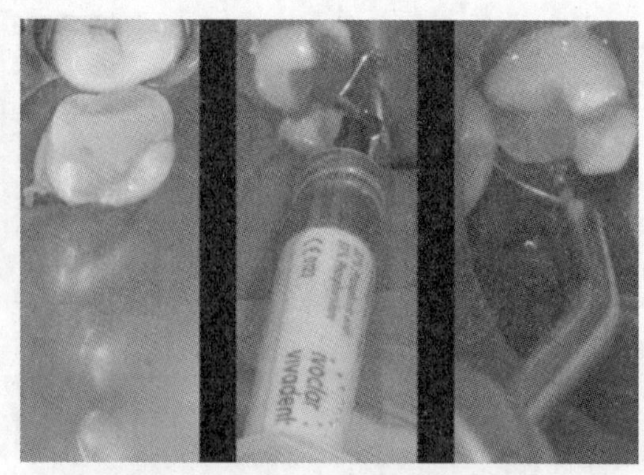

图 11-19　粘接处理 3

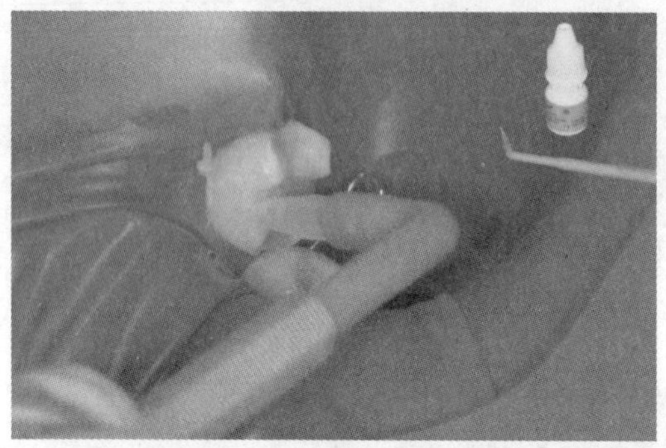

图 11-20　粘接处理 4

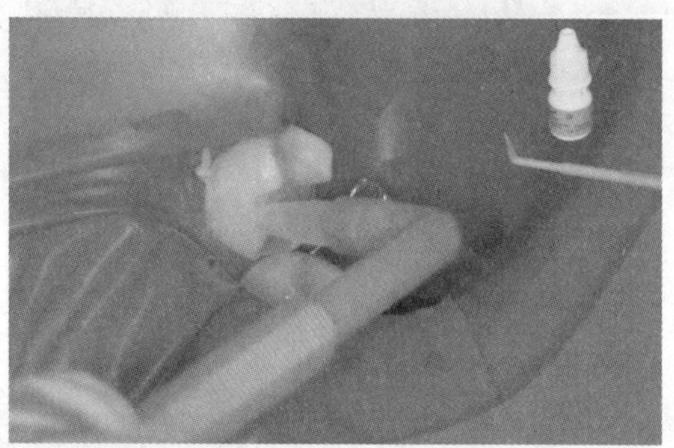

图 11-21　粘接处理 5

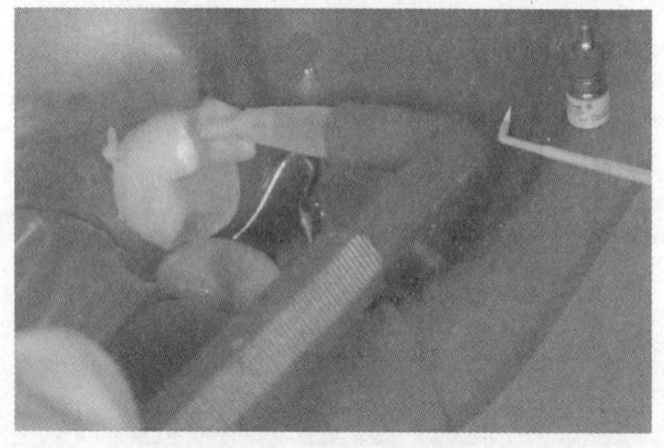

图 11-22　粘接处理 6

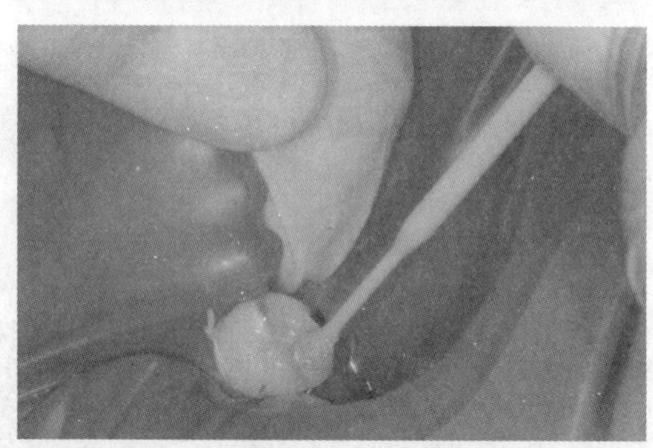

图 11-23　粘接处理 7

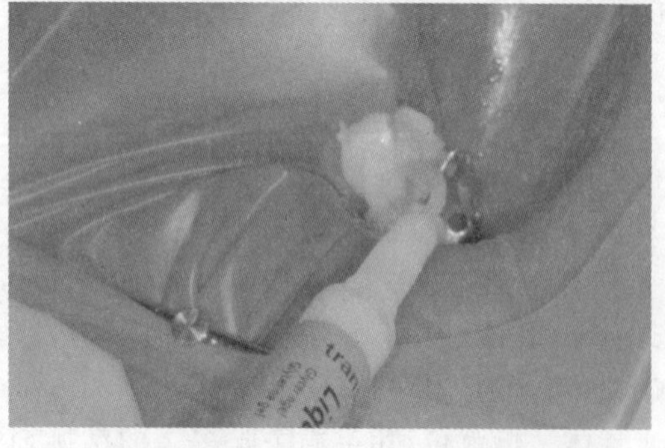

图 11-24　粘接处理 8

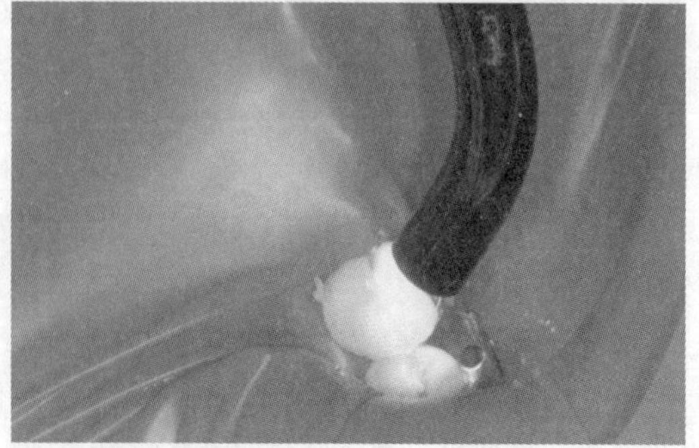

图 11-25　粘接处理 9

⑪调整之后使用氟保护漆保护牙齿(图 11-26)。

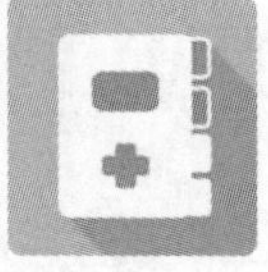

Note

六、抛光及上釉

用研磨仪切割成的修复体可选择快速简便的抛光方式，或在有烤瓷炉的条件下上釉。

(1) 抛光(图 11-27)。

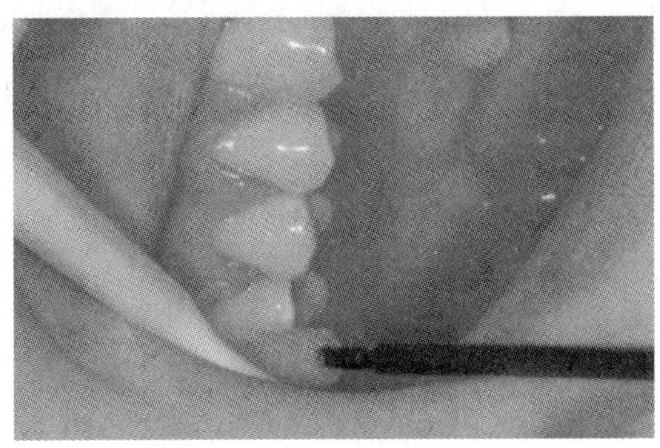

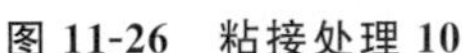

图 11-26　粘接处理 10

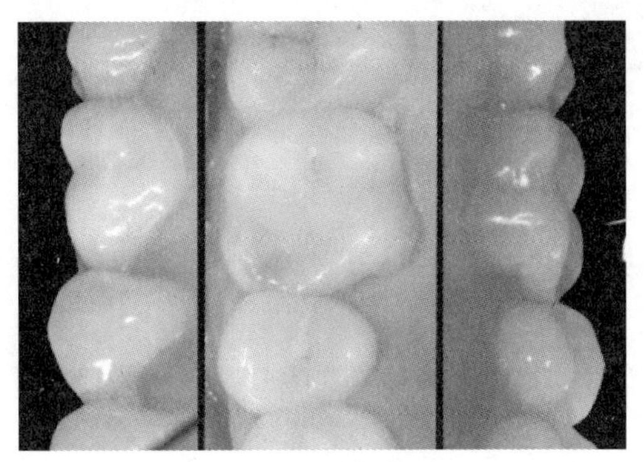

图 11-27　粘接抛光

(2) 上釉(图 11-28)。如需做个性化修复体修色，可采用传统烤瓷炉上釉，上色。

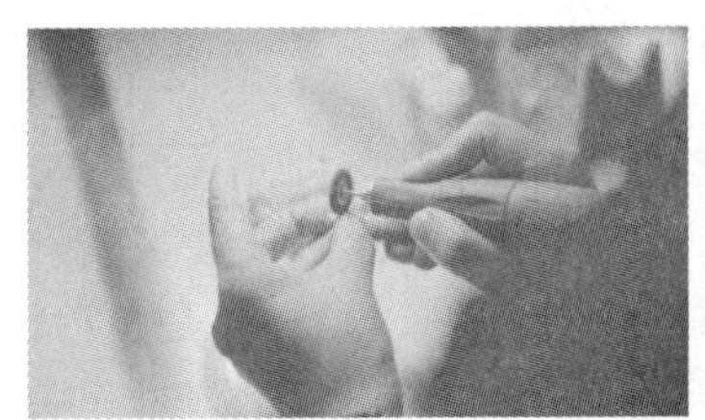

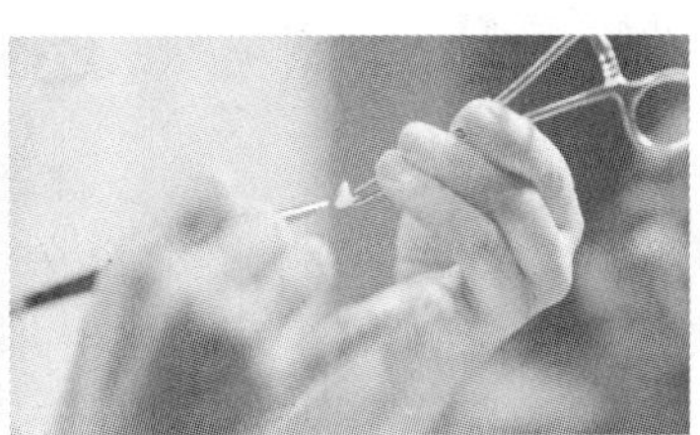

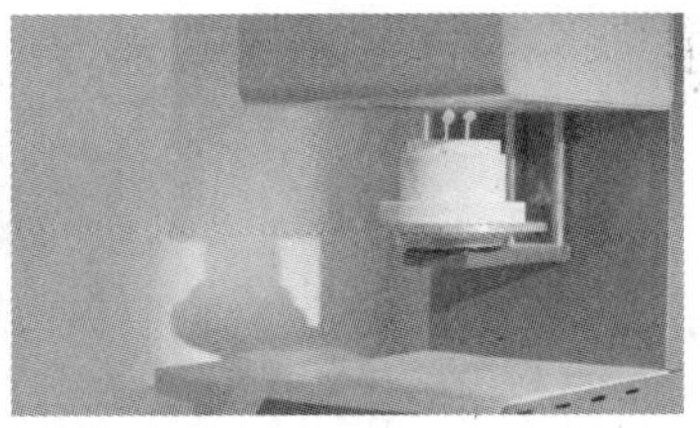

图 11-28　上釉

小　结

随着人们对口腔美学和安全性要求的不断提高，在口腔修复领域中高强度、高生物相容性、高美观性的全瓷材料越来越受到患者的欢迎。计算机辅助设计和制作(CAD/CAM)技术已从嵌体、贴面、单冠、三单位固定桥、多单位固定桥的制作发展到了全牙列固定桥的制作。活动牙的支架制作和全口义齿制作已经开发完成并应用于临床。计算机辅助设计和制作(CAD/CAM)技术的应用范围越来越广，其提高了口腔修复质量，缩短了患者的就诊和治疗时间。数字化流程及牙体预备的要求是本章需要重点掌握的内容。

目标检测

1. 计算机辅助设计和制作的定义是什么？
2. 如何取得良好的数字化印模？

(马严俊)

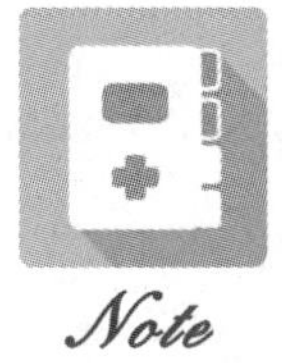

Note

第十二章　牙周病的修复治疗

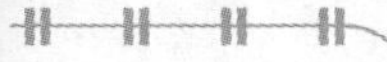

学习要点

本章 PPT

1. 牙周病的修复治疗原则和临床分类。
2. 牙周夹板的种类及制作方法。

第一节　概　　述

牙周病是人类较常见的口腔疾病之一。牙周病是人群中广泛流行的慢性感染性疾病，也是成年人失牙的最主要原因。现代研究表明，牙周病的发生并非由单一因素导致，而是多种因素共同作用的结果。咬合因素一直被认为是牙周破坏的促进因素，因此在牙周病治疗过程中，总原则是既要减少和控制菌斑，又要考虑咬合因素。

（张　潇）

第二节　牙周病修复治疗的适应证与原则

（一）适应证

牙周病的修复治疗主要是通过调殆和牙周夹板固定来完成的，主要应用于有咬合高点（如有早接触或者存在咬合干扰）、牙齿伸长，有移位牙、影响正畸疗效的倾斜牙，有保留价值的松动牙以及患急性牙周炎的患者。

（二）治疗目的

(1) 调整咬合，消除创伤，减轻牙周支持组织的负担。

(2) 固定松动牙，修复缺失牙，矫正移位牙，达到分散殆力的目的，从而控制病理性松动和移位，使牙周组织得到生理性休息，促进牙周组织愈合。

(3) 恢复患者的咀嚼功能。

（三）牙周病修复治疗的一般原则

1. 尽量保存患牙　尽量保存患牙是牙周病治疗的基本原则，保存患牙的条件如下：治疗后牙周袋深度减小或消失，且龈组织的颜色正常而质地变得坚韧；牙的松动度减轻，牙周膜宽度趋于正常，牙槽骨骨质致密度趋于增加；治疗后咀嚼功能得到适当恢复。

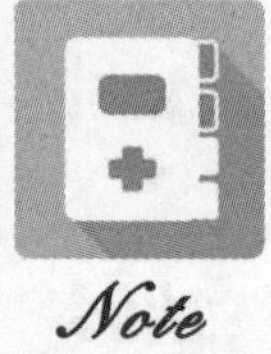

Note

2. 患牙拔除情况 出现下列情况者应该考虑拔除患牙：Ⅲ度松动牙；牙冠破坏严重且牙槽骨吸收达根长 2/3 者；牙松动且牙周袋深至单根牙的根尖或多根牙的根分叉以下，治疗无效者(应与老年退行性变者相区别。老年退行性变者，虽然龈组织与骨组织同时萎缩，根分叉暴露，但并不形成盲袋，且牙周组织相对健康，牙稳固，应予以保留)；牙错𬌗畸形，严重影响下颌运动和咀嚼功能的发挥，且妨碍义齿修复者；牙齿明显移位、伸长、倾斜，又难以消除咬合创伤者；前牙松动、移位、伸长，不仅影响发音和美观，且不利于牙周夹板就位者；缺牙较多，余留牙松动，且少而孤立，不但难以减轻其牙周组织负荷，而且难以控制病理性松动者。

3. 固定松动牙 根据牙松动度及其在牙弓上的位置来决定固定松动牙的数量和范围，其原则如下。

(1) 最好有一定数量的健康牙在固定范围内，否则应考虑适当扩大固定范围。

(2) 松动牙数量越多，松动度越大，应增加固定的牙数和范围。对于游离端缺失或缺牙数量多且余留牙少，并且孤立者，应扩大固定范围。合理利用余留牙，利用牙槽嵴黏膜支持作用和牙周夹板稳定设计，以减少侧向力和扭力。

(3) 松动牙数量多，且分布在牙弓上的位置不同者，应合理地利用附着体、套筒冠等连接方式，设计固定式、可摘式或固定可摘式恒久性夹板来进行固定。

(4) 如果患者对颌牙较强壮，且𬌗力大，那么应适当地扩大松动牙固定范围，使上、下颌牙周支持组织的支持力不至于过于悬殊，以免产生𬌗创伤。

(5) 若患者对颌牙为可摘义齿，则可适当地缩小松动牙固定范围。

(6) 松动牙的固定时间长短，取决于其病因和性质：①病因去除后，松动消失者，应采用短期暂时性固定方式；②为了观察疗效，或为恒久性夹板做过渡性准备者，可采用暂时性固定方式；③长期不可恢复的病理性松动牙，加之需要修复性调𬌗以及𬌗重建者，应做长期恒久性固定。

(7) 分散𬌗力：通过对天然牙调𬌗，消除早接触点和咬合干扰，形成组牙接触𬌗型，分散𬌗力，以减轻个别牙的负担；修复缺牙，以恢复牙弓的完整性和稳定性，适当地恢复咀嚼功能。同时改善咬合关系、邻接关系，消除食物嵌塞和创伤性𬌗，将𬌗力分散至更多的牙上；利用𬌗垫、支托、切沟、邻间沟等牙周夹板附件装置，将𬌗力分散到基牙上；利用连续卡环、联冠等方式，将健康牙与患牙连接固定，以加强支持力，分散𬌗力，达到减轻个别牙负担的目的。

(8) 降低𬌗力：磨改宽平的𬌗面，增加或加深沟槽，形成尖窝𬌗面形态，降低𬌗力；纠正紧咬牙和夜磨牙等不良习惯，消除功能错乱性𬌗力。

(9) 避免不利的𬌗力：改变牙长轴方向，使𬌗力作用方向与牙长轴方向一致；降低牙尖高度和斜度，消除侧向力和扭力；磨改外形高点，消除倒凹，从而使轴面与共同就位道方向一致；磨改冠根比例，使牙周组织的负荷减轻；采用附着体，减轻戴用牙周夹板时施于基牙上的扭力；游离端缺牙时应采用近中𬌗支托，对孤立基牙应采用近远中𬌗支托或圈形𬌗支托，注意𬌗支托不宜放在基牙的倾斜侧；设置的卡环应少利用或不利用基牙倒凹，利用卡环臂和基托交互作用、卡环在牙弓上形成的相互牵制作用，以避免摘戴牙周夹板时对基牙产生侧向力和扭力。

(张　潇)

第三节　牙周病修复治疗方法

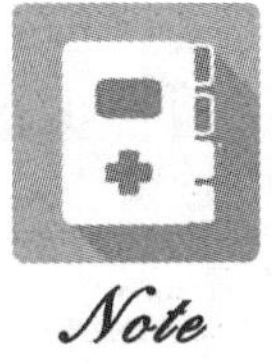

牙周病的修复治疗一般是在控制菌斑、消除炎症的基础上进行的，主要治疗方法包括调

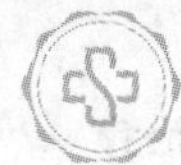

殆、牙周夹板固定等。临床上，要根据患者的检查和诊断，制订全面而详细的治疗计划和实施方案。

一、调殆

调殆一般是在对牙周病进行基础治疗，病情得到控制后进行的。临床上，有些患者的牙齿因炎症而发生移位，待炎症消退后，患牙常有少量的复位，此时进行调殆比较准确。此外，如果患者的炎症没有得到有效控制，单纯调殆将不能取得良好的效果。对有明显咬合创伤的牙齿，应在牙周手术前进行调殆，以利于牙周组织的愈合和修复。

调殆是调磨患牙的创伤性牙尖或边缘嵴，改善牙体外形，消除创伤性咬合，使殆力分布均衡的方法。调殆能协调咬合关系，恢复对牙周支持组织的生理性刺激，维持牙周组织健康。

1. 调殆的目的

(1) 使各牙的殆力作用方向与牙长轴方向一致。

(2) 消除早接触点和咬合干扰，均匀地分散殆力。

(3) 建立稳定的尖窝关系，防止牙倾斜移位。

(4) 适当地减小殆面颊舌径，减轻牙周创伤。

(5) 降低楔状牙尖高度，防止食物嵌塞。

(6) 磨改宽平的殆面，恢复牙尖外形、殆面窝沟及食物排溢道。

(7) 调磨过长牙、倾斜牙、移位牙，促进建立协调的咬合关系。

(8) 磨改由磨耗不匀而造成的高尖陡坡和高边缘嵴，减少侧向力，重建良好的边缘嵴，使其均匀协调。

2. 调殆的适应证

(1) 有咬合创伤(如早接触点、咬合干扰)者。

(2) 磨耗不均匀的边缘嵴、高陡牙尖及楔状牙尖。

(3) 重度磨耗所致的宽平殆面。

(4) 伸长牙以及影响正常正畸治疗效果的倾斜牙、移位牙等。

3. 调殆的要求

(1) 调殆前，必须先控制炎症。当炎症与咬合创伤都很明显时，则消除炎症与调整咬合应同时进行。

(2) 由于调殆是一种不可逆的治疗方法，所以必须仔细检查。先做正中殆检查，然后做侧方殆、前伸殆检查，查明需调殆的范围、具体位置和调殆量后再进行。

(3) 不能破坏患者咬合的稳定性，不能降低殆高度，应保持正中殆的咬合支持点。

(4) 调殆需要患者的配合，要对患者进行详细解释、训练，以取得患者的理解，让患者自然地、准确无误地完成各种下颌运动动作。

(5) 要通过视诊、触诊，用咬合纸、蜡片以及研究模型等进行检查，必要时上殆架，做进一步检查，从而找出需磨除的部位。

(6) 每次口内调磨不宜过多，应分次进行，遵循少量多次的原则。

4. 调殆的方法与步骤

(1) 第一步：消除明显的殆障碍。

①磨改伸长牙：将超出殆平面的伸长牙或牙尖磨低，使之与殆平面相适应，可分次磨改，并配以脱敏治疗，对伸长严重的牙，需要先使其失活，再进行磨改。

②调磨楔状牙尖：因磨耗而形成高陡牙尖、斜面时，楔状力量可使邻牙分离，引起食物嵌塞，并形成侧向力。应将该牙尖磨圆、磨短，这样不仅使食物嵌塞的情况有所改善，也减小了侧向力(图 12-1)。

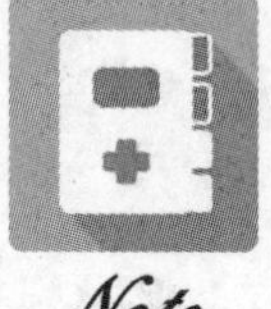

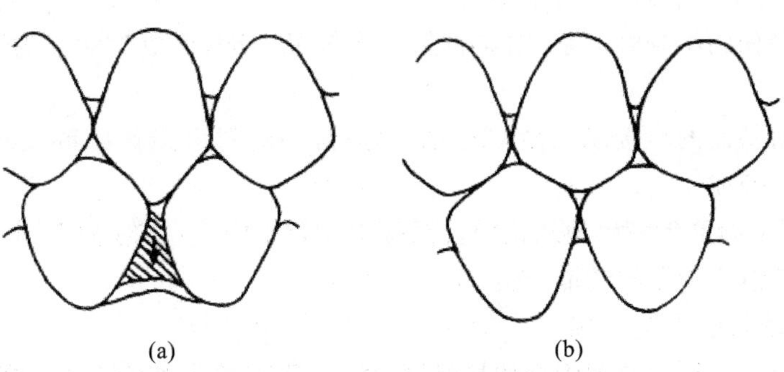

(a) (b)

图 12-1 楔状牙尖的调磨

(a) 磨改前;(b) 磨改后

③处理磨耗不均匀的边缘嵴:两个邻牙边缘嵴高度不一致,可引起食物嵌塞和异常力量,造成牙周组织损伤,因此,应酌情调磨较高的边缘嵴,并用修复方法使较低的𬌗面相应增高(图 12-2)。

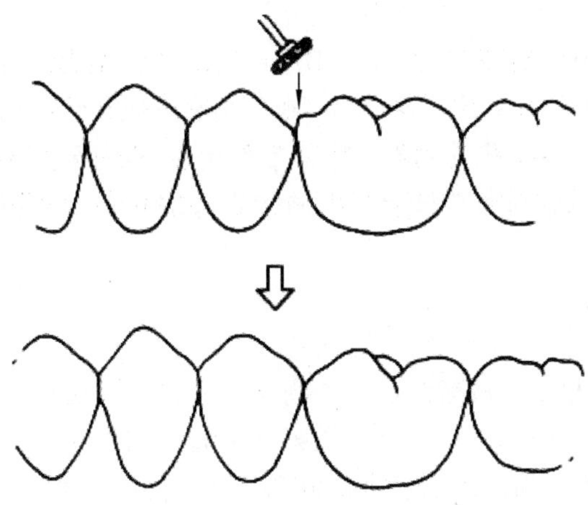

图 12-2 边缘嵴高度不一致的调磨

④磨改磨耗小平面:由于磨耗可使牙凸面上形成刀削状光滑小平面,从而干扰下颌边缘运动,并产生大的侧向力,因此,应磨改其小平面,恢复牙的凸形,要求咬合接触时,只能有一个小的接触区域。

⑤磨改宽平的𬌗面:磨改牙冠轴面外形,调整颊舌径或近远中径,改善牙尖、沟窝和边缘嵴解剖形态,加大沟的深度,并增加食物排溢道(图 12-3)。

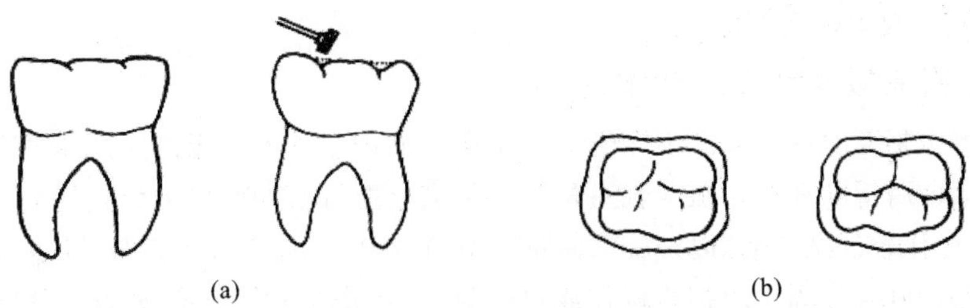

(a) (b)

图 12-3 磨改宽平的𬌗面

(a) 颊面观;(b) 𬌗面观

⑥处理倾斜、移位、扭转、多生牙和畸形牙:凡妨碍下颌功能性运动或引起食物嵌塞者,应根据具体情况,采用调磨、正畸、修复,甚至拔除等方法进行处理。

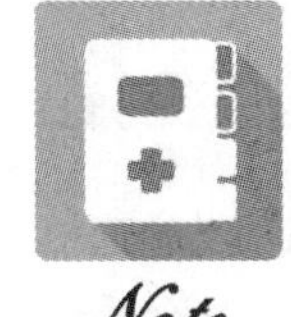

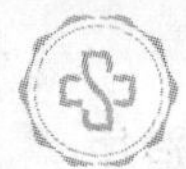

(2) 第二步:消除正中𬌗的早接触点。

①若为尖对斜面的早接触关系,则应将斜面磨改成凹面,形成尖对窝的支持正中𬌗的稳定点。

②若为斜面对斜面的早接触关系,则应磨改成协调的斜面接触关系,以建立更多的适合𬌗高度的正中支持部位。

③调𬌗,直至下颌能无障碍地从正中关系位闭合到正中颌位,使上、下颌大多数牙平衡接触并受力均匀。注意不能调磨功能牙尖。

(3) 第三步:消除前伸𬌗干扰。

①应尽量调磨上颌前牙前伸咬合的接触区,使上、下颌前牙切缘有最大的接触面,但不能调磨正中𬌗的接触点。

②若下颌切牙在正中𬌗、前伸𬌗时存在早接触,则应调磨下颌切牙切缘唇斜面。

③前伸𬌗时,若后牙有𬌗干扰,则应调磨上颌后牙的远中斜面及下颌后牙的近中斜面。

(4) 第四步:消除侧方𬌗干扰。

①先调磨工作侧𬌗干扰,使牙尖工作斜面关系协调,达到组牙接触,然后再调磨非工作侧𬌗干扰。

②若在工作侧上、下颌牙颊尖有𬌗干扰,则应调磨上颌牙颊尖的舌斜面。

③若只在工作侧上、下颌牙舌尖有𬌗干扰,则应调磨下颌牙舌尖的颊斜面。

④若工作侧牙尖有𬌗干扰,将此侧再作为非工作侧时,也有𬌗干扰,则应调磨此牙尖。

⑤若非工作侧有𬌗干扰,则通常只调磨上颌牙舌尖的颊斜面和下颌牙颊尖的舌斜面,并尽量保留牙尖顶。

二、牙周夹板固定

牙周夹板是一种治疗松动牙的矫治器。牙周夹板可将一些松动牙和健康牙连接固定在一起,使其成为一个新的咀嚼单位,从而起到分散𬌗力和减轻牙周支持组织负荷的作用,使患牙得到生理性休息,最终达到牙周组织的愈合修复和行使功能的目的。

(一) 牙周夹板应具备的条件

牙周夹板固定是牙周病修复治疗中重要的方法和必要的措施之一,一个良好的牙周夹板应具备以下条件。

(1) 制作简单,使用方便,在制作时应以少磨除或不磨除牙体组织为原则。

(2) 固位力强,固定效果好,能抵御各个方向的外力。

(3) 符合口腔卫生条件,有自洁作用,对口腔软硬组织无不良刺激作用。

(4) 不妨碍牙周病其他治疗的进行。

(5) 美观、舒适,经济耐用。

(二) 牙周夹板的种类及制作方法

牙周夹板包括暂时性夹板和恒久性夹板两类。暂时性夹板一般使用几周到数个月,待牙周支持组织愈合后拆除夹板。恒久性夹板是一种需要患者长期戴用的修复体,其固位力强,固定效果好,但操作较复杂,制作时还需磨除部分牙体组织。也可以在暂时性夹板戴入后,当组织对治疗反应良好且牙周组织初步修复或再生时,再考虑换用恒久性夹板。暂时性夹板虽然固定效果不如恒久性夹板,但具有操作简便、价格低廉等优点。

1. 暂时性夹板

(1) 适应证:

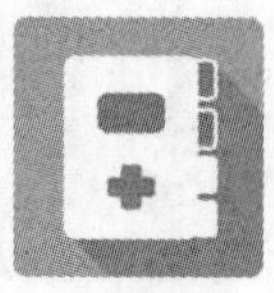

①固定有保留价值的外伤松动牙;固定有急性牙周炎的患牙。

②为了观察疗效，在牙周病患牙治疗后，可先用暂时性夹板固定，若效果良好，则换用恒久性夹板固定。

③为防止松动患牙继续松动移位，在恒久性夹板制作完成之前，可先用暂时性夹板来固定患牙。

④固定松动患牙以减轻或避免牙周手术和调殆对患牙的刺激。

⑤为了避免因牙周病而移位的牙复位后再移位，可用暂时性夹板固定和保持。

（2）暂时性夹板的类型和制作方法：暂时性夹板的类型很多，但临床上常用的类型有结扎固定、光固化树脂夹板、尼龙丝-复合树脂夹板等，可根据患牙需要固定时间的长短、坚固程度、牙松动度及位置、需固定松动牙的数量、患者口腔卫生情况等来选择。现将常用类型的制作方法介绍如下。

①结扎固定法：利用牙线、外科丝线、尼龙线以及不锈钢丝等结扎材料，将松动牙用连续结扎的方法固定于邻近的健康牙上。此法固定效果较差，只能用于短暂的固定，每 1～2 周应更换一次。结扎固定法多用于固定松动前牙，结扎时要求结扎丝应位于舌面隆突和邻接点间，以防止结扎丝向切端或龈端方向滑脱。先用双套结或外科结固定在尖牙上（图 12-4），然后连续结扎或用“8”字形结扎其他前牙，最后固定于对侧尖牙上。操作时应注意保持牙本来间隙以及位置关系，以防牙受力移位。

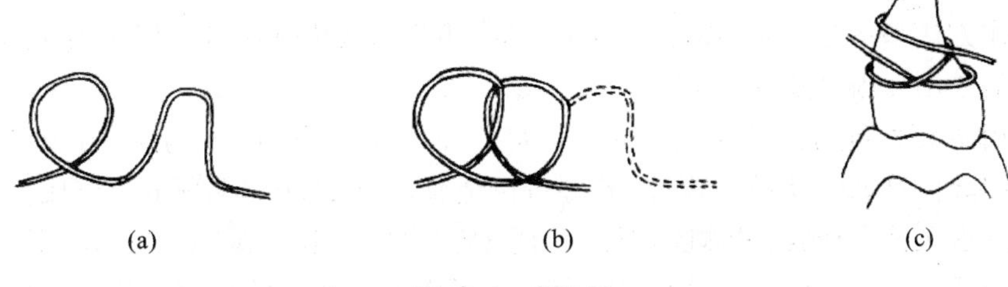

图 12-4　结扎法

(a) 双套结固定在尖牙上；(b)“8”字形结扎其他前牙；(c) 固定于对侧尖牙

②光固化树脂粘接固定法：通过洁治或牙周治疗将牙面彻底清洁，在需固定的松动牙、邻牙及舌面上进行釉质酸蚀处理，冲洗干净并吹干，然后涂布一层薄而均匀的釉质粘接剂，并覆盖 0.5～1 mm 厚的光固化复合树脂，成形后光照 40 s，最后调殆、磨光。注意复合树脂覆盖粘接部位应在牙的邻面与无咬合的舌面、舌隆突上，不能覆盖在牙龈上，同时应保持邻间隙通畅。由于此方法不需做牙体预备，因此尤其适合于因外伤或急性牙周炎而松动的患牙的固定（图 12-5）。

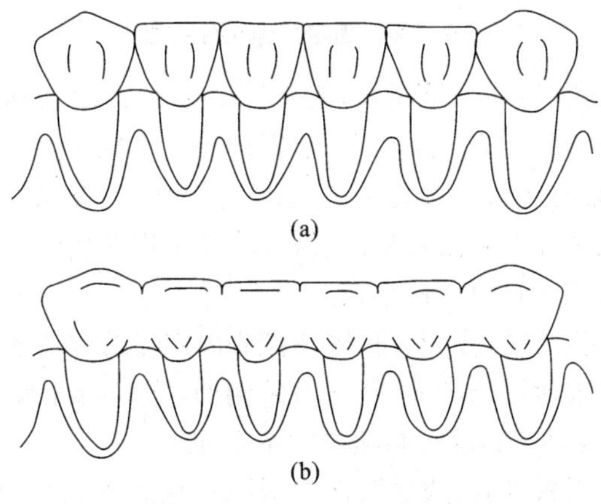

图 12-5　下颌前牙光固化树脂夹板

(a) 颊面观；(b) 舌面观

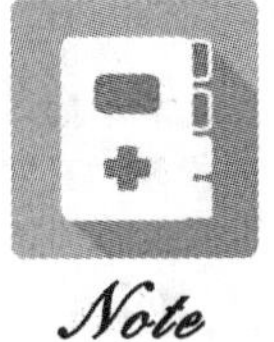

③尼龙丝-复合树脂粘接固定法：在洁治或牙周治疗后确定需固定结扎的牙，并彻底清洁牙面，取一段长 40～50 cm 的尼龙丝从结扎区一侧牙逐个打单结或多结，至另一侧牙，然后用同样方法返回结扎第二道，结扎第三道时仍打单结，尼龙丝从前两道的龈侧相互穿过，再在这两道的切端侧结扎，将三道尼龙丝结扎在一起，并逐个进行至另一侧，对牙间隙稍宽的两牙间可结扎 2～3 个结，最后切断多余的尼龙丝。按常规酸蚀处理需结扎牙的邻面，并采用复合树脂包埋尼龙丝结扎头和覆盖邻面。完成后进行调𬌗，磨光。此类型夹板一般可保持 6 个月至 3 年。

2. 恒久性夹板

(1) 适应证：

①经过暂时性夹板固定后效果良好者。

②牙周病患牙经治疗后，炎症基本得到控制或消除，且需长期固定者。

③有些牙列缺损患者，修复缺牙的同时需要固定松动牙。

(2) 恒久性夹板的类型与制作方法：恒久性夹板可分为可摘式恒久性夹板、固定式恒久性夹板及固定可摘式恒久性夹板三种类型。

①可摘式恒久性夹板：患者可自行摘戴，长期使用的夹板。此类夹板一般体积较大，而且固定效果不如固定式恒久性夹板，但是具有磨除牙体组织少、制作简便、易于清洁、便于修理和进行其他治疗等优点。

它的制作方法基本与可摘局部义齿相同，但可根据口腔内情况和牙周病患牙的特点，设计出不同形式的松动牙固定装置。

常用的固定装置包括：a. 连续卡环；b. 长臂卡环；c. 双翼钩；d. 颊钩；e. 𬌗垫（用于有多个松动牙需要固定而且要恢复𬌗高度者，𬌗垫可由金属、塑料或金属塑料混合制成）。

②固定式恒久性夹板：经过粘固，患者不能自行摘戴，能长期戴用的夹板。其设计原理和制作方法与人造冠、固定桥基本相同。具有固位、固定效果较好等优点，但是需要磨除较多牙体组织，操作技术较复杂，所以临床应用时要选择好适应证（图 12-6）。

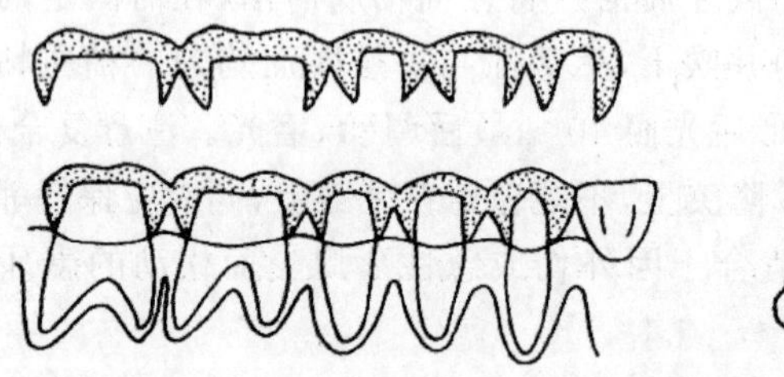
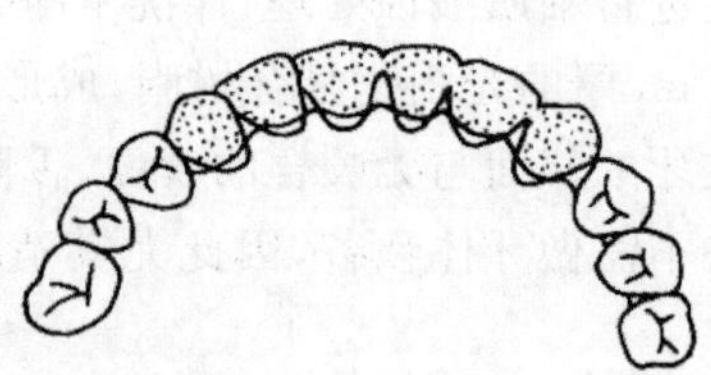

图 12-6　固定式恒久性夹板

固定式恒久性夹板适应证：牙列缺损，邻近缺牙区的牙松动，松动牙的邻牙健康，采用联冠固定松动牙后可作为可摘局部义齿的基牙者；个别牙或一组牙松动或其间存在个别缺牙，余留牙在牙弓上的位置正常，且有健康牙可选作基牙者；牙半切术、截根术和牙根分开术的患者；需固定的松动牙范围大而且颊舌向固定效果差者，可分段制作夹板，并应用附着体、套筒冠等，设计成弧形或两侧相抗衡的固定式恒久性夹板。

固定式恒久性夹板制作要求：作为夹板固位体或固定器的人造冠龈边缘，一般置于龈缘之上，牙冠颈 1/3 区中；去除轴面过凸的外形、过大的倒凹，同时要加大颊（舌）侧外展隙，并敞开楔状隙；降低𬌗面牙尖高度，增加溢出沟，适当缩窄𬌗面。

③固定可摘式恒久性夹板：固定式恒久性夹板与可摘式恒久性夹板的联合使用。此类夹板是用联冠、弓杆连接等方法，将松动牙、健康牙连接固定，形成多基牙，为可摘式恒久性夹板

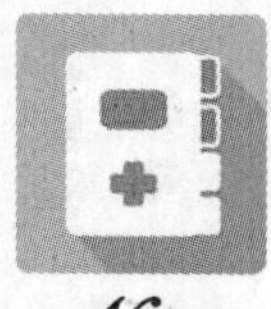
Note

提供支持和固位基础。固定部分固定在基牙上，而可摘部分患者可自行摘戴。此夹板的制作关键是固定部分与可摘部分之间的连接装置，常用的有插销式附着体、杆式附着体、套筒冠以及磁性附着体等。

总之，虽然恒久性夹板的制作方法与固定义齿、可摘局部义齿的制作方法基本相同，但因患者口腔情况和对牙周夹板的要求不同，在制作过程中应注意以下几个方面：要制取研究模型、记存模型以观察、对比疗效，同时取模时，不仅要注意托盘的正确选择，还要正确地调拌、使用印模材料；制作可摘式恒久性夹板的支架时，要按共同就位道正确画出导线，并正确设计；制作固定式恒久性夹板的各种人造冠时，不仅要取得共同就位道，而且人造冠、桥体外形应符合减轻𬌗力、避免扭力、有助于保护牙龈等的要求；每 3～6 个月患者要定期复查，若发现问题，应及时处理。

小　结

牙周病的修复治疗是通过调𬌗、牙周夹板固定等手段来完成的，可延缓或终止患者牙周病的发展，为牙周病的治疗提供了新思路。

目标检测

1. 什么是牙周病的修复治疗？
2. 临床上常用的牙周病修复治疗方法有哪些？

（张　潇）

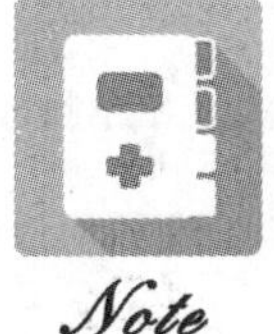

第十三章　颞下颌关节紊乱病的修复治疗

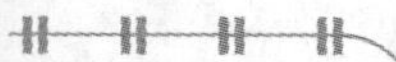

本章 PPT

学习要点

1. 颞下颌关节紊乱病的概念和病因。
2. 颞下颌关节紊乱病的临床表现和检查方法。
3. 颞下颌关节紊乱病常用的非手术治疗方法。

第一节　概　　述

颞下颌关节紊乱病（TMD）是口腔咀嚼系统的常见疾病之一，临床主要表现为头面部或关节区疼痛、关节弹响和下颌运动障碍等。颞下颌关节紊乱病多属功能紊乱，也可有关节结构紊乱。此病好发于 20～30 岁青壮年，且女性患病率高于男性。它是在龋病、牙周病和错颌畸形后，口颌系统排名第四的常见疾病。

有关该疾病的最早文献记载至今已有数千年的历史，人们对颞下颌关节紊乱的认识也经历了一个从局限到较全面的过程。由于颞下颌关节紊乱的致病因素较多，其命名随着人们对疾病认识的不断加深也在不断更改，如疼痛功能紊乱综合征、肌筋膜疼痛功能紊乱综合征、颞下颌关节应激综合征、颞下颌关节紊乱综合征等。近年来，国内外专家一致同意将颞下颌关节紊乱更名为颞下颌关节紊乱病。

颞下颌关节在颅颌系统中的适应性比较强，髁突可终生改建。颞下颌关节紊乱病的病因复杂，此病的治疗方法比较多，修复治疗手段也只是其中之一。目前，国内比较公认的治疗原则是，首先应采取可逆的综合保守治疗，只有在可逆的综合保守治疗失败后，才考虑不可逆的非保守性治疗，且最初所有的治疗必须是保守、可逆和非侵入性的。

（李　斌）

第二节　病因和临床表现

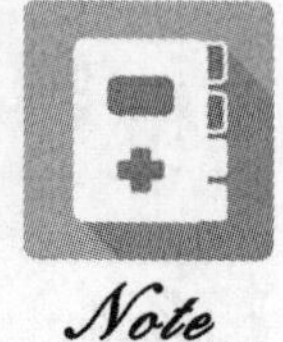

Note

一、病因

颞下颌关节紊乱病并不代表某一种特定的疾病，而是累及咀嚼肌和颞下颌关节的一组疾病的总称。其发病是由多种因素引起的，可能的因素如下。

1. 𬌗因素 颞下颌关节终生都在改建，咬合改建会引起颞下颌关节发生适应性变化或病理形态和结构的改变，在适当范围内改建，是对新的咬合关系的功能适应，但超过这个范围，就可能发生病理变化，促使症状产生。大部分研究资料显示，𬌗因素（如错𬌗畸形、牙尖过高、后牙缺失等）与患者颞下颌关节紊乱病的发生密切相关。而临床上的治疗教育、各种物理疗法、模拟的𬌗治疗均对颞下颌关节紊乱病有较好的效果。

2. 心理因素 相当一部分颞下颌关节紊乱病的患者存在心理问题，如焦虑、抑郁、紧张等。这些患者可能通过磨牙等表现来释放其心理冲突，导致咀嚼肌紧张痉挛等。另外，有研究表明，在精神紧张的情况下，关节囊、肌肉可以释放神经肽等物质，促使血管扩张，引起炎症反应并释放自由基，进而引起疼痛。

3. 创伤因素 颞下颌关节是一个负重关节，一旦负重超出其正常的承受范围，可直接导致咀嚼肌疼痛和疲劳，还可使颞下颌关节发生退行性病变甚至器质性的损害。颌面部外伤、咬硬物、过度大张口、长时间的牙科治疗等可对咀嚼肌、关节囊或关节盘甚至关节软骨造成损伤。

4. 代谢因素 颞下颌关节软骨的代谢受到金属蛋白酶、生长因子和细胞因子的调节，而颞下颌关节局部代谢的失衡可以引起关节局部细胞因子过度释放，导致软骨基质过度降解。一旦软骨发生破坏，颞下颌关节随即进入一种不可逆的恶性循环，导致关节和软骨病变持续进行性发展。

5. 免疫因素 国内外文献均有报道，颞下颌关节紊乱病患者的关节液中白细胞介素-1、肿瘤坏死因子等免疫相关因子活性增高。

6. 其他因素 临床上不正确的正畸治疗、职业性劳损和不良姿势等均可引起颞下颌关节紊乱病。说话过多、吹奏乐器时间过长、长期伏案工作等均可造成腰背部及头颈部肌功能紊乱。此外，环境因素如头面部受到长时间的寒冷刺激，可导致头面部血管、肌肉收缩，进而发生肌痉挛和疼痛。

二、临床表现

颞下颌关节紊乱病的发展过程一般有三个阶段：功能紊乱阶段，结构紊乱阶段，关节器质性破坏阶段。此病病程较长，病情常反复发作，但是本病具有自限性，随着年龄的增加，患者症状逐渐减轻，预后良好。临床表现如下。

1. 下颌运动异常 正常成人的开口度为 3.7～4.5 cm，开口型无明显偏斜。而颞下颌关节紊乱病患者常表现为开口度过大或过小，开口型偏斜或歪曲，开闭口运动时可出现关节绞锁。

2. 疼痛 肌疼痛为颞下颌关节紊乱病的常见症状，患者表现为张口和咀嚼运动时关节区或者关节周围肌群疼痛，大多数此类患者存在升颌肌群触压痛，一般无自发痛。

3. 弹响和杂音 在开口运动的过程中可以出现关节区弹响音（常见于关节盘前移位时）、破碎音（见于关节盘穿孔、破裂或移位时）和摩擦音（多见于骨关节病）。

4. 头痛 头痛在颞下颌关节紊乱病患者中比较普遍。研究表明咀嚼肌疼痛、紧咬牙与头痛有明显关系。因此，有学者把头痛列为颞下颌关节紊乱病的主要症状。

（李　斌）

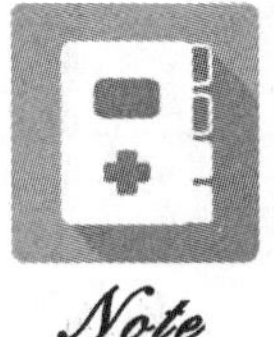

Note

第三节　颞下颌关节紊乱病的检查

一、一般检查

（一）问诊

病史采集的主要内容：主诉、现病史、既往史等。主诉包括患者就诊时的主要症状和持续时间；现病史包括与主诉有关的疾病发生、发展、演变情况等；询问患者既往史时应注意询问一般病史，如神经系统疾病史、内分泌系统疾病史，有无颞下颌关节外伤史等；口腔专科病史，如口腔手术史、修复史、正畸史等；有无不良习惯，如夜磨牙、单侧咀嚼和爱咬硬物等。病史采集和记录应该翔实、准确。

（二）视诊

首先应观察患者精神面貌，有无紧张、焦虑，全身健康情况是否良好；颜面部是否对称，有无发育畸形、外伤瘢痕；上、下颌前后关系是否协调，下颌运动（开口度、开口型、下颌前伸和侧方运动）是否正常等。

（三）听诊

在正常情况下，下颌在开闭口运动时一般无杂音和弹响，听诊包括关节杂音和咬合音。

（1）检查关节有无弹响、杂音，可以用听诊器听取，也可以用手指感受弹响时产生的震动，记录弹响的部位、性质、时间、响度以及弹响出现在开闭口的哪一阶段，是否伴有疼痛等。

（2）让患者有节奏地叩齿，叩齿声清脆说明咬合稳定，如果模糊，则说明咬合不稳定。

（四）触诊

1. 肌触诊　检查头颈部肌状况，应以双侧肌触压诊的方式进行系统检查，主要触诊肌肉为颞肌，咬肌，翼内肌，翼外肌，二腹肌前、后腹及斜方肌等。检查时注意询问患者双侧感觉是否一致，同时注意肌肉的质地软硬、有无肿块和萎缩等。

2. 颞下颌关节触诊　以双手食指或中指分别置于两侧耳屏前方、髁突外侧，嘱患者做开闭口运动，感觉髁突活动度，或将小指伸入外耳道内，贴外耳道前壁进行触诊。比较双侧髁突的冲击强度以及活动度是否一致和对称性。若颞下颌关节外侧有压痛，提示关节囊有炎症或损伤；外耳道内关节囊后壁有压痛，表示关节后区损伤。

3. 颈椎触诊　目前解释颞下颌关节和颈椎关系的解剖学基础是姿势肌链联系和神经生理联系。在治疗颞下颌关节紊乱病时，调整颈肩肌群功能和改变头颈姿势，可以产生良好的效果，因此有必要对颈椎肌群做相应触诊。

（五）口内检查

有无缺失牙、错𬌗畸形、牙周病、咬合不平衡、早接触点、𬌗干扰、磨耗，垂直距离是过高还是过低，正中𬌗位和息止颌位是否正常等。

二、X线检查

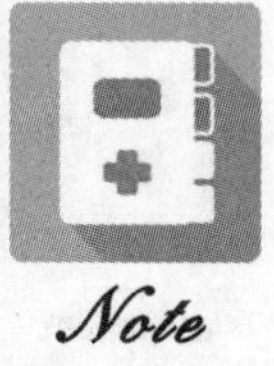
Note

1. 许勒位片　即颞下颌关节倾斜位片，目前为颞下颌关节常用影像学检查方法。此片可以显示关节窝、关节结节、髁突和关节间隙。

2. 髁突经咽侧位片　此方法由英国关节病专家 Toller 提出，可以将两侧髁突同摄于一张胶片上，清楚显示髁突的前后斜侧位影像。

3. 关节曲面断层位片 可以显示上下颌骨、上颌窦、双侧颞下颌关节及全口牙齿，其中下颌骨曲面体层片主要用于观察下颌病变，髁突显示效果较满意。

4. 口腔专用锥形束CT(CBCT) CBCT是一种高效、经济且辐射剂量较低的影像学检查。它能多层面、多角度观察颞下颌关节表面的骨质变化、关节间隙、髁突位置以及双侧对称性，还可以从多个断面和角度测量颞下颌关节的骨性结构。此外，它还可以进行三维重建，更直观地显示关节结构及其与邻近硬组织的空间关系。

5. 其他 关节侧位体层片、关节造影、颞下颌关节CT扫描、核磁共振成像检查等。

三、制取模型检查

颞下颌关节紊乱病的病因与患者口腔内情况（如𬌗干扰、错颌畸形等）相关，利用制取的患者口内模型可更直观地观察患者口腔内的情况，但不能确定是否存在颞下颌关节紊乱病。

四、其他检查

1. 下颌运动记录 在颞下颌关节紊乱病等病理状态下，关节盘出现移动，可能导致颞下颌关节运动障碍，临床表现为弹响、运动异常等。利用各种类型下颌运动描记装置可以记录关节异常运动轨迹、运动速度及髁突运动轨迹等。

2. 肌电图 下颌运动的动力来自颌骨肌的收缩，通过肌电图测试肌肉功能，了解各肌的功能状况和协调性，可为临床治疗提供科学依据。

3. 关节镜 不仅能提供直观的信息，还可在非开放性手术条件下进行关节内病变组织的切除和修复，患者痛苦少，恢复快。

4. 温度记录仪 正常部位和不正常部位的温度是不对称的，通过比较两侧温度，可以判断是否存在颞下颌关节紊乱病。

（李 斌）

第四节 颞下颌关节紊乱病的治疗

一、治疗目的和原则

1. 治疗目的 颞下颌关节紊乱病的治疗可以分病因治疗和对症治疗。目的是通过各种治疗方法，去除引起咀嚼肌、颞下颌关节、咬合三者之间功能不协调的因素。

2. 治疗原则

(1) 以保守治疗为主，采取对症治疗和病因治疗相结合的综合方案。

(2) 颞下颌关节紊乱病的病因众多，应采取多种方法综合治疗。

(3) 在治疗颞下颌关节紊乱病的局部症状的同时，还要注意改善患者的全身状况以及精神状态。

(4) 治疗程序应当合理。一般先采用可逆的保守治疗（理疗、封闭等），再采用不可逆的保守治疗（调𬌗等），最后选择外科手术治疗。

(5) 对患者进行科普教育以便患者进行自我治疗，嘱患者改变不良生活习惯。

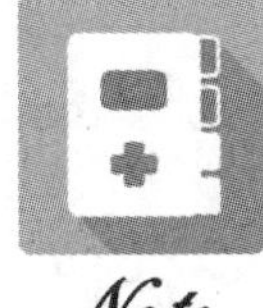

二、治疗方法

颞下颌关节紊乱病的治疗过程是一个复杂的综合治疗过程，不同患者的治疗方案可能完全不同，因此必须强调应针对不同患者进行具体分析，制订个性化的治疗方案。其主要治疗方法包括手术治疗和非手术治疗。

（一）一般治疗

1. 精神心理治疗 精神心理因素在颞下颌关节紊乱病的发病机制中可能作为持续因素而使病程经久不愈。因此，在与患者沟通的过程中，需了解患者的精神和心理状态，耐心向患者讲解精神心理因素对疾病的影响，舒缓患者恐惧心理，减轻其精神负担。同时配合科普教育，纠正患者的不良生活习惯。

2. 物理治疗 物理治疗是一种温和、可逆的保守治疗方式。主要包括局部热敷、超短波联合中频电刺激治疗、超声波治疗、激光治疗等。其通过改善局部血液循环、减轻炎症反应而缓解患者临床症状。

3. 氯乙烷喷雾治疗 可缓解由咀嚼肌紧张、痉挛引起的局部疼痛和张口受限。

4. 药物治疗 颞下颌关节紊乱病的药物治疗是治疗程序中重要的一环，其可以有效减轻患者症状，促进口颌功能的恢复。药物包括解热镇痛药、非甾体抗炎药、抗焦虑药等。

5. 局部封闭治疗 局部封闭治疗是常用的治疗早期颞下颌关节紊乱病的方法之一。医生将少量麻醉药和肾上腺皮质激素注入颞下颌关节腔内或周围，消除关节区肌肉功能亢进或痉挛症状，减轻局部组织炎症和水肿，使咀嚼肌能够协调运动，同时减轻疼痛症状。

6. 咀嚼肌功能锻炼 该方法是通过下颌运动来实现的，目的是纠正下颌运动的异常状态，恢复咀嚼肌的正常功能。肌功能锻炼方法如下。

(1) 消除开口受限的功能锻炼：患者开口受限并伴轻微疼痛时，可用拇指顶住患者上颌中切牙的切嵴，食指按下颌中切牙的切嵴，加力反复练习，但注意练习应在不发生疼痛的范围内进行。

(2) 纠正下颌偏位的肌功能锻炼：在不发生疼痛的情况下，用手加力于偏位侧，使下颌在无偏位状态下反复做开闭口练习。

(3) 恢复肌功能的锻炼：首先让患者有节律地进行 10 次开闭口运动，然后做 2～3 次大而慢的开口运动，反复 5～6 次；用手掌对抗下颌，嘱患者用力开口，保持 10 s；用手加压下颌切牙，嘱患者做对抗性闭口运动，反复数次。

7. 传统医学治疗 主要有传统中药治疗和局部指压按摩等方法。

（二）䫘治疗

从颞下颌关节紊乱病的病因学说来看，䫘因素占有重要地位，在实施治疗的过程中，有相当一部分患者是通过改变䫘接触状态而达到治疗目的的。临床上常见的治疗方法有咬合板和调䫘等。

1. 咬合板 又称䫘垫、䫘夹板等。它可以通过牙周膜本体感受器的反射性调节作用改善咀嚼肌功能，并以此间接地调整颞下颌关节的功能和结构。咬合板对颞下颌关节紊乱病的治疗效果明显，因此在临床上得到了广泛应用。该方法还具有方便、安全、无创伤性的优点。大部分咬合板可由患者自行摘戴，属于可逆性治疗。同时咬合板的应用过程既是治疗过程，也是进一步明确诊断的过程。若患者戴用咬合板后，症状得到缓解，说明咬合是主要的致病因素；反之，则说明咬合不是主要致病因素，应进一步查明其他致病因素。但必须注意咬合板不宜长期戴用，不宜进食时戴用。

(1) 咬合板的作用机制：

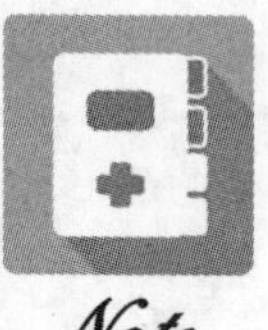

Note

①生物机械性调节作用：咬合板具有生物机械性调节作用，能较恒定地调整下颌骨与颅骨间的三维关系，即调整髁突在关节窝内的位置，调整颌、咀嚼肌和𬌗之间的关系。患者戴入咬合板后，髁突向前下移，关节后间隙增大，关节盘与髁突、关节窝的接触松弛，关节腔压力减轻，疼痛缓解。

②神经-肌肉反射性控制作用：由于牙周膜中分布有密集的感受器，牙周支持组织受力而发出的冲动在反馈调节神经-肌肉系统的活动中占有优势，咬合板可以通过牙周膜本体感受器的反射性调节作用改善咀嚼肌功能，并以此间接地调整颞下颌关节的功能和结构。

（2）咬合板的种类：

①稳定咬合板（SBP）：主要适用于肌功能紊乱者和需调整颌位关系者。其覆盖全牙列，𬌗面光滑、平坦，便于颌位调整和提供最适功能𬌗。其治疗机制：通过增加颌间距离消除肌肉的异常活动；随着垂直距离的增加，髁突向下移位，关节间隙增宽，关节内压降低；同时，由于消除了原有的各种𬌗干扰，髁突恢复到生理位置，与关节盘、关节窝、关节结节间的关系得以恢复。

稳定咬合板多用于上颌，也可戴在下颌。𬌗面光滑，在正中咬合时与对颌牙的功能尖只呈点状接触，无尖窝接触关系；为了减轻关节区的压力，前牙区只在前伸时轻轻接触；其目的是维持正中关系，便于调整下颌位置，利于肌功能恢复和颞下颌关节结构的调整。咬合板的厚度在第二磨牙中央窝处保持 2 mm 左右，以不超过息止颌间隙为准。咬合板的平面一定要延伸大约 2 mm 至唇颊侧，以利于固位、稳定。当咬合板戴入后，原有的尖窝关系及肌记忆型不复存在，有利于肌痉挛的解除。治疗过程中要适时复诊，检查、调改咬合板的平面，直至上、下颌骨关系稳定为止。疗程通常为 6～8 周，其间注意保持口腔卫生，可以配合一些辅助治疗措施。

②再定位咬合板：要求咬合板与对颌牙有明显尖窝锁结关系，使下颌位于能使颞下颌关节紊乱症状减轻或消失的位置，此时下颌的位置常位于牙尖交错的前方，也称为前位咬合板。它适用于不可复性关节盘前移且有弹响的患者。其治疗机制：颌间距离加高后，关节内压降低，同时下颌前移可使髁突与前移的关节盘保持相对正常的关系，因此弹响可暂时消失或减轻。方法：嘱患者下颌稍向前伸后大张口，确定在张口过程中无弹响出现时下颌最少前伸的位置，将一定厚度（3～4 mm）的蜡烤软，记录下颌前伸位，上𬌗架，完成定位咬合板。咬合板要求与对颌牙无明显的尖窝锁结关系，戴入后能够诱导下颌闭合在特定的前伸颌位，以利于髁突前移，避免关节盘双板区受损。当患者弹响消失后，应逐渐降低高度；如果𬌗位变化大，调𬌗不能解决问题，则需要进行重建。注意此咬合板在吃饭的时候不能戴用，而且该咬合板也可能导致𬌗关系的不可逆性紊乱。因此，临床上首先考虑使用稳定咬合板。

③枢轴咬合板：主要用于骨关节炎患者及不可复关节盘脱位伴有张口或闭口绞锁症状的患者。其治疗机制：利用杠杆原理使髁突下降，关节间隙增大，关节内压降低，有利于关节盘复位，制作方法与稳定咬合板相似，区别在于仅在第二磨牙区加高约 2 mm，使其与对颌牙有尖窝接触关系，而其余区域均无接触。后牙咬合时可以通过手推或者头帽拉颏部向上，利用杠杆原理使髁突下降，关节间隙加宽，关节腔内压力降低，以利于关节盘复位。应昼夜持续戴用枢轴咬合板，进半流食或流食，戴用时间不可过长，防止咬合紊乱，一般只戴 5 天。5 天后换戴稳定咬合板 7 天，以巩固疗效。通常一个流程为 2 周，如果不到 5 天患者诉后牙疼痛不适，应及时更换稳定咬合板。

④软弹性咬合板：用富有弹性和韧性的齿科材料在真空压膜机上制作而成。它可使过大的𬌗力得以缓冲、释放，降低对牙体、牙周组织的应力，从而保护牙齿和牙周组织。其常规应用于有夜磨牙、白天紧咬牙习惯的颞下颌关节紊乱病患者。在戴用过程中，若发现咬合面有穿孔的地方，则该点为早接触点，因此，戴用过程也是诊断的过程。缺点：该咬合板遇热易变形，难以调磨修改，且光洁度不佳，不易抛光自洁，影响口腔卫生。

⑤𬌗调位性咬合板：适用于垂直距离过低，需升高咬合的患者，常设计在上颌或下颌。先

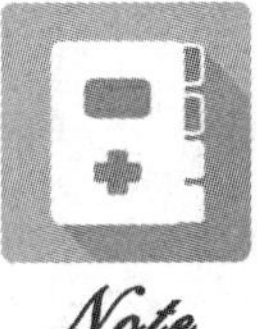

制作稳定咬合板，患者戴用数周后肌功能得到调整，再将咬合面调改成类似义齿咬合关系的咬合面，经调改合适后再试用 3 个月，如患者感到舒服，则说明高度适宜，最后将此高度及颌位关系作为恒久性咬合重建的依据。

⑥前牙咬合板：又称松弛咬合板，用于上颌，前牙有平面，下颌前牙咬在平面上呈点状接触；后牙脱离咬合接触，避开𬌗干扰和咬合接触。适用于张口受限、肌痉挛性疼痛和磨牙症患者。其作用机制：咬合板阻断𬌗干扰作用于牙周膜本体感受器的异常传入冲动，消除已存在的神经-肌肉记忆型，使下颌位置得以重新调整。另外，下颌前牙与咬合板接触所产生的传入信息，可增加张口反射，使升颌肌群松弛而降颌肌群活跃。但是由于该咬合板使用时仅前牙发挥功能，可能加重颞下颌关节负担，必须严密观察治疗效果。由于戴用这种咬合板可能导致后牙移位或前牙内倾，因此，禁忌长期戴用。

⑦后牙咬合板：通常制作在下颌后牙区，咬合板覆盖后牙，通过舌杆相连，上颌与咬合板相接触，保持平坦而稳定的咬合关系。主要用于治疗垂直距离过低，spee 曲线过陡以及个别下颌需要前伸者。

2. 调𬌗　直接在口内对咬合进行选择性调磨的方法，也是恒久地使咬合发生不可逆改变的治疗方法之一。通过调𬌗，消除妨碍咬合关系的不协调牙尖、咬合面和尖窝关系，让调改后的咬合关系趋于正常，恢复良好的咬合功能，解除或减轻肌疼痛、关节弹响等症状。

(1) 调𬌗的适应证：个别牙或一组牙有咬合早接触或干扰者；牙磨耗不均匀者；咬合不平衡者。

(2) 调𬌗的原则：准确磨去早接触、非工作部位的𬌗接触（在前伸咬合时的后牙接触和侧向咬合时平衡侧的接触），以及从 CRO 滑动到 ICO 的咬合干扰。调𬌗一般在疼痛得到缓解后再操作，调磨不宜过多，应少量多次。调磨尽可能限于釉质层，临床必须磨牙本质时，注意保护活髓。常规的调磨顺序是先调磨正中𬌗，再调磨侧向𬌗，最后调磨前伸𬌗。

3. 𬌗重建　包括颌位的改正，适当恢复咬合高度，即不能机械地恢复已经失去的整个高度，而是要根据患者的具体情况，通过戴用咬合板观察患者对咬合高度和颌位的适应能力，并及时进行调整，最终找到适合患者个体的颌位。𬌗重建的具体方法和步骤如下。

(1) 准备工作：完成口内牙周病、龋病的治疗，明确重建范围和修复体类型。

(2) 制作暂时性的修复体：目的在于防止牙移位、敏感不适和保持适当的咬合关系。

(3) 上𬌗架：在模型上制作蜡堤，确定垂直距离，记录正中𬌗关系，然后将模型转移到𬌗架上，同时记录患者颞下颌关节的运动特点。

(4) 制作修复体：在模型上完成修复体的蜡型，使咬合面形态与颞下颌关节运动、咬合运动和前牙覆𬌗、覆盖关系协调。然后常规包埋。

(5) 试戴修复体：将制作的修复体在患者口内试戴调改，合适后再暂时固定。

(6) 粘固完成：修复体经过数周试戴合适后，可进行永久性的粘固。

(三) 其他治疗

非手术治疗方法还有肌松弛治疗、义齿修复治疗、正畸治疗等。总之，颞下颌关节紊乱病是四大口颌系统疾病之一，发病率较高，病因复杂，诊治相对困难。目前，其治疗应循序渐进，多种方法联合使用。

(四) 手术治疗

对于颞下颌关节紊乱病，国内外均倾向于采用非手术治疗，但是对于病程迁延、症状严重、经长期非手术治疗无效者，手术治疗仍是一种有效的治疗方法。在施行手术治疗前应严格掌握其适应证。目前常用的手术治疗方法有关节镜手术治疗和开放手术治疗。

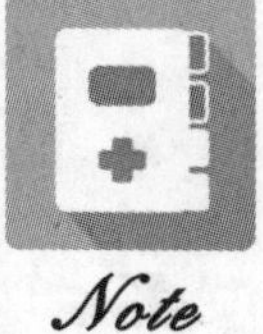

Note

小 结

颞下颌关节紊乱病是口腔颌面部的常见疾病之一，发病机制尚未完全明了。本病的主要临床表现为关节区疼痛、运动时关节弹响、下颌运动障碍等。多数属关节功能失调，预后良好，但极少数病例也可发生器质性改变。

目标检测

1. 简述颞下颌关节紊乱病的病因及临床表现。
2. 简述颞下颌关节紊乱病的检查方法。
3. 简述颞下颌关节紊乱病常用的非手术治疗方法。

（李 斌）

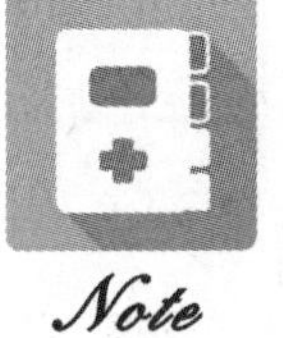

主要参考文献

ZHUYAOCANKAOWENXIAN

[1] 赵铱民.口腔修复学[M].7版.北京:人民卫生出版社,2012.

[2] 冯海兰,徐军.口腔修复学[M].2版.北京:北京大学医学出版社,2012.

[3] 姚江武,麻健丰.口腔修复学[M].3版.北京:人民卫生出版社,2015.

[4] 王俊成,刘洪臣.口腔全科医师的医患沟通能力的培养[J].中华老年口腔医学杂志,2014(6):357-360.

[5] 徐君伍.口腔修复学[M].4版.北京:人民卫生出版社,2001.

[6] 张富强.附着体义齿[M].上海:上海科学技术文献出版社,2005.

[7] 马轩祥.口腔冠桥学[M].北京:人民卫生出版社,2012.

[8] 张震康,俞光岩.实用口腔科学[M].4版.北京:人民卫生出版社,2016.

彩 图

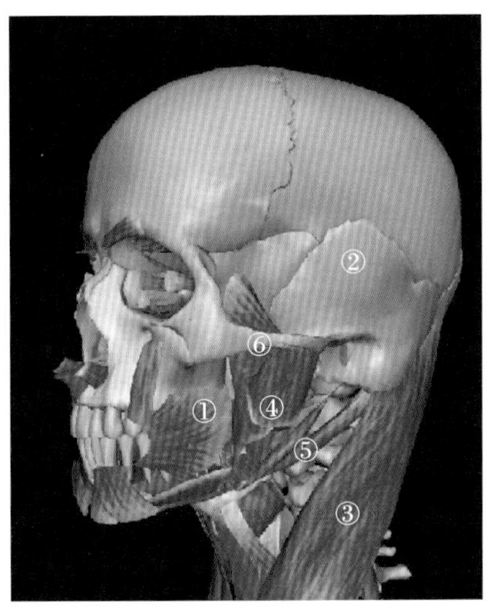

图 2-1 颌面、颈部肌群的触诊检查

注：①咬肌；②颞肌；③胸锁乳突肌；④翼内肌；⑤二腹肌后腹；⑥翼外肌。

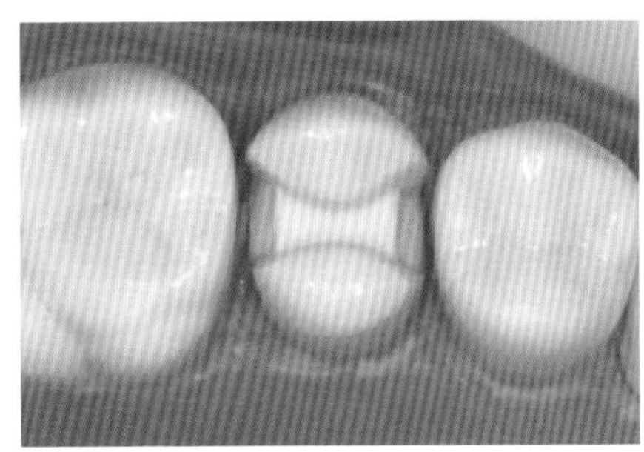

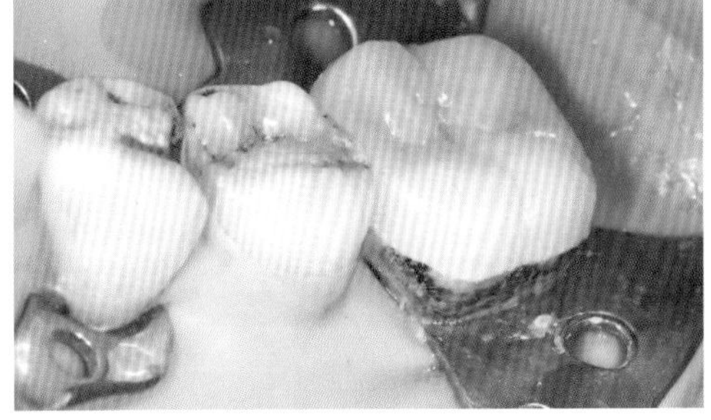

图 4-14 高嵌体

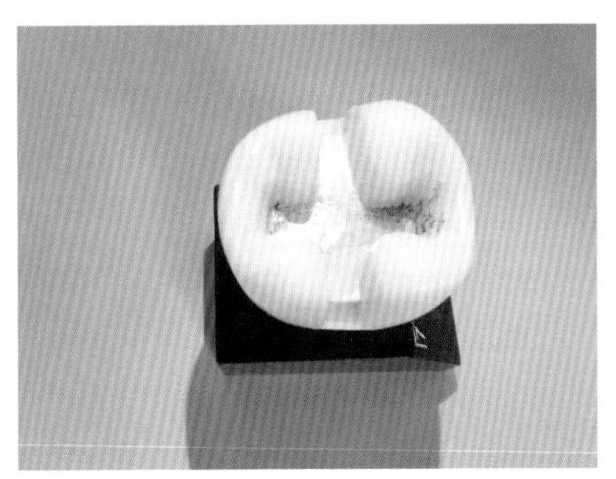

图 4-15 轴壁通常外展 2°～5°

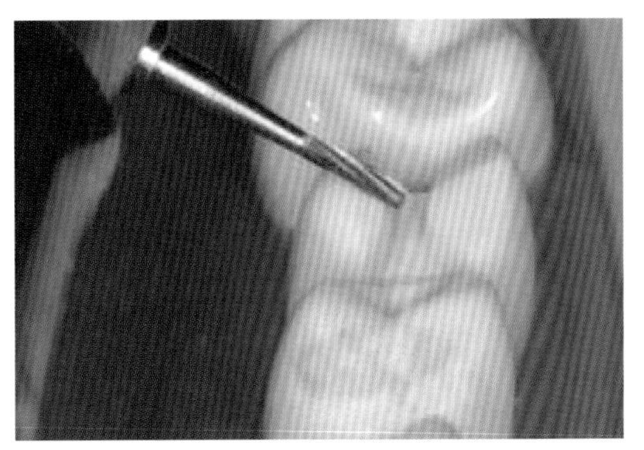

图 4-16 邻面洞缘斜面成 45°

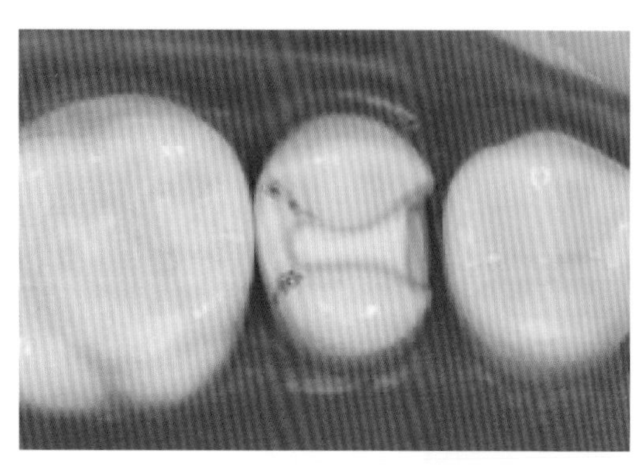

图 4-17　鸠尾固位形

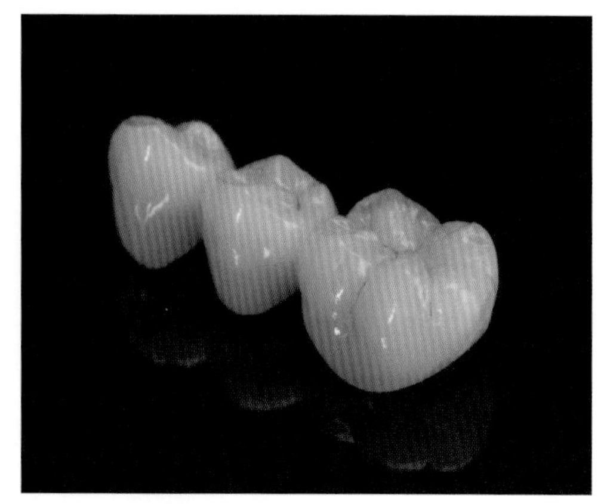

图 4-22　全瓷冠

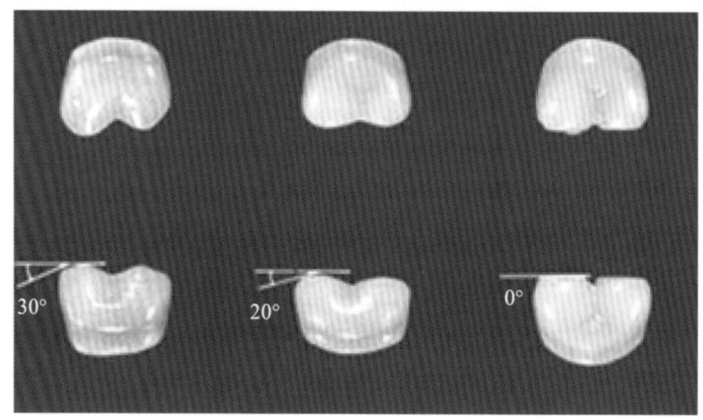

图 7-23　解剖式牙与非解剖式牙

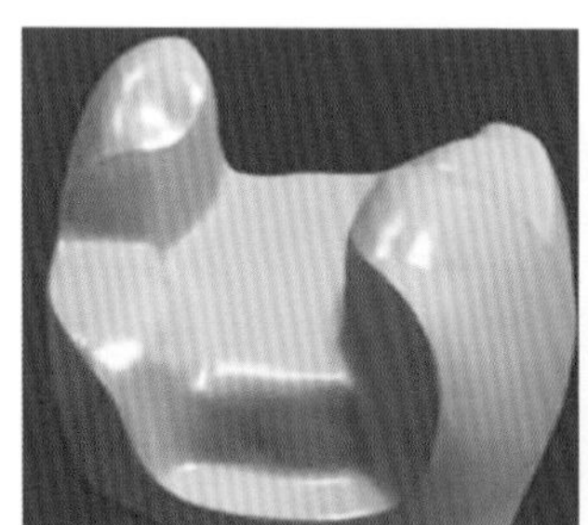

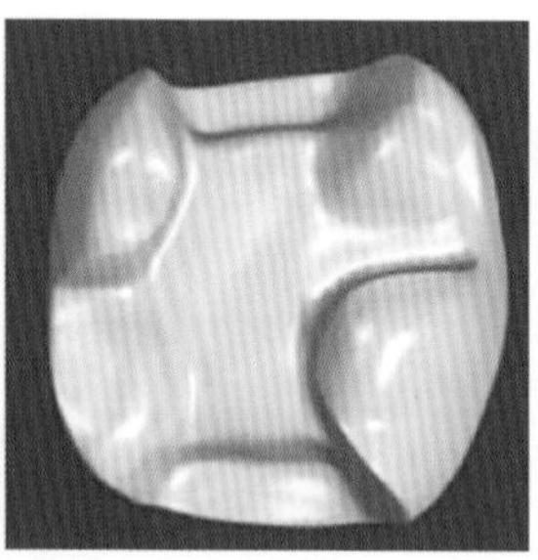

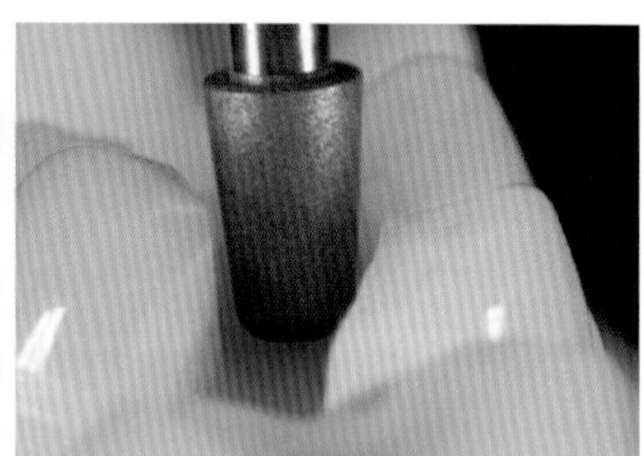

图 11-2　牙体预备 1

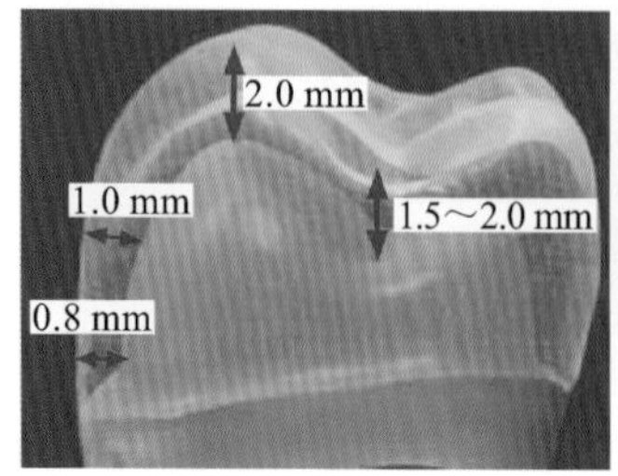

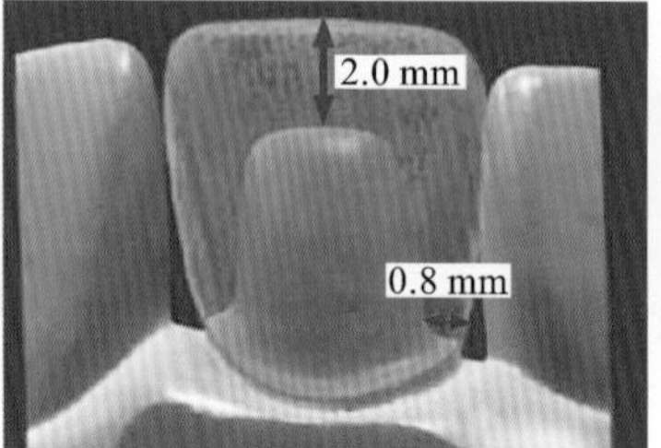

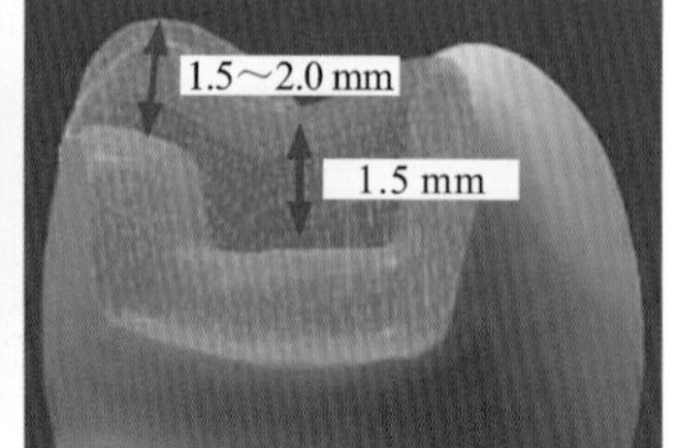

图 11-3　牙体预备 2

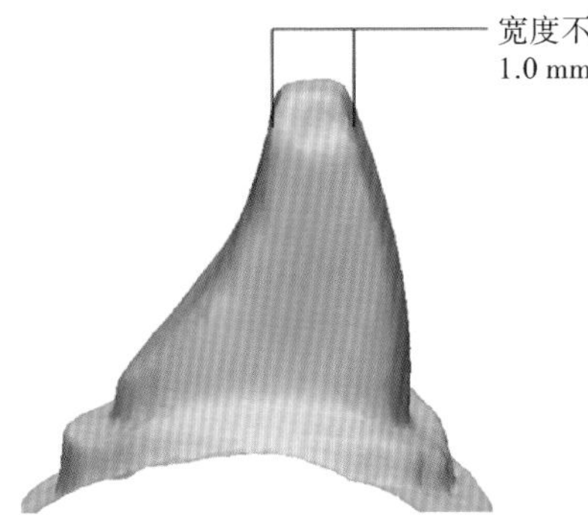

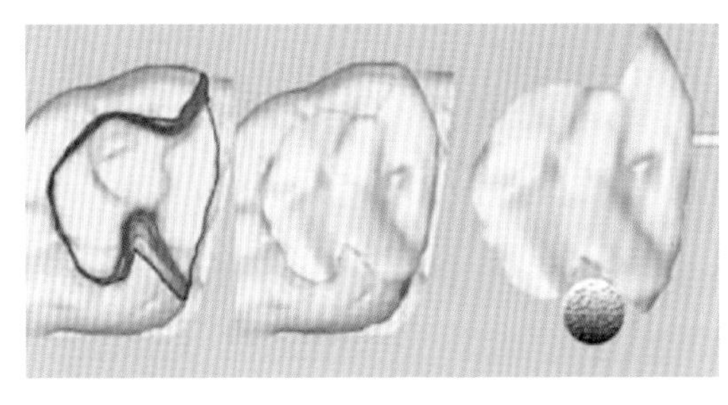

图 11-4　牙体预备 3

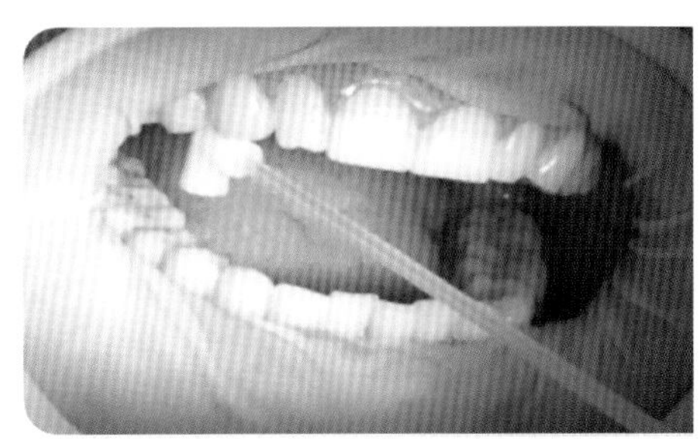
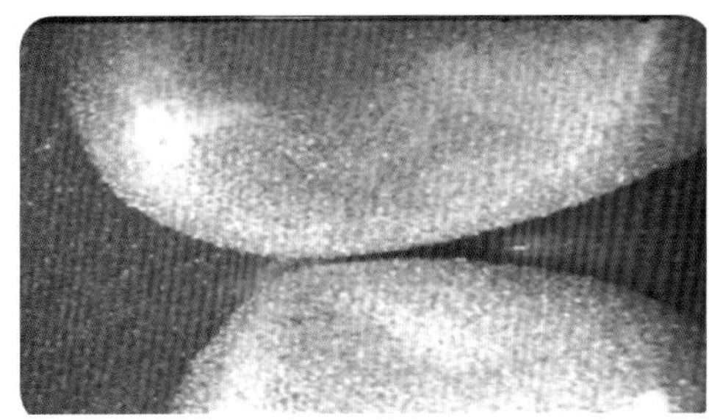

图 11-9　口腔扫描喷粉

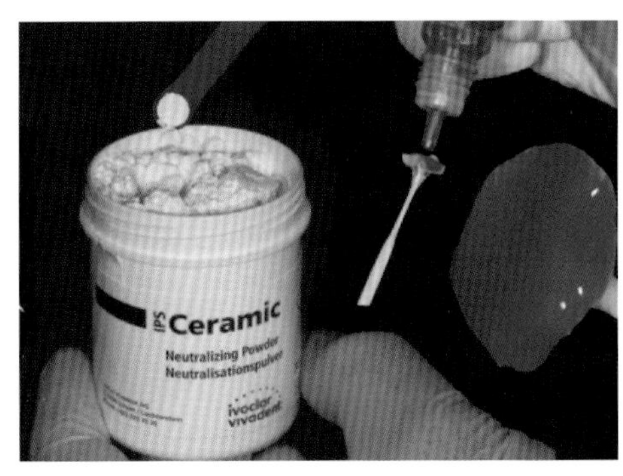

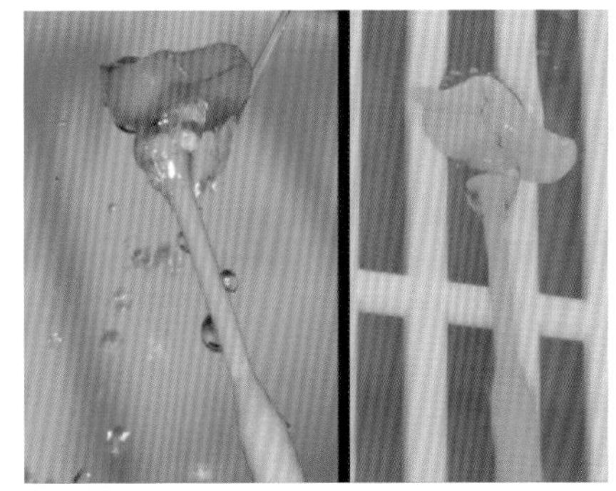

图 11-17　粘接处理 1

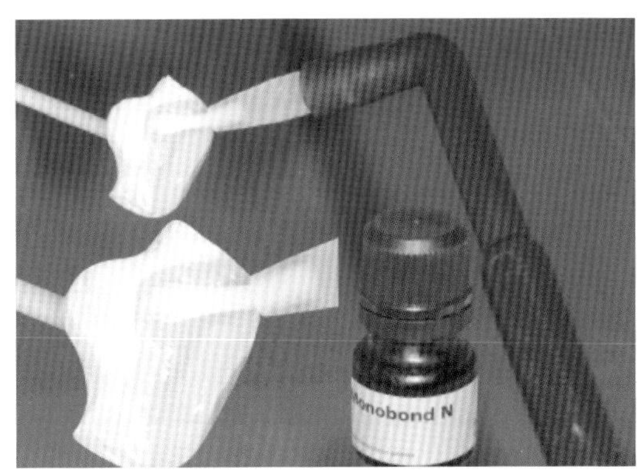

图 11-18　粘接处理 2

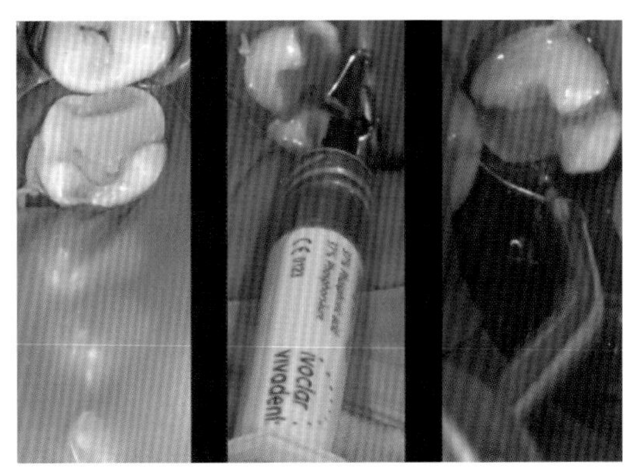

图 11-19　粘接处理 3

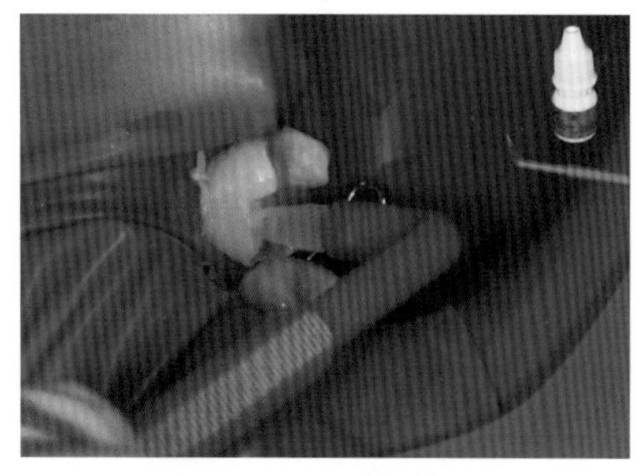

图 11-20　粘接处理 4

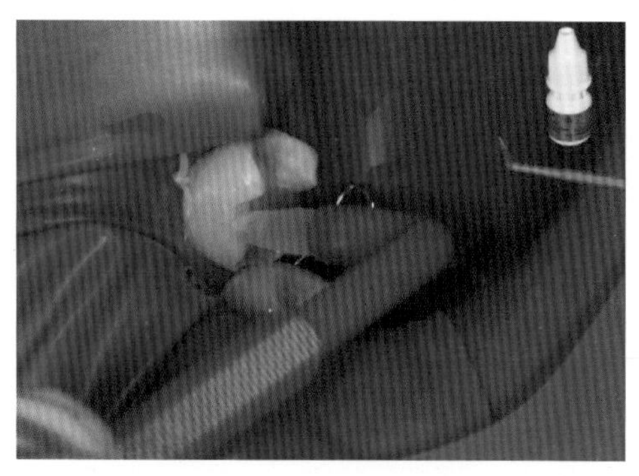

图 11-21　粘接处理 5

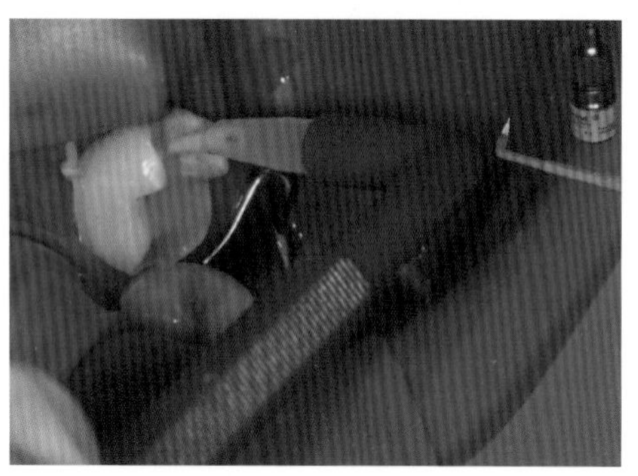

图 11-22　粘接处理 6

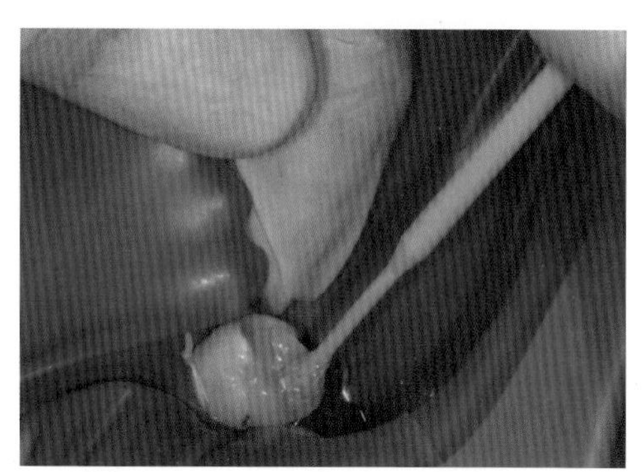

图 11-23　粘接处理 7

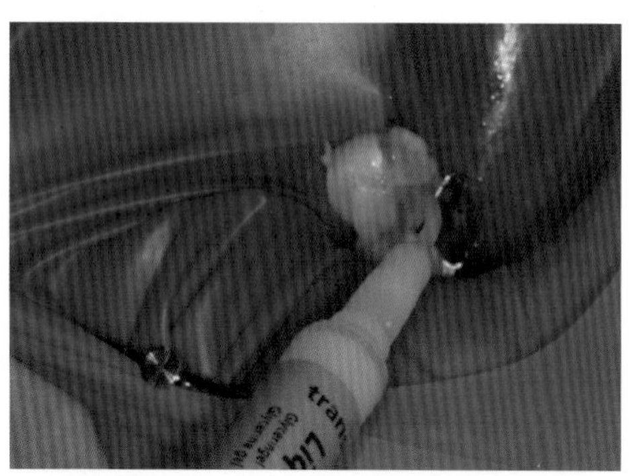

图 11-24　粘接处理 8

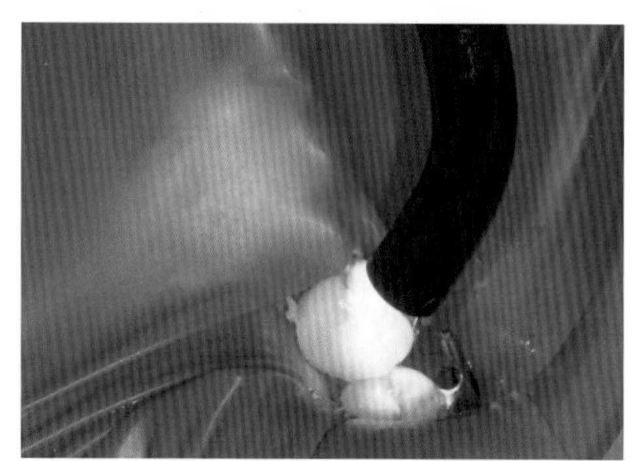

图 11-25　粘接处理 9

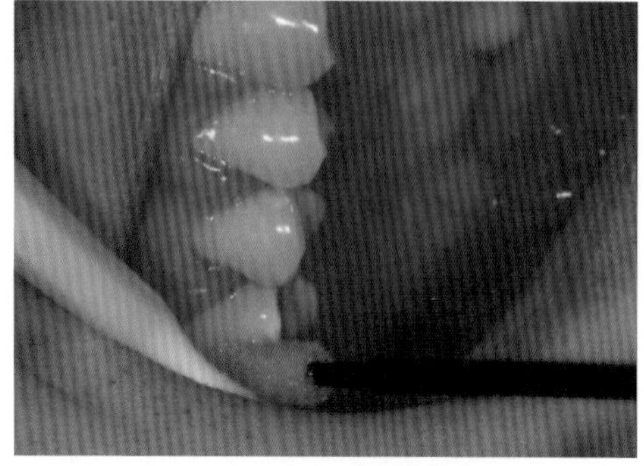

图 11-26　粘接处理 10

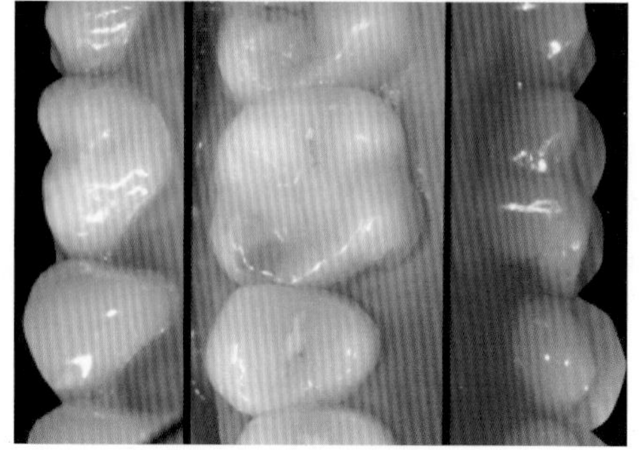

图 11-27　粘接抛光